U0337207

国家古籍出版

专项经费资助项目

100种珍本古医籍校注集成

不 居 集

上 集

清·吴澄 著

刘从明 朱定华 魏 民 杜晓明 校注

中医古籍出版社

图书在版编目（CIP）数据

不居集/（清）吴澄撰；刘从明等校注. －北京：中医古籍
出版社，2017.4
（100种珍本古医籍校注集成）
ISBN　978 - 7 - 5152 - 0860 - 2

Ⅰ.①不… Ⅱ.①吴…②刘… Ⅲ.① - 虚劳 - 中医临床 -
中国 - 清代 Ⅳ.①R255. 5

中国版本图书馆 CIP 数据核字（2017）第 055758 号

不居集

清·吴　澄　撰

刘从明　朱定华　魏　民　杜晓明校注

责任编辑　于　峥
封面设计　陈　娟
出版发行　中医古籍出版社
社　　址　北京东直门内南小街 16 号（100700）
印　　刷　三河市德辉印刷有限公司
开　　本　850mm×1168mm　1/32
印　　张　23.625
字　　数　580 千字
版　　次　2017 年 4 月第 1 版　2017 年 4 月第 1 次印刷
印　　数　0001～4000 册
ISBN　978 - 7 - 5152 - 0860 - 2
定　　价　58.00 元（上下集）

《100种珍本古医籍校注集成》专家委员会

主　任　曹洪欣

副主任　刘从明　郑　蓉

委　员　（按姓氏笔画为序）

马继兴　王玉兴　王者悦　王振国
朱建平　伊广谦　刘宏岩　刘国正
刘保延　李经纬　邱德文　余瀛鳌
郑金生　孟庆云　郝恩恩　黄龙祥
黄璐琦　常　暖　梁　峻　梁菊生
蒋力生　裘　俭　潘桂娟　薛清录

《100种珍本古医籍校注集成》编委会

主　　任　房书亭

主　　编　刘从明

副主编　郑　蓉　杜杰慧　郝恩恩

编　　委　（按姓氏笔画为序）

于　峥	王小岗	王洪武	王　梅
王惠君	朱力平	刘恩顺	刘　婷
许　霞	孙志波	杨　健	李成龙
李志庸	李艳艳	李德杏	吴炳银
邱　功	张效霞	张　磊	陈　曦
庞连晶	郑　玲	赵东升	贾小凡
贾萧荣	徐小鹏	黄　涛	黄　鑫
曹　瑛	阚湘苓	魏　民	

序 一

　　中医药是中华民族的瑰宝，在我国各族人民长期的生产生活实践和与疾病作斗争中逐步形成并不断丰富发展，为中华民族的繁衍昌盛做出了重要贡献。作为中国特色医药卫生体系的重要组成部分，至今仍在维护人民健康中发挥着独特作用。中医药天地一体、天人合一、天地人和、和而不同的思想基础，整体观、系统论、辨证论治的指导原则，以人为本、大医精诚的核心价值，不仅贯穿于中医药对生命、健康和疾病的认知理论和防病治病、养生康复的临床实践，而且深刻地体现了中华民族的认知方式、价值取向和审美情趣，具有超前性和先进性。随着健康观念变化和医学模式转变，中医药越来越显示出其宝贵价值、独特优势和旺盛的生命力。

　　中医药古籍作为保存和传播中医药宝贵遗产的知识载体，记载了几千年来医药学家防病治病的临床经验、方药研究成果和医学理论体系，是不可再生的珍贵资源，是中医药学继承、发展、创新的源泉，具有重要的历史、文化和科学价值。但是由于种种原因，中医药古籍的保护、整理与利用状况令人担忧。这些珍贵的典籍有的流失海外，国内已不存；有的尘封闭锁，不为人所知所用；有的由于多年的自然侵蚀和保管条件缺乏而面临绝本的危险。抢救和保护好这些珍贵的历史文化遗产已刻不容缓。

国家十分重视中医药古籍的保护、整理和利用。《国务院关于扶持和促进中医药事业发展的若干意见》明确指出，要做好中医药继承工作，开展中医药古籍普查登记，建立综合信息数据库和珍贵古籍名录，加强整理、出版、研究和利用，为做好中医药古籍保护、整理和利用工作指明了方向。近年来，国家中医药管理局系统组织开展了中医药古籍文献整理研究。中国中医科学院在抢救珍贵的中医药孤本、善本古籍方面开展了大量工作，中医古籍出版社先后影印出版了大型系列古籍丛书、珍本医书、经典名著等，在中医古籍整理研究及出版方面积累了丰富的经验。此次，中医古籍出版社确立"100种珍本古医籍整理出版"项目，组织全国权威的中医药文献专家，成立专门的选编工作委员会，多方面充分论证，重点筛选出学术价值、文献价值、版本价值较高的100种亟待抢救的濒危版本进行校勘整理和出版，对于保护中医药古籍，传承祖先医学财富，更好地为中医药临床、科研、教学服务，弘扬中医药文化都具有十分重要的意义。衷心希望中国中医科学院、中医古籍出版社以整理研究高水平、出版质量高标准的要求把这套中医药古籍整理出版好，使之发挥应有的作用。也衷心希望有更多的专家学者能参与到中医药古籍的保护、整理和利用工作中来，共同为推进中医药继承与创新而努力。

中华人民共和国卫生部副部长
国家中医药管理局局长　王国强
中华中医药学会会长

2010 年 1 月 6 日

序　二

中医药学以临床疗效为基础，在累代实践、认识的观察链条中凝结着珍贵的生命科学知识。这些知识记载在中医药古籍文献中，如震惊世界科技界并获1992年中国十大科技成就奖之一的青蒿素就是受距今1600多年前晋代医家葛洪《肘后备急方》中记载启示研制成功的。因此可以说，中医药学的创新离不开古医籍文献。换句话说，中医药古籍文献是中医药学发展的源头活水。要想很好地发掘利用中医古文献，其前提就是对其进行整理研究。然而，大量古医籍未得到应有的整理和出版，中医古籍中蕴藏的丰富知识财富未得到充分的研究与利用，极大地影响了中医学的继承发展以及特色优势的保持与发挥。为使珍贵中医典籍保存下来，以广流传，服务于中医临床、科研及教学，中医古籍的整理、研究及出版具有非常意义。

《国务院关于扶持和促进中医药事业发展的若干意见》指出，中医药（民族医药）是我国各族人民在几千年生产生活实践和与疾病作斗争中逐步形成并不断丰富发展的医学科学，为中华民族繁衍昌盛做出了重要贡献，对世界文明进步产生了积极影响。新中国成立特别是改革开放以来，党中央、国务院高度重视中医药工作，中医药事业取得了显著成就。但也要清醒地看到，当前中医药事业发展还面临不少问题，不能适应人民群众日益增长的健康需求。意见明确提出："做好中医药继承工作。开展中医药古籍普查登记，建立综合信息数据库和珍贵古籍名录，加强整理、出版、研究和利用。"

中医古籍出版社承担的"100种珍本古医籍整理出版项目"，是集信息收集、文献调查、鉴别研究、编辑出版等多方面工作为一体的系统工程，是中医药继承工作的具体实施。其主要内容是经全国权威的中医文献研究专家充分论证，重点筛选出学术价值、文献价值、版本价值较高的100种亟待抢救的濒危版本、珍稀版本中医古籍以及中医古籍中未经近现代整理排印的有价值的，或者有过流传但未经整理或现在已难以买到的本子，进行研究整理，编成中医古籍丛书或集成，进而出版，使古籍既得到保护、保存，又使其发挥作用。该项目可实现3项功能，即抢救濒危中医古籍，实现文献价值；挖掘中医古籍中的沉寂信息，盘活中医药文献资料，并使其展现时代风貌，实现学术价值；最充分地发挥中医药古代文献中所蕴含的能量，为中医临床、科研及教学服务，实现实用价值。

当前，中医药事业正处在战略发展机遇期，愿"100种珍本古医籍整理出版项目"顺利进行，为推动中医药事业持续健康发展、弘扬中华文化作出应有的贡献。

中国中医科学院首席研究员 曹洪欣

2011 年 3 月 6 日

4

校注说明

《不居集》分上下两集，共五十卷，清·吴澄撰，成书于乾隆四年（1739）。

吴澄，字鉴泉，号师朗，安徽歙县人，清初医家。幼时随父客居、往来于江苏、浙江之间而见多识广，悟性聪颖而攻读举子业，并熟谙易学原理；为人磊落不羁，思想超前离奇，因屡试功名不第，遂以易学通贯医学。经研读《灵》《素》仲景、金元四家等著作十数年后，顿有悟入，凡沉疴经手疗治，无不应愈。他认为"百病不出内外二因，疑是之间最宜辨晰。内伤类外感，东垣已发明于前，外感类内伤，自汉迄今无专辨，以致实实虚虚，杀人多矣"。于是参合宋元明诸医家及江浙名医治法，汇入自己临证心得，补偏救弊，撰著《不居集》传世。《不居集》，分上下两集，共50卷。清·吴澄（鉴泉、师朗）撰，成书于乾隆四年（1739）。吴氏精通《周易》，又以《易》通医，认为天地化生万物，总不外河络、八卦，医之理即《易》之理也，故尊《周易》"化而裁之存乎变，推而行之存乎通，变动不居，周流六虚"之理，把本书命名为《不居集》。

上集内损，30卷，主要介绍内虚内损，以真阴真阳，五脏内亏立论，阐述血症、热症、咳嗽、痰症、泄泻、怔忡、惊悸等40余种病证的理法方药，其中尤以嗽、热、痰、血四症论之甚详，因虚损之人未有不兼此数症者，而四症之中又以血症论述最详。

下集外损，20卷，可谓作者临床证治创新见解，他将六淫

5

外感由浅入深，并所导致人体虚损的诸病症，分为风劳、风寒、风热、暑症、湿劳等20种，认为外损之症惟风劳最多。

书中每于论述病症，首列经旨，次脉法、次病机、次治法、次方药、次治案。并采撷《内经》、《难经》相关论述，及张仲景、葛真人、刘河间、李东垣、朱丹溪等医家治虚损之法，选集前贤方剂800余首，并在治案中进一步阐明该病症的症因脉治。全书广征博引，内容丰富，可谓集虚损症治之大成，是从事临床中医内科医师的重要参考书。

《不居集》目前存世版本概况：《不居集》于乾隆四年成书后，未见刊刻流行，直至道光十三年（1833），该书手稿被爱好藏书的程珊坪（昆玉）获得，遂刊刻问世，并于道光十五年（1835）再次重印，使该书在民间广为流传。其后的100年间，则再未见该书重刊，至公元1935年，始见上海中医书局刊印了铅印本。因此《不居集》的版本其实只有两种，即清道光十三年（1833）芸香阁初刻本，1935年上海中医书局铅印本。

此次整理校注，以中国中医科学院图书馆馆藏本，即清·道光十三年（1833）芸香阁刻本为底本；1935年上海中医书局铅印本为主校本（简称民国铅印本）；以书中所引用的《灵》《素》等历代医家著作为旁校本。具体校勘注释如下：

1. 底本节引历代医著、文献，原文与之虽有出入，但不损文义者，悉遵原文而不作增删，不出校语。

2. 底本因刻误、缺笔之讹字，凡能辨认者则径改，不出校注。

3. 底本有脱文或错讹，凡据校本可补之改之者，则出校说明。

4. 今底本普遍出现，且数量较多的古今、通假、异体、繁简字，如"蚤、早"；"查、楂"；"耎、软"；"麤、麄、粗"；"鬱、郁"；"悞、误"；"觔、斤"；"畜、蓄"；"耆、芪"等，均作径改而不出校注。

5. 原书为竖排繁体，此次整理改为横排简体，故原书在方剂后书写的如"右三味……"之"右"字，皆改为"上"。

校注者
2016 年 5 月

不居集自序

天地以阴阳五行化生万物，一物各具一五行，人身亦以阴阳五行，盈虚消长之道，寓生克乘伏之机。病原有运气、情欲、内外、变迁之因，药类有升降、浮沉、轻重、清浊之质，以配阴阳五行之气，以别寒热温平良毒之性，以应七方十剂之需，总不外河洛八卦。医之理即《易》之理也。此理浩渺难穷，渊深莫究，惟《易》有以发之，而医则尤宜明之。是以《内经》一书，继河洛而起，其义精妙，活活泼泼，莫可端倪。先圣先贤，著书立法，皆从此出，后有著述，远不逮前贤，不过改头换面，抄剿陈言耳。

故曰秦火之余，每恨书少；今时之世，每恨书多，安得一大圣人出，存什佰于千万余，尽付之于一炬，以为大快，又曷敢画蛇添足，以供覆瓿乎？虽然余作是集亦有大不得已也。窃见近日治虚损者少，做虚损者多，死于病者寡，死于药者众。目击心伤，安能默默，盖缘内外不分，真假莫辨。印定滋阴降火之一法，以治无定万变之病情，不虚而做成虚，不损而做成损，良可叹也。因著上下二集，纠谬绳衍，分为内损外损，盖内损以真阴真阳，五脏内亏立论，外损则创自臆见，皆由六淫外入，由浅及深，条分各门，列为下集，独开生面，补前贤之未备也。《易》曰：化而裁之存乎，变推而行之存乎。通变动不居，周流六虚。吾因名吾书。

乾隆己未仲秋月，新安岭南吴澄书于得一斋

吴师朗传

白岳　程芝云撰

君姓吴氏，讳澄字鉴泉，号师朗，歙岭南人。幼颖悟，嗜读《易》，随父客吴越间，遇瞽者，精星命，叩以功名，许为九流。魁首后郁郁不得志，遂以《易》通医，取《灵》《素》秦越人书精研之，顿有悟入，凡沉疴经手治，无不立愈，于是医名噪甚。尝谓百病不出内外二因，疑是之间最宜辨晰。内伤类外感，东垣已发明于前；外感类内伤，自汉迄今无专辨。以致实实虚虚，杀人多矣。爰合越人及宋元明诸名家治法，参以心得，补偏救弊，著《不居集》上下共五十卷。

又谓仲景《伤寒论》，外感辨证之祖也，必法法参详，方方悟透。庶六淫外感之症治，触处洞然，因分条汇诸家精粹，附以验方，名《伤寒证治》，明条共六卷。又善儿科推拿，著有《推拿神书》、《医《易》会参》、《师朗医案》若干卷。外若六壬太乙禽遁之术，俱有秘授，不轻示人。偶作画得梅壑老人，意为医掩，人弗尽知也。

子宏格，又名宏定，字文洲，号静庵，著《新方论注》四卷，阐发景岳制方之旨颇精。核附注新方、汤头歌括一册先梓行，世风行一时。孙烜字宾嵋，亦工医，克世其业云。

内史氏曰：岭南去余家十里，吴心莲师族居于斯，祠面瓟蘆，山应术士，医流师朗老人，其最著者。又吾师经史谶纬，术数之学，靡不淹贯尤精，相墓家言，得李董不传之秘，山川钟毓，往往相感，代有畸人异哉。

2

不居集序一

尝思人身一小天地，天地不外乎阴阳，阴阳一本于太极，两在互根，范围曲成，皆于人身备之。故医虽小道，然五运六气上律乎天时，燥湿刚柔下袭乎水土，医之道直与造化通矣。师朗，余族姪，实余同门友矣。少习举子业，延余族姪隆叔，授受于南山别墅，余时枝栖于白云，僧舍过而问业，殆无虚月。见其文新颖离奇，超超乎有出尘之想，为人亦磊落不羁。师尝以突兀名之行居，长诸昆季，先后云路，皆为吾邑名生。假令师朗而以功名为念，安知其不为诸生之冠，而鹏程远大，或更驾仲季而上也。乃以国学自高而一精专于医，医不离乎阴阳，阴阳之理莫备于《易》，亦莫精于《易》。余家波涵兄以《易》学传家，为诸生，时以《易》专，经常游于江浙之间，访求名师益友，以研究其理，后就正于家敬庵先生，得阐其微。故方圆卦图，先后二天之旨，无不洞悉。诸姪悉以《易》名经，而师朗即以是通于医，弃举子业后闭户研穷者历有年，临证体验者历有年，所活人几未可以数计。

余自庚戌捷后，宠蒙圣恩，授职工曹，典试山西，协理宝泉，钦点台谏。今奉旨焚黄，给假八月，未与师朗相聚者十有余年。归即闻其名啧啧人口，及悟时，见其仙风道骨，气足神完，俨然救世一位活菩萨也。出其所著《不居集》示余，余虽不知医，然按其参酌先贤独标，已得以历代各名家治法，分治内损，晰似是而非，辨其外伤，上下二集，悉以易道参之，名曰《不居》。盖监前贤之偏而会其全；矫前贤之枉而归于正。温凉不必热，清补无容拘，因病施药，中病乃止。其变动也，亦如六子之流行于天地，岂可执成见以私相揣度者哉？余固向惜其以有为之才，不获自展，今见其现在之经，犹反得日积德于冥冥之中。较之备位朝端，虚言无补者已大有间。况是集行，不特可以活吾乡，而可以活天下；不特可以活一时，而并可以活千万世。其设施之广，其流泽之长，诚有如不愿为良相，而愿为良医者。是乐为序。

乾隆七年，岁在壬戌日，缠降娄之次协理陕西道事、山东道监察御使，愚叔炜撰

不居集序二

　　吾友程刺史珊坪赞府罗，尝工文章，藏书万卷，深明《易》理，得歙南吴氏《不居集》抄本，爱其以消息盈虚之机，证嗽热痰血之疾，校付攻木氏梓成，索序于余，余受而毕。其篇曰：尝读易繋辞，变动不居，而知阴阳刚柔之道。变焉动焉，而不常居其所，当随时唯变，所适易象。如是吴氏取以明医之义，真能悟变动于不居者矣。盖人身之要在水火，心主火，肾主水，此对待之体，又具有流行之用，相生相克，阴虚而阳乘之，阳虚而阴亦从之；未有阴虚则专居于火旺，阳虚则专居于火衰，使阴阳竟无所变动矣乎？水火固心肾居之，实则各脏兼有水火，水亏火衰则虚而损焉。虚损未始不关于心肾，而传上传下在脾胃，实不尽居于心肾。若无所变动，一概责之于心肾，非居而不化欤！间考发明虚损治法者，创自秦越人有论无方，张氏仲景以行阴固阳，立为二大法，是仲景不居于秦越人也。又有不居于仲景者葛真人，以十方补阴虚脉数之症。然感寒则损阳，感热则损阴，此刘氏守真不居二仙一圣之法，能补三家之遗者也，河间尽善矣。而内外不分，下陷不举，东垣又起而明辨之。丹溪乃用滋阴降火，以救东垣之弊。盖东垣主春夏，丹溪主秋冬，亦两相变动而两不居耳。其实丹溪补阴中之阴，而真阳又虚之，故非不居。薛氏新甫补阴中之阳，以济之未能合，不居之全也。张景岳出兼诸氏之长，不居一家之义，以真阴真阳立论，可谓握其枢要矣。其间犹不慊者，又有外感类内伤，似损非损一种。汉唐以来，绝少宣发，惟吴氏独得其秘，详采诸书，参以己意，以救今时之弊，以补前人之缺，集虚损之大成，治法始为完备。非居于水，居于火，居于阳虚、阴虚绝少变动者可比，岂非有功于不居者哉？

　　程君昆玉，广为传之，因嗽热痰血之理，明消息盈虚之机，病变无常，不居者贵知此，可以言医，即可以读《易》。

道光十五年，岁次鹑首日，在角十
五度，休宁萄牖徐卓序于小有书城

总目录（上集）

不居上集

例言

◆是书悉本《灵》《素》《难经》及历代名贤，采其精要，辨治内外虚损，分为上下二集。首经旨，次脉法，次病机，次治法，次方药，次治案。

◆是集阴阳寒热，多从《易》理体出，集各家之说，以成一家之言，各法咸备，是亦悬象著明之意。及其变动不测，非居于寒、居于热、居于补、居于散者可疗，因病而施治，故曰不居集。

◆是集有论有注，有新增，有补遗，有新方，有治法，虽出自管见，然非历治有效者，不敢录入。上集共三十卷，以治内损，皆立一作，意擒其纲领，扼其枢要。下集共二十卷，以治外损，皆采前贤名论。每条疏释发明意义，使人一览了然，庶不致珠玉杂于瓦砾也。

◆历代治法，首宗秦越人，次张仲景，次葛真人，此二圣一仙者，乃治虚损之祖也。后之论治，无能脱此三法者，刘李朱薛四氏，不过补三法之未尽耳。后代诸贤，又不过补四氏之未尽，各执一家之说，三法渐置而不讲焉。故各立一法，以补前贤之未备者，共计十种，各宗一派，是彼非此者，另汇一册，以便采择。

◆虚损分别各门，而其中以嗽热痰血为四大症，盖虚损之人，未有不兼此数症者也。故血症于全书之外，又立八法，以扼其要，热以爻象比拟痰，以三法统要咳嗽，以纲目分治。所以各症中于此四法独详，而四症之中又于血之为更详也。其次则七情郁结、遗精白浊、自汗盗汗、泄泻，皆令人精血暴损，肌肉顿脱，不可不慎也。其次则怔忡、惊悸、喉痛、声哑、咽干、喉癣，左右不得眠，饮食不甘，诸痛等症，皆虚损之危候，不可不察也。其次则妇人胎产失调，室女经闭，童子疳痨，为内损之上集焉。

◆医书本无外损名目，惟《难经》有曰：至脉从上而下，损脉从下而上。河间曰：虚损之人，寒热因虚而感也。感寒则伤阳，感热则伤阴。景岳曰：凡思虑劳倦外感等症则伤阳，伤于阳者病必自上而下也。虽未明言其症，而其中已隐隐有一外损之症存焉。盖风寒暑湿燥火，六淫之气皆有虚损，推而至于痰积食郁种种外症，多有似是而非。彙为下集，以救今时之弊。详采各家之书，间亦窃附鄙见，第篇中辞俚句繁、重叠、反复，无非叮咛告戒之意耳。

◆先圣先贤之言，皆至精至微之道，探元阐奥，代不乏人，即有著述，亦不过改头换面，抄剿陈言耳。唯似损非损一症，殊少专家，如《素》《难》以及汉唐间有论及之者，亦多阙略，并无全书。今博采各家，分门揭出成一家言，以补前贤之未备。

◆无征不信，每门各条下，必采医案数则，或前贤、或自治验，亦各注明，不敢相混。

◆外损之症，唯风劳最多，故彙论彙方，亦多重叠，观者慎毋以其繁而厌之。

◆选录之方，皆前贤名方，其间亦有自治效验者。如师朗治法有补托、解托、理脾阴之法；并各症中有新增者，不敢私秘，亦详注明白。并儿宏格疏释方意，以公同志。

◆药方方论不能备载，选其最要万不可删者，附各方后，有详见本门者，有列在别门者，一一详注见某门，以便攷用。

总旨

吴澄曰：尝稽虚损之法，《内经》曰：阴虚生内热。又曰：劳则喘且汗出，内外皆越，故气耗矣。又曰：有所劳倦，形气衰少，谷气不盛，上焦不行，下脘不通，而胃气热，热气熏胸中，故内热。但言虚而无劳祛之名，至秦越人《难经》始发明。虚损之旨，虽无方可攷，而其治法盖昭昭然也。迨汉张仲景《金匮要略》始立虚劳一门，以行阳固阴。二大法立为标准，非以仲景生知之圣，其能垂训若此乎？惜其立法只治虚劳，于将成未成之际而不及乎？阴虚脉数之人，盖阴虚脉数是已成也，是坏症也。若症已坏而复用《金匮》之法，则热极者不益燥甚乎？至葛真人出，而以神书十方普度世人，虚劳之极各症叠出，而只十方中出入加减，无不神奇。昧者畏其用药峻猛，品味咸多，不能悟其幽深元远之旨，则又弃而不讲矣。刘氏守真出以感寒则损阳，感热则损阴，自下传上不过脾，自上传下不过胃，与《难经》《金匮》相为表里也。越人、仲景发明于前，河间补遗于后，可谓无漏义矣。独内伤之症，类外感者多不有，东垣老人起而明辨之，则内外不分，下陷不举，可谓有功于千古矣。若非清阳下陷而误用升补之剂，则翻天覆地为患岂小也哉？丹溪有见于此，而用滋阴降火之法，以救一时之弊，与东垣天生配合一阴一阳，一升一降，是东垣主以春夏，而丹溪主以秋冬，合而成四时者也。何滋阴之论独盛行于世？盖后人不知而误学之。惟是虚火上泛而阴中阳不虚者，赖以泽枯润燥，其功诚不可泯；若阴虚而肾中真阳又虚者，恣用苦寒，宁不寂灭耶？所以薛氏新甫主以温补，导龙入海，引火归源，又与丹溪天生配偶，一补阴中之阴，一补阴中之阳，一而二，二而一者也。然皆一偏之极，合而观之，则得其全，分而用之，独得其偏。故张景岳以真阴真阳立论，兼擅诸家之长，而不拘一家之法，尽美矣又尽善也。然犹有不慊于心者，何哉？盖内伤之类外感者，东垣既以宣发于前，而

不居集上集卷之首

外感之类内伤者，岂可无法以续其后乎？澄生也晚，不获亲炙，于诸贤之门，而数十年历治甚多，不得不仿东垣之法，撰为外感类内伤之辨，以为虚损门中之大成。至于传尸、痨瘵，为鬼为虫，别是一种，非为虚痨，即指之为尸疰也，共计十种，庶几治虚损之法略大备焉。至于历代名贤，皆有宗派，是彼非此，各有所长，采其精要，另为一册，以备参攷。

十种治法提纲

秦越人治虚损法　有论无方 附增补治方

张仲景治虚损法　有论有方 附徐忠可序

葛真人治虚损法　有方有法 附周扬俊注

刘河间治虚损法　论阴阳寒热之感，尽上下传变之情

李东垣治虚损法　补升之一法，以左前人之不及，阳中之阳

朱丹溪治虚损法　补降之一法，以左东垣之不及，阴中之阴

薛新甫治虚损法　补引火归源一法，以左丹溪之不及，阴中之阳

张景岳治虚损法　统诸家之法，辨真阴真阳

吴师朗治虚损法　补治外损一法，辨似是而非

水北道人治虚损法　别有一种治法，主开关把胃

不居上集卷之一目录

不
居
集

不居上集卷之一

歙岭南吴澄师朗著辑　休阳程芝云　芝华同校刊

统治大法

经旨

《上古天真论》曰：今时之人，以酒为浆，以妄为常，醉以入房，以欲竭其精，以耗散其真，不知持满，不知御神，务快其心，逆于生乐，起居无节，故半百而衰也。

《本神篇》曰：五脏主藏精者也，不可伤，伤则失守而阴虚，阴虚则无气，无气则死矣。

《调经论》曰：阳虚则外寒，阴虚则内热。

《决气篇》曰：精脱者耳聋；气脱者目不明；津脱者腠理开，汗大泄；液脱者骨属屈伸不利，色夭，脑髓消，胫酸，耳数鸣；血脱者色白，夭然不泽，其脉空虚，此其候也。

《通评虚实论》曰：邪气盛则实，精气夺则虚。

《五禁篇》帝曰：何谓五夺？岐伯曰：形肉已夺是一夺也；大夺血之后是二夺也；大汗出之后是三夺也；大泄之后是四夺也；新产及大血之后是五夺也。

《调经论》曰：气之所并为血虚，血之所并为气虚。有者为实，无者为虚，故气并则无血，血并则无气，今血与气相失，故为虚焉。帝曰：阴之生实奈何？岐伯曰：喜怒不节则阴气上逆，上逆则下虚，下虚则阳气走之，故曰实矣。帝曰：阴之生虚奈何？岐伯曰：喜则气下，悲则气消，消则脉虚空，因寒饮食，寒气熏满则血泣气去，故曰虚矣。

《本神篇》曰：故智者之养生也，必顺四时而适寒暑，和喜怒而安居处，节阴阳而调刚柔，如是则僻邪，不至长生久视。

脉法

虚损之脉，无论浮沉大小，但渐缓者，渐有生意。若弦甚者病必甚，数甚者脉必危。若以弦细而再加紧数者，则百无一生矣。

《脉经》曰：脉来软者为虚，缓者为虚，微弱者为虚，弦者为中虚，细而微小者气血俱虚。

《四言脉诀》曰：骨蒸劳热，脉数为虚，热而涩小，必损其躯。劳极诸虚，浮软微弱，土败双弦，火炎急数。

李氏脉法曰：虚脉多弦，弦大无力为血虚，弦微无力为气虚。沉微为气虚甚，沉涩为血虚甚。寸微尺大为血虚有火，浮急中空为血脱气孤。

虚劳虚损虚怯痨瘵辨症

吴澄曰：劳者劳倦内伤，妄劳心力，谓之劳。虚者精神不足，气血空虚，谓之虚。怯者不能任劳，损者五脏亏损，瘵则久生恶虫，食人脏腑。大抵皆五脏之火飞扬，男女声色之过度，禀先天之不足，先因劳而致虚，由虚而致怯，怯久而致损，故痨瘵自渐而深。虚劳怯三者可治，损与痨瘵则难治矣。

虚损内候

由足三阴虚损，当于炎夏金衰水涸，不能啬养，至冬月火气潜藏，时亲帏幙，或精血未满而早年斫丧，或气血方长而劳心亏损，皆能致之。

虚损外候

外症食少体倦，潮热自汗，身热咳嗽，腰胁作痛，男子则遗精寝汗，女子必带漏经枯。《素问》云：二阳之病发心脾，有不得隐曲，女子不月，此之谓也。

外邪致损

感寒则损阳，自上而下。一损于肺，则皮聚毛落；二损于心，则血脉不荣；三损于胃，则饮食不为肌肤。感热则损阴，自下而上。一损于肾，则骨痿不起；二损于肝，则筋缓不收；三损于脾，则饮食不能消化。

按：感寒则损阳，感热则损阴。此外，损入内，乃客邪为害也。此目甚多，故揭出外损一门，分为下集。

久虚成损

积虚成损，积损成劳，经年不愈，谓之久虚，有五劳六极七伤之分。

五劳

心劳

曲运神机则心劳。心劳之状，忽忽喜忘，大便难或时溏利，口内生疮。

肝劳

尽力谋虑则肝劳。肝劳之状，面目干黑，口苦，精神不守，恐畏不能独卧，目视不明。

脾劳

意外过思则脾劳。脾劳之状，舌根苦直，不能咽。

肺劳

遇事而忧则肺劳。肺劳之状，短气面肿，不闻香臭。

肾劳

矜持志节则肾劳。肾劳之状，背难俯仰，小便不利，赤黄有余沥，囊湿生疮，小腹里急。

澄按：五劳应五脏，治当疗子以益母。如肝劳补心气，心劳补脾气，脾劳补肺气，肺劳补肾气，肾劳补肝气。使不盗母气，以培其根本也。

六极

筋极

筋极之状，令人拘挛转筋，十指手甲皆痛，苦倦，不能久立。肝之所主，木瓜、杜仲、破故纸、龟板补之。

肉极

肉极之状，饮食无味，不生肌肉，皮肤枯槁，倦怠嗜卧。脾之所主，山药、大枣、甘草。

脉极

脉极之状，忽忽喜忘，面枯咽肿，眉发堕落。心之所主，当归、地黄、白芍。

骨极

骨极之状，腰脊酸削，齿痛，手足烦痛，不欲行动。肾之所主，肉苁蓉、锁阳、虎骨。

气极

气极之状，正气少，邪气多，气不足，多喘少言，喘嗽，皮毛焦枯。血脉之所主，人参、黄芪、附子。

精极

精极之状，内虚少气，鬓发衰落，目暗耳鸣，遗浊茎弱。脏腑之所主，五味子、地黄、当归。

澄按：六极应六腑，由脏以及腑也。谓之极者，病重于五劳故也。

七伤

肝伤

大怒逆气伤肝，肝伤则少血。

心伤

忧愁思虑伤心，心伤则苦惊喜忘。

脾伤

饮食大饱伤脾，脾伤则面黄善卧。

肺伤

形寒饮冷伤肺，肺伤则短气咳嗽。

肾伤

久坐湿地伤肾，肾伤则短气腰痛，厥逆下冷。

形伤

风寒雨湿伤形，形伤则皮肤枯槁。

志伤

大怒恐惧伤志，志伤则恍惚不乐。

澄按：七伤推原劳极之由，如久视伤血，久卧伤气，久坐伤肉，久立伤骨，久行伤筋，房劳思虑伤心肾亦是也。

不居上集卷之一终

不居上集卷之二目录

心损主方

脾损主方

肝损主方

肾损主方

四君子汤

四物汤

八珍汤

十全大补汤

人参养荣汤

八味地黄丸

六味地黄丸

天王补心丹

无比山药丸

河车大造丸

柏子养心丸①

虎潜丸

还少丹

济阴丸

巴戟丸

补益肾肝丸

方见各门　补中益气汤　黄芪建中汤　黄芪汤　益黄散　参苓白术散　生脉散　麦门冬饮子　紫苑散　二陈汤　归神丹　平补镇心丹　宁志丸　三才封髓丹　固精丸　金锁正元丹　小菟丝子丸

附吴师朗增方

参乳丸

补天大造丸

---

① 丸：原目录作"汤"，据卷二正文改。

——　13　——

不居集上集卷之二

班龙丸

龟鹿二仙膏

四精膏

天真丸②

七宝美髯丹

金液五精丸

凤髓膏

接命膏

---

② 天真丸：原目录脱，据卷二正文补。

不居上集卷之二

歙岭南吴澄师朗著辑　休阳程芝云 芝华同校刊

秦越人《难经》治虚损法

吴澄曰：秦越人，治虚损之祖也。其发明五脏治法，优入圣域，虽无方可考，而调治之法已耀然矣。后世诸贤千方百论，有能逃此数语乎？故立为首篇。

损其肺者益其气

治法如四君子汤加黄芪、五味子、麦冬、山药之类。

肺虚治法

肺虚者，呼吸少气，哄然喘乏，嗽咳嗌干者，宜紫苑散调其气。若短气少气，不足以息者，四君子汤。气促气短，上焦虚而热者，加生脉散。虚而寒者，十全大补汤。表虚不任风寒者，黄芪建中汤。皮肤灼热，不耐风寒，补中益气汤。皮肤干燥，日渐黑瘦，麦门冬饮子，咽喉干者亦同。津液不到咽者，四君子汤加五味子、桔梗。

肺经虚分阴阳

肺中先为忧愁思虑所伤，而卫气不充，腠理不密，时有畏风寒之状，不咳嗽而咽嗌间频频欲咳，面白无神，魄汗不止，体倦懒言，语微自怯，此本经气虚，谓之阳虚也。六脉微弱，或微细不数，按之无力而空，以参芪温补卫气为主。如至申酉，两颧见红，唇红烦咳口干，不畏风而畏热，或痰中有红丝，梦遗精滑，二便燥结，六脉虚数，数而不清，此本经血少，谓之阴虚也。

肺经真火动

肺如华盖，其位高，其气清，其体浮，形寒饮冷先伤之。至于邪火克金，则伤之重也。故醇饮之人，肺先受热，胃厝火邪，终日薰蒸，咳嗽喘急，或成痈痿，声哑无音，皮毛干枯，癯瘦骨立，此真火之动于肺也。不治。

损其心者调其营卫

治法如八珍汤加枸杞子、枣仁、石斛、柏子仁之类。

心虚治法

心虚者，恍惚忧烦，少颜色，或惊悸多汗，宜人参养荣汤、归神丹、养心丸之类；虚而烦热，渴者，十全大补汤；心悬如大饥之状者，平补镇心丹主之。

心经虚分阴阳

心经因使心费神，曲运神机，心血必耗，心气必亏，心包之火逆甚，则心神必不宁而荡散，心烦壮热，不寐怔忡，口渴舌干，盗汗遗精，小便短赤，饮食无味，不食空嘈，神梦飞扬，脉多浮数洪虚。因阴血少而神不安，以滋补之药调治，此治心经之阴虚也。如脉微弱不数，涩弱少神，因阳气衰而神自衰，以补益之药调理，此治心经之阳虚也。

心经真火动

心者君主之官，神明出焉。心火亢极，形质焦枯，兼相薰蒸，日隆月炽，忽尔大痛，唇青甲黑，朝发夕死，百无救一，此真火之动于心也。不治。

损其脾者调其饮食适其寒温

治法如二陈汤，或加白术、益智、白芍、砂仁、人参之类。

脾虚治法

脾虚者，面黄肌瘦，吐利清冷，腹胀肠鸣，四肢无力，饮食少进，宜益黄散、参苓白术散，加木香、藿香、香附；食后便卧，精神短少，补中益气汤加砂仁；手足酸软，行步欹侧，四君子汤、黄芪汤；手足颤振，筋惕肉瞤似风，十全大补汤；手足酸软，不耐劳役，一有动作，多汗困热，十全大补汤；脏腑不调，中气不运，病久不能食，理中丸少加附子。

脾经虚分阴阳

脾胃之元气虚者，多因思虑伤脾，或因劳倦伤脾，脾虚胃弱，中宫营气不和，肢体困倦，饮食日减，肌肉消瘦而解㑊，中满恶心，脾泄餐泄，喜热恶寒，睡卧不安，六脉微弱而缓，此营气虚消之阳虚也，以温补为先；如六脉数而不清，滑而无力，大便闭结，嘈杂中消，多食易饥，此脾阴虚，本经血虚胃热，以清补为主。亦有因别经先病而传于脾胃者，有因脾胃先病而传于他脏者，当参酌而调补之。

脾经真火动

脾者仓廪之官，五味出焉。故饮食入胃，赖以运化。脾火暴盛，血液枯绝，胃虽能纳，脾失转运，泄泻无度，补则愈甚，清则濡弱，脉细而数，肌瘦骨立，此真火之动于脾也。不治。

损其肝者缓其中

治法如四物汤倍加白芍、甘草、枸杞、山萸肉之类。

肝虚治法

肝虚者，目眩筋挛，面青恐惧，如人将捕之状，宜六味地黄

—— 17 ——

丸加牛膝、肉桂、人参、当归、木瓜主之。眼昏少精神，无比山药丸；目中溜火，视物昏花，寝汗憎风，行步不正，卧而多惊，补益肾肝丸；视物不明，筋弱阴痿，阴下湿痒，八味地黄丸。

肝经虚分阴阳

肝胆虚者，多因谋虑太过，所愿不遂，或郁怒不发，怏怏失志，或胆虚不决，多怯多疑，或虚寒假热而似疟，或淫梦惊惕而不寐，或目赤眩晕而耳鸣，经脉淋漓而妄溢。脉多虚数弦急者为阴虚，微缓滑者为阳虚。

肝经真火动

肝者将军之官，其性暴，其动速，无病藏血，有病则逆血。故经云：大怒令人煎厥暴绝，使血菀于上。盖大怒之人，先动其肝，肝性猛烈，气即逆上，血随气逆，大吐不止，肝室空虚，虚火愈炽，心虽上血，肝不复纳，心血虽临不移而辄出矣。此真火之动于肝也。不治。

损其肾者益其精

治法如熟地、牛膝、人参、枸杞子、菟丝子、肉苁蓉之类。

肾虚治法

肾虚者，背脊腰膝厥逆而痛，耳鸣精滑，小便频数，宜八味丸去附子，加鹿茸、山药、五味子，以生其精；若腰背肩胛头痛，不任房事，十全大补汤；腰胯腿膝酸软，下元虚冷，八味丸；脚弱胫酸，无比山药丸；肾冷精虚，阳事不举，还少丹、离珠丹、金锁正元丹、三才封髓丹；梦遗白浊，巴戟丸；小便如泔，精寒自出，小菟丝子丸；小便频而遗，十全大补汤加益智仁。

肾经虚分阴阳

肾与三焦虚者，多因房劳不节，淫欲过度，梦遗滑精，白淫淋带，冲任闭绝而不调，腰膝软弱而乏力，阳虚阴萎而不振，此本经气血虚乏之症，六脉涩弱，弦涩少神。如脉细微不数，阳痿，形神不华彩，为阳虚；如脉数有力，三焦火盛者，为阴虚。

肾经真火动

人之有肾，犹木之有根，水之有源。制阳光，健筋骨，生精神，其所系亦重矣。昧者不知，而御内大过，肾室空虚，遂生内热，挟相火而贯肝膈，入肺中，循喉咙，系舌本，此咳嗽、吐血、潮热之所由来也。若伤损之轻，知觉之早，调养之专，犹可冀其生也；若伤损之重，失血之频，邪火日炽，此真火之动于肾也。不治。

增补《难经》方

肺经虚损主方

麦冬三钱　人参　枣仁　葳蕤各一钱五分　茯神　黄芪各一钱
五味子六分

如肺金燥而津液不足，为阴虚火盛，加生地三钱，知母一钱，去黄芪，减人参五分；如肺气虚寒，喜热恶冷，元气不足，加人参二钱五分，黄芪、白术各一钱，炙甘草二分，去麦冬、五味子；畏寒脉微者，加附子五分，去葳蕤，用河车大造丸，皆可兼服。

心经虚损主方

枣仁三钱　当归一钱五分　人参一钱五分　龙眼肉　丹参　茯
神各一钱　生甘草五分

如阴血虚，心火盛者，加生地二钱，麦冬一钱五分，五味子五分，服安神丸；如心经阳气虚，而神无主持者，加黄芪二钱，白术一钱，人参一钱五分，益智五分，去龙眼肉、丹参，服宁志丸。

脾胃虚损主方

白术三钱　人参二钱　黄芪一钱五分　茯神一钱　当归一钱
陈皮五分　炙甘草二分

如脾胃之元气虚乏者，谓之阳虚，加远志、益智各五分；如脾胃之精血不足者，谓之阴虚，加丹参一钱五分，枣仁二钱，芍药一钱，当归五分，去黄芪、白术、陈皮，减人参五分。

肝胆虚损主方

枣仁三钱　生地二钱　当归一钱五分　人参一钱五分　茯神
枸杞子　丹参各一钱　牛膝五分

如本经阴虚血少内热者，加菊花一钱，去人参；如本经阳虚气弱虚寒者，加人参、黄芪各一钱五分，远志五分，去生地、丹参、牛膝、枸杞子。虎潜丸、宁志丸可以久服。

肾经虚损主方

熟地三钱　人参一钱五分　麦冬一钱五分　山药一钱　茯神一钱　山萸肉　丹皮各五分　五味子二分

如脉细微不数，阳痿，形神不华彩，此为阳虚，加人参、黄芪各一钱五分，桂枝、附子各五分，去麦冬、五味子；如脉虚数有力，三焦火盛，加知母一钱五分，黄柏一钱；阳虚服八味丸；阴虚服济阴丸、天王补心丹、固精丸。

四君子汤

治脾胃虚弱，饮食少思，或大便不实，体瘦面黄，或胸膈虚痞，吞酸痰嗽等症。

人参　白术　茯苓各二钱　甘草一钱

加姜枣，水煎服，或加粳米百粒。

张路玉曰：气虚者补之以甘。参术苓草甘温益胃，有健运之功，冲和之德，故为君子。若合之二陈，则补中微有消导之意。盖人之一身，以胃气为本，胃气旺则五脏受荫，胃气伤则百病丛生。故凡病久不愈，诸药不效者，惟有益胃补肾两途，随症加减。无论寒热补泻，先培中土，使药气四达，则周身机运流通，水谷之精微敷布，何患其药之不效哉？是知四君、六君为司命之本也。

四物汤

治血虚营弱，一切血病当以此为主。

熟地黄 当归各三钱 川芎一钱 芍药二钱

柯韵伯曰：此方能调有形之血于平时，不能生无形之血于仓卒，能补阴中之阳，而不能培真阴之本。为血分立法，不专为女科套剂也。

八珍汤

治气血两虚，调和阴阳。

即前四君子汤、四物汤相合也。

十全大补汤

治气血俱虚，恶寒发热，自汗盗汗，肢体困倦，眩晕惊悸，晡热作渴，遗精白浊，大便见血，小便短少，便泄闭结，喘咳下坠等症。

即前八珍汤加黄芪、肉桂各一钱。

人参养荣汤

治脾肺俱虚，发热恶寒，肢体瘦倦，食少作泻等症。若气血虚而变现诸症，莫能名状，勿论其病其脉，但用此汤，诸症悉退。

人参 黄芪 白术 当归 炙甘草 桂心 陈皮各一钱 熟地 五味子 茯苓各七分 远志五分 白芍一钱五分

加姜枣，水煎服。

柯韵伯曰：补气而不用行气之品，气虚之甚者无气以受补；补血而仍用行血之味，则血虚之甚者更无血以流行。故加陈皮以行气而补气，悉得其用，去川芎之行血而补血者，因以奏其功。此善治者，只一加一减，便能转旋造化之机也。

八味地黄丸

治相火不足，虚羸少气。王冰所谓：益火之原以消阴翳也。尺脉弱者宜之。方见《金匮》治法。

汪訒菴曰：男女构精皆禀此火以结胎，人之穷通寿夭皆根于此，乃先天无形之火。所以主云为而应万事，蒸糟粕而化精微者也。无此真阳之火，则神机灭息，生气消亡矣。惟附子、肉桂能入肾命之间而补之，故加入六味丸中，为补火之剂。

六味地黄丸

治阴真亏损，精血枯竭等症。壮水制火之剂也。

地黄砂仁酒拌，九蒸九晒，八两　山萸肉酒润　山药四两　茯苓乳拌　丹皮　泽泻三两

上为极细末，炼蜜为丸，梧桐子大。每服七、八十丸，空心食前白滚汤或淡盐汤任下。方论见薛新甫治法。

李士材曰：用此方者有四失，地黄非怀庆则力薄，蒸晒非九次则不熟，或疑地黄之滞而减之则君主弱，或恶泽泻之泻而减之则使力微。顾归咎于药之无功，毋乃愚乎。

天王补心丹

治思虑过度，心血不足，怔忡健忘，心口多汗，大便或秘或溏，口舌生疮等症。

生地四两，酒浸洗　人参　玄参　茯苓一用茯神　桔梗　远志五钱，炒　酸枣仁　柏子仁炒砂去油　当归酒洗　天冬　麦冬

五味子一两

上为细末，炼蜜丸，弹子大，朱砂为衣。临卧灯心汤下一丸，或噙含化。一方有石菖蒲四钱，无五味子；一方有甘草。

无比山药丸

治诸虚损伤，肌肉消瘦，耳聋目暗。常服壮筋骨，益肾水，令人不老。

山药二两　菟丝子三两，酒浸煮　五味子六两，拣净　杜仲三两，酒炒　肉苁蓉四两，切片，酒浸，焙　牛膝一两，酒浸，蒸　熟地　山茱萸　巴戟肉　泽泻　茯苓　赤石脂各一两

上为细末，炼蜜和丸，桐子大。每服三、五十丸，食前温酒或米饮下。

河车大造丸

治虚损劳伤，咳嗽潮热。

紫河车一具　败龟版二两，童便浸三日，酥炙黄　黄柏盐酒炒杜仲酥炙，一两五钱　牛膝酒浸　天冬去心　麦冬去心　人参各一两　地黄二两，茯苓、砂仁六钱，同煮去之　夏加五味子

上为细末，酒米糊丸，盐汤下。冬，酒下。女人去龟版，加当归，乳煮糊丸。

汪訒菴曰：河车本血气所生，大补气血为君；败龟得阴气最全，黄柏禀阴气最厚，滋阴补水为臣；杜仲润肾补腰，牛膝强筋壮骨；地黄养阴退热，制以茯苓、砂仁入少阴而益肾精；二冬降火清金，合之人参、五味能生脉而补气。大要以金水为生化之源，合补之以成大造之功也。

柏子养心丸

治心劳大过，神不守舍，合眼则梦，遗泄不常。

柏子仁鲜白不油者，以纸包，搋去油　白茯神　酸枣仁　生地

黄　当归各二两　五味子　辰砂细研　犀角镑　甘草各五钱

上为细末，炼蜜丸，如芡实大，金箔为衣。午后、临卧含嚼一丸。

虎潜丸

治精血不足，筋骨痿弱，足不任地，乃骨蒸劳热。

黄柏盐酒炒　知母盐酒炒　熟地黄三两　虎胫骨酥炙，一两　龟版酥炙，四两　锁阳酒润，一两五钱　牛膝酒润，二两　当归酒洗，一两五钱　白芍酒炒　陈皮盐水润，二两

上为末，以羖羊肉煮烂，捣丸。盐汤下。

还少丹

治脾胃虚寒，血气羸乏，不思饮食，发热盗汗，遗精白浊，肌体瘦弱，牙齿浮痛等症。

熟地黄二两　山药　牛膝酒浸　枸杞子酒浸，一两五钱　山茱萸　茯苓乳拌　杜仲姜汁炒断丝　楮实酒蒸　五味子炒　小茴香炒　巴戟天酒浸　肉苁蓉酒浸，各一两　石菖蒲五钱

上为末，加枣肉蜜丸。盐汤或酒下。

汪訒菴曰：肾为先天之根本，脾为后天之根本；二本有伤则见诸症，故未老而先衰；二本既固，则老可还少矣。

济阴丸

黄柏酒炒，二两七钱　龟版炙，一两三钱五　虎骨酥炙　陈皮各七钱　当归　知母　锁阳各一两　牛膝　菟丝子酒浸，各一两二钱五分　山药　白芍　砂仁　杜仲炒　黄芪盐水炒，各七钱　破故纸炒，三钱五分　枸杞五钱　熟地七钱

上为末，以地黄膏为丸。每服七十丸。

巴戟丸

治肝肾俱虚，收敛精气，补戢真阳，充肌肤，进饮食，

止汗。

五味子　巴戟天　苁蓉　人参　菟丝子　熟地　白术　益智　覆盆子　骨碎补去毛　茴香各一两　白龙骨二钱五分　牡蛎煅，二钱

上为末，炼蜜丸，梧桐子大。每服五十丸，空心盐汤下。

补益肾肝丸

治目中流火，视物昏花，耳聋耳鸣，困倦乏力，寝汗恶风，行步不正，两足欹侧，卧而多惊，脚膝无力，腰以下消瘦。

柴胡　羌活　生地黄　苦参　防己各五钱　肉桂一钱　大附子一钱　当归三钱

上为细末，热水为丸，如鸡头仁大。每服五十丸，食前温水下。

方见各门

补中益气汤见东垣治法　黄芪建中汤见《金匮》治法　黄芪汤见汗门　益黄散见饮食不甘　参苓白术散见饮食不甘　生脉散见下集暑门　麦门冬饮子见渴门　紫苑散见咳嗽门　二陈汤见痰门　归神丹　平补镇心丹见怔忡门　宁志丸见怔忡门　三才封髓丹见遗精门　固精丸见遗精门　金锁正元丹见遗精门　小菟丝子丸见遗精门

附吴师朗增方

参乳丸

大补气血。

人参末　人乳粉等分蜜丸。炖乳取粉法：取无病少妇人乳，用银瓢倾乳少许，浮滚水上炖，再浮，冷水上立干，刮取乳粉，用如摊粉皮法。

按：人乳乃阴血所化，服之润燥降火，益血补阴，所谓以人

补人也。然湿脾滑肠腻膈，久服亦有不相宜者，惟制为粉则有益无损。须用一妇人之乳为佳，乳杂则气杂，又须旋用，经久则油膻。

补天大造丸

补诸虚百损，五劳七伤，阴精干涸，阳事痿弱。能生精养血，益气安神，乌须黑发，固齿牢牙，润肌肤，壮筋骨，除腰痛，健步履，却诸疾。不寒不燥，诚补养之圣药也。

紫河车一具，长流水洗净，用乌铅匣拌蜂蜜八两，藏入匣中，仍将匣口烙没，隔水煮一炷香，候冷，开出，石臼中捣烂，拌入诸药末中，捣千下，烘脆重磨　虎胫骨酥炙，二两　嫩鹿茸酥炙，二两　大龟版酥炙，二两　泽泻去毛，三两　白茯苓乳制，三两　怀生地九蒸九晒，八两　牡丹皮酒洗　山茱萸酒洗，去核　天冬去心　麦冬去心　五味子各三两　枸杞子四两　补骨脂二两　归身四两　菟丝子三两　怀牛膝三两　川杜仲三两　肉苁蓉三两

上磨细末，入炼蜜，丸如梧桐子大。每服百丸，空心温酒下，加人参尤捷。

班龙丸

治虚损，理百病，驻颜，益寿。

鹿角胶　鹿角霜　菟丝子　柏子仁　熟地　一方加补骨脂

等分为末，酒化胶为丸。

歌曰：尾闾不禁沧海竭，九转灵丹都漫说，惟有班龙顶上珠，能补玉堂关下穴。按：鹿角胶霜、菟丝、熟地皆肾经血分药也，大补精髓。柏子仁入心而养心气，又能入肾而润肾燥，使心肾相交，志旺而神魂安，髓充而筋骨壮，真阴亏者宜之。若阳虚者，当峻补气血，加鹿茸、肉苁蓉、阳起石、附子、黄芪、当归、枣仁、辰砂。

龟鹿二仙膏

治瘦弱少气，梦遗泄精，目视不明，精极之症。

鹿角十斤　龟版五斤　人参一斤　枸杞二斤

先将鹿角、龟版锯截，刮净，水浸，桑火熬炼成胶，再将人参、枸杞熬膏和入。每晨酒服三钱。

李士材曰：人有三奇，精、气、神，生生之本也。精伤无以生气，气伤无以生神，神不足者温之以气，精不足者补之以味。鹿得天地之阳气最全，善通督脉，足于精者，故能多淫而寿；龟得天地之阴气最厚，善通任脉，足于气者，故能伏息而寿。二物气血之属，又得造化之玄微，异类有情，竹破竹补之法也。人参为阳，补中气之怯；枸杞为阴，清神中之火。是方也，一阴一阳，无偏胜之忧；入气入血，有和平之美；由是精生而气旺，气旺而神昌，庶几龟鹿之年矣。故曰二仙。

四精膏

治虚损羸瘦不足等症。

童便　白蜜　人乳　酒酿①

上四味熬膏，不拘时挑服。

天真丸

治一切亡血过多，形槁肢羸，饮食不进，肠胃滑泄，津液枯竭。久服生血益气，暖胃驻颜。

精羊肉七斤，去筋膜脂皮，批开入末药　肉苁蓉湿者，十两　当归十二两，酒洗　山药湿者，十两　天冬一斤

上四味为末，用无灰酒四瓶，煮令酒干，入水二斗，煮烂，再入后药末。

---

① 酿：底本原作"娘"据文义改。酒酿，指米酒之酒糟。

黄芪五两　　人参三两　　白术二两

为末，糯米饭作饼，焙干和丸，温酒下。用蒸饼杵丸亦可。

喻嘉言曰：此方可谓长于补矣。人参、羊肉同功，而苁蓉、山药为男子之佳珍，合之当归养荣，黄芪益卫，天冬保肺，白术健脾，而其制法尤精，允为补方之首。

七宝美髯丹

治气血不足，羸弱周痹，肾虚无子，消渴，淋沥，遗精，崩带，痈疮，痔肿等症。

何首乌大者赤白各一斤，去皮，切片，黑豆拌，九蒸九晒　　白茯苓乳拌　　牛膝酒浸，同首乌蒸三次　　当归酒洗　　枸杞酒浸　　菟丝子各八两，酒浸蒸　　破故纸黑芝麻拌炒，四两净

蜜丸，盐汤或酒下。并忌铁器。

金液五精丸

能补虚助阳，壮神气，暖丹田，增颜色，和五脏，润六腑，除烦热。治淋浊，消积块，暖子宫。

秋石十两，金精　　白茯苓二两，木精　　莲肉八两，水精　　川椒二两，火精　　小茴香五两，土精

上为末，酒糊丸，梧桐子大。每服二十丸，空心酒下或椒盐汤下，以干物压之。

凤髓膏

人参四两　　山药四两　　白茯苓四两　　胡桃肉四两　　杏仁四两酥油四两　　白沙蜜一斤

上将人参三味为细末，次将桃杏仁捣一处，再将油蜜化开，磁器内搅匀，竹叶封固，大锅内五七分水煮沸成膏。每服三钱，好酒下。

接命膏

人乳二盏　甜梨汁①一盏

上二味倾入锡银镟中，入汤锅内炖滚，有黄沫起，开青路为度。每日五更后服，能消痰补虚，其功不能尽述。

不居上集卷之二终

---

① 汁：底本原作"汗"据上下文义改。

不
居
集

不居上集卷之三目录

不居上集卷之三

歙岭南吴澄师朗著辑　休阳程芝云　芝华同校刊

张仲景《金匮》治虚损法

吴澄曰：张仲景医中之圣也，其治虚损之法，以行阳固阴为主，而补中安肾分别用之，故特立此二大法，可为万世之标准。

血痹虚劳病脉症

男子平人脉大为劳，极虚亦为劳。男子面色薄者，主渴及亡血，卒喘悸，脉浮者，里虚也。男子脉虚沉弦无寒热，短气里急，小便不利，面色白，时目瞑，兼衄，少腹满，此为劳使之然。劳之为病，其脉浮大，手足烦，春夏剧，秋冬瘥，阴寒精自出，酸削不能行。男子脉浮弱而涩为无子，精气清冷。夫失精家少腹弦急，阴头寒，目眩发落，脉极虚芤迟，为清谷、亡血、失精。脉得诸芤动微紧，男子失精，女子梦交，桂枝龙骨牡蛎汤主之。

徐注曰：此概言虚劳，中虚阳盛，真阴虚者，故以脉之浮大边者为主，而间有沉弦微紧者，证仍露阴虚之象也。谓男子平人无病可责，而脉大或极虚皆是劳证常脉。

若面色薄，是阳精所降也。阳精所降则虚燥随之，故渴甚，则阴虚火动，而亡血，加以元气不继而喘，心气不足而悸，脉反不沉而浮。《内经》曰：浮者血虚，故曰里虚也。

若脉虚沉弦，似非浮大边之，阴虚者矣。然使无寒热，非风寒之骤感矣；短气里急，仍是元气内虚也；小便不利，肾不能主出也；面色白，血不能荣也；时目瞑，阴火不耐动也；兼衄，阴火迫清道之血也；少腹满，肾不治也。非下元劳极，何以使然？

若脉大既为劳矣，更加浮，其症则手足烦。盖阴既不足，而虚阳复炽也，于是春夏助其阳则剧，秋冬助其阴则瘥；阴既虚则阴寒，无元阳以固之，而精自出；肾主下焦，虚久则酸削不能行矣。

若男子脉浮弱而涩，浮弱主虚阳用事，涩则水亏，可必其无子，为精气清冷，有浮上之阳，无生阴之阳也。若惯于失精者则肾虚。少腹为肾之府，虚则亡阴而弦急；阴头肝肾之标，虚则无阳而寒；目为肝木，资于肾水，肝肾同源，虚则失养而眩；发为肾之华，虚则荣脱而落；是使脉得极虚芤迟，则挟虚挟寒，不能固气而清谷，不能固血而血亡，不能固精而精失。然失精之家，脉复不一。苟得诸芤动微紧，是男子以阴虚而挟火则失精，女子以阴虚而挟火则梦交，主以桂枝龙骨牡蛎汤者。盖阴虚之人，大概当助肾，故以桂枝、芍药通阳固阴，甘草、姜枣和中上焦之荣卫，使阳能生阴，而以安肾宁心之龙骨、牡蛎，为补阴之主。若天雄散，恐失精家有中焦阳虚，变上方而加天雄、白术。后世竟失此意，而竟一味滋阴，真仲景罪人乎。

男子平人脉虚弱细微者，喜盗汗也。人年五六十，其病脉大者，痹侠背行。若肠鸣马刀侠瘿者，皆为劳得之。脉沉小迟名脱气，其人疾行则喘喝，手足逆寒，腹满甚则溏泄，食不消化也。脉弦而大，弦则为减，大则为芤，减则为寒，芤则为虚，虚寒相搏，此名为革。妇人则半产漏下，男子则亡血失精。

徐注曰：此概言虚劳，中虚阴盛，真阳衰者，故以脉之沉小弦细者为主，而间有芤大者，证仍现阳虚之象也。谓男子平人无病可责，而脉虚弱微细，此阴分虚热，元阳弱也。卧则卫气入阴，而表复虚，故喜盗汗。若人年五六十，阳气衰，脉来宜小弱而反大，则似非细小边之阳虚者矣。然而痹侠背行，侠背是脊之两旁，痹属太阳经，阴不能后通；若肠鸣刀瘿，是上焦阳虚而厥阴之荣热随经上乘也；则脉之大，非阳有余可知，故曰皆为劳得之。

若脉沉小迟，其为阳衰无疑，沉小迟三脉相并，是阳气全亏，故名脱气。气脱则躯乃空壳，疾行则气竭而喘喝，四肢无阳而寒，腹中无阳而满，甚则胃虚极而溏泄，脾虚极而食不化也。

若脉轻按弦，而重按大弦者，减也寒也；大者芤也虚也，总是内虚外寒，阳分气结，故曰虚寒相搏，此名为革。革者如鼓之革状，浮外之邪实也，于是内气虚，女不能安胎、调经而半产漏下，男不能藏精、统血而亡血失精矣。

虚劳里急悸衄，腹中痛，梦失精，四肢酸疼，手足烦热，咽干口燥，小建中汤主之。

徐注曰：上章所论证概属阳虚，阳虚者气虚也。气虚之人，大概当助脾，故以小建中汤主之。谓虚劳者，元阳之气不能内统精血，则荣枯而虚，里气乃急，为悸，为衄，为腹中痛、梦失精；元阳之气不能外充四肢、口咽，则阳虚而燥，为四肢酸痛，为手足烦，为咽干口燥。假令胸中之大气一转，则燥热之病气自行，故以桂芍甘姜枣大和其荣卫，而加饴糖一味以建立中气。此后世补中益气汤之祖也，虽无升柴而升清降浊之理具于此方矣！

虚劳里急诸不足，黄芪建中汤主之。

徐注曰：小建中汤本取化脾中之气，而肌肉乃脾之所生也。黄芪能走肌肉而实胃气，故加之以补不足；则桂芍所以补一身之阴阳，而黄芪、饴糖又所以补脾中之阴阳也。若气短胸满加生姜，谓饮气滞阳，故生姜以宣之；腹满去枣，加茯苓，蠲饮而正脾气也；气不顺加半夏，去逆即所以补正也。

虚劳腰痛，少腹拘急，小便不利者，八味肾气丸主之。

徐注曰：腰痛少腹拘急，小便不利，皆肾家的症，然非失精等现症，此乃肾虚而痹，故以六味丸补其阴，仍须以桂附壮其元阳也。

虚劳诸不足，风气百疾，薯蓣丸主之。

徐注曰：此不专言里急，是内外皆见不足症，非独里急诸不足也。然较黄芪建中症，前但云里急，故主建中，而此多风气百疾，即以薯蓣丸主之。岂非此丸似专为风气乎？不知虚劳症多有兼风气者，正不可著意治风气。故仲景以四君、四物养其气血，麦冬、阿胶、干姜、大枣补其肺胃，而以桔梗、杏仁开提肺气，桂枝行阳，防风运脾，神曲开郁，黄卷宣肾，柴胡升少阳之气，白敛化入荣之风。虽有风气，未尝专治之，谓正气运而风气自去也。然薯蓣最多，且以此为汤名者，取其不寒不热，不燥不滑，脾肾兼宜，故以为君，则诸药皆相助为理耳。

虚劳虚烦不得眠，酸枣汤主之。

徐注曰：虚劳虚矣，兼烦是挟火，不得眠是因火而气亦不顺也。其过当责心，然心之火盛，实由肝气郁而魂不安，则木能生火，故以酸枣仁之入肝，安神最多，为君；川芎以通肝气之郁，为臣；知母凉肺胃之气，甘草泻心气之实，茯苓导气归下焦，为佐；虽治虚烦，实未尝补心也。

五劳虚极，羸瘦腹满，不能饮食，食伤、忧伤、饮伤、房室伤、饥伤、劳伤、经络荣卫气伤，内有干血，肌肤甲错，两目黯黑。缓中补虚，大黄䗪虫丸主之。

徐注曰：五劳者，血气肉骨筋，各有虚劳病也。然必主脾胃受伤而虚乃难复，故虚极则羸瘦，大肉欲脱也；腹满，脾气不行也；不能饮食，胃不运化也。其受病之源，则因食，因忧，因饮，因房室，因饥，因劳，因经络荣卫气伤不同，皆可以渐而至极。若其人内有血，在伤时溢出于回薄之间，干而不去，故使病留连其外，症必肌肤甲错，甲错者如鳞也。肝主血主目，干血之气，内乘于肝，则上薰于目而黯黑，是必拔其病根而外症乃退。

—— 34 ——

故以干漆、桃仁、四虫破其血，然瘀久必生热，气滞乃不行，故以黄芩清热，杏仁利气，大黄以行之，而以甘芍地黄救其元阴则中之。因此而里急者，可以渐缓虚之；因此而劳极者，可以渐补；故曰缓中补虚，大黄䗪虫丸。

总论

徐忠可曰：人身中不过阴阳气血四字，气热则阳盛，血热则阴盛，然非真盛也。真盛则为气血方刚，而壮健无病矣。乃阴不能与阳和，而阳恃其燥，鼓而上乘则亢，为渴，为喘，为烦，为亡血；然而阴实虚寒，故为小便不利，少腹满急，为阴寒精出，酸削不能行，为精冷无子，为阴头寒，为目眩发落。阳不能与阴和，而阴挟其火，热气内乘则燥，为盗汗，为痹，为刀瘿，为喘喝，为亡血失精。然而阳实不足，故为手足寒，为腹满溏泄，为不能化食，为腹痛，为咽干口燥。其亡血失精，阴虚阳虚皆有之者，阴极能生热也。故见脉在浮大边，即当知阴不能维阳，肾为阴之主，务交其心肾而精血自足；见脉在细小边，即当知阳不能胜阴，脾为阳之主，即补其中气而三阳自泰。故仲景特揭此二大扇，以为后人治虚劳之准。至阴热极而燥，此虚劳之坏症也。故朱奉议以滋阴一法，补前人所不逮，岂治虚劳之正法乎？后人见滋阴亦有愈者，乃用参不用参，聚讼不已，岂知仲景以行阳固阴为主，而补中安肾分别用之，不专恃参，不专滋阴，为恢恢游刃也哉。

附论

喻嘉言曰：细会其大意，谓精生于谷，谷入少而不生其血，血自不能化精。《内经》于精不足者必补之以味。味者，五谷之味也。补以味而节其劳，则积贮渐富，大命不倾。设以鸡口之人，为牛后之出，欲其不成虚劳，宁可得乎？所以垂训十则，皆以无病男子精血两虚为言，而虚劳之候焕若指掌矣。夫男子平人，但知纵欲劳精，抑孰知阴精日损，饮食无味，转劳转虚，转虚转劳。所以谆谆致戒，无非谓荣卫之道，纳谷为实，居常调荣卫以安其谷；寿命之本，积精自刚，居常节嗜欲以生其精。至病之甫成，脉才见端，惟恃建中复脉为主治。夫建中复脉，皆稼穑作甘之善药，一遵精不足者补之以味之旨也。岂有泉之竭矣，不云自中之理哉？

桂枝加龙骨牡蛎汤

治男子失精，女子梦交。

桂枝　苟药　生姜三两　甘草二两，炙　大枣十二枚　龙骨
牡蛎三两

上七味，以水七升，煮取三升，分温三服。

《小品》云：虚弱浮热汗出者，除桂枝，加白薇、附子各三分，故曰二加龙骨汤。

天雄散

天雄　白术　桂枝　龙骨

上四味，杵为末。酒服五分，七日三服，不知稍增之。

小建中汤

治虚劳悸衄，里急腹痛，梦遗失精。

桂枝三两，去皮　甘草三两，炙　大枣十二枚　苟药六两　生姜三两　胶饴一升

上六味，以水七升，煮取三升，去滓，内胶饴，更上微火消解。温服一升，日三服。

黄芪建中汤

于小建中汤内加黄芪一两五钱。气短胸滞者，加生姜；腹满者去枣，加茯苓一两五钱；及疗肺虚损不足，补（恐是顺字）气加半夏三两。

喻嘉言曰：虚劳而至于亡血失精，津液枯槁，难为力矣。《内经》于针药所莫制者，调以甘药，《金匮》遵之。而用黄芪建中汤急建其中气，俾饮食增而津液旺，以至充血生精而复其真阴之不足，但用稼穑作甘之本味，而酸辛咸苦在所不用，盖舍此别无良法也。然用法贵立于无过之地，宁但呕家不可用建中之甘，即服甘药微觉气阻、气滞，便当虑甘药太过，令人中满，早用陈皮、砂仁以行之可也。不然，甘药又不可恃，更将何所恃哉？后人多用乐令建中汤十四味，建中汤虽无过甘之弊，然乐令方中前胡、细辛为君，意在退热，而阴虚之热则不可退；十四味方中，用附桂苁蓉，意在复阳，而阴虚之阳未必可复，又在用方之善为裁酌矣。

薯蓣丸

薯蓣三钱　人参七分　白术六分　茯苓五分　甘草二钱八分当归一钱　地黄一钱　芍药六分　川芎六分　麦冬六分　阿胶七分　干姜三分　大枣一百枚，为膏　桔梗五分　杏仁六分　桂枝一钱　防风六分　神曲一钱　柴胡五分　白敛二分　豆黄卷一钱

上二十一味末之，蜜丸，如弹子大。空腹酒服一丸，一百丸为剂。

酸枣仁汤

枣仁二升　甘草一两　知母二两　茯苓二两　川芎一两

上五味，以水八升，煮枣仁，得六升，内诸药，煮取三升，分温三服。

八味肾气丸

治命门火衰，不能生土，以致脾胃虚寒，饮食少思，大便不实，下元衰惫，脐腹疼痛，夜多溲溺等症。

熟地黄八两，真生淮庆，洗浸一宿，柳木甑砂锅上蒸半日，晒干，

如式九次为度。临用捣膏　干山药四两　山茱萸四两　牡丹三两　白茯苓三两　泽泻三两　肉桂一两　附子一两

上八味为末，炼蜜为丸，如梧桐子大。酒下十五丸，日再服。

赵养葵曰：君子观象于坎，而知肾中具水火之用。今人入房而阳气易举，阴虚火动也；阳事先痿，命门火衰也。真水竭则隆冬不寒，真火熄则盛夏不热。是方也，熟地、山药、泽泻、丹皮、茯苓、山萸，皆濡养之品，所以能壮水之主；肉桂、附子，辛润之物，能于水中补火，所以能益水之原。水火得其养，则肾气复矣。

柯韵伯曰：命门之火，乃水中之阳。夫水体本静，而川流不息者，气之动，火之用也，非指有形者言也。然火少则生气，火壮则食气，故火不可亢，亦不可衰。所云火生土者，即肾家之少火游行其间，以息相吹耳。若命门火衰，少火几于熄矣。欲暖脾胃之阳，必先温命门之火，此肾气丸纳桂附于滋阴剂中，是藏心于渊美厥灵根也。命门有火，则肾有生气矣。故不曰温肾而名肾气，斯知肾以气为主，肾得气而土自生矣，且形不足者温之以气，则脾胃因虚寒而致病者固瘳，即虚火不归其部而失血亡阳者，亦纳气而归，封蛰之本矣。

大黄蟅虫丸（见下集积瘀门）

不居上集卷之三终

不居上集卷之四目录

不居上集卷之四

歙岭南吴澄师朗著辑　休阳程芝云　芝华同校刊

葛真人神书治虚损法

吴澄曰：葛可久，医中之仙也。其治虚损之法，有非后人意想所能及者。其立十方也，方方元奥；其用药味也，味味精奇。矓仙集为《十药神书》，可为千百世法，后之君子，无有出其范围者矣。

十药神书

夫人之生也，禀天地氤氲之气，在乎保养真元，固守根本，则万病不生，四体康健。若不养真元，不固根本，疾病由是生焉。真元根本，即气血精液也。葛先生曰：万病莫若痨症最为难治。盖痨之起因人之壮年，气血充足，精液盈满之际，不能保养性命，惟以酒色是贪，日夜耽嗜，无有休息，以致耗散真元，虚败精液，则呕血吐痰，以致骨蒸体热，肾虚精竭，面白额红，口燥咽干，遗精白浊，盗汗，饮食艰难，气力全无，谓之火盛金衰，重则半年而毙，轻则一载而亡。医者不穷其本，或投之以大寒之剂，或疗之以大热之药，殊不知大寒则愈虚其中，大热则愈竭其内。所以世之治痨者，万无一人。葛师用药治痨，如羿之射，无不中的。十药次第之法具，后学者详审之，毋惑焉。如呕吐咯嗽血者，先以十灰散劫住，如甚者，再以花蕊石散主之。大抵血热则行，血冷则凝，见黑则止，此其理也。止血之后，患人之体，必稍疏解，用独参汤一补，容其熟睡一觉，不令惊醒，睡起元气复其二三却分，病用后诸药，保和汤止嗽宁肺，保真汤补虚除热，太平丸润肺扶痿，消化丸下痰疏气，随症加减。服药之法，每日三食前服保真汤，三食后服保和汤，二药间而服之。每日又浓煎薄荷汤灌漱咽口，用太平丸先嚼一丸，徐徐咽下，次再嚼一丸，缓缓溶化，至上床时，亦如此用之。盖夜则肺窍开，药味必溜入窍中，此决紧要。如痰壅盛，先用饴糖拌消化丸一百丸吞下，次却依前嚼嚼太平丸，令其仰卧而睡。服前七药后，若肺燥余嗽未除，可煮润肺膏，如常服之，续煮白凤膏食之，复其真元，完其根本。全愈后合十珍丸服之，乃收功起身之药也。

甲字十灰散

治痨证呕血、吐血、咯血、嗽血，先用此药止之。

大蓟　小蓟　荷叶　扁柏叶　茅根　茜根　山栀　大黄　牡丹皮　棕榈皮各等分

上各烧灰存性，研极细末，用纸包，碗盖于地上一宿，出火毒。用时先将白藕捣汁，或萝蔔汁，磨京墨半碗，调服五钱，食后服下。如病势轻，用此立效；如血出成升斗者，用后药止之。

乙字花蕊石散

五脏崩损涌喷，血出成升斗者，用此止之。

花蕊石火煅存性，研为粉，不拘多少。

上用童便一钟，炖温，调末三钱，甚者五钱，食后服下。男子用酒一半，女人用醋一半，与童便和药服，使瘀血化为黄水。服此以后药补之。

甲乙二方论

周扬俊曰：治吐血者，竞推可久，而葛先生首以二方为止血要著，明明劫剂，毫无顾忌，予曲绎之，始知葛先生意之到、理

不居集上集卷之四

— 41 —

之精也。人生阳根于阴，阴气亏则阳自胜，上气为之，喘促，咳吐痰沫，发热面红，无不相因而致。故留得一分自家之血，即减得一分上升之火，易为收拾。何今日之医，动以引血归经为谈，不可概用止血之味，甚至有血溢于外，吐出亦美，壅反为害，遂令病者信之，迁延时日，阴虚阳旺，煎熬不止，至于不救，果谁之咎？倘谓引经可，必不妨少俟几日，后用补阴，元神可复。吾恐有形之血，岂能使之速生，而无偶之阳，何法使之速降。予所以一再思，惟而悟先生急于止血之大旨也。

丙字独参汤

止血后虚弱无动作者，此药补之。

大拣人参一两，上咀，水二盏，枣五枚，煎一盏，不拘时细细服之。服后宜熟睡一觉，后服药除根。

丙字人参汤论

周扬俊曰：凡失血后不免精气怯弱，神思散乱，前方虽有止血之功，而无补益之力，故有形者之阴不能即复，而几微之气不当急固乎？炖服参一两，不但脱血益气，亦且阳生阴长。观先生自注云：宜熟睡一觉，使神安气和，则烦除而自静。盖人之精神，由静而生，亦由静而复也。奈何今之医者，遇吐血家，乃视参如毒耶？

丁字保和汤

治痨症久嗽，肺燥成痿者，服之决效。

知母去毛，酒洗　贝母去心　天门冬去心　麦门冬去心　款冬花各一钱　天花粉　薏苡仁　杏仁泡去皮尖　五味子研炒　甘草炙　马兜铃　紫菀　百合　桔梗　阿胶炒　当归酒洗　生地黄　紫苏　薄荷各五分

一方有百部亦妙。

上以水二盏，生姜三片，煎一盏，入饴糖一匙，化服之。每日三食后各进一服，加减于后。

血盛加蒲黄、茜根、藕节、大蓟、小蓟、茅花。

痰盛加南星、半夏、橘红、茯苓、枳实、栝蒌仁。

喘盛加桑白皮、陈皮、大腹皮、萝蔔子、葶苈子、苏子。

热盛加炒山栀子、黄连、黄芩、黄檗、连翘。

虚极加鹿茸、郁金、青蒿。

风盛加荆芥、防风、金蒲、甘草、细辛、香附子。

寒盛加人参、肉桂、桂枝、五味子、蜡片。

戊字保真汤

治痨症虚弱骨蒸，服此最效。

当归酒洗　生地黄　白术　黄芪　人参各一钱　莲心　赤茯苓各五分　天门冬去心　麦门冬去心　陈皮　白芍药　知母　黄檗炒　五味子　柴胡　地骨皮　熟地黄各四分　赤芍药　甘草各五分

上水二盏，姜三片，枣五枚，煎一盏。每日三食前各进一服。

惊悸加茯神、远志①、柏子仁、酸枣仁。

淋浊加萆薢、乌药、猪苓、泽泻。

便涩加石苇、扁蓄、木通。

遗精加龙骨、牡蛎、莲须、莲心。

燥热加石膏、滑石、鳖甲、青蒿。

盗汗加浮小麦、牡蛎、黄芪、麻黄根。

丁戊二汤方论

周扬俊曰：一名保和者，因失血之后气血未调，率难把握。

---

① 志：底本作"智"据民国铅印本改。

然调血者以气为主，调气者实肺为司，故大旨以泻肺中之伏热，益下焦之化源，此其治也。若和而失其所以为和，则保亦失其所以为保矣。至保真则气血之味俱等，大旨以甘温为主，甘凉佐之，而苦寒又佐之，未尝禁用苦寒也，而与今日之用寒凉者异矣。曰保真者，大辅其正，兼泻其邪，使生机活泼油油然而不已也。两方加法大备，然非尽用，亦姑列之，以俟去取耳。学者须知。

己字太平丸

治痨症久嗽，肺痿肺痈。并皆噙服，除根。

天门冬去心　大麦门冬去心　知母去毛　贝母去心　款冬花杏仁各二肉　当归　熟地黄　生地黄　黄连　阿胶各一两五钱　蒲黄　京墨　桔梗　薄荷叶各一两　白蜜四两　麝香少许

上为细末和匀，用银石器先下白蜜炼熟，后下诸药末搅匀，再上火，入麝香，略熬三二沸，丸如弹子大。每日三食后细嚼一丸，浓煎薄荷汤缓缓送下，次噙一丸。临卧时如痰盛，先用饴糖拌消化丸一百丸吞下，却又噙嚼此丸，仰卧，使药入肺窍，则肺清润，其嗽退除，七日病痊。凡一切咳嗽，只服此药立愈。

己字太平丸论

周扬俊曰：太平丸非正方也。先生意计周密，恐人气血渐复之后，尚留一分未尽，必有一分未妥，特于宴息之时噙服此丸，使人于静中不知其所以然，而药力无不到此，少许麝香之所以为神妙也。

庚字沉香消化丸

治痨瘵热痰壅盛。

青礞石煅金色　明矾火飞研细南星制　　猪牙皂荚炙去皮弦半夏　白茯苓　陈皮各二两　枳壳　枳实各五钱　薄荷叶　黄芩

各一两　沉香五钱

上为细末和匀，姜汁浸，神曲搅糊为丸，梧桐子大。每服一百丸，临卧饴糖拌吞，嚼太平丸。二药并服，痰嗽除根。

庚字消化丸论

周扬俊曰：人见此数味，或畏其狠，即余亦嫌其峻。然先生注云：热痰壅盛，乃以此治。其不致壅盛者，稍稍减服四五十丸可也。况前先服独参，继用保真，则神气亦渐复矣。暂用几服，胡为不可。若情形消瘦者，未可用也。是又在学者临症自明耳。

辛字润肺膏

治久嗽肺燥、肺痿。

羖羊肺一具　杏仁净研　柿霜　真酥　真粉各一两　白蜜二两

上先将羊肺洗净，次将五味入水搅黏，灌入肺中，白水煮熟，如常服食。与前七药相间服之亦佳。

辛字润肺膏论

周扬俊曰：血去则燥，燥则火旺，肺必枯，欲从肾源滋水，而不先滋水之母，有是理乎？然肺为多气少血之脏，故一切血药概不欲用，以羊肺为主，诸味之润者佐之，人所易能也。若以真粉之甘寒，不独凉金，且以培土，人所未知也。润肺之中意则甚美，故曰医者意也。

壬字白凤膏

治一切大痨大怯，极虚甚惫，咳嗽吐痰，咯血发热，火乘金位。此药固真元，全根本。

黑嘴白鸭一只　参苓平胃散一升　大京枣二升　陈煮酒一瓶

上先将鸭缚定脚挂起，量患人饮酒多少，随量以酒，烫温，将鸭顶割开，滴血入酒，拌匀，饮之，直入肺经润补其肺。却将鸭干拔去毛，就胁边开一孔，取出肠杂，拭干，次将枣子去核，每个中实纳参苓平胃散末，填满肠肚中，用麻扎定；以砂瓷一个置鸭在内，四围用火漫煨，将陈煮酒作三次添入，煮干为度。然后食其枣子，阴干，随意食用，参汤送下。后服补髓丹，则补髓生精，和血顺气。

癸字十珍丸　一名补髓丹

治一切大痨大怯，极虚甚惫，髓干精涸，血枯气竭，火乘金位。服前药愈后，却服此丸，以为收功起身之用也。

猪脊䯒一条　羊脊䯒一条　鳖一个　乌骨鸡一只

上四味去骨留肉，用煮酒一大瓶，于坛内煮干，捣烂听用。

大山药五条　莲肉半斤　京枣一百个　霜柿十个

上四味，用井水一大瓶，于坛内煮熟，捣烂，与前肉一处再慢火熬，却下后药。

真阿胶四两　黄蜡三两

上二味逐渐下，与前八味和一处，研成膏子，和平胃散末、四君子汤末，并知母、贝母、黄檗末各一两，搜和成剂。如十分坚硬，再入白蜜同熬，取起放青石上，捣为丸，如梧桐子大。每服百丸，枣汤送下，不拘时。

总论

周扬俊曰：余读此十方，俱出人意表，其间次序缓急，可为千百世法，即不必十方并用，要无能出其范围者矣。一方之中，自得肯綮，即不必全用，其药亦可以细推其理矣。乃今日之治血症者，辄用六味地黄增减，冀其收功，皆由《医贯》入手，而未尝从《神书》体会者也。彼谓肾水衰则火炎为患，壮水之主可镇阳光也。孰知人之犯此病者，阴虚固多，而他因者亦复不少。假如从劳力而得者，其伤在足太阴矣；从忧思而得者，其伤在手少阴矣；从嗜饮而得者，其伤在手太阴矣；从愤怒而得者，伤又在足厥阴矣。皆足致吐血、衄血、咯血等症，岂一壮水可以胜其任乎？总之，人身之血，附气而行者也。一脏伤则气必不调，而血遂溢于外，故逆则上出，堕则下行，滞则阻痛，寒则凝，热则散，此自然之势也。后之君子，于诊视之际，闻问之余，斟酌而得其情否乎？果能如此著眼，视其病之所伤在何脏，脉之所伤在何部，时之所值在何季，思过半矣。余曾治一咯血之人，平日极劳，每咯紫黑色俱成小块者，然必是饱食则多，少食则少，不食或少或无。余以韭汁、童便、制大黄治之，二服而安，后以补中益气加血药而愈。知者以为怪妄，余谓极平常，盖实从《神书》究心而置《医贯》为谈料者也。

不居上集卷之四终

不居集上集卷之四

不居上集卷之五目录

不居上集卷之五

歙岭南吴澄师朗著辑　休阳程芝云 芝华同校刊

刘河间治虚损法

吴澄曰：河间三书，多以暑火立论，此治春夏温热，补伤寒未备之旨也。其治虚损之法，则又不然。深明《难经》之旨，洞悉《金匮》之微，阴阳寒热，由渐入深；上下传变，不过脾胃；五脏条分，各有主治。世言其偏者，皆非深知河间者也。

保命集

河间曰：虚损之人寒热因虚而感也。感寒则损阳，阳虚则阴盛，故损自上而下，治之宜以辛甘淡，过于胃则不可治也。感热而损阴，阴虚则阳盛，故损自下而上，治之宜以甘苦酸咸，过于脾则不可治也。自上而下者，一损损于肺，皮聚而毛落；二损损于心，血脉虚少，不能营于脏腑，妇人月水不通；三损损于胃，饮食不为肌肤。自下而上者，一损损于肾，骨痿不能起于床；二损损于肝，筋缓不能自收持；三损损于脾，饮食不能消克。论曰：心肺损而色败，肝肾损而形痿，谷不能化而脾损。感此病者，皆损之病也；渐渍之深，皆虚劳之疾也。

脾损

四君子汤　治脾损而皮聚毛落，益气可也。

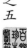

心肺损

八物汤 治心肺虚损，皮聚而毛落，血脉虚损，妇人月水衍期。益气和血。

心肺胃损

十全大补散 治心肺损及胃，饮食不为肌肤。益气和血调饮食。

以上三方，俱见秦越人治法。

王海藏曰：十全大补散，治男子妇人诸虚不足，五劳七伤，不进饮食，久病虚损，时发潮热，气攻骨脊，拘急疼痛，夜梦遗精，面色痿黄，脚膝无力，喘嗽中满，脾肾气弱，五心烦闷。以十全散等分为粗末，每服二、三钱，水一盏，姜三片，枣二枚，煎至七分，不拘时候温服。桂、芍药、甘草，小建中汤也；黄芪与此三物，即黄芪建中汤也；人参、白术、茯苓、甘草，四君子汤也；川芎、白芍、当归、地黄，四物汤也；以其气血俱衰，阴阳并弱，法天地之成数，故名曰十全散。

肾损

金刚丸 治肾损骨痿，不能起于床。益精补肾。

萆薢　杜仲盐水炒　肉苁蓉酒浸　菟丝子酒浸，等分

上为细末，酒煮猪腰子为丸，桐子大。每服五、七十丸，空心酒下。

肝肾损

牛膝丸 治肝肾损骨痿，不能起床，筋缓不收持。宜益精缓中。

牛膝酒浸　萆薢　杜仲　肉苁蓉　防风　菟丝子　肉桂一分
白蒺藜等分

上为细末，酒煮猪腰子，丸桐子大。空心酒下五、七十丸。

肝肾及脾损

煨肾丸　治肝肾损及脾，食谷不化。宜益精缓中，消谷。

牛膝　萆薢　杜仲　苁蓉　桂一分　菟丝子　葫芦巴　白蒺藜　破故纸等分

上丸，如金刚丸法，治腰痛不起者神效。

澄按：以上治阴阳虚损诸方，盖谓虚劳而内无热、外无邪者设也。若虚而有热，当作虚热治之；若挟外邪，当于补托、解托二法求之。

脾肾两伤

黑地黄丸　加五味子为肾气丸　治阳盛阴衰，脾胃不足，房室虚损，形瘦无力，面多青黄而无常色。此养血益肾。

苍术一斤，油浸　熟地一斤　五味子八两　干姜秋冬一两，夏五钱，春七钱

上为细末，枣肉丸梧子大。食前米饮或酒服百丸。

经曰：肾苦燥急，食辛以润之。此药开腠理，生津液，通气。又五味子酸以收之，此虽阳盛而不燥热，乃是五脏虚损于内，故可益血收气。此药类象神品方也。

喻嘉言曰：此方以苍术为君，地黄为臣，五味为佐，干姜为使。治脾肾两脏之虚，而去脾湿，除肾燥，两擅其长，超超立箸。视后人之脾肾双补，药味庞杂者，相去不已远耶？

治烦热

防风当归饮子　治烦热皮肤索泽，食后煎服，空心宜以此饮下地黄丸。

柴胡　人参　黄芩　甘草　防风　大黄　当归　白芍各五钱　滑石二钱

上㕮咀，每服五钱，水一盏半，姜三片，煎七分，温服。如痰嗽加半夏；如大便黄，米谷完出，惊悸，溺血淋闭，欬血衄

血，自汗头痛，积热肺痿，后服大金花丸。

大金花丸

此药作散煎服，名解毒汤。

黄柏　黄芩　黄连　山栀各一两

虚损气逆吐血不止鸡苏散

鸡苏叶　黄芩　刺蓟　生地　黄芪各一两　当归　赤芍各五钱　阿胶　伏龙肝二两

上为粗末，每服四钱，姜三片，竹茹弹子大，水同煎。

不居上集卷之五终

不居上集卷之六目录

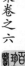

不居集上集卷之六

不居上集卷之六

歙岭南吴澄师朗著辑　休阳程芝云 芝华同校刊

李东垣治虚损法

吴澄曰：东垣治虚损之法，专主乎升。盖为虚损门中气虚下陷则立法，非概为治虚劳者设也。盖阴虚于下法不宜升，而阳虚于下者更不宜升。假令劳倦内伤而不发补中益气之论，则内伤外感之辨不明，杀人多矣。此亦虚损门中一大阙略事也。惟不当升而升之，则阳气偏盛而变为火矣。非东垣之法也。

脾胃论

古之至人，穷阴阳之造化，究乎生死之际，所著《内经》悉言人以胃气为本。盖人受水谷之气以生，所谓元气、谷气、营气、卫气、清气、春升生发之气，此六者，以谷气上行，皆胃气之别称也。使谷气不得升浮，是生长之令不行，则无阳以护其营卫，不任风寒乃生寒热，皆脾胃之气不足之所致也。然与外感风寒之症颇同而理异，内伤脾胃乃伤其气，外感风寒乃伤其形。伤外为有余，有余者泻之；伤内为不足，不足者补之。汗之、下之、吐之、克之，皆泻也；温之、和之、调之、养之，皆补也。内伤不足之病，苟误认作外感有余之病而反泻之，则虚其虚也。《难经》曰：实实虚虚，损不足而益有余，如此死者医杀之耳。然则奈何？曰：惟当以甘温之剂补其中，升其阳，甘寒以泻其火则愈。《内经》曰：劳者温之，损者温之，盖甘温能除大热，大忌苦寒之剂泻胃土耳。今立补中益气汤。

劳倦所伤论

《调经篇》云：阴虚生内热。岐伯曰：有所劳倦，形气衰少，谷气不盛，上焦不行，下脘不通，而胃气热，热气熏胸中，故内热。《举痛论》云：劳则气耗，劳则喘息且汗出，内外皆越，故气耗矣。夫喜怒不节，起居不时，有所劳伤，皆损其气；气衰则火旺，火旺则乘其脾土，脾主四肢，故困，热无气以动，懒于言语，动作喘乏，表热自汗，心烦不安。当病之时，宜安心静坐，以养其气，以甘寒泻其热火，以酸味收其散气，以甘温补其中气。经言"劳者温之，损者温之"者是也。《金匮要略》云：平人脉大为劳，脉极虚亦为劳矣。夫劳之为病，其脉浮大，手足烦热，春夏剧，秋冬差①，以黄芪建中汤治之，此亦温之之意也。夫上古圣人饮食有节，起居有常，不妄作劳，形与神俱，百岁乃去，此谓治未病也。今时之人去圣人久远则不然，饮食失节，起居失宜，妄作劳役，形气俱伤，而胃气、元气散解，不能滋荣百脉，灌溉脏腑，卫护周身之所致也。故苍天之气贵清静阳气，恶烦、劳噫、饮食、喜怒之间，寒暑起居之际，可不慎欤？

饮食所伤论

《阴阳应象论》云：水谷之寒热，感则害人六腑。《痹论》云：阴气者，静则神藏，躁则消亡，饮食自倍，肠胃乃伤，此乃混言之也。分之为二，饮也食也。饮者水也，无形之气也。因而大饮则气逆形寒，饮冷则伤肺，病则为喘咳，为肿满，为水泻。轻则当发汗利小便，使上下分消其湿，解醒汤、五苓散，生姜、半夏、枳实、白术之类是也。如重而蓄②积为满者，芫花、大

---

① 差：按上下文义当作"瘥"。
② 蓄：原作"畜"，据民国铅印本改。

戟、甘遂、牵牛之属利下之，此其治也。食者物也，有形之血也。如《生气通天论》云：因而饱食，筋脉横解，肠澼为痔。又云：食伤太阴、厥阴，寸口大于人迎两倍三倍者，或呕吐，或痞满，或下痢肠澼，当分寒热轻重而治之。轻则内消，重则除下。如伤寒物者，半夏、神曲、干姜、三棱、广术、巴豆之类主之；如伤热物者，枳实、白术、青皮、陈皮、麦蘗、黄连、大黄之类主之。亦有宜吐者，《阴阳应象论》云：在上者，因而越之，瓜蒂散之属主之。然而不可过剂，过剂则反伤肠胃。盖先因饮食自伤，又加之以药过，故肠胃复伤，而气不能化，食愈难消矣，渐至羸困。故《五常政大论》云：大毒治病，十去其六；小毒治病，十去其七。凡毒治病，不宜过之。此圣人之深戒也。

脾胃虚弱论

夫脾胃虚弱，必上焦之气不足，遇夏天气热盛，损伤元气，怠惰嗜卧，四肢不收，精神不足，两脚痿软，遇早晚寒厥，日高之后，阳气将旺，复热如火，乃阴阳气血俱不足。故或热厥而阴虚，或寒而气虚，口不知味，目中溜火，而视物晄晄无所见，小便频数，大便难而结秘，胃脘当心而痛，两胁痛，或急缩脐下，周围如绳束之，急甚则如刀刺腹，难舒伸，胸中闭塞，时显呕哕，或有痰咳，口沃白沫，舌强，腰背髀眼皆痛，头痛时作，食不下或食入即饱，全不思食，自汗尤甚，若阴气覆在皮毛之上，皆天气之热助本病也。黄芪人参汤主之。

升阳益胃论

脾胃之虚，怠惰嗜卧，四肢不收，时值秋燥令行，温热少退，体重节痛，口苦舌干，饮食无味，大便不调，小便频数，不嗜食，食不消；兼见肺病，洒淅恶寒，惨惨不乐，面色恶而不和；乃阳气不升故也。当升阳益胃，名之曰升阳益胃汤。

内伤外感论

伤于饮食、劳役、七情六欲为内伤，伤于风寒暑湿为外感。内伤发热，时热时止；外感发热，热甚不休。内伤恶寒，得暖便解；外感恶寒，虽厚衣烈火不除。内伤恶风，不畏甚风，反畏隙风；外感恶风，见风便恶。内伤头痛，乍痛乍止；外感头痛，连痛无休，直待表邪传里方罢。内伤有湿，或不作渴，或心火乘肺，亦作燥渴；外感须二三日外，表热传里，口方作渴。内伤则热伤气，四肢沉困无力，倦怠嗜卧；外感则风伤筋，寒伤骨，一身筋骨疼痛。内伤则短气不足以息，外感则喘壅气盛有余。内伤则手心热，外感则手背热。天气通于肺，鼻者肺之外候，外感伤寒则鼻塞，伤风则流涕，然能饮食，口知味，腹中和，二便如常。地气通于脾，口者脾之外候，内伤则懒言恶食，口不知味，小便黄赤，大便或秘或溏。左人迎脉主表，外感则人迎大于气口；右气口脉主里，内伤则气口大于人迎。内伤证属不足，宜温宜补宜和；外感证属有余，宜汗宜吐宜下。若内伤之症误作外感，妄发其表，重伤元气，祸如反掌。

补中益气汤

治阴虚内热，头痛口渴，表热自汗，不任风寒，脉洪大，心烦不安，四肢困倦，懒于言语，无气以动，动则气高而喘。

黄芪蜜炙，一钱五分　人参一钱　甘草炙，一钱　白术土炒，五分　陈皮五分　当归五分　升麻三分　柴胡三分

上加姜枣，水煎。空心午前服。

赵养葵曰：后天脾土，非得先天之气不行。此气因劳而下陷于肾肝，清气不胜，浊气不降，故用升柴以佐参芪，是方所以补气，益后天中之先天也。凡脾胃喜甘而恶苦，喜补而恶攻，喜温而恶寒，喜通而恶滞，喜升而恶降，喜燥而恶湿，此方得之。

升阳益胃汤

治脾胃虚弱，怠惰嗜卧，时值秋燥令行，湿热方退，体重节痛，口苦舌干，心不思食，食不知味，大便不调，小便频数，兼见肺病，洒淅恶寒，惨惨不乐，乃阳气不升也。

黄芪二两　人参　甘草炙　半夏一两，脉涩者用　白芍炒　羌活　独活　防风五钱　陈皮四钱　白术土炒　茯苓小便利不渴者勿用　泽泻不淋勿用　黄连各二钱

《集解》曰：六君子助阳益胃，补脾胃之上药也；加黄芪以补肺而固卫，芍药以敛阴而和营，羌活、独活、防风、柴胡以除湿痛而升清阳，茯苓、泽泻以泻湿热而降浊阴，少佐黄连以退阴火。补中有散，发中有收，使气足阳升，自正旺而邪服矣。

黄芪人参汤

治脾胃虚弱等症。

黄芪一钱，如自汗过多更加倍　升麻六分　人参去芦　橘皮不去白　麦门冬去心　苍术无汗更加五分　白术各五分　黄柏酒洗，以救水之源　炒曲各三分　当归酒洗　炙甘草各二钱　五味子九个

上件同㕮咀，都作一服，水二盏，煎至一盏，去渣稍热服。食远服之。忌酒、湿面、大料之类及过食冷物。

加味黄芪汤

治阳虚恶寒之症，又名保元汤。

黄芪　人参　甘草　白术　肉桂　甚者加附子

上五味，水二盏，煎至一盏服之。

升阳顺气汤

治春月口淡无味，夏月虽热犹寒；饥饱失常，以致腹胁满闷短气；喜怒不节，以致忧思气结恐惧气下等症。

黄芪　人参　甘草　当归　陈皮　升麻　柴胡　黄蘗　神曲

半夏　草豆蔻

上十一味，以水二盏煎服。

参术调中汤

泻热补气，止嗽定喘，和脾胃，进饮食。

黄芪四分　人参　甘草各三分　陈皮二分　白术五分　茯苓三分　桑白皮五分　五味子二十粒　地骨皮二分　麦门冬二分　青皮一分

上十一味，以水二盏煎①服。

调中益气汤

治脉弦洪缓，而沉按之中得一涩，其症四肢满闷，肢节烦痛，难以屈伸，身体沉重，心烦不安，四肢懒倦，口失滋味，大小便清和而数等症。

黄芪一钱　人参　甘草各五分　升麻　柴胡　陈皮各二分　苍术四分

上七味，以水煎，热服。

双和散

治心力俱劳，气血俱伤，或房室之后劳役，或劳役之后犯房，大病后虚劳气乏等症。

黄芪　川芎　当归　熟地各一钱　官桂　甘草各七分五　白芍二钱五

上七味，加姜枣，水煎服。

朱砂安神丸

治劳神过度，心神烦乱，怔忡，兀兀欲吐，气乱而热似懊□状，或服升补药后气浮心乱，以此镇固之则愈。

---

① 煎：底本民国铅印本皆作"前"，今据文义改。

生地　朱砂另飞为衣　当归各一钱　甘草五分　黄连一钱五分

汤浸蒸饼为丸，黍米大。每服五十丸或二十丸，津液咽之；或食后用温水、凉水送下俱可。

保元汤

治气血虚弱之总方也。小儿痘家、虚者最宜。

黄芪三钱　人参二两　甘草一钱

柯韵伯曰：人知火能克金，而不知气能胜火；人知金能生水，而不知气即是水。此义唯东垣知之，故曰参芪甘草除烦热之圣药。要知气旺则火邪自退。丹溪云：有余便是火，不知气上腾便是水。

当归补血汤

治男妇肌热面赤，烦渴引饮，脉来洪大而虚，重按全无。

当归二钱　黄芪一两

吴鹤皋曰：血实则身凉，血虚则身热。或以肌困劳役虚其阴血，则阳独治，故诸症生焉。此症纯象白虎，但脉大而虚，非大而长为辨耳。《内经》所谓血虚脉虚是也。当归味厚，为阴中之阴，故能养血；黄芪则味甘，补气者也。今黄芪多数倍而云补血者，以有形之血不能自生，生于无形之气故也。《内经》云：阳生阴长，是之谓耳。

吴澄曰：《兰室秘藏》《脾胃论》《辨惑论》皆以升发脾胃为主，其论甚详，兹特摘数条，以见其立法之妙，若欲尽其精微，则当细究东垣《十书》焉。

不居上集卷之七目录

不居集上集卷之七

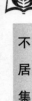

不居上集卷之七

歙岭南吴澄师朗著辑　休阳程芝云　芝华同校刊

朱丹溪治虚损法

吴澄曰：丹溪治虚损之法，专主乎降。盖为虚损门中阴虚火旺者立法，亦非概治虚损症也。夫有东垣之升，自有丹溪之降。气下陷而不能升者，当用东垣之法为先；火上升而不能降者，则用丹溪之法莫缓。此阴阳对待一定之理，合二公之法而参之，则无一偏之弊耳。

阴虚不足论

天为阳而运于地之外，地为阴而居乎中。天之大气举之，日实也，属阳，而运于月之外；月缺也，属阴，禀日之光以为明。人受天地之气，以生天之阳气为气，地之阴气为血，故气常有余，血常不足。有形之后，犹待于乳哺水谷之养，阴气始成，而可与阳配，男子精通，女子经行。是阴气之难成也。男子八八而精绝，女子七七而经断，阴气之成，止供给得三十年之运用，已先亏矣。诸动属火，相火易动，而五阳厥阳之火相煽妄动，熬煎烧灼而难成易亏之阴，几何其能存也。

精不足者补之以味

味，阴也。补精以生阴，实其本也。然味乃如谷粟菜果，出于天赋，自然冲和之味，故有食入补阴之功，非醯酱烹饪偏厚之味，出于人为者也。经曰：阴之所生，本在五味，非天赋之味乎？曰：人之五宫，伤在五味，非人为之味乎？故善摄生者，不可谓味以补精，而遂恣于口腹，以自速其祸也。又曰：形不足者温之，以气温养也。温以存养，使气自充，气充则形完矣。曰补曰温，各有其旨，《局方》悉以温热佐辅药，名曰温补，岂旨也哉。

补阴配阳

人年老成虚损，精血俱耗，阴不足以配阳，孤阳几于飞越，天生胃气尚尔留连，又藉水谷之阴，故羁縻而定耳。《局方》用温剂劫虚，盖脾得温则食进，故亦暂可。质有厚薄，病有浅深，设或失手，何以收救。吾宁稍迟计出万全，温剂决不可用。

老人虚损治法

人年老虚损，但觉小水短少，即是病进，宜以人参、白术为君，牛膝、芍药为臣，陈皮、茯苓为佐。春加川芎，夏加黄芩、麦门冬，冬加当归身，倍生姜。一日或一剂或二贴，小水之长若旧乃止。此却病之捷法也。此丹溪治母之方。

补天丸

治气血衰弱，六脉细数虚劳症。

紫河车一具　黄柏酒炒　龟板酥炙，三两　杜仲姜汁炒　牛膝酒浸，二两　陈皮一两

冬加干生姜半两，夏加炒五味子一两，酒糊为丸。

汪訒菴曰：黄柏、龟板，滋肾之药；杜仲、牛膝，腰膝之药；皆以补肾而强阴也。河车名曰混沌皮，用气血以补气血，假后天以济先天，故曰补天。加陈皮者，于补血之中而兼调其气也。冬月寒水用事，故加干姜以助阳；夏月火旺燥金，故加五味子以保肺。

不居集上集卷之七

补肾丸

黄蘖酒炒褐色　龟版酥炙,各三两　杜仲　姜汁炒去丝　牛膝各二两　陈皮一两　干姜五钱,冬用　五味子一两,夏用

粥汤下一百丸。

坎离丸

一名大补阴丸,又名虎潜丸。

熟地黄三两　人参　天门冬去心　川当归　锁阳酒洗　龟版炙　鳖甲炙,各一两五钱　川牛膝　知母炒,各二两　杜仲姜汁炒,去丝　黄连　黄柏酒炒　黄芩各一两　薄桂　芍药各五钱

冬及春加干姜一两,盗汗加黄芪一两。共为末,猪脊髓炼为丸,石臼中杵千余下,丸如梧桐子大,沸腾,入盐少许,下一百丸,空心午前、临卧各进一服。上地黄、天门冬另研。

大补阴丸

降阴火,补肾水。

黄柏酒炒　知母酒炒,各四两　熟地黄　龟板炙,各六两

猪脊髓炼蜜为丸,盐汤下。

汪訒菴曰:四者皆滋阴补肾之药,补水即所以降火。所谓壮水之主,以制阳光是也。加脊髓者,取其能通肾命,以骨入骨,以髓补髓也。

虎潜丸

治阴分精血虚损。

黄柏半斤,酒炒　知母酒炒　熟地黄各三两　陈皮　芍药　牛膝各三两　龟版炙,四两　锁阳　当归各一两五钱　虎骨酥炙,一两

冬加干姜五钱,酒煮羊肉为丸,盐汤下。

吴鹤皋曰:虎,阴也;潜,藏也。是方欲封闭精血,故曰虎潜。人之一身,阳常有余,阴常不足。黄柏、知母所以滋阴,地

黄、归芍所以养血，牛膝能引诸药下行，锁阳能使阴精不泄，龟得天地之阴气最厚，故用以补阴，虎得天地之阴气最强，故用以壮骨，陈皮所以行滞，而羊肉之用取其补也。

补阴丸

龟版酥炙　归身酒洗　锁阳酒浸，大便秘者为宜　陈皮　牛膝各一两　生地一两五钱　白术二两　干姜七钱五分　五味子三钱　黄柏炒　虎胫骨　茯苓　白芍各五钱　甘草炙，三钱　菟丝子四两，酒蒸另研

如无紫河车，以猪髓为丸。

小补阴丸

漏天机炙　鳖甲炙　熟地黄酒蒸另研，各三两　人参　黄柏炒，各一两

蜜丸或粥丸，汤下四十丸。

补气用人参，然苍黑人服之，反助火邪而烁真阴，可以白术代之。若肥白人多服最好，又必加陈皮同用。肥白人发热用人参、黄芪，瘦人发热用四物加地骨皮。久病虚脱，本是阴虚，用艾灸[①]丹田者，所以补阳，阳生阴长故也。忌附子，可用生芪多服。

竹沥，《本草》云：大寒，泛观之似与石膏、芩连等同类，而诸方治胎产及金疮、口噤，与血虚、自汗、消渴、尿多皆是阴虚之病，无不用之。产后不碍虚，胎前不损子。何世俗因大寒二字弃而不用？经曰：阴虚则发热。竹沥味甘性缓，能除阴虚。有大热者，寒而能补，正与病对。大寒，言其功，非独言气也。人终世食笋，未有因其寒而病者。沥即笋之液也，假于火而成，何寒如此之甚？

---

① 灸：底本原作"炙"据民国铅印本改。下同。

大补丸

治肾经火燥下焦湿。

黄柏酒炒褐色为末，水丸。随症用药送下。

吴鹤皋曰：黄柏苦而润，苦故能泻火，润故能就下也。

天一丸

降心火，益肾水。

天冬　麦冬　当归　生地各一两　茯苓　山药　黄柏　知母　酒连　黄芪各二两　五味子　朱砂各一两，另研为衣

炼蜜为丸，梧桐子大，朱砂为衣。空心盐汤下。

补心丸

朱砂二钱五分　瓜蒌仁五钱　归身尾四钱　猪心血丸。

诸虚用药

髓竭不足，生地、当归；肺气不足，天冬、麦冬、五味子；心气不足，上党参、茯神、菖蒲；肝气不足，天麻、川芎；脾气不足，白术、白芍、益智仁；肾气不足，地黄、远志、丹皮；胆气不足，细辛、枣仁、地榆；神昏不足，朱砂、预知子、茯神。非天雄不能治上焦之阳虚；非附子不能治下焦之阳虚。天真丸，三才丸，皆补阳之剂也；补阴丸，地黄丸，滋肾丸，皆补阴之剂也。八味地黄丸，补阴虚阳竭之剂也。补中益气汤，调阴阳，升降肝胃之气，饮食劳倦内伤之药也。补元气须用人参、黄芪；补胃虚，进饮食，须用人参，并陈皮、炙甘草；补三焦元气，调和诸药，共力成功者，炙甘草。

人参膏

人参去芦，剉细，用水于银石器内煎至一半取起，渣再煎二度，通前汁，文武熬调如饴即止。诸膏仿此。

倒仓法

用肥嫩牡黄牛肉三十斤，切小块，去筋膜，长流水煮烂，滤去滓，取汁入锅内，慢火熬至琥珀色则成矣。先令病人断欲食淡，前一日不食夜饭。设一室，明快而不通风，置秽桶五盆，贮吐下之物，另一磁盆，盛所出之溺。病者入室，饮汁，积至一二十杯，寒则重汤，温而饮之，饮急则吐多，饮缓则下多，先急后缓，吐利俱多，因病之上下而为之，活法也，以去尽病根为度。吐下后必渴，不得与汤，以自出之溺饮之，非惟止渴，抑且浣濯余垢。倦睡觉饥，先与稠米汤，次与淡稀粥，二日后方少与菜羹，次与厚粥，调养一月，沉疴悉安。以后忌牛肉。数年积久形成依附肠胃回薄曲折处，自非刮肠剖骨之神，可以丸散犯其藩墙乎。肉腋充满流行有如洪水泛涨，浮槎陈朽皆顺流而下，不可停留，凡属碍滞，一洗而空。

附方

四君子汤治气虚；四物汤治血虚；十全大补汤治气血俱虚而挟寒者；六味地黄丸治寝汗发热，五脏齐损，骨蒸痿弱，下血。并见《难经》治法。六君子汤治气虚挟痰见痰门；八物汤治气血两虚；人参固本丸凡补命门之药，须入血药则能补阳，阳生阴长故也。

不居上集卷之七终

不居上集卷之八目录

不居上集卷之八

歙岭南吴澄师朗著辑　休阳程芝云　芝华同校刊

薛新甫治虚损法

吴澄曰：薛氏之治虚损也，仿仲景八味肾气之法，以六味补其阴，以桂附壮其阴中之阳，引龙雷上泛之火，此又佐丹溪之不及矣。盖前有东垣之升，即后有丹溪之降，前有黄柏、知母之补阴，后有桂附八味之补阳，一升一降，一阴一阳，合而用之，法大备矣。

总论

薛立斋曰：痨瘵之症，大抵属足三阴亏损，虚热无火之证。故昼发夜止，夜发昼止，不时而作，当用六味地黄丸为主，以补中益气汤调补脾胃。若脾胃先损者，当以补中益气汤为主，以六味地黄温存肝肾，多有得生者。若误用黄柏、知母之类，则复伤脾胃，饮食日少，诸脏愈虚，元气下陷，腹痞作泻，则不可救矣。夫衄血、吐血之类，因虚火妄动，血随火而泛行，或阳气虚，不能摄血归经而妄行，其脉弦洪，乃无根之火浮于外也。大抵此症多因火土太旺，金水衰涸之际不行保养，及三冬火气潜藏，不远帏幙，戕贼真元，故至春末夏初，患头痛脚软，食少体热，而为注夏之病。或少有老态，不耐寒暑，不胜劳役，因时迭病，此因气血方长而劳心亏损，精神未满而早为斫丧，故其见症难以名状。若左尺脉虚弱或细数，是左肾之真阴不足也，用六味丸；右尺脉迟软或沉细而数欲绝，是命门之相火不足也，用八味丸；至于两尺微弱，是阴阳俱虚也，用十补丸；此皆滋其化源也，仍须参前后发热咳嗽诸症治之。

附按

立斋治韩州同，色欲过度，烦热作渴，饮水不绝，小便淋沥，大便闭结，吐痰如涌，面目俱赤，满舌生刺，唇裂身热，或身如芒刺而无定处，两足心如烙，左三部脉洪而无伦，此肾阴虚阳无所附而发于外。盖大热而甚，寒之不寒，是无水也。当峻补其阴，遂以加减八味丸料一斤，用肉桂一两，以水炖，煎六碗，冰冷与服，半饷熟睡，至晚又温饮一碗，诸症悉退。翌日，畏寒足冷诸症仍至，是无火也。当补其阳，急与八味丸四剂，诸症俱退。

又治府庠王以道，元气素弱，复以科场岁考，积劳致疾，至十二月病大作。大热，泪出随凝，目赤露胸，气息沉沉欲绝，脉洪大鼓指，按之如无，舌干如刺，此内真寒而外假热也。遂先服十全大补汤。余曰：服此药其脉当收敛为善。少顷熟睡，觉而恶寒增衣，脉顿微细如丝，此虚寒之真象也。余以人参一两，加熟附三钱，水煎，炖服而安。夜间脉复脱，乃以参二两，熟附五钱，仍愈。后以大剂参、术、归身、炙甘草等药调理而愈。

又治一童子，年十四岁，发热吐血。余谓宜补中益气以滋化源，不信，乃用寒凉降火，前症愈甚。或谓曰：童子未室，何肾虚之有？参术补气，奚为用之。余述丹溪先生曰：肾主闭藏，肝主疏泄，二脏俱有相火，而其系上属于心，心为君火，为物所感，则相火翕然而起，虽不交会而精已暗耗矣。又《褚氏精血篇》曰：男子精未满而御女以通其精，则五脏有不满之处，异日有难状之疾。正此谓也。遂用补中益气汤及地黄丸而痊。

吴澄曰：薛氏治虚损之法，总以八味、六味、四君、六君、归脾、逍遥、补中益气、十全大补等方次第迭用，朝暮互更，无不大获奇中。芷园有云：世言医曰医道，医既有道，当从悟以入。如东垣则从阳生阴长一句入门，立斋则从一者因得之一句入门，盖其读书深得古人心法，所以触处圆通，不泥外症，直究病因，得因施药，莫不应手。非胸中漫无主见，而只知此数方随意妄用也。若劳倦伤脾，思结伤脾，命门火衰，不能生发脾土，腠理不密，易感风寒，肾虚火不归原，肾虚水泛为痰，肝经郁怒，心火刑肺，有症有脉，有方有法，皆历试效验，名振一时，医按甚多，不能具载，即此二三按，亦可窥其全豹矣。

八味地黄丸　方见《金匮》治法。

唐一翼曰：水亏火旺，病之本也；精弱神疲，病之源也；八味者，补元气之神剂也。左尺水竭则以地黄、山药、茱萸、茯苓补之，右尺火衰则以大附、官桂补之，心肾水火不交则以丹皮、泽泻通之。治水火者，治阴阳也；治阴阳者，扶元气也。五行兼济，故源头不可增减也。增减之者一民而二君，一军而二帅，攻击之道也。弱帅而减之兵，骄帅而益之兵，致乱之本也。

六味地黄丸　方见《难经》治法。

柯韵伯曰：肾虚不能藏精，坎宫之火无所附而妄行，下无以奉春生之令，上绝肺金之化源。地黄禀甘寒之性，制熟味更厚，是精不足者补以味也，用以大滋肾阴，填精补髓，壮水之主。以泽泻为使，世或恶其泻肾而去之，不知一阴一阳者天地之道，一开一阖者动静之机。精者属癸，阴水也，静而不走，为肾之体；溺者属壬，阳水也，动而不居，为肾之用；是以肾主五液。若阴水不守则真水不足，阳水不流则邪水逆行，故君地黄以护封蛰之本，即佐泽泻以疏水道之滞也。然肾虚不补其母，不导其上源，亦无以固封蛰之用。山药凉补以倍癸水之源，茯苓淡渗以导壬水之上源，即以茱萸之酸温，藉以收少阳之火，以滋厥阴之液，丹皮辛寒以清少阴之火，还以奉少阳之气也。滋化源，奉生气，天癸居其所矣。壮水制火，特其一端耳。

四君子汤　方见《难经》治法。

程德基曰：人自离母腹之后，便属后天，后天之本在脾胃。是以饮食入胃，游溢精气，上输于脾，脾气散精，上归于肺。清者为营，浊者为卫，营行脉中，卫行脉外，其余百骸九窍皆赖以滋培焉。苟得其养，无物不长，康健安宁，百疾不生；苟失其养，又以七情六淫、劳碌饥饱伤之，则后天之气日消而面白言微，不思饮食等症出矣。人参，甘温质润，能补五脏之元气；白术，甘温健脾，能补五脏之母气；茯苓，甘淡而洁，能致五脏之清气；炙甘草，甘温而平，能调五脏衍和之气。四药俱得中和之气味，犹之不偏不倚之君子也。故曰四君子汤。

六君子汤　方见痰门。

杨云鹤曰：湿则气滞，气滞则蒸热，生物之体失矣。补之，和之，渗之，疏之，故名六君子也。若增四物为八珍，不惟混杂，且非阳以生阴之大旨。予以补血者仍主四君，其四物加其二可也。即不然，亦增四君之分数可也。

四物汤　方见《难经》治法。

吴鹤皋曰：气血人身之二仪也。天地之道，阳常有余，阴常不足，人与天地相似，故阴血难成而易亏。是方也，当归、芍药、地黄，味厚者也，味厚为阴中之阴，故能生血；川芎味薄而气清，为阴中之阳，故能行血中之气。然草木无情，何以便能生血？所以谓其生血者，以当归、芍药、地黄能养五脏之阴，川芎能调营中之气，五脏和而血自生耳。若曰四物便能生血则未也。师云：血不足者，以此方调之则可。若上下失血太多，气息几微之际，则四物禁勿与之。所以然者，四物皆阴，阴者天地闭塞之令，非所以生万物者也。故曰：禁勿与之。

八珍汤　方见《难经》治法。

吴鹤皋曰：人之身气血而已。气者，百骸之父；血者，百骸之母；不可使其失养者也。是方也，人参、白术、茯苓、甘草，

甘温之品也，所以补气；当归、川芎、芍药、地黄，质润之品
也，所以补血。气旺则百骸资之以生，血旺则百骸资之以养，形
体既充则百邪不入，故人乐有药饵焉。

十全大补汤 见《难经》治法。

程德基曰：实火可泻，芩连之属；虚火可补，参芪之属。凡
人根本受伤，虚火游行，发越于外。若误攻其热，变其危症，多
致难救。此方以四君补气，四物补血，加黄芪充实腠理，肉桂导
火归原。薛立斋云：饮食劳倦，五脏亏损，一切热症，皆是无根
虚火，但服此汤，固其根本，诸症悉退。《金匮》云：虚者十补
勿一泻之，此方是也。至于肉极肌瘦肤槁，正须此大补气血之
剂，以润泽之，久服方安。

人参养荣汤 方见《难经》治法。

程德基曰：阳春至而物荣，肃杀行而物槁。脾为坤土，肺属
乾金。经云：脾气散精，上输于肺，地气上升也；肺主治节，通
调水道，下输膀胱，天道下降也。于象为泰。脾肺气虚，则上下
不交，阴阳否隔，故面黄肌瘦，亦犹夫物之槁也。人参、五味温
其肺，芪、术、苓甘温其脾，陈皮、芍药温其肝，地黄、桂心温
其肾，当归、远志温其心。温者，阳春之气也，春气行而一身之
中有不欣欣向荣者乎？故曰养荣汤。薛立斋云：气血虚而变现诸
症，莫能名状，勿论其病，勿论其脉，但用此汤，诸症悉退，可
谓有回春之识矣。

归脾汤 方见血门。

汪訒菴曰：血不归脾则妄行，参、术、黄芪、甘草之甘温所
以补脾，茯神、远志、枣仁、龙眼之甘温酸苦所以补心，心者脾
之母也。当归滋阴养血，木香行气而舒脾，既以行血中之滞，又
以助参芪而补气，气壮则能摄血，血自归经而诸症悉除矣。

补中益气汤 方见东垣治法。

陆丽京曰：此为清阳下陷者言之，非为下虚而清阳不升者言

之也。倘人之两尺虚微者，或是天癸销竭，或是命门火衰，若再一升提，则如大木将摇而拨其本矣。

逍遥散

汪讱菴曰：肝虚则血病，当归、芍药养血而敛阴；木盛则土衰，甘草、白术和中而补土；柴胡升阳散热，合芍药以平肝而使木得条达；茯苓清热利湿，助甘术以益土而令心气安宁；生姜暖胃祛痰，调中解郁；薄荷搜肝泻肺，理血消风。疏逆和中，诸症自已。所以有逍遥之名。

不居上集卷之八终

不居上集卷之九目录

不居集上集卷之九

举元煎

两仪膏

贞元饮

当归地黄饮

济川煎

归肾丸

赞化血余丹

不居上集卷之九

歙岭南吴澄师朗著辑　休阳程芝云　芝华同校刊

张景岳治虚损法

吴澄曰：历代名贤其治虚损也，皆有宗派，各得其偏。景岳之治虚损也，因症制宜，独得其全。其立论也，以真阴真阳为主；其治疗也，以脾胃元气为先；其用温补也，而不胶固温补；其禁寒凉也，而不弃绝寒凉。升堂入室，可为虚损之大成。故是集也，采择良多，实可宗而可法焉。

论脉

虚损之脉，凡甚急，甚数，甚细，甚弱，甚涩，甚滑，甚短，甚长，甚浮，甚沉，甚弦，甚紧，甚洪，甚实者，皆劳伤之脉。然无论浮沉大小，但渐缓则渐有生意。若弦甚者病必甚，数甚者病必危。若以弦细而再加紧数，则百无一生矣。

辨爪

凡劳损之病，本属阴虚，阴虚必血少，而指爪为精血之余。故凡于诊候之际，但见其指爪干黄，觉有槁枯之色，则其发肤营气具在吾目中矣。此于脉色之外，便可知其有虚损之候，而损之微甚，亦可因之以辨也。

喷嚏

凡阳虚之人，因气虚也。阳气既虚，即不能嚏。仲景曰：欲嚏不能，此人肚中寒。故凡以阳虚之症，而忽见嚏者，便有回生之兆。

虚损病源

凡劳伤虚损，五脏各有所主，而惟心脏最多，且心为君主之官，一身生气所系，最不可伤，而人多忽而不知也，何也？夫五脏之神皆禀于心，故忧生于心，肺必应之，忧之不已而戚戚幽幽则阳气日索，营卫日消，劳伤及肺，弗亡弗已。如经曰：尝贵后贱，虽不中邪，病从内生，名曰脱营；尝富后贫，名曰失精，五气留连，病有所并。暴乐暴苦，始乐后苦，皆伤精气，精气竭绝，形体毁沮，故贵脱势，虽不中邪，精神内伤，身必败亡之类，无非虑竭将来，追穷已往而二阳并伤。第其潜消暗烁于冥冥之中，人所不觉，而不知五脏之伤，惟心为本。凡值此者速宜舒情知命，力挽先天，要知人生在世，喜一日则得一日，忧一日则失一日，但使灵明常醒，尚何尘魔敢犯哉？及其既病，而用参芪归术益气汤之类，亦不过后天之末著耳。知者当知所先也。

喜因欲遂而发，若乎无伤，而经曰：喜伤心。又曰：暴喜伤阳。又曰：喜乐者，神惮散而不藏。又曰：肺喜乐，无极则伤魄，魄伤则狂，狂者意不存，人皮革焦，毛悴色夭，死于夏。盖心藏神，肺藏气，二阳脏也。故暴喜过甚则伤阳，而神气因以耗散，或纵喜无节，则淫荡流亡，以致精神疲竭，不可救药，或偶尔得志则气盈载满，每多骄恣傲慢，自取败亡，而莫知其然者多矣。然则喜为人所忽，而犹有不可忽者如此。

思本乎心。经曰：心怵惕思虑则伤神，神伤则恐惧自失，破䐃脱肉，毛悴色夭，死于冬，此伤心则然也。然思生于心，脾必应之，故思之不已则劳伤在脾。经曰：思伤脾。又曰：思则心有所存，神有所归，正气留而不行，故气结矣。凡此为病，脾气结则为噎膈，为呕吐，而饮食不能运，食不运则血气日消，肌肉日削，精神日减，四肢不为用，而生胀满泄泻等症，此伤心脾之阳也。夫人孰无思，而苦思难释，则劳伤至此，此养生者所当戒也。然思本伤脾，而忧亦伤脾，经曰：脾愁忧而不解则伤意，意伤则悗乱，四肢不举，毛悴色夭，死于春。盖人之忧思，本多兼用，而心脾肺所以并伤，故致损上焦阳气，而二阳之病发自心脾，以渐成虚劳之症者，断由乎此。

淫欲邪思又与忧思不同，而损惟在肾。盖心耽欲念，肾必应之。凡君火动于上，则相火应于下。夫相火者，水中之火也。静而守位则为阳气，炽而无制则为龙雷，而涸泽燎原无所不至。故其在肾，则为遗淋带浊，而水液渐以干枯；炎上入肝，则逼血妄行，而为吐衄，或为营虚，筋骨疼痛；又上入脾，则脾阴受伤，或为发热而饮食悉化痰涎；再上至肺，则皮毛无以扃固而亡阳喘嗽，甚至喑哑声嘶，是皆无根虚火，阳不守舍而光焰①诣天。自下而上，由肾而肺，本源渐槁，上实下虚，是诚剥极之象也。凡师尼、室女、失偶之辈，虽非房室之劳，而私情系恋，思想无穷，或对面千里，所愿不得，则欲火摇心，真阴日削，遂致虚损不救。凡五劳之中，莫此为甚，苟知重命，慎毋蹈之。

七情伤肾，恐亦居多。盖恐畏在心，肾则受之。故经曰：恐伤肾。又曰：恐则精却。又曰：恐惧而不解则伤精，精伤则骨酸痿厥，精时自下。余尝诊一在官少年，因恐而致病。病稍愈而阳痿，及其病复终不可疗。又尝见猝恐者必阴缩，或遗尿，是皆伤肾之征也。然恐固伤肾，而怒亦伤肾。经曰：肾盛怒而不止则伤志，志伤则喜忘其前言，腰背不可以俯仰屈伸，毛悴色夭，死于季夏。是知盛怒不惟伤肝，而肾亦受其害也。

怒生于心，肝必应之。怒不知节，则劳伤在肝。经曰：怒伤肝。又曰：怒则气逆，甚则呕血及飧泄，故气上矣。盖肝为阴中之阳藏，故肝之为病，有在阴者，有在阳者。如火因怒动而逼血

---

① 光焰诣天："光焰"指火焰，"诣"谓到达。全句指火焰上冲。

妄行，以致气逆于上，而胀痛喘急者，此伤其阴者也。又或气以怒伤而木郁无伸，以致侵脾气陷，而为呕、为胀、为泄、为痛、为食饮不行者，此伤其阳者也。然随怒随消者未必致病，脏气坚固者未必致病，惟先天禀弱而三阴易损者，使不知节，则东方之实多致西方之败也。然怒本伤肝，而悲哀亦最伤肝。经曰：肝悲哀动中则伤魂，魂伤则狂妄不精，不精则不正，当人阴缩而挛筋，两胁骨不举，毛悴色夭，死于秋。盖怒盛伤肝，肝气实也；悲哀伤肝，肝气虚也；但实不终实，而虚则终虚耳。虚而不顾则必至劳损，而治当察其邪正也。

惊气本以入心而实通于肝胆。经曰：惊则心无所依，神无所归，虑无所定，故气乱矣。又曰：东方色青，入通于肝，其病发惊骇，此所以惊能动心，而尤能伤及肝胆。心为君主，固不可伤，而胆以中正之官，实少阳生气所居，故十一脏阳刚之气，皆取决于胆。若或损之则诸脏生气，因皆消索致败，其危立见。尝见微惊致病者，惟养心安神，神复则病自却。若惊畏日积，或一时大惊损胆，或致胆汁泄而通身发黄默默无言者，皆不可救。

色欲过度者多成劳损。盖人自有生以后，惟赖后天精气以为立命之本，故精强神亦强，神强必多寿，精虚气亦虚，气虚必多夭。其有先天所禀原不甚厚者，但知自珍而培以后天，则无不获寿。设禀赋本薄，而且恣情纵欲，再伐后天，则必成虚损。此而伤生，咎将谁委。又有年将未冠，壬水方生，保养萌芽正在此日，而无知孺子，遽摇女精。余见苞萼未成而蜉蝣旦暮者多矣，良可悲也。此其责不在孺子，而在父师，使不先有明诲，俾知保生之道，则彼以童心，岂识利害，而徒临期恳祷，号呼悲戚，将何济于事哉？

劳倦不顾者多成劳损。夫劳之于人，孰能免之？如奔走食力之夫，终日营营，而未闻其劳者，岂非劳乎？但劳有不同耳。盖贫贱之劳，作息有度，无关荣辱，习以为常，何病之有？惟安闲柔脆之辈而苦竭心力，斯为害矣。故或劳于名利，而不知寒暑之伤形；或劳于色欲，而不知旦暮之疲困；或劳于游荡，而忍饥竭力于呼卢驰骤之场；或劳于疾病，而剥削伤残于无术庸医之手。或为诗书困厄，每缘莹雪成灾；或以好勇逞强，遂致绝筋乏力。总之，不知自量而务从勉强，则一应妄作妄为皆能致损。凡劳倦之伤虽曰在脾，而若此诸劳不同，则凡伤筋、伤骨、伤气、伤血、伤精、伤神、伤皮毛肌肉，则实兼之五脏矣。呜呼！嗜欲迷人，其害至此。此其故则在但知有彼，而忘其有我耳。广成子曰：无劳女形，无摇女精，乃可以长生。若此二言者，人因其简，故多易之。而不知养生之道，于此八字而尽之矣。顾可以忽之也耶？

　　疾病误治及失于调理者，病后多成虚损。盖病有虚实，治有补泻，必补泻得宜，斯为上工。余见世俗之医，固不知神理为何物，而且并邪正缓急俱不知之，故每致伐人元气，败人生机，而随药随毙者已无从诉。其有幸而得免而受其残剥，以致病后多成虚损而不能复振者，此何以故也。故凡医有未明，万毋轻率，是诚仁人积德之一端也。至若失于调治致不能起，则俗云：小孔不补，大孔叫冤。苦亦自作之而自受之耳，又何尤焉。

　　凡虚损之由，具道如前，无非酒色、劳倦、七情、饮食所致。故或先伤其气，气伤必及于精；或先伤其精，精伤必及于气；但精气在人，无非谓之阴分。盖阴为天一之根，形质之祖，故凡损在形质者，总曰阴虚，此大目也。若分而言之，则有阴中之阴虚者，其病为发热躁烦，头红面赤，唇干舌燥，咽痛口疮，吐血衄血，便血尿血，大便燥结，小水痛涩等症；有阴中之阳虚者，其病为怯寒憔悴，气短神疲，头晕目眩，呕恶食少，腹痛飧泄，二便不禁等症。甚至咳嗽吐痰，遗精盗汗，气喘声瘖，筋骨疼痛，心神恍惚，肌肉尽削，梦与鬼交，妇人月闭等症。则无论阴阳，凡病至极，皆所必至，总由真阴之败耳。然真阴所居，惟肾为主。盖肾为精血之海，而人之生气即同天地之阳气，无非自下而上，所以肾为五脏之本。故肾水亏，则肝失所滋而血燥生；肾水亏，则水不归源而脾痰起；肾水亏，则心肾不交而神色败；肾水亏，则盗伤肺气而喘嗽频；肾水亏，则孤阳无主而虚火炽。凡劳伤等症，使非伤入根本，何以危笃至此？故凡病甚于上者，必其竭甚于下也。余故曰：虚邪之至，害必归阴，五脏之伤，穷必及肾。穷而至此，吾末如之，何也矣？夫所贵乎君子者，亦贵其知微而已。凡损伤元气者，本皆虚症，而古方以虚损痨瘵各分门类，则病若有异，亦所宜辨。盖虚损之谓，或有发见于一症，或有困惫于暂时，凡在经在脏，但伤元气，则无非虚损病也。至若痨瘵之有不同者，则或以骨蒸，或以干嗽，甚至吐血吐痰，营卫俱败，尪羸日甚，此其积渐有日，本末俱竭而然。但虚损之虚，有在阴分，有在阳分，然病在未深，多宜温补；若痨瘵之虚，深在阴中之阴分，多有不宜温补者。然凡治虚症宜温补者，病多易治；不宜温补者，病多难治。此虚劳若乎有异，而不知痨瘵之损，即损之深而虚之甚者耳。凡虚损不愈则日甚成痨矣。有不可不慎也。

论治

病之虚损变态不同。因有五劳七伤症，有营卫脏腑。然总之，则人赖以生者，惟此精气，而病为虚损者，亦惟此精气。气虚者即阳虚也，精虚者即阴虚也。凡病有火盛水亏，而见营卫燥、津液枯者，即阴虚之症也；有水盛火亏，而见脏腑寒、脾胃败者，即阳虚之症也。此惟阴阳偏困所以致。然凡治此者，但当培其不足，不可伐其有余。夫既缘虚损而再去所余，则两败俱伤矣，岂不殆哉？惟是阴阳之辨犹有不易，谓其阴阳之中复有阴阳，其有似阳非阳似阴非阴者，使非确有真见，最易惑人，此不可不详察也。且复有阴阳俱虚者，则阳为有生之本，而所重者又单在阳气耳。知乎此则虚损之治，如指诸掌矣。

阳虚者多寒，非谓外来之寒，但阳气不足则寒生于中也。若待既寒，则阳已败矣。而不知病见虚弱而别无热症者，便是阳虚之候，即当温补元气，使阳气渐回则真元自复矣。盖阳虚之候，多得之愁忧思虑以伤神，或劳役不节以伤力，或色欲过度而气随精去，或素禀元阳不足而寒凉致伤等病，皆阳气受损之所由也。欲补阳气，惟辛甘温燥之剂为宜，万勿兼清凉寒滑之品，以残此发生之气。如生地、芍药、天麦门冬、沙参之属，皆非所宜；而石斛、玄参、知、柏、芩、连、龟胶之类，则又切不可用。若气血俱虚者，宜大补元煎，或八珍汤，或十全大补汤；五脏俱虚宜平补者，五福饮；命门阴分不足者，左归饮、左归丸；命门阳分不足者，右归饮、右归丸；气分虚寒者，六气煎；脾肾阴分虚寒，诸变不一者，理阴煎；三焦阳气大虚者，六味回阳饮；气虚脾寒者，一炁丹；胃气虚寒者，温胃饮、理中汤；血虚寒滞者，五物煎。

阴虚者多热，以水为济火而阴虚生热也。此病多得于酒色嗜欲，或愤怒邪思，流荡狂劳，以动五脏之火，而先天元阴不足者，尤多此病。凡患虚损而多热多燥，不宜热食者，便是阴虚之候。欲滋其阴，惟宜甘凉醇静之物。凡阴中有火者，大忌辛温，如干姜、桂、附、破故纸、白术、苍术、半夏之属，皆不可轻用，即如人参、黄芪、枸杞、当归、杜仲之类，皆阴中有阳，亦当酌宜而用之。盖恐阳旺则阴愈消，热增则水益涸耳。然阴虚者因其水亏，而水亏者又忌寒凉。盖苦劣之流，断非资补之物，其有火盛之甚，不得不从清凉者，亦当兼壮水之剂，相机间用而可止即止，以防其败，斯得滋补之大法，诸治如下。

虚损夜热或午后发热，或喜冷便实者，此皆阴虚生热，水不制火也，宜加减一阴煎；若火在心肾而惊悸失志者，宜二阴煎；若外热不已而内不甚热，则但宜补阴，不可清火，宜一阴煎或六味地黄汤；其有元气不足而虚热不已者，必用大补元煎，庶乎久之自愈。

虚损伤阴，本由五脏，虽五脏各有所主，然五脏证治有可分者，有不可分者。如诸气之损，其治在肺；神明之损，其治在心；饮食肌肉之损，其治在脾；诸血筋膜之损，其治在肝；精髓之损，其治在肾。此其可分者也。然气主于肺而化于精，神主于心而化于气，肌肉主于脾而土生于火，诸血藏于肝而血化于脾胃，精髓主于肾而受之于五脏，此其不可分者也。及乎既甚，则标本相传，连及脏腑，此又方之不可执言也。故凡补虚之法，但当明其阴阳升降、寒热温凉之性，精中有气、气中有精之因。且凡上焦阳气不足者，必下陷于肾也，当取之至阴之下；下焦真阴不足者，多飞越于上也，可不引之归源乎？

景岳新方

大补元煎

治男妇气血大坏，精神失守危剧等症。此回天赞化，救本培元。

人参补气补阳以此为主，少则用一二钱，多则用一二两　山药炒，二钱　熟地补精补阴以此为主，少则用二三钱，多则用二三两　杜仲二钱　当归二三钱，若泄泻者去之　山茱萸一钱，如畏酸吞酸者去之　枸杞二三钱　炙甘草一二钱

水二钟，煎七分，食远温服。

左归饮

此壮水之剂也。凡命门之阴衰阳胜者，宜此方主之。

熟地二三钱，或加至一二两　山药二钱　枸杞二钱　炙甘草一钱　茯苓一钱五分　山茱萸一二钱，畏酸者少用之

水二钟，煎七分，食远服。

右归饮

此益火之剂也。凡命门之阳衰阴胜者，宜此方主之。

熟地用如前　山药炒，二钱　山茱萸一钱　枸杞二钱　炙甘草一二钱　杜仲姜制，二钱　肉桂一钱或二钱　制附子一二三钱

水二钟，煎七分，食远温服。

左归丸

治真阴肾水不足，不能滋养营卫，渐至衰弱，或虚热往来，自汗盗汗，或神不守舍，血不归原，或虚损伤阴，或遗淋不禁，或气虚昏运，或口燥舌干，或眼花耳聋，或腰酸腿软。凡精髓内亏，津液枯涸等症，俱宜速壮水之主，以培左肾之元阴，而精血自充矣。宜此方主之。

大怀熟八两　山药炒，四两　枸杞四两　山茱萸肉四两　川牛膝酒洗蒸熟，三两，精滑者不用　菟丝子制，四两　鹿角胶敲碎炒珠，四两　龟胶切碎炒珠，四两，无火者不必用

上先将熟地蒸烂杵膏，加炼蜜，丸桐子大。每食前用滚汤或淡盐汤送下百余丸。

右归丸

治元阳不足，或先天禀衰，或劳伤过度，以致命门火衰，不能生土，而为脾胃虚寒，饮食少进，或呕恶膨胀，或翻胃噎膈，或怯寒畏冷，或脐腹疼痛，或大便不实，泻痢频作，或小水自遗，虚淋寒疝，或寒侵溪谷而肢节痛痹，或寒在下焦而水邪浮肿。总之，真阳不足者，必神疲气怯，或心跳不宁，或四体不收，或眼见邪祟，或阳衰无子等症。俱速宜益火之原，以培右肾之元阳，而神气自强矣。此方主之。

大怀熟八两　山药炒，四两　山茱萸微炒，三两　枸杞微炒，四两　鹿角胶炒珠，四两　菟丝子制，四两　杜仲姜汤炒，四两　当归

85

三两，便溏勿用　肉桂二两，渐可加至四两　制附子自二两渐可加至五六两

上丸法如前，或丸如弹子大。每嚼服二三丸，以滚白汤送下，其效尤速。

五福饮

凡五脏气血亏损者，此能兼治之，足称王道之最。

人参随宜心　熟地随宜肾　当归二三钱，肝　白术炒，一钱五分，肺　炙甘草一钱，脾

水二钟，煎七分，食远温服。

七福饮

治气血俱虚而心脾为甚者。

即前方加：枣仁二钱　远志三五分，制用

一阴煎

此治水亏火胜之剂，故曰一阴。凡肾水真阴虚损，而脉证多阳虚火发热，及阴虚动血等症；或疟疾伤寒屡散之后，取汗既多，脉虚气弱而烦渴不止，潮热不退者，此以汗多伤阴，水亏而然也。皆宜用此方主之。

生地二钱　熟地三五钱　芍药二钱　麦冬二钱　甘草一钱　牛膝一钱五分　丹参二钱

水二钟，煎七分，食远温服。

加减一阴煎

治症如前，而火之甚者，宜用此方。

生地　白芍　麦冬各二钱　熟地三五钱炙　甘草五七分　知母地骨皮各一钱

水二钟，煎服。

二阴煎

治心经有热，水不制火之病，故曰二阴。凡惊狂失志，多言多笑，或疡疹烦热，失血等症，宜此主之。

生地二三钱　麦冬二三钱　枣仁二钱　生甘草一钱　玄参一钱五分　黄连一二钱　茯苓一钱五分　木通一钱五分

水二钟，加灯草二十根，或竹叶亦可，煎七分，食远服。

三阴煎

治肝脾虚损，精血不足，及营虚失血等病，故曰三阴。凡中风血不养筋，及疟疾汗多，邪散而寒热犹不能止，是皆少阳厥阴阴虚少血之病。微有火者一阴煎，无火者宜此主之。

当归二三钱　熟地三五钱炙　甘草一钱　芍药二钱，酒炒　枣仁二钱　人参随宜

水二钟，煎七分，食远服。

四阴煎

此保肺清金之剂，故曰四阴。治阴虚劳烦，相火炽盛，津枯烦渴，咳嗽吐衄多热等症。

生地二三钱　麦冬二钱　白芍药二钱　百合二钱　沙参二钱　生甘草一钱　茯苓一钱五分

水二钟，煎七分，食远服。

五阴煎

凡真阴亏损，脾虚失血等症，或见溏泄未甚者，所重在脾，故曰五阴。忌用润滑，宜此主之。

熟地五七钱或一两　山药二钱，炒　扁豆二三钱，炒　炙甘草一二钱　茯苓一钱五分　芍药炒黄色，二钱　五味子二十粒　人参随宜用　白术炒，一二钱

水二钟，加莲肉去心二十粒，煎服。

大营煎

治真阴精血亏损，及妇人经迟血少，腰膝筋骨疼痛，或气血虚寒，心腹疼痛等症。

当归二三钱或五钱　熟地三五七钱　枸杞二钱　炙甘草一二钱
杜仲二钱　牛膝一钱五分　肉桂一二钱

水二钟，煎七分，食远温服。

小营煎

治血少阴虚，此性味平和之方也。

当归二钱　熟地二三钱　芍药二钱，酒炒　山药二钱，炒　枸杞二钱　炙甘草一钱

水二钟，煎七分，食远温服。

补阴益气煎

此补中益气汤之变方也。治劳倦伤阴，精不化气，或阴精内乏，以致外感不解，寒热咳疟，阴虚便结不通等症。凡属阴气不足而虚邪外侵者，用此升散，无不神效。

人参一二三钱　当归二三钱　山药酒浸，二三钱　熟地三五钱或一二两　陈皮一钱　炙甘草一钱　升麻三五分，火浮于上者去此不必用

水二钟，加生姜三五七片，煎八分，食远温服。

举元煎

治气虚下陷，血崩血脱，亡阳垂危等症。有不利于归熟等剂，而但宜补气者，以此主之。

人参　黄芪炙，各三五钱　炙甘草一二钱　升麻五七分，炒用
白术炒，一二钱

水一钟半，煎七八分，温服。

两仪膏

治精气大亏，诸药不应，或以克伐太过，耗损真阴。凡虚在阳分而气不化精者，宜参术膏；若虚在阴分而精不化气者，莫妙于此。其有未至大病而素觉阴虚者，用以调元，尤称神妙。

人参半斤或四两　大熟地一斤

上二味，用好甜水或长流水十五碗，浸一宿，以桑柴文武火煎，取汁；若味有未尽，再用水数碗，煎渣取汁，并熬稍浓。乃入磁罐，重汤熬成膏，入真白蜜四两或半斤收之。每以白汤点服。

贞元饮

治气短似喘，呼吸促急，提不能升，咽不能降，气道噎塞，势剧垂危者。常人但知为气急，其病在上，而不知元海无根，亏损肝肾，此子午不交气脱症也。尤为妇人血海常亏者，最多此症，宜急用此饮，以济之缓之，敢云神剂。凡诊此症，脉必微细无神，若微而兼紧，尤为可畏。倘庸众不知，妄云痰逆气滞，用牛黄、苏合，及青陈、枳壳破气等剂，则速其危矣。

熟地黄七八钱，甚者一二两　炙甘草一二三钱　当归二三钱

水二钟，煎八分，温服。

当归地黄饮

治肾虚腰膝疼痛等症。

当归二三钱　熟地三五钱　山药二钱　杜仲二钱　牛膝一钱五分　山茱萸一钱　炙甘草八分

水二钟，煎八分，食远服。

济川煎

凡病涉虚损而大便闭结不通，则硝黄攻击等剂必不可用。若势有不得不通者，宜此主之。此用通于补之剂也。

当归三五钱　　牛膝二钱　　肉苁蓉酒洗去咸，二三钱　　泽泻一钱五分　　升麻五七分或一钱　　枳壳一钱，虚甚者不必用

水一钟半，煎七八分，食前服。

归肾丸

治肾水真阴不足，精衰血少，腰酸脚软，形容憔悴，遗泄阳衰等症。

熟地八两　　山药四两　　山茱萸肉四两　　茯苓四两　　当归三两　　枸杞四两　　杜仲盐水炒，四两　　菟丝子制，四两

炼蜜，同熟地膏为丸，桐子大。每服百余丸，饥时或滚水或淡盐汤送下。

赞化血余丹

此药大补气血，故能乌须发，壮形体，其于培元赞育之功，有不可尽述者。

血余八两　　熟地八两，蒸捣　　枸杞　　当归　　鹿角胶炒珠　　菟丝子制　　杜仲盐水炒　　巴戟肉酒浸，剥，炒干　　小茴香略炒　　白茯苓乳拌，蒸熟　　肉苁蓉酒洗，去鳞甲　　胡桃肉各四两　　何首乌　　小黑豆汁拌蒸七次，如无黑豆或人乳、牛乳拌蒸俱妙，四两

上炼蜜丸服。每食前用滚白汤送下二三钱。

不居上集卷之九终

不居上集卷之十目录

不居上集卷之十

吴师朗治虚损法

吴澄曰：内伤之类外感者，东垣既已发明于前矣。而外感之类内伤者，何自古迄今竟无有详辨者焉？此亦虚损门中一大缺略事也。细究经义，有曰风为百病之长，又曰百病之始生也，生于风寒暑湿。则是虚损一症，不独内伤而外感亦有之矣。惟罗谦甫主以秦艽鳖甲散，吴参黄主以柴前梅连散，二公可谓发前人之未发者也。推而广之，不独风能成劳，六淫之气亦皆能成劳，因举各门辨症，详著下集，兹略叙大概，以为外损之端绪云。

总论

外损一症，即六淫之中类虚损者也。凡病在人，有不因内伤而受病于外者，则无非外感之症。若缠绵日久，渐及内伤，变成外损，其故何也？盖内伤外感多相似，有内伤之类外感，即有外感之类内伤。外感为邪有余，内伤为正气不足，然其中之虚虚实实不可不察。有外感之后而终变虚劳，亦有虚劳而复兼外感，此二者最易淆混，辨别不明，杀人多矣。此其大义所当先辨。

辨因

六淫为病，实因于天，外损为言，实因于人。因于天者，如春气温和，夏气暑热，秋气清凉，冬气冷冽，此四时之正气也。冬时严寒，君子固密则不伤于寒，触冒之者，乃名伤寒。其伤于四时之正气皆能为病，此名伤寒，不谓之外损也。若体虚之人感之，而妄用汗吐下之法，重者当时受伤，变症甚速；轻者元气暗损，或迁延数月，亦必终归外损耳。此四时之正气从表而入。

春因温而反寒，夏因热而反凉，秋因凉而反热，冬因寒而反温，此非其时而有其气，触冒之者，亦能为病，而非外损之症也。若真元不足之人，而或用清下攻消之剂，非曰药不当病，即使药对病痊，而其人身中之元气先已受伤，或有些微感冒，元气中馁，不能送邪外出，亦必渐成外损之症矣。从表而入。

时行疫疠，秽气相杂，沿门阖境，老幼相似，最易传染。其吉凶只在旬日之间，不似外损之经年累月也，然亦有降有补有和之法。若治疗无法，拖延数月，必致真气大伤，终成外损之症。此四时之疫气从口鼻而入。

寒则伤营，由表入里；风则伤卫，由皮毛入肺；外损之症，惟此为甚。盖其初感之时，不似伤寒之猛烈，人多忽而不在意，及发为寒热，则又疑为内伤虚劳。昧者辨之不明，而误用滋补之剂，所以惟此最多。详见下集风劳门中。此四时之风气从皮毛而入。

均是人也，均是症也，有即病而无伤，有因循而变外损者，必其人平日不慎口腹，不谨房劳，营卫失守，邪得乘虚而入，伏陷不能外出，入里渐深，变症渐重，此外损之因于病者不善调摄所致也。因于病人。

外损之名，曾不见于各家之书，盖先贤深究《素》《灵》《难经》之精奥，洞悉内伤外感之情由，辨别明白，药不妄施，所以无外损之症也。今则不然，庸贱猥鄙之流，字多不识之辈，辄敢废人试方，大言不惭，盗名欺世，于是以内伤为外感者有之，以外感为内伤者有之，虚虚实实，致人于死，此外损因于医者之不明所致也。因于医人。

辨症

阳虚生外寒，阴虚生内热，阴阳两虚，既寒且热，此虚劳之寒热也。惟外感之症，邪在少阳者最易惑人。有时寒热往来，有时热多寒少，有时日重夜轻，有时日轻夜重，宛与阴虚发热相类，但察其有无表症相兼，或移早移晏不同，不似阴亏者印定时刻也。

营卫本虚，最易感冒，恶寒发热，头疼痰嗽，失血诸症，与内伤相似，苟辨之不明，以为内伤，则病又因六淫之气而起，若以为外感，则见症又类乎虚劳，而或以滋补，或屡散不休，耗损真元，邪终不解，气血日亏，变成外损。

中气不足，营卫必不充，肌肤腠理必不密，则邪得乘虚而入。所以同一外感之邪，而有变外损，有不变外损者，以禀质之强弱各有不同也，惟是体虚之人亦似实者一例。用药不惟邪不肯外出，倒反随元气缩入，发热无休，瘦骨如柴矣。

心力俱劳之人，必气血俱伤，或偶感微邪，潜伏经络。当其未觉之先，身虽不快，绝不见有外感之表症，及其既觉之后，由其中气受伤，又纯类内伤之形景。前人已揭之症明载在籍者，时医尚且茫然不辨，何况此等疑似难明之症乎？所以有因其气困而拟之以怯症，有因其神疲而拟之以劳倦，因其郁热而拟之以阴虚，因其倦怠而拟之以气郁，外邪二字反置之不讲，而或调或补或滋或降，以致濒于死而不知也。

思虑伤神，劳倦伤阴之人，表既不固，里又不充，于是六气之来，外不能御，内不能拒，表里俱受其伤。因其阳气本衰，外邪不能蒸发而为热，则外邪盘据于营卫，其有饮食内滞，又与外邪蒸结而为热，则阳气郁闭于中宫，外感不似外感，内伤不似内伤，举世模糊，人多不晓，殊不知此本外邪，非滋补所能治也。

邪在表则有表症可凭，在里则有里症可察，俱易明辨。惟有一种先因劳倦所伤，外邪乘虚直伤中气，但觉困惫，饮食无碍，只不知味，面带阴惨，肌肤萧索，有类乎阴亏，又有类乎气血两虚；忽内动蒸热，又有类乎痨瘵；见其寒热往来，又有类乎虚疟；见其骨胫酸痿，又有类乎劳倦；观其神思不安，又有类乎心血不足、怔忡、惊悸等症。医者不明，或投以补中益气，或投以六味地黄汤，或投以天王补心，或投以金匮肾气，或投以当归六黄，或投以滋阴百补。欲敛汗而汗益多，欲安神而神益躁，欲滋阴则郁热愈甚，欲补气则䐜胀愈加。如此展转，颠倒错乱，不可殚述，实则邪遏使然，非真虚不足之症。

治法

劳倦内伤，东垣反覆详辨，恐人之误散也。今则外损居多，谆谆告诫，恐人之误补，其故何哉？盖先世之民淳朴谨愿，非若今人多色欲伤身也；淡薄自甘，非若今人多五味戕生也。上古之雨不破块，风不鸣条，非若今时之迅烈暴疾也。所以外感则明现外感之症而不兼内伤，内伤则明现内伤之症而不挟外感，更有名医辨察详明，药不妄投，不致成外损之症。今人以酒为浆，以妄为常，醉以入房，欲竭其精，耗散其真。其未病之前，已先有一内伤虚损底子，及其既病，名曰外感，其实内伤，既曰内伤，又实外感。偏于散者，则外邪不出，而元气反先受伤；偏于补者，则正气不能遂复，而邪反陷入。攻之不可，补之不可，则难措手矣。外感日久，而余邪仍有未尽者，凡用补药必兼驱邪，邪去则补亦得力，况余邪未清，不开一面之网，则贼无可出之路，必反戈相向，伤人多矣。

外感失血受伤已深，外症虽减，而吐血之根已伏于此，若不及时祛逐余邪，调补真阴，培其真元，固其血络，有竟成吐血之症，终身不愈者。

疫气时行，有见寒热而用大汗、大吐、大消食之剂，则气血益虚而危殆甚矣。且有真正时疫而误认虚劳，竟用温补，杀人甚速。辨法全在舌胎为主，舌无胎而红润者为虚劳，舌有胎而黄白者为时疫。

解托补托二法总论　自用得效十三方

吴澄曰：解托补托二法，此治虚劳而兼外感，或外感而兼虚劳，为有外邪而设，非补虚治损之正方也。盖柴葛之性，能升能散，走肌达表，虽能托邪，然大泄营气，走散真阴，虽与参芪归地同用，而阴虚水亏，孤阳劳热者，决非所宜，古人禁用，良有以也。虽然此特论于虚劳而无邪热之人，非所论感外邪而兼有虚劳之症也。苟有外邪而不兼一二提托之品，则邪何由透达？特揣摩此二法，制一十三方，以杜绝外损之源，殊非补养衰弱之意，此开手之治法也。若真阴真阳之治，则有上集之各法；似是而非之治，则有下集各法，不多赘也。

虚劳无外邪客热者，解托补托之法万不可用，惟挟外感不任疏散者，则此二法最妙。若内伤重而外感轻者，宜用补托之法；内伤轻而外感重者，宜用解托之法。

外邪内陷阳虚者宜助卫内托散；阴虚者宜益营内托散；阴阳两虚者宜双补内托散；若初起而正气原不甚，虚邪有内陷者，宜升麻拔陷汤。

感时行疫厉而体虚不能清解者，若寒重热轻宜柴陈和解汤；若热重寒轻宜柴苓和解汤；若日轻夜重宜用升柴拔陷汤；若表实里虚，葛根解托汤；若劳心太过而邪不解者，或病后而余邪未尽有不能补者，宜宁神内托散；若劳力太过而邪有不解者，宜理劳神功散。

食少事烦，不息劳苦，用心太过，伤人最多，而有外邪客入为寒为热者，宜宁神内托散；若房劳过度，耗散真阴，走伤元气者，宜补真内托散；若七情内伤而邪有不解者，宜宁志内托散。

理脾阴总论　自制得效九方

吴澄曰：虚劳日久，诸药不效，而所赖以无恐者，胃气也。盖人之一身以胃气为主，胃气旺则五脏受荫，水精四布，机运流通，饮食渐增，津液渐旺，以至充血生精而复其真阴之不足。古人多以参苓术草培补中宫，而虚劳脾薄胃弱力不能胜，即平淡如四君子，皆不能用，舍此别无良法也。然立法贵于无过之地，宁但脾家不用参芪，即肺肾两家亦有难用二冬二地者，所以新定补脾阴一法也。不然甘温补土，又不可恃，更将何所恃哉？惟选忠厚和平之品，补土生金，燥润合宜，两不相碍也。盖解托补托二法，寓疏散于补托之中，藉补托于疏散之内。理脾阴一法，扶脾即所以保肺，保肺即所以扶脾，此皆自制经验之良方，以补前人未尽之余蕴也。

中气虚弱，咳嗽吐痰，食少泄泻者，中和理阴汤；脾虚不任参芪，痰嗽失血泄泻者，宜理脾阴正方；遗精盗汗自汗，血不归经，怔忡惊悸者，宜资成汤；清阳不升，气虚下陷而力不胜升柴者，宜升补中和汤；血虚有火，肝木侮土者，宜畅郁汤；脾虚不统血而难用四物者，宜理脾益营汤；阴分不足，虚火上泛，食少泄泻者，宜培土养阴汤；痰嗽喘急者，宜生脉保金汤。

解托之法

凡本体素虚，有仲景正伤寒之法而不能用者，故立解托之法，不专于解而重于托矣。盖大汗大下，邪反剧增，一解一托，病势顿减。其中意义，总以培护元气为主，元气一旺则轻轻和解，外邪必渐渐托出，不争而自退矣。至于虚之甚者，当用补托之法。

攻补托三法论　见下集屡散

柴陈解托汤

治外感之症，寒热往来，寒重热轻，有似虚劳寒热者。

柴胡　干葛　半夏　厚朴　泽泻各六分　甘草三分　秦艽　藿香各六分　陈皮五分　生姜　大枣　山楂八分

如外邪盛者加防风、荆芥七分；营虚者加当归八分；气陷者加升麻五分；脾胃热或泻加白术八分；腹中痛加芍药八分，甘草五分；有汗加桂枝五分；气滞加香附子六分。

宏格曰：此方小柴胡合二陈加减，仿佛乎正疟之治。以其热轻于寒，故去黄芩；以其寒重于热，故加厚朴；有二陈之祛痰，藿香之快气，山楂之导滞启胃，泽泻之分利阴阳，加秦艽以治太阳，葛根以治阳明。倘二经伏有余邪，而亦无不托出矣。

柴芩解托汤

治外感之症，寒热往来，热重寒轻，有似虚劳寒热者。

柴胡　黄芩　干葛各一钱　陈皮八分　山楂　泽泻各一钱　甘草五分　赤苓①

如内热甚者加连翘七分；外邪甚者加防风一钱；痰甚者加贝母、橘红六分；兼风热者加玉竹一钱；小便不利者加车前子一钱。

宏格曰：柴芩解托汤者，治热胜之症，用黄芩之苦而清，以彻外邪蒸灼之热；重用柴葛之升，取其凉润而解托入内之邪；陈皮利气，山楂消滞，再加赤苓、泽泻与柴葛，一升一降，而邪自解矣。

和中解托汤

治外感之症，手足厥冷，恶寒渐沥，肢节酸疼，有似阳微者；口渴欲饮，舌上微胎，有似阴弱者；此方主之。

柴胡　干葛　山楂　泽泻各一钱　陈皮八分　甘草三分　生姜　大枣

如头痛者加川芎八分；如呕恶者加半夏五分；如兼寒滞不散者加桂枝、防风；如胸腹有微滞者加厚朴八分。

宏格曰：此外邪不解、里郁内热之方也。若体虚之人，过于清凉，邪愈不解。只用柴胡提清，葛根托里，此二味者，一则味甘性寒，一则气清味辛，清辛而不肃杀，甘寒而不壅遏，能使表

---

① 赤苓：底本脱药物剂量，民国铅印本同。存疑。

气浃洽；陈皮辛以利气，山楂酸以导滞，泽泻渗以分消，此三味者，辛而不烈，渗而不燥，导而不峻，虚弱者宜之。更有甘草以调表里之和，姜枣平营卫之逆也。

清里解托汤

治外感之邪蒸蒸烦热，躁闷喘渴，有似阳虚内热者。

桔梗　麦冬　干葛　柴胡　瓜蒌仁　泽泻　车前各一钱　黄芩一钱五分　生甘草三分

如阴不足而邪不解者加生地一钱；如外邪甚者加防风、秦艽各一钱；热甚者加连翘六分；虚热有痰加玉竹、贝母各七分。

宏格曰：内邪蒸热与阴虚不同，舌胎必有芒刺，不能红润，所以用柴葛一提一托，使客邪之热迅达肌表，更用车前、泽泻，使邪从小便出，且与柴葛并用，上下分消，何热不除，何邪不解乎？

葛根解托汤

治正气内虚，客邪外逼，有似虚劳各症。

干葛　柴胡　前胡各八分　防风六分　陈皮　半夏　泽泻各一钱　生甘草三分　生姜　大枣

如寒气胜者加当归七分，肉桂五分；阴气不足者加熟地一钱；若元气大虚，正不胜邪，兼用补托之法；如头痛者加川芎、白芷各七分；气逆多嗽者加杏仁一钱；痞满气滞者加白芥子五、七分。

宏格曰：此症原非内虚，补之而邪益壅，托之而邪易解。盖解托之妙，妙用葛根。葛根味辛性凉，诸凉药皆滞，能遏表寒，惟葛根之凉，凉而能解；诸辛药皆燥，能发内热，惟葛根之辛，辛而能润；其用与柴胡互有短长。柴胡妙于升能拔陷，前胡妙于降能平气，干葛妙于横行能托里，用二陈、姜、枣之辛甘温以和营卫，外有柴、前、防风以托出，内有泽泻以分消，解托之妙尽于此矣。

升柴拔陷汤

治外感客邪日轻夜重，有似阴虚者。

升麻　柴胡　前胡　葛根　陈皮　半夏　枳壳　山楂　泽泻
车前子　生姜　大枣

若阳虚为内陷者，用补中益气汤或举元煎；若阴虚内陷者，补阴益气煎、理阴煎；若初起而邪有内陷不出者，照方随症加减；若虚甚者，宜用补托之法。

宏格曰：升麻、柴胡皆辛清升举之品，能引阳气于至阴之下，故邪之未陷能拔而正之，此升柴之超于诸药也。前胡平寒热，干葛清肌肉，皆托邪外出之圣药；陈皮、半夏匡正中气，使中气内充逐邪出外；枳壳、山楂清导中宫，使贼邪不得援引，无由内据；至于泽泻、车前，皆导水之品，使邪热分消而出，有潜移默夺之功；加姜枣者，取其甘辛相济，有辅正黜邪之用也。

补托之法

凡邪实则正虚，正旺则邪退，此阴阳胜复自然之理也。若其人禀受素旺，足以拒邪，故用疏散一汗而解，不必补亦不必托也。若其人禀受虽旺，适足与邪气相当，即不能任大攻散，然亦不必补托也。惟邪实正虚之人，专事和解，邪不听命，必兼托兼解，纵有余邪，亦无停身之处矣。若气血大虚之辈，邪将陷入者，不惟发表和解无功，即兼解兼托亦无益也。惟是坚我墙垣，固我城廓，载我人民，攻彼贼寇，或纵或擒，由我操柄。庶乎！国泰民安，而邦宁本固矣。孙子曰：知彼知此，百战百胜，其补托之谓乎。

益营内托散

治阴虚不足，不能托邪外出者，此方主之。

柴胡七分　干葛一钱　熟地一钱　当归八分　人参五分　甘草三分　秦艽八分　续断八分　生姜　大枣

若阴胜之时外感寒邪者去秦艽、续断，加细辛、附子五六分；若火盛阴虚而邪有不能解者加人参五分；若脾肾两虚而痰多者加茯苓八分，白芥子五分；若泄泻者加山药、扁豆一钱；若腰腹痛者加杜仲、枸杞一钱。

宏格曰：营不能营则虚邪客入，表散不愈，治当补血以托邪。故用人参、熟地补营中之虚，同当归、秦艽活营中之血，续断以理营中之伤，茯苓以解营中之热，柴胡、干葛一提一托，迅达肌表，生姜、大枣一辛一甘，调和营卫，更有人参、熟地与柴葛并用，鼓舞诸经之邪。托者自托，提者自提，两不相碍，使清浊攸分，表里融洽，何邪不散，何表不解乎？

助卫内托散

治阳虚不足，不能托邪外出者，此方主之。

柴胡八分　干葛一钱　黄芪一钱　白术一钱　人参五分　甘草三分　茯神八分　当归六分　生姜　大枣

若气滞者加藿香、砂仁六分；外邪盛者加羌活、防风各六七分；咳嗽者加佛耳草、款冬花八分；兼痰者贝母、橘红八分；腹痛或泻者加炮姜、木香五分；气虚甚者参芪加至一二钱为主。

宏格曰：卫不能卫，邪乘虚入，欲达外而不能，欲内迫而益炽，表散则不为汗解，清里则凝滞更深。虚人至此，惟补托一法最善。盖补则正气旺，托则邪气散，人参、黄芪辅正之品也，正旺则邪自出；柴胡、葛根驱邪之品也，邪退则正不伤；当归气轻味辛，解营中之表；白术补土和中，壮脾胃之虚；茯神用以通心，甘草用以托里。邪将内陷，柴葛能提；营卫不调，姜枣可理。

双补内托散

治阴阳两虚，不能托邪外出者，此方主之。

人参五分　黄芪一钱　熟地一钱　当归八分　柴胡八分　干葛八分　白术八分　秦艽七分　川芎六分　甘草三分　生姜　大枣

若寒盛阳虚者加制附子七、八分；表邪盛者加羌活、防风七八分；头痛者加蔓荆子八分；阳气虚陷者加升麻三、五分。

宏格曰：阴阳两虚之人，气血亏衰，无力以拒邪也。故用人参、黄芪、白术以补其气，熟地、当归、川芎以补其血，柴胡、干葛、秦艽以托其外邪。如四君而不用茯苓者，恐其渗泻；如四物而不用芍药者，恐其酸寒。或加肉桂，有十全之功；佐以姜枣，有通调营卫之美。虚人服之，邪可立散矣。

宁志内托散

治外感客邪，内伤情志，忧思抑郁，矜持恐怖，神情不畅，意兴不扬，恶寒发热，身胀头疼者，此方主之。

柴胡八分　茯神六分　葛根一钱　人参五分　当归八分　枣仁六分　远志六分　橘红六分　贝母八分　益智仁五分　加生姜、大枣同煎

若阳分虚者加黄芪、白术各一钱；若阴分虚者加熟地、白芍一钱；若气滞者加木香三、五分；若虚火加丹皮、栀子七分；若肝脾两虚者加何首乌、圆眼肉。

宏格曰：人知有七情之内伤，而不知有七情之外感；人知外感之表散，而不知外感之宁神。盖情志之病，本无用疏解之理，而外邪客之，不得不藉人参之大力，以助柴葛之托提。茯神、当归养血宁神，远志、枣仁交通心肾，益智启脾，贝母开郁，橘红除痰利气，姜枣调和营卫，再与人参柴葛并用，则邪无不透也。

补真内托散

治房劳过度，耗散真元，外挟客邪者，此方主之。

柴胡八分　干葛八分　人参五分　黄芪一钱　熟地一钱　当归八分　茯神八分　枣仁六分　麦冬七分

如虚火上泛或吐衄血者加泽泻六分，茜根八分，丹皮八分；如血不止者加牛膝、丹参各一钱；如咳嗽痰多加贝母、阿胶、天冬各七八分；如脾胃弱加山药、扁豆一钱。

宏格曰：房劳挟外感，当以培补精神为主，故用参芪以益元气，归地以补精血，柴葛以托外邪，茯神、枣仁以安神定志，麦冬生津润燥。以欲竭精枯之躯，而感冒四时不正之邪，以大补气血之品，而加入柴胡、葛根之内，则补者自补，托者自托，而散者自散矣。

宁神内托散

治食少事烦，劳心过度，兼感外邪，寒热交作者，此方主之。

丹参一钱　茯神八分　枣仁六分　人参五分　甘草三分　当归八分　续断一钱　柴胡八分　干葛八分　远志六分　生姜　大枣

若用心太过者加丹参一钱，柏子仁一钱；若兼用力太过者加秦艽、续断各一钱；若食少心烦者加莲肉、扁豆、谷芽各一钱；若心虚不眠多汗者加五味子三分；若邪甚不能解散加秦艽、羌活五七分。

宏格曰：曲运神机，劳伤乎心；多言事冗，劳伤乎肺；谋虑不决，劳伤乎肝；风寒不谨，劳伤乎营卫。故用茯神、丹参以宁神，枣仁、当归以补肝血，柴胡、葛根以托外邪，远志交通心肾，续断专理劳伤，更有人参、甘草驾驭为之主宰，则客邪无容身之地矣。

理劳神功散

治伤筋动骨劳苦太过，损气耗血而邪有不能外出者，此方主之。

秦艽一钱　续断一钱　杜仲一钱　香附七分　当归八分　骨碎补一钱　陈皮七分　甘草三分　五加皮八分　金毛脊八分　柴胡八分　葛根八分　生姜　大枣

若发热加柴胡七分，干葛八分；若咳嗽加白前、桔梗六分；若久嗽加紫苑、百部八分；若腰痛加破故纸一钱；若骨蒸夜热加地骨皮、青蒿、鳖甲八分；若胸满加砂仁、木香六分。

宏格曰：用力太过则气血不和而营卫虚劳，伤筋骨则正气不充而邪易入。秦艽、续断善理劳伤，柴胡、葛根托邪外出，当归、杜仲养血舒筋而宣通脉络，陈皮、香附宣郁壅滞而理气宽中，骨碎补、金毛脊、五加皮活血荣筋，大能坚肾，生姜、甘草、大枣调和营卫，且能逐邪。虚人劳力而所以善理劳伤，功效若神也。

附总论

宏格曰：虚损非尽因外感而起也，然外感亦有虚损者。凡病之将来必有其机，今治法不专补而兼主散，思患预防者为先之已有其机也。虚者损之机也，频感外邪，消耗气血，是外损之机也。与其治于已成之后，孰若留意于未成之先。二法十三方，治未成之外损而不治已成之外损也，盖恐人之将变外损而使之不致成外损也，所以托邪为主，而不专从事于补也。

理脾阴之法

吴澄曰：脾乃胃之刚，胃乃脾之柔。东垣《脾胃论》谓：脾为死阴，受胃之阳气方能上升水谷之气于肺，若脾无所禀则不能行气于脏腑，故专重以胃气为主。又曰：饮食不节则胃先受病，劳倦者则脾先受病，脾受病则不能为胃行其津液，则脾病必及胃，胃病亦必及脾，一腑一脏恒相因而为表里也。古方理脾健胃，多偏补胃中之阳，而不及脾中之阴，然虚损之人多为阴火所烁，津液不足，筋脉皮骨皆无所养，而精神亦渐羸弱，百症丛生矣。今以芬香甘平之品培补中宫而不燥其津液，虽曰理脾，其实健胃，虽曰补阴，其实扶阳。则干资大始，坤作成物，中土安和，天地位育矣。

中和理阴汤

治中气虚弱，脾胃大亏，饮食短少，痰嗽失血，泄泻腹胀，不任芪术归地者，此方主之。

人参一钱　燕窝五钱　山药　扁豆各一钱　莲肉二钱　老米三钱

凡肺有火者以沙参易人参，或二者并用，后数方准此。阴虚火泛者加海参三、五钱；痰多者加橘红、半夏曲五七分；泄泻者加脐带；嗽不止者加枇杷叶、款冬花八分；失血者加丹参、荷叶一钱；热盛者加丹皮、地骨皮；汗者加桑叶、荷叶一钱。

宏格曰：万物皆生于土，脾胃者后天之根本，人之所赖以生者也。脾胃一亏则气血不行，五脏六腑无所禀受而生机渐微矣。古方救脾胃多用芪术归地甘温益胃之剂，然以补胃阳则有余，若以补脾阴则不足。盖虚劳而至，于脾胃亏弱，虽有参芪桂附归地等药，亦难为力矣。于是以人参大补五脏之阳而不燥，以燕窝大补脾胃之阴而不滋，佐以山药、扁豆健脾，加以莲肉、老米养胃，以致中土安和，万物并育而不相害也。

理脾阴正方

治食少泄泻，痰嗽失血遗精等症，虚劳不任芪术者，此方主之。

人参一钱　河车二钱　白芍　山药　扁豆　茯苓各一钱　橘红六分　甘草五分　莲肉一钱五分　荷叶一钱　老米三钱

食少泄泻者加冬瓜仁一、二钱；汗多者浮麦、牡蛎一钱；嗽甚者加枇杷叶一钱；痰多加贝母八分；失血者加血余一钱，藕节三、五个；遗精者加芡实、鱼膘二三钱。

宏格曰：脾喜温而恶凉，喜燥而恶湿，故理脾之方多燥湿之品。虚劳日久，胃少脂膏，略兼香燥，便发虚火，少加清润，泄泻必增。然食少痰多，遗精失血，皆脾胃亏损也。方以人参、荷叶保其肺气，以河车大补其真元，佐以扁豆、山药固守中州，以白芍、甘草缓其肝而不下克脾土，以橘红、老米醒其脾而不上侵肺金，补脾阴而胃阳亦不相碍也。

资成汤

治虚劳遗精盗汗，食少泄泻，血不归经，女子崩漏不止，虚劳不任芪术归地者，此方主之。

人参　白芍　扁豆　山药　茯神各一钱　丹参八分　橘红六分　甘草五分　莲肉一钱五分　檀香三分

用雄健无病猪肚一具，酒洗磨净，取清汤煎药，或为丸亦可。虚热者加丹皮、地骨皮；惊恐怔忡、不眠多汗者加枣仁；火烁肺金、干枯多嗽者加百合；便血失血者加地榆、续断；小水不利者加车前子；痰多者加贝母。

宏格曰：心藏神，其用为思，脾藏智，其出为意，是以神智思意火土合德者也。用人参大补元气，以猪肚大健脾胃，茯神、丹参滋养心阴，扁豆、山药培补脾元，白芍缓肝，甘草补土，佐以莲肉合丹参而交通心肾，加以檀香佐陈皮而芬香醒脾，合而用之，则脾胃之气上行心肺，下通肝肾。一滋心阴，一理脾元，壮子益母也。

升补中和汤

治虚劳寒热，食少泄泻，不任升柴者，此方主之。

人参五分　谷芽　山药各一钱　茯神八分　甘草三分　陈皮七分　扁豆一钱　钩藤八分　荷鼻一个　老米三钱　红枣二个

气血弱而似疟者加制何首乌三钱；筋骨不利者加秦艽、续断一钱；微有火者加玉竹八分；泄泻者冬瓜仁二、三钱；大便下血者地榆八分；食少者加莲子肉三钱；失血者加茅根、藕节三五钱。

宏格曰：升补中和为清阳下陷者而设也。盖阴亏火泛，法不宜升，而肝肾空虚更不宜升，惟是泄泻食少之人，清阳不升则浊阴不降，于法不可以不升，而又非升柴之辈所能升者。故以人参、钩藤、荷鼻升胃中之阳，以谷芽、山药、扁豆、老米补脾中之阴，陈皮快气，甘草和中，红枣助脾。虽非升柴芪术之品，而功效实同补中益气之立法矣。

畅郁汤

治肝脾血少，血虚有火，不能用归术柴胡者，此方主之。

丹参 谷芽各一钱 白芍 茯苓 扁豆 钩藤 菊花 连翘各八分 甘草五分 荷叶一钱

胁痛者加女贞子、鳖甲八分；气逆者加降香一钱；火盛者加丹皮、地骨皮八分；咳嗽者加橘红、贝母五六分；兼外感者加苏梗三五分；痰多眩运者加天麻八分；泄泻者加莲肉、老米三钱。

宏格曰：古方枳术丸变为补中益气汤，越鞠丸变为逍遥散，此皆青出于蓝也。如越鞠丸之川芎即归芍也，苍术即白术也，神曲即陈皮也，香附即柴胡也，栀子即逍遥之加味也。然虚劳之人亦有不宜于柴胡、薄荷、归术者，今又变为畅郁汤。如丹参即逍遥之当归也，钩藤即柴胡也，扁豆、谷芽即白术也，菊花即薄荷也，连翘、荷叶即丹皮、栀子也。功能培本以舒中，益营以养木，以越鞠为祖，而逍遥、畅郁汤、解肝煎、化肝煎、逍遥饮，皆自越鞠支分派衍也。

理脾益营汤

治脾虚血少，阴虚发热，不任归地者，此方主之。

制首乌三钱 海参 莲肉 黑料豆各二钱 山药 扁豆各一钱阴阳两虚者加中和理阴汤；血分热者加丹皮、地骨皮八分；

痰多者加橘红、贝母六分；咳嗽者加紫菀、枇杷叶一钱；汗多者加浮麦一钱；失血者加金墨、藕节；食少者加谷芽、苡仁一二钱。

宏格曰：人身之血内外流通，水火合德而生，人所赖以相依立命者也。心主之，肝藏之，脾统之，濡润筋脉，充养百骸者也。今虚劳之人，血少而不能补血，脾虚而不能健脾，故用海参以有气血之属补阴而养血，二豆以五谷之属养胃而健脾，用莲肉补心则心有所主而血运化，制首乌补肝则肝有所藏而血不妄行，以山药佐扁豆扶脾则脾有所统而为胃行其津液，灌溉四旁而五脏均受其益矣。

培土养阴汤

治虚劳食少痰多，阴分不足，自汗盗汗遗精，不任熟地、山萸等药者，此方主之。

制首乌三钱　丹参　扁豆　谷芽各一钱　白芍　车前各八分
莲肉一钱五分　猪腰一具

阳经火甚、痰嗽喘急者加保金汤；心脾气虚失血者加苡仁、藕节二三钱；积瘀胸膈胀满者加白茅根一钱；血中气滞者加降香八分；气血大虚弱者加人参、燕窝三钱；尾闾骨痛者加鹿角霜一钱；泄泻不止者加脐带；汗多者加桑叶一钱；嗽不止者加枇杷叶、佛耳草七八分；遗精者加芡实、莲须一钱。

宏格曰：形不足者温之以气，精不足者补之以味。今虚劳之人，温气则火生，补精则濡泄，虽六味、四物、生脉皆非所宜也。以制首乌为君，固精养血，有地黄之功而无地黄之滞；以猪腰为臣，补肾生精，有生地之功而无败胃之虞；扁豆、谷芽补脾阴而不燥肺金，丹参、莲肉交通心肾而不耗阴血，白芍酸收以缓肝，车前利小便而不走精气。扶脾保肺，平补肝肾，食少不碍痰多，亦宜此温气补味之变方也。

保金汤

治痰嗽喘急者，虚劳之人不宜于麦冬、五味，此方主之。

人参　玉竹　百合

猪肺清汤煎服。咳嗽者加枇杷叶、款冬花；食少泄泻者加苡仁、扁豆；虚汗者加桑叶、浮麦；见血者加丹参、紫菀；便血者加地榆、扁豆、白芍。

宏格曰：肺为娇脏而朝百脉，一身之元气所主者也。今虚劳日久，喘嗽痰多，火盛刑金，而有不利于麦冬、五味者。故以玉竹之清润，能清权衡治节之司；以人参之补阴，能益后天营卫之本；以百合之酸温，能收先天癸水之源；加以猪肺载诸药入肺而不走他脏，三气通而三才立，则水升火降而痰嗽气喘自定矣。

味补汤

治虚劳日久，脾胃薄弱者，此方主之。

燕窝　海参　淡火肉　鳗鱼

上四味，煮汁饮，或用鲜鲜河车一具同入，煮极烂，饮其汁更妙。遗精加鱼鳔；泄泻加莲子肉、山药。

宏格曰：精不足者补之以味。此数者皆气血有情之物，非泛常草木可比。但虚劳日久，脾薄胃弱，不胜肥浓①，上易恶心，下易作泻。况前服补脾阴正方，而继之以数味，只饮其汁，食其精华而去其渣滓，自有斡旋造化之功，不可因其日食恒常之味而忽之也。盖病得其养，即饮食亦可以为药；失其养，即药亦可以为病。语曰：药补不如食补，此之谓也。

论变通治法

凡遇病脉症，有不可凭方书，有不能尽合，则当参伍比类而

---

① 浓：底本作"脓"，民国铅印本同。按文义当作"浓"。今改。

揆于理，即于理有不合，则辨微察隐而晰其情，庶几诸视独见，不惑秋毫，而后可以出入变通施治，会悟于方书脉症也。

珠参辨

吴澄曰：近日新出一种珠参，其形尖圆而微长，其味苦多而甘少，大者数钱，小仅厘许，人争售之，以其价廉故也。尝考珠参之名，不见于本草，不载于古方，不知何物，妄以名参，误人害世，莫此为甚。按人参之味微苦而甘，能回元气于无何有之乡，非他药所能代也。今珠参小者苦多而甘少，大者味苦而不甘，若大至数钱其苦竟不能入口。故好事之辈往往以大者炫奇，无知之人又以小者味美，于是挟利之徒用蜜水拌蒸，去其苦味，润以甘甜。要之总是一物，何分大小，总无补益，蒸浸何为？详稽各家药性，未有大苦之味而能补益者也。所以阳虚之人，苦寒伤胃，服之往往不救者不知凡几。忽又倡议宜于阴虚有火之症，以其味苦不利于阳虚，而阴虚火动者服之必获其益，以致伤脾败胃，呕恶不食，泻泄而毙者又不知凡几。又云宜于痘科、外科，以其苦能解毒，参能补托，不知补托全赖甘温，味苦必寒，而云补托，宁无误耶？又云宜于丸散，惟无病之人，杂入诸补剂中，为丸服之，不见其损亦不见其益也。吁！此物空有参名，并无实效，世人不察，见其取一参字之名，而遂谓是参皆补，纷纷攘攘，交相赞美，甘受其误而不觉。噫！亦可叹哉！

人参论　见下集风寒门

北沙参党参论　见咳嗽门

不居上集卷之十终

不居上集卷之十一目录

茯神散

补肝脏劳极金明散

补心脏劳极守灵散

补脾脏劳极魂停散

补肺脏劳极虚成散

补肾脏虚劳育婴散

紫河车丹

犀角紫河车丸

秘方鬼哭饮子

蜈蚣散

加味芎归血余散

太乙明月丹

传尸神授丸

附秘录方

和平散

平补理痨煎

补神丹

杀虫神丹

鳖甲杀虫丹

獭肝杀虫丸

救痨杀虫丸

作香鳗

不居集上集卷之十一

不居上集卷之十一

歙岭南吴澄师朗著辑　休阳程芝云 芝华同校刊

水北道人紫庭治传尸痨瘵法

吴澄曰：传尸痨瘵，恶候也。有鬼邪以生灾，有怪虫以为害，日积月深，渐至于死。传及傍人，连及宗族，甚至灭门，何其惨欤？水北先生不以寻常药饵，而以开关把胃二法，分阴分阳救度世人。其立议也精微，其用药也玄妙，其辨症也详明，其建功也速效，以为痨瘵之主治，而他贤方法附焉。

治痨瘵方法

水北道人年一百，炼得龙精并虎魄，流传此法在人间，聊向三天助阴德。扶危起死莫蹉跎，此药于人有效多，不问阴阳与冷热，先将脾胃与安和。脾经虚冷易生寒，最是难将热药攻，闭却大便并上气，为多厚朴与苏蓉。此法精关两道方，病人入口便知良，但须仔细看形候，莫向阴中错用阳。涕唾稠粘小便赤，干枯四体无筋力，乌龙膏子二十圆，便似焦枯得甘滴。遗精梦泄腹膨高，咳嗽阴疼为患劳，此病是阴须认识，便当急下玉龙膏。嗽里痰涎仰卧难，阴阳交并候多端，却须兼服诃黎散，治取根源病自安。

开关把胃论

人有传尸、殗殜、伏连、五劳七伤、二十六蒸，其候各异，其源不同，世医不明根本，妄投药石，可胜叹哉！予休心云水，远绝人世，遂以所传枢要精微，以示世医，使之明晓。夫传尸瘵者，男子自肾传心，心而肺，肺而肝，肝而脾；女子自心传肺，肺而肝，肝而脾，脾而肾；五脏复传六腑而死矣。或连及亲族，至于灭门。其源皆由房室饮食过度，冷热不时，忧思悲伤，有欲不遂，惊悸喜惧，或大病后行房，或临尸哭泣，尸气所感，邪气一生，流传五脏，蛊食伤心，虽有诸候，其实不离乎心阳、肾阴也。若明阴阳用药，可以返魂夺命，起死回生。人知劳之名，未知其理。人生以血为荣，气为卫，二者运转而无壅滞，劳何由生？故劳者倦也，血气倦则不运，凝滞疏漏，邪气相乘。心受之，为盗汗虚汗，忧悲恐惧，恍惚不安；肾受之，为骨蒸，为鬼交，阳虚好色愈甚；肝受之，为瘰疬，胁满痞聚，拳挛拘急，风气乘之为疼痛；脾受之，为多思虑，慕清凉，不食多食无味；肺受之，为气喘痰涎，睡卧不安，毛发焦枯。至于六腑亦各有证。今人多用凉药，则损胃气，虽卢扁①亦难矣。予之所论，但在开关把胃，何则？劳病者血气不运，遂至干枯，此关脉闭也。故先用开关药通其血脉，既开关则须起胃，盖五脏皆有胃气。邪气附之则五脏衰弱，若不把胃，则他药何由而行，故开关把胃乃治劳妙法也。然必须明阴阳，且如起胃，阳病药不可过暖，阴病药不可过凉。今人言丁香、厚朴、肉桂、苁蓉可补五脏，不知用之则喘息闭嗽，如火益热，或以治鬼为先，务要当法药相济，道力资扶，然后鬼尸可逐也。此论上合黄帝岐扁，下明脏腑阴阳，非患人有福，亦不遭逢宝之。

总论病证

如夜梦鬼交，遗精自泄，梦魂不安，常见先亡，恐怖鬼神，思量饮食，食至不进，目睛失白，骨节疼痛，五心烦热，头发作

---

① 卢扁：指秦越人行医至齐国时，当地百姓对他的尊称。

滞，面脸时红，如傅胭脂，唇红异常，肌肤不润，言语气短，大便秘涩，或时溏利，小便黄赤，或时白浊，项生瘰疬，腹中气块，鼻口生疮，口舌干燥，咽喉不利，仰卧不得。或时气喘，涕唾稠粘，上气愤满，痰吐恶心，腹胁妨闷，阴中冷痛，阴痒生疮多湿，转筋拘急，或忿怒悲啼，舌直苦痛，目睛时疼，盗汗，抬肩喘息，阳道虚刚。如手足心烦疼，口干舌疮，小便黄赤，大便难，反热，多咽喉痛，涎唾黄粘，及兼前项一二证，即是阳病，当用阳病开关散，为泻阳而补阴。如大便溏利，小便白浊，饮食不化，胃逆口恶，虽有热，痰唾白色及小便多，仍兼前项数症，即是阴病，当用阴病开关药。凡劳病虚极，亦多令人烦躁，大小便不利，宜兼诸脉证审之，阴阳二症皆用起胃散。

七宝圆

泻骨蒸、传尸、邪气，阳病可服。

黄连四两为细末，用猪肚一个，洗净入药末，线缝之。用童便五升，文武火煎，令烂干为度，以肚细切，同药烂研，置风中吹干，丸如桐子大，朱砂、麝香为衣。空心麦门冬水下，或用阳病开关散咽下。无朱砂亦可。

阳病开关散

北柴胡去芦　桔梗炒　秦艽　麦门冬去心，各五钱　芍药　木香　泽泻各一两　木通五钱　甘草一钱，炙　当归　桑白皮蜜炙　地骨皮各一两

㕮咀，每服三钱，水一盏，姜三片，煎六分，空心服。小便多即病去也。

阴病开关散

当归　赤芍药　肉桂　白芷　甘草炙各五钱　木香二钱，制　枳壳三钱　天南星一钱，去皮　姜汁浸一宿，焙

咬咀，每服三钱，姜三片，煎七分，入无灰酒三分盏，童便三分盏，又煎七分，温服。先服此起胃散一二日，后不问退否，兼玉龙膏服之。

起胃散

阴阳二候皆可服。

黄芪炙二两　白术炒一两　白芷五钱　人参五钱　山药一两

咬咀，每服三钱，加木瓜煎。或加沉香、茯苓、甘草各五钱。

乌龙膏

治涕唾稠粘，小便赤，干枯，四肢无力。

乌梅去核　柴胡　紫苑　生干地黄　木香各一两　秦艽实好者　贝母面炒，去心　防风各三钱　杏仁五两，面炒为末　皂角六十片　二十片去黑皮，醋炙为末，二十片烧灰存性，二十片汤浸去黑皮

用精猪肉剁烂如泥，同皂角一处，入水五升，细揉汁，入童便三升，无灰酒一升，并熬如膏，和前药末为丸，如梧桐子大。每服二十丸，空心麦门冬汤下，甚者二十日效。

玉龙膏

治遗精，梦泄，腹膨，咳嗽，阴疼。

青蒿子　柴胡　白槟榔各二两，制　鳖甲　白术　赤茯苓　木香　牡蛎各五钱　地骨皮五钱　人参一两　生干地黄一两　当归三钱　朱砂一钱　豆豉心二合　虎头骨研开，酒炙黄赤色，一两　肉苁蓉酒浸一宿，炙，一两　鳖甲汤煮去皮裙，酒浸　炙黄赤，皆为末。又加乌梅肉、枳壳。上前件末成。却以杏仁五升壮者，以童便浸，春夏七日，秋冬十日，和瓶日中晒，每日一换新者，日数足，以清水淘去皮尖，焙干。别以童便一升，于银石器内以文火煎至随手烂，倾入砂盆，用柳木槌，研烂为膏，细布滤过，入酥一两，薄荷自然汁二合，搅匀和药，用槌捣五百下，丸如梧桐子

大，空心汤下十五丸，加至三十丸。如觉热，减丸数服，热少还添。加减经月日，诸证皆退，进食安卧，面有血色，乃药行也，当勤服无怠。忌苋菜、白粥、冷水、生血、雀鸽等物。

诃黎散

治劳嗽上气，阴阳交并。

赤茯苓二两　诃黎勒皮二两　木香五钱　槟榔一两　当归一两，炒　大黄一两，炒　吴茱萸汤泡七次，五钱

㕮咀，每服三钱，生姜三片，水一盏，煎六分，温服。

传尸痨

本事方　葛稚川言：鬼疰者，是五尸之一疰。又按：诸鬼邪为害，其变动乃有三十六种至九十九种，大约使人淋漓，沉沉默默的不知其所苦而无处不恶，累年积月，渐就顿滞，以至于死。传于傍人，乃至灭门，觉知是候者急治。獭肝一具，阴干取末，水服方寸匕，日三服效。未知再服，此方神良。

紫庭方　传尸伏尸皆有虫，须用乳香熏病人之手。乃仰手掌，以帛覆其上熏，良久，手背上出毛，长寸许，白而黄者可治，红者稍难，青黑者即死。若熏之良久无毛者即非此症，属寻常虚劳症也。又法：烧安息香令烟出，病人吸之嗽不止，乃传尸也，不嗽非传尸也。

直指方　瘵虫食人骨髓，血枯精竭，不救者多。人能平时爱护元气，保养精血，瘵不可得而传。惟夫纵欲多淫，精血内耗，邪气外乘，是不特男子有伤，妇人亦不免矣。然而气虚腹馁最不可入痨瘵之门，吊丧问丧衣服器用中皆能乘虚而染触，间有妇人入其房视其人病者，思之劳气随入，染患日久，莫不化而为虫。治疗之法，大抵以保养精血为上，去虫次之。安息、苏合、阿魏、麝、犀、丹砂、雄黄，固皆驱伐恶气之药，亦须以天灵盖行乎其间。盖尸疰者，鬼气也，伏而未起，故令淹缠，得枯骸枕骨

治之，鬼气飞越，不复附人，于是乎瘥。外此则虎牙骨、鲤鱼头皆食人之类也，其亦枕骨之亚乎？要之发用以前，当以川芎、当归先立乎根本之地。先用芎归血余散吞北斗符，次用鳖甲生犀散取虫。

芎归血余散

室女顶门生发一小团，井水洗去油腻，法醋浸一宿，日中晒干，纸燃火烧存性　真川芎五钱　当归三钱　木香　桃仁水浸去皮，焙，各二钱　安息香　雄黄各一钱　全蝎二枚　江上大鲤鱼头生截断一枚，醋炙酥

上为末，分作四服。每服井水一大碗，静室中煎七分，入红硬真降香末五分，烧北斗符入药。月初五更，空心向北目天，咒曰：瘵神瘵神，害我生人，吾奉帝敕，服药保身，急急如律令。咒五遍，面北服药毕，南面吸生气入口腹中，烧降香置床底下，午时又如前服药。

北斗符　敕念北斗咒　朱砂书符

鳖甲生犀散　治瘵疾，杀瘵虫，取出恶物。

天灵盖壹具，男者色不赤可用，女者色赤勿用。以檀香煎汤候冷洗，咒曰：电公灵，雷公圣，逢传尸，即须应，急急如律令。咒七遍讫。次用酥炙黄

生鳖甲壹枚，去裙，醋炙黄　虎长牙二枚，醋炙酥，如无则用牙关骨，五钱足　安息香　桃仁水浸去皮，焙　槟榔鸡心者，各五钱　生犀角　木香　甘遂　真降香　干漆杵碎炒，烟略尽，存性　阿魏酒浸，研，各三钱　雷丸二钱　全蝎三个　蚯蚓十条，生研，和入药内

穿山甲取四趾，醋炙焦

上件为末，每服五钱，先用豉心四十九粒，东向桃李桑梅小梢各二茎，长七寸，生蓝青七叶，青蒿一小握，葱白连根洗五茎，石臼内同杵；用井水一碗半，煎取一盏，入童子尿一盏，内药末，煎取七分，入麝一字。月初五更，空心温服，即以被覆汗。恐汗中有细虫，软帛拭之即焚其帛。少时必泻虫，以净桶盛，急钳取虫付烈火焚之，并收入磁器中，瓦片傅雄黄，盖之泥和灰，扎埋深山绝人行处。

上清紫庭追痨法

三尸九虫之为害，治者不可不知其详。九虫之内，三虫不传，蛲蛔寸白也；其六虫者，或藏种毒而生，或亲属习染而传。疾之初觉精神恍惚，气候不调，切在戒忌酒色，调节饮食。如或不然，五心烦热，寝汗松悸，如此十日，顿成羸瘦，面黄光润，此其症也。大抵六虫，一旬之中遍行四穴，周而复始。病经遇木气而生，立春一日后方食起，三日一食，五日一退，方其作苦，百节皆痛，虫之食也。退即还穴醉睡，一醉五日，其病乍静，候其退醉之时，乃可投符用药，不然虫熟于符药之后，不能治也。一虫在身中占十二穴，六虫共占七十二穴。一月之中，上十日虫头向上，从心至头游四穴；中十日，虫头向内，从心至脐游四穴；下十日，虫头向下，从脐至足游四穴。阳日长雄，阴日长雌。其食先脏腑脂膏，故其色白；五脏六腑一经食损，即皮聚毛脱，妇人即月信不行，血脉皆损，不能荣五脏六腑也。七十日后食人血肉尽，故其虫黄赤；损于肌肉，故变瘦劣，饮食不为肌肤，筋缓不能收持。一百二十日外，血肉食尽，故其虫紫；即食精髓，传于肾中食精，故其虫色黑，食髓即骨痿不能起于床。诸虫久即生毛，毛色杂花，钟孕五脏五行之气，传之三人，即自能飞，其状如禽，亦多品类。传入肾经，不可救治。利药下虫后，其虫色白，可三十日服药补；其虫黄赤，可六十日服药补；其虫紫黑，此病已极，可百二十日服药补。又云：虫头赤者，食患人肉，可治；头口白者，食患人髓，其病难治，只宜断后。故经曰：六十日者十得七八，八十日内治者十得三四，过此以往，未知生全，但可为子孙除害耳。

　　第一代为初劳病，谓初受其疾，不测病源，酒食加餐，渐觉羸瘦，治疗蹉跎，乃成重病。医人不详其故，误药多死。

　　此虫形如婴儿，背上毛长三寸，在人身中。

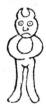

　　此虫形如鬼状，变动在人脏腑中。

　　此虫形如虾蟆，变动在人脏腑中。

　　以上诸虫在人身中蓥著之后，或大或小，令人梦寐颠倒，魂魄飞扬，精神离散，饮食不减，形容渐羸，四肢酸疼，百节劳倦，憎①寒壮热，背膊拘急，头脑疼痛，口苦舌干，面无颜色，鼻流清涕，虚汗常多，行步艰难，眼睛多痛。其虫遇丙丁日食起，醉归心俞穴中，四穴轮转，周而复始。候虫大醉，方可医灸，取出虫后，用药补心。用守灵散。

第二代为觉劳病，谓传受此病已觉病者，患人乃自知。夜梦不祥，与亡人为伴侣，醒后全无情思，昏沉似醉，神识不安，所食味辄成患害。或气痰发动，风毒所加，四体不和，心胸满闷，日渐羸瘦，骨节干枯，或呕酸水，或是醋心，唇焦口苦，鼻塞胸痛，背膊酸疼，虚汗常出，腰膝刺痛。如此疾状，早须医治，过时难疗，致伤性命。

此虫形如乱丝，长三寸许，在人脏腑中。

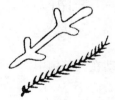

此虫形如蜈蚣或似守宫，在人脏腑中。

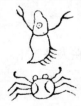

---

①　憎：底本校本皆作"增"，今按文义改。下同。

此虫形如虾蟹，在人脏腑中。

以上诸虫在人身中，令人气喘，唇口多干，咳嗽憎寒，心烦
壅满，毛发焦落，气胀吞酸，津液渐衰；次多虚渴，鼻流清水，
四肢将虚，脸赤面黄，皮肤枯瘦，腰膝无力，背脊酸痛，吐血唾
脓，语言不利，鼻塞头痛，胸膈多痰；重者心闷吐血，僵仆在地，
不能自知。其虫遇庚辛日食起，醉归肺俞穴中，四穴轮转，周而
复始。俟虫大醉，方可治医，取出其虫，补肺则瘥。用虚成散。

第三代为传尸痨病，谓传受病人自寻得知之。日渐消瘦，顿
改容颜，密密惚惚不宁，日日恓惶，夜夜忧死，不遇良医，就死
伊迩。

此虫形如蚊蚁，俱游人脏腑中。

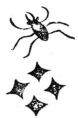

此虫形如蜣螂，大如碎血片，在人脏中。

不居集

此虫形如刺蝟，在人腹中。

以上诸虫在人身中，令人三焦多昏，日常思睡，呕吐苦汁，或吐清水，或甜或苦，粘涎常壅，腹胀虚鸣，卧后多惊，口鼻生疮，唇黑面青，日渐消瘦，精神恍惚，魂魄飞扬，饮食不消，气咽声干，目多昏泪。其虫遇庚寅日食起，醉归厥阴穴中，四穴轮转，周而复始。俟虫大醉方可治，取虫出之后，补气即瘥。

第四代

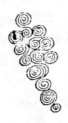

此虫形如乱丝，在人腹脏之中。

此虫形如猪肺，在人腹内之中。

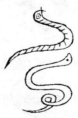

此虫形如蛇虺，在人五脏之中。

以上诸虫在人身中，令人脏腑虚鸣，呕逆伤中，痃癖气块，憎寒壮热，肚大筋生，腰背疼痛，或虚或瘦，泻痢无时，行履困重，四肢憔悴，上气喘急，口苦舌干，饮食及水过多，要吃酸咸之物。其虫遇戊巳日食起，醉归脾俞穴中，四穴轮转，周而复始。俟虫大醉方可治，取虫出之后，补脾为瘥。用魂停散。

第五代

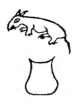

此虫形如鼠，似小瓶，浑无表里背面。

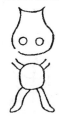

此虫形如有头无足，有足无头。

此虫变动形如血片，在于阳宫。

以上诸虫入肝经而归肾，得血而变更也。令人多怒气逆，筋骨拳挛，四肢解散，唇黑面青，憎寒壮热，腰痛疼痛，起坐无力，头如斧斫，眼睛时痛，翳膜多泪，背膊刺痛，力乏虚赢，手

不居集上集卷之十一

足干枯，卧着床枕不能起止，有似风中，肢体顽麻，腹内多痛，眼见黑花，忽然倒地，不省人事，梦寐不祥，觉来遍体虚汗；或有面色红润如平时者，或有通灵而言未来事者。其虫遇癸未日食起，醉归肝俞穴中，四穴轮转，周而复始。俟虫大醉方可医救，取虫出后，补肝为瘥。用金明散。

第六代虫有翅足，全者能千里传疰，所谓飞尸，不以常法治也。

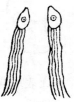

此虫形如马尾，有两条，一雌一雄。

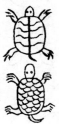

此虫形如龟鳖，在人五脏中。

此虫形如烂面，或长或短或如飞禽。

126

以上诸虫在人身中，居于肾脏，透连脊骨，令人思食，百味要吃，身体危羸，腰膝无力，髓寒骨热，四体干枯，眼见火生。或多黑暗，耳内虚鸣，阴汗燥痒，冷汗如油，梦多鬼交，小便黄赤，醒后昏沉，脐下结硬；或奔心腹，看物如艳，心腹闷乱，骨节疼痛，食物进退，有时喘嗽。其虫遇丑亥日食起，醉归肾俞穴中，四穴轮转，周而复始。俟虫大醉方可医治，取虫后，补肾填精瘥。用育婴散。

天灵盖散

天灵盖两指大，洗，咒，炙，如前法　槟榔如鸡心者五枚，为末　阿魏五钱，细研　辰砂另研　麝香另研，各二钱五　安息香铜刀子切，入乳钵内研，同诸药拌和，七钱五分　连珠甘遂五钱，为末，一方不用此味

上六味研极细末，和令匀。每服三大钱，用后汤使下。

葱白二七茎　青蒿二握　甘草二茎五寸许　葱白二七茎　桃枝以下并用向东南嫩者　柳枝　桑白皮一云桑枝　酸石榴根一云枝，各二握，七寸许

上八味，须选净洁处采，用童子小便四升，于银石器内，以文武火煎至一升，滤去滓，分作三盏，将前药末调下。五更初服，男患女煎，女患男煎，服药后如觉欲吐，即用白梅肉止之。五更尽，觉脏腑鸣，须转下虫及恶物、黄水、异粪、异物。若一服未下，如人行五七里，又进一服，至天明更进一服，并温吃。如泻不止，用龙骨、黄连等分为末，熟水调下五钱，次吃白梅粥补之。

五劳麝香散　治男子妇人传尸，骨蒸实热。

天灵盖二钱五分　柴胡一两　犀角屑五钱　青蒿一握　甘草三寸，患人中指长，男左女右　东引桃枝　东引柳枝　石榴皮各一握　阿胶　薤白　葱白各七寸　麝香二钱五分

上为末，用童便二升半浸药一宿，明日早晚煎至升半，去滓

服之。若男病女煎，女病男煎。忌猫、鸡、犬、驴、马、僧尼、孕妇、生人、孝服见之。煎成分为三服，入槟榔末三分温服。初服约人行三五里远，便再进一服。倘恶心以白梅含止之。服三五服病止，即泻出异物。若虫如头发马尾，身赤口黑，身上如蚁行不可名状，泻后葱粥饮补之，同时药煎补五脏。茯神散。

忌风一月，忌食油腻、湿面、咸味，并牛、猪、鸡、鸭、犬等物。服此药无不当日瘥。凡天下治劳，服之亦须累日及年，犹未全去病源者，不似此方，至年远重病，不过两剂，如病未多，即一剂饮子，便当服此。

茯神散　不问远年近日，取效杀虫。红色便可治，肚下黑次之，肚下白色是食髓也，万不一瘥。补方服此。

白茯神　茯苓　人参　远志去心　龙骨　肉桂　甘草　陈皮各一两　当归　五味子各一两五　黄芪二两　大枣五十六枚

上为散，分作八服。每服入枣七枚，生姜二钱，用水一升半，煎至一升，趁前药后吃，亦空心服。神效。

补肝脏劳极　金明散

人参　知母　茯苓　秦艽去芦　丁香　甘草炙　石膏煅，各等分

上为细末，每服二钱，水一盏，葱白三寸，同煎至八分，通口服。

补心脏劳极　守灵散

白茯苓　丁香　诃子各一两，去核　桔梗　芍药　羌活　甘草炙，各二钱五分

上为细末，每服二钱，入银耳环一只，葱白三寸，同煎至八分，通口服。

补脾脏劳极　魂停散

白药子　桔梗　人参　诃子皮　茯苓　甘草炙　丁香各等分

上为细末，每服二钱，水一盏，入蜜一匙，同煎至八分，通口服。

补肺脏劳极　虚成散

枳实去瓤，麸炒　秦艽去芦　白茯苓　芍药　麻黄去节　当归洗净　玄胡索　茴香炒，各五钱　甘草炙，二钱五分

上为极细末，每服二钱，水一盏，银环一对，蜜五滴①，煎至八分，通口服。

补肾脏虚劳　育婴散

香附子二钱五分，炒　黑附子一枚，炮　白蒺藜二钱五分，去角　木香一钱　白茯苓五钱　甘草一钱，炙

上为细末，每服二钱，水一盏，姜七片，葱白同煎至七分，空心服。

紫河车丹　治飞虫鬼疰，虚劳羸瘦，喘嗽气。

其法取首胎男子者，以皂角水洗净，次以铫子内用米醋渫洗控干，将一小小焙笼以纸周围密糊，不令失火气，或无小焙笼，只用小篮子去系密糊，安紫河车于上，用烈火焙，更将盖子盖之，焙令极干，约只有十二三文重，候极干更入后药：

人参一两五钱　白术炒　白茯苓　茯神　当归　熟地各一两　木香五钱　乳香另研　没药各四钱　朱砂二钱，另研　麝香二分

上为细末，诸药和匀，以红酒糊为丸，如桐子大。每服五十丸，煎人参汤下，空心服之，日午四服。或炼蜜为丸亦可。

犀角紫河车丸　治传尸痨，三月必平复；其余劳症，只消数服。神效。

紫河车一具，用米泔浸一宿，洗净焙干　鳖甲酥炙　桔梗去芦　胡黄连　芍药　大黄　贝母去心　龙胆草　黄药子　败鼓皮心醋

---

① 滴：底本原作"点"，按文义改。

炙 知母各二钱五分 芒硝 犀角镑 蓬术各一钱五分 朱砂二钱，研

上为细末，炼蜜丸，如桐子大，朱砂为衣，空心、食前温酒服二十丸。如膈热食后服，重病不过一料。

秘方鬼哭饮子 专取传尸痨虫。

天灵盖酥炙 鳖甲醋炙 软柴胡各二钱二分 木香一钱二分 豉①心醋炙黄 阿魏 安息香 甘草各一钱 桃仁去皮尖，另研，十一枚 贯众二钱五分 青蒿半握

上十一味细切，杵为粗末。先以童便二升隔夜浸露，星月下至四更时煎至八分，去滓，分作三服。每服调蜈蚣散一钱，五更初温服，稳卧至三点，又进一服，至日出时觉腹中欲利，如未利再进一服，已利勿服。

蜈蚣散

赤脚蜈蚣以竹筒盛姜汁浸，焙干，一条 槟榔二钱五分 辰砂一钱二分五 乌鸡粪二钱五分，先将鸡于五日前以火麻子喂之，然后取其粪用 麝香一钱，另研

上以五味为细末，和匀，入前煎药内服。凡合药宜六甲建除日。忌妇人、孝服、鸡、犬见之，亦不可令患者知。如利下恶物并虫，急用火烧，其病者所穿衣服、被褥尽烧之。食葱粥将息，以复元气，务要清心静养。

加味②芎归血余散 方见前篇。

加甘遂、天灵盖为末，以东引桃枝汤下，天未明时服，辰巳时下如鼠者二枚，再用人参一两煎汤服。

---

① 豉：底本原作"鼓"据民国铅印本改。

② 加味：原正文中无，据原书目录补。

太乙明月丹

雄黄五钱　　木香五钱　　鳖甲一两　　天灵盖一两　　兔屎一两　　轻粉二钱五分

上为末，好酒一大升，大黄末一钱三分熬膏，入前药为丸，弹子大，朱砂为衣，更初服，勿令人知。以童便和酒化一丸，服后如人行十里许，必吐出虫状如灯心细长，及如烂瓜子，又如虾蟆状各不同。未效，次日再服，以应为度。

传尸神授丸

天灵盖三钱，酥炙，以黄色为度　　虎粪内骨一钱，人骨为上，兽次之，杀虎大肠内取者可用，同青蛇脑小豆许，酥炙，色转为度　　九肋鳖甲一两，醋酥炙　　安息香五钱　　桃仁一枚，去皮尖

以上为末绢筛：

槟榔一个，另为末　　麝香一钱，另研末　　青蒿梢四寸，细剉　　豉三百粒　　葱根二十一个，拍破　　东引桃李柳桑枝各七寸，如筋头大　　枫叶二十一片，细剉

以童便半升，先将枝叶、葱豉以官升量水三升，煎至半升，去滓，入骨盖甲、香桃同煎，取汁去滓，约有四五合，将槟榔、麝香同研匀，调作一服。早晨温服，以被盖出汗，恐汗内有细虫，以帛拭之即焚此帛。相次须泻，必有虫下，以大火焚之，送水内。所用药勿令病人知，日后亦然。十日充复，再进一服，无虫为止。

吴澄曰：古人禁用天灵盖，戒之屡矣。况此种恶候，自古至今，愈者十不一得，而徒害及枯骨，有何益乎？李士材谓其穿凿附合，不足取信，盖亦恶其以人食人也。然飞尸虫痊与虚损大不相类，虚损为害，只及本身；而尸痊则灭门绝户，交相传染，若不驱邪伐恶，而徒以脾肾分补气血，恐终无益也。盖阴邪尸痊依人正气，为害日深，药力不易及，所以难愈。故《本事方》中

用天灵盖，取其同声相应，同气相求，以类相招，借此为引邪之助。初起病浅，自无不愈，久病深重者，亦可杜绝其根，不致传染他人，此亦仁人君子之心也。若云十无一得，则凡痨瘵者皆必死之症，此亦言之过也。如神授丸用川椒，吐出虫如蛇而安；渔人见一女子传尸痨瘵，多与鳗鱼食遂愈，非必不可治也。但非痨瘵之症而用痨瘵之治不愈，真痨瘵之症而不用痨瘵之治亦不愈。古方有用狸骨、虎牙、獭爪者，皆阴兽阴类，功用与天灵盖相等，可以相代。故前各方中凡有用天灵盖者，取一味代之，既不失仁人君子之心，又不忍心害理，使有可治之症，皆废弃而不用也。

附秘录方

和平散　治虚劳未成痨瘵之症。

熟地一两　山药一两　山萸肉　麦冬　沙参　白芍各三钱　茯苓二钱　枣仁　人参　陈皮　甘草　白芥子　丹皮各一钱　芡实五钱　远志八分

上药十五味，水煎服。

朱震宇曰：此通身补其气血之方也，不寒不热，不偏不倚，乃至中之方，当以此为主治初起之痨役也。

平补理痨煎　治未成痨而将成痨者。

熟地一两　地骨皮　麦冬各五钱　人参五分　北五味二十粒　山药三钱　白术　白芥子各一钱

上药八味，水煎服。

宏格曰：此方妙在平补而无偏胜之弊，虽熟地多用，然有参术以行气，自易制其腻滞，故转能奏功。倘谓参术助阳，熟地过温，举世皆不知其妙也。

补神丹　治痨瘵等症。

熟地　地骨各五钱　丹皮　茯苓　沙参各二钱　玄参　山萸肉各一钱　人参三钱　白芥子　白术各三分　枣仁五分　芡实五钱　北五味五粒　桑叶五片

上药十四味，水煎服。

朱震宇曰：此方妙在地骨皮为君，以入阴中，平其虚火，而又不损其脾胃之气；又加芡实、茯苓以利其湿气，则熟地专能生阴中之水，少加人参以补微阳而不助火，则肺金有养矣。又益之麦冬、五味补其肺金，则金能生水，水生自能制虚火，而相火下伏不夺心主之权。一身安宁，此其治也。

杀虫神丹　治痨虫尸气。

鬼箭三钱　鳖甲一两　地栗粉　生首乌　熟地各半斤　神曲二两　白薇三两　人参五钱　柴胡五钱　沙参五两　地骨皮五两　鹿角霜六两

上药十二味，各为细末，炼蜜为丸，每日服前汤后，送下五钱，一日二次。

宏格曰：此方善能杀虫，又不伤耗真阴之气，真治之巧者，则天下无痨虫尸气之忧矣。

鳖甲杀虫丹

人参　白薇各三两　熟地　生首乌　地栗粉　桑叶各八两　神曲　麦冬各五两　鳖甲醋炙，一斤

用山药一斤为末，打糊为丸。每日白滚汤送下五钱，半年而虫俱从大便中出矣。

朱震宇曰：痨病已成，人最难治，盖有虫生之以食人之气血也。若徒补其气血而不知杀虫之品，则饮食入胃止荫虫，不生气血矣；但止杀虫而不补气血，则五脏尽伤，又何有生理哉？方于大补气血之中加入杀虫之药，则元气既全，真阴未散，虫死而身安矣。

獭肝杀虫丸　治痨虫神效。

榧子半斤　鳖甲一斤　地栗粉八两　獭肝一副　白薇四两　何首乌一斤

上药各为细末，炼蜜为丸。每日临卧空心白滚汤送下五钱。服过半料，腹中似虫非虫，尽行便出矣。

救痨杀虫丸

鳖甲醋炙　山药　熟地　地骨皮　山萸　沙参各一斤　白芥子　茯苓　白薇各五两　人参二两

以鳗鱼一斤煮熟，先将鳗鱼捣烂，各药研为末，米饭为丸，每日五更送下三钱。服过一斤，虫即化为水矣。

宏格曰：此方大补真阴，全非杀虫伤气之药。然补中用攻而虫又潜消，于乌有真治痨之神方也。

作香鳗　凡有痨虫，尽皆死矣。

肥鳗二斤　白薇一两　小茴三钱　甘草一钱　薏仁五钱　榧子十枚，去壳

上药同入砂锅中，用水煮烂，加五味和之，乘饥饱餐一顿，不可再食饭食，亦不可用茶水。

吴澄曰：心者精之合，神之舍也。心气不足之人，精神衰弱，邪气乘虚而感，则为飞尸、鬼疰、邪魔、魔魅之候。令人喜怒不常，情思淹滞，沉沉寐寐，如醉如痴。或狂言惊怖，或向壁默坐，梦寐多魇，夜与鬼交，乍寒乍热，背膊一点刺痛，腹满不食，口吐血水，乏力虚羸；其脉人迎气口乍大乍小，左右不齐，如中恶客忤，鬼击尸疰，鬼魅妖邪，皆其类也。斩鬼丹、八毒赤丸，皆有神效。方见疑虑门。

不居上集卷之十一终

不居上集卷之十二目录

不居上集卷之十二

歙岭南吴澄师朗著辑　休阳程芝云　芝华同校刊

各名家治虚损法

吴澄曰：虚损之症，极难治之候也。先圣立法于前，诸贤补遗于后，皆各有主见，以昭来学者。分为各册，其各有宗派，立论不朽，以成一家之书者，汇为一册。合而观之，可为虚损之大成。

精神气血论

杨士瀛曰：老庄有言"精太用则竭，神太劳则惫"，借是可以论病矣。夫人所以根本此性命者气血也。若男若女，气血均有，独不能保而有之，终日役役，神倦力疲，饥饱越常，喜怒失节，形寒饮冷，纵欲恣情，遂使五脏气血俱虚，此五劳之所从始也，六极七伤类焉。故心家虚则便浊汗多，肝家虚则筋挛目眩，肾家虚则腰痛泄精，肺家虚则咳嗽哄热，脾胃虚则呕吐不食。日就羸黄，或乃胃热消谷，饮食虽多亦不生肌肉，而转加瘦悴矣。前此其间，大抵心下引胁俱疼，盖滞血不消，新血无以养之也。治法大要：潮热者不可过用寒凉，秘结者不可骤与疏泄，咳嗽者不可施发散，咯血者不可错认以为热。但以滋养荣血为上，调平藏气次之，某病某药又于养血调气之中而增益也。其或骨间有热，以至四肢缓弱不举，此则骨痿，欲斯疾之有疗也，艰哉！虽然当归、地黄、黄芪、芍药固养血之上药也，亦当以益胃消痰辈佐之。盖人以谷气为本，所谓精气血，气由谷气而生，古人以五味五谷五药养其病者，不无先后于其间也。当归、地黄恋膈引痰，黄芪、芍药多则伤胃，是可胶柱调瑟，而剂量轻重之不审乎？抑余闻诸虚不足，皆成劳倦，此可疗不可恶之疾也，其视传疰一种，实霄壤焉。传疰者，挟邪精鬼怪之气而作也。经曰：人有逢年月之厄，感鬼物之精，无处不恶，沉默而不能的知所苦，积岁渐至委顿。既往从传疰于傍人，须用通神明去恶气等剂疗之，或者刳麝刿犀驱伐邪恶，飞丹炼石引纳清和，盖为尸疰设也。

气血论

杨士瀛曰：劳倦之疾，百脉空虚，非滋润粘腻之物以养之不能实也。古方用鹿角胶、牛乳、饴糖、酥酪、煎蜜、人参、杏仁、当归、熟地黄之类，正此意也。或者妄施伏火金石、附子燥热等辈，以致血气干涸，心肾不交，故火炎于上，为痰嗽，为咯血，为口干，为五心热；水走于下，为脚弱，为遗精，为赤白浊，为小便滑数，误矣哉。虚劳之脉，大抵多弦，或浮大，或数，皆虚劳之候也。大者易治，血气未定，可敛而正也；弦者难治，血气已耗，未易调补之；若带双弦则为贼邪侵脾，此尤难治；加数脉则殆矣。

附灸劳法

膏肓二穴可以回生，或肚脐相对取背脊骨对正灸亦有验。艾炷亦不可多。

虚劳痨瘵论

滑伯仁曰：劳患人者有病机之不同，有形状之不一。肌肤羸瘦，骨热如蒸，服药无效，针灸无功，何也？夫劳者虚劳也。是因体虚之人，房劳过损，酒怒多端，气虚血耗，诸疾蜂生，致使阴阳失序，寒热自生。阳虚曰生寒，阴虚曰发热，久虚久热变为骨蒸，久则成劳，久劳成瘵。瘵者住也，有二十四种之名，有三十六种之类，有九十九种之形，种种不同，症症各异。内有劳瘵、尸瘵、鬼瘵、食瘵、虫瘵、毒瘵，此六者为传尸之痨患，灭门绝户，医难治之。又云：所因少壮之时，醉饱迷房，劳伤心肾。盖心主血，肾主精，精竭血衰，失于调护而无滋化之源，致生融融之热，咳咳之痰，阴虚盗汗，夜梦鬼交，遗精困倦，腰背酸疼，咯痰咯血，颊红喉痛，饮食减少，骨肉枯羸，是为不治。故曰：患此疾者，有气虚，有血虚，气虚者易治，血虚者难调故也。又云：治虚劳世用寒凉之药治热症，热之愈热，用热药治寒症，寒之愈寒，何也？盖东垣有云：用苦寒之剂，妄治劳伤之热，大寒则愈虚其中，大热则愈怯其内，治疗无端，致伤脾胃，殊不知甘能缓火，劳者温之，保全者当求微病之初，莫治已病之后，察气血之亏盈，审病源之要道，补益温平，无不效验。

胃气元气不足论

刘忠厚曰：虚损之症，其源虽多，莫不因胃气元气不足，致气虚血虚，阴阳俱虚，或房劳精竭，营卫弱而腑脏气痿，不能输养为疲极，甚者变为痨瘵之疾。但世俗处治，昧此病机源委，例用香燥或金石之剂，往往误人。惟有宋钱仲阳建五脏虚方，迥出前人之论；我丹溪先生发挥局方之失，示用补端绪言；东垣所谓饮食劳倦内伤元气，则胃脘之阳不能升举，并心肺之气陷入于中焦，而用补中益气治之，此实前人之所无也。然天不足于西北，地不满于东南，天阳而地阴。西北之人阳气易降，东南之人阴气易升，苟不知此，徒取其法，则于气之降者固可以获效，而于气之升者亦从而用之，吾恐反增其病矣。意此不可恃为通行之法，云人之虚者多是阴不足。邵子谓天地自相依附，天依形地附气，其形也有涯，其气也无涯。人之形质有涯者也，天癸绝后则形衰矣。苟不益阴以内守，则阳亦无得以发扬为健运之能，是天失所依也，而为飘散飞荡，如丧家之狗耳。既飘散则地愈失所附也，形气不相依附则死矣。人其补养残衰伤朽之质，又何云哉？斯论虚衰与东垣制法虽症不同，实本乎《内经》"阴精所奉其人寿，阳精所降其人夭"之旨。盖谓人之寿夭比之经论南北二方，亦自微甚不等，升阳之例当为活法，滋阴之剂义亦是焉。必求的在之虚合病机而行其法，如此与世俗不明造化之理概用温补者，天地悬隔，故于诸书补剂而不详录，学者审是则思过半矣。

调补心肾论

戴元礼曰：五劳皆因不量才力，勉强云为，忧思过度，嗜欲无节，或病失调将，积久成劳。其症头旋眼晕，身疼脚弱，心怯气短，自汗盗汗；或发寒热，或五心常热，或往来潮热，或骨蒸作热，夜多恶梦，昼少精神，耳内蝉鸣，口中无味，饮食减少，此皆劳伤之症也。五脏虽皆有劳，心肾为多。心主血，肾主精，精竭血燥，则劳生焉。治劳之法，当以调心补肾为先，不当用峻烈之剂，惟当温养滋补，以久取效。天雄、附子之类投之，适足以发其虚阳，缘内无精血，不足当此猛剂，然不可因有热，纯用甜冷之药，以伤其胃气。独用热药者，犹釜中无水而进火也，过用冷药者，犹釜下无火而添水也，非徒无益而又害之。宜十全大补汤，或双和散，或养荣汤、七珍散、乐令建中汤，皆可选用，间进双补丸。

虚劳病症总论

王宇泰曰：《素问》但言虚，而无痨瘵之名，然其因则固屡言之矣。凡外感六淫，内伤七情，其邪展转，乘于五脏，遂至大骨枯槁，大肉陷下，各见所合衰惫之症，真藏脉见则有死期。又如二阳之病则传为风消、息贲，三阳之病传为索泽，痹成为消中。大肠移热于胃，胃移热于胆，则皆善食而瘦。尝先贵后贱，病从内生，名曰脱营；尝富后贫，名曰失精。暴乐暴喜，始乐后苦，皆伤精气。精气竭绝，形体毁阻，离绝菀结，喜怒忧愁，五脏空虚，血气离守。《灵枢》曰：怵惕思虑则伤神，神伤则恐惧自失，破䐃脱肉，毛瘁色夭，死于冬。又诸热病在肤肉脉筋骨之间者，各客于所合之本脏，不得客于所不胜。及考医和视晋平公之疾，曰是近女室，晦女阳也，而晦时淫则生内热或虫之疾，非鬼非食，疾不可为也。至汉张仲景《金匮要略》明立虚劳门，于是巢元方撰《诸①病源候论》，遂有虚劳，有蒸病，有注病，皆由此而推之者也。虚劳者，五劳、六极、七伤是也。五劳者，志劳、思劳、心劳、忧劳、瘦劳；六极者，气极、血极、筋极、骨极、肌极、精极；七伤者，曰阴寒、曰阴痿、曰里急、曰精速、曰精少阴下湿、曰精滑、曰小便苦数临事不举。又曰：大饱伤脾，大怒气逆伤肝，强力举重、久坐湿地伤肾，形寒饮冷伤肺，忧愁思虑伤心，风雨寒暑伤形，大恐惧不节伤志。蒸有五骨蒸、脉蒸、皮蒸、肉蒸、内蒸；又有二十三蒸，胞、玉房、脑、髓、骨、血、脉、肝、心、脾、肺、肾、膀胱、胆、胃、三焦、小肠、肉、肤、皮、气各有一蒸。其状遍身发热，多因热病愈后食牛肉，或饮酒，或房欲而成。注者注之，为言住也。邪气居人身生，既连滞停住死。又，注易傍人也，即所谓传尸。

虚损论

吴荬山曰：虚损者形精不足，或劳役伤寒，或久疟产难，病后不能卫生，逆于阴阳，施泻过度，遂成五劳六极之病。悉致目视无光，脑枯髓减，精神困惫，盗汗自汗，男则遗精白浊，女则崩漏带下，阳火愈刚，阴血消烁，所以潮热往来，失血咳嗽等症作矣。古方虽有补形温气之殊，今人不分峻温之道。经云：形不足温之以气，精不足补之以味。故温之以气者，脉沉无力，体冷

---

① 诸：底本脱. 今据《诸病源候论》书名补。

沉冷，以附子、鹿茸诸香燥热为君，姜、桂辛温为佐，此为峻治霸道也；脉微气短，以参、芪、苓、术甘温为君，甘草、归、芍甘辛酸苦为佐，此为温气王道也。形弱血虚，腰膝无力，脉涩而微，则当补之以味，以鹿角胶、肉苁蓉甘温为君，牛膝、杜仲、黄精甘苦为佐，此为峻治霸道也；潮热往来，脉弦而弱，以地黄、当归、门冬、五味甘辛为君，芎、术、知母、黄柏辛苦为佐，此为缓治王道也。其间形削气喘，趺肿溏泄，面红发喘，古今为不治之病也。今人不察血虚气盛之由，妄施燥热之剂，殊不知寒极伤气，热极伤形，结成岁后之忧，因乐目前之效，良可悲哉！

气血汗热分治

又曰：病后气血两虚，遂成劳怯，潮热往来，盗汗自汗，或无汗燥热，世俗便以柴胡、地骨皮治，往往不效，其病愈剧。故男子血虚有汗潮热者，以人参养荣汤；气虚有汗潮热者，以补中益气汤；血虚无汗潮热者，以茯苓补心汤；气虚无汗潮热者，以人参清肌散。女子血虚有汗潮热者，以八物汤；气虚有汗潮热者，以人参柴胡汤；血虚无汗潮热者，以茯苓补心汤；气虚无汗潮热者，以逍遥散。其咳嗽咯血者，以人参五味子散；骨蒸者以五蒸汤、清骨散。以上皆治劳热之圣药也。

劳极传尸论

虞天民曰：《内经》云：阴虚生内热。又曰：阴气者，静则神藏，燥则消亡，饮食自倍，肠胃乃伤。又曰：有所劳倦，形气衰少，谷气不盛，上焦不行，下脘不通，而胃气热，热气熏胸中故内热。是故欲养阴而延生者，心神宜恬静而毋躁，饮食宜适中而无过，伤风寒暑湿之谨避，行立坐卧之有常，何劳怯之有哉？今也嗜欲无节，起居不时，七情六欲之火时动乎中，饮食劳倦之过屡伤乎体，渐而至于肾水枯竭，阴火上炎而发蒸蒸之燥热，或寒热进退，似疟非疟，古方名曰蒸病。或二十四种，或三十六种，名虽不同，证亦少异，大抵不过咳嗽发热，咯血吐痰，白浊白淫，遗精盗汗；或心神恍惚，梦与鬼交，妇人则月闭不通，日渐亏渐羸，成劳极之候。夫病此者，始多求免姑息，日久则发热不休，形体瘦甚，真元已脱，然后求医治疗，虽仓扁复生，莫能救其万一，良可叹哉！虽然一人不足怜也，况其侍奉亲密之人，或同气连枝之属，熏陶日久，受其恶气，多遭传染，名曰传尸，又曰丧尸，曰飞尸，曰遁尸，曰殗殜，曰尸疰，曰鬼疰，盖表其传注酷疟，而神妙莫能以测之也，虽然未有不由体气虚弱、劳伤心肾而得之者。初起本一人之不谨，而后传注数十百人，甚而至于灭族灭门者，诚有之矣。然此病最为可恶，其热毒郁积之久则生异物恶虫，食人脏腑精华，变生诸般奇状，诚可惊骇。是以劳伤于肝胆者，则为毛虫，如刺猬、瓦蛆之属，食人筋膜；劳伤于心与小肠者，则为羽虫，如灯蛾、蚊虫、禽鸟之形，食人血脉；劳伤于脾胃者，则为倮虫，如婴孩、蚯蚓之类，食人肌肉；劳伤于肺与大肠者，则为介虫，如龟鳖、虾蟹之类，食人肤膏；劳伤于肾与膀胱者，则为鳞虫，如鱼龙、蛟蜃之类，食人骨髓，或挟相火之势；亦有有虫之酷者，鸱枭之类，为状不一，不可胜记。凡人觉有此症，便宜早治，缓则不及事。治之之法，一则杀其虫以绝其根本，一则补其虚以复其真元，分经用药，各有调理，务宜疱丁解牛，动中肯綮，无有不安者也。若病势已极，元气已脱，虽以古法取虫滋补，患者无一得生，但亦可绝后人之传注耳。

虚损真阴亏败论

汪石山曰：虚损者，元气真阴亏败之谓也。原其所由，盖因饮食起居情欲劳役失宜，而真元走泄所致。是以经云：饮食饱甚，汗出于胃；惊而夺精，汗出于心；房色劳役，汗出于肾；走疾恐惧，汗出于肝；持重远行，汗出于脾。此皆汗出走泄真元也。又云：劳则气耗，久视伤血，久卧伤气，久坐伤肉，久立伤骨，久行伤筋，与夫情欲飞越，此皆火动，消铄真阴也。虚损之症，由此基焉。但中有阴阳二者之别，盖阳者气也，卫于外；阴者血也，营于内。若摄养失宜，以致元阳亏败则不能御寒，而恶寒之症作矣。经云：阳虚生外寒，寒邪则损阳，肺为气之本，是以其病发于肺起，渐下而终于肾。故《难经》云：一损损于肺，皮聚而毛落；二损损于心，血脉虚少不能营于脏腑；三损损于脾，肌肉消铄，饮食不为肌肤；四损损于肝，筋脉不能自收持；五损损于肾，骨痿不能起于床而终焉。若情欲过度，以致真阴亏败，阳失其配，亢而为火，则烦躁之症作矣。经云：阴虚生内热，热邪则损阴。肾为阴之根，是以其病发于肾起，渐上而终于肺。故《难经》云：一损损于肾，骨痿不能起于床；二损损于肝，筋缓不能自收持；三损损于胃，饮食不能消克；四损损于心，血脉不能荣养脏腑；五损损于肺，皮聚而毛落终焉。治疗之法，损其肺者益其气，损其心者益其血，损其脾者调其饮食，适其寒温，损其肝者缓其中，损其肾者益其精。学者宜各致意，毋执一以夭人天年。大抵此症阴虚者多，盖人禀天地阴阳之气以生形肖，天地阳常有余，阴常不足，况劳动虽是伤气，殊不知诸动皆属于火，火甚则阴愈消，学者不可不识。观其病久，多成劳怯咳嗽，发热阴虚火动，可见宜详辨之。

虚损阴虚咳嗽治法

沈朗仲曰：阴虚多火，偶感客邪，其蒸热咳嗽虽异平时，然察其脉不能便显浮紧之象，但较平时必然稍旺，慎勿轻用疏风散表，以风药性皆上升，嗽喘咸非所宜；亦不可妄与清肺止嗽，转伤胃气，为害不浅。盖阴虚火旺，元气损伤，虽有客邪，切忌升发散表。误用风药则风乘火势，火助风威，以煽动阴邪，轻则虚阳扰乱不宁，重则气随汗脱而毙。盖邪气方张，如日之东升，虽有合剂遏之，愈逆不获，已而用药，只宜小剂葱白、香豉以解散之。若阴虚原不太盛，小建中、黄芪建中亦无妨碍。误用保肺药则咳嗽益甚，即于建中稍加菱蕤、细辛以搜散之，俟其势衰脉虚，确遵赵以德甘寒杜风清热之例，庶无差误。如六味合生脉去山萸肉，倍地黄、人参，加菱蕤大剂作汤，晨夕兼进，合标本而为施治。服后咳嗽稍减，蒸热未除，此虚阳不能敛制也。如牛膝、鳖甲以滋下原，分先后而为处裁，然鳖甲非九肋者，必不能应手也。

心肾寒热虚实论

江应宿曰：劳怯乃精竭血虚、火盛无水之症，脉多弦数，潮热咳嗽咯血。若肉脱、脉细数者不治。经云：心本热，虚则寒；肾本寒，虚则热。又曰：心虚则热，肾虚则寒，当分别阴阳虚实。心肾虚而寒者，是气血正虚，以其禀赋中和之人暴伤，以致耗散真气，故必近于寒，宜温补以复元气。心肾虚而热者，是气血之偏也，以其天禀性热血少之人，贪酒好色，肾水不升，心火不降，火与元气不两立，一胜则一负，故致于热也。苟非滋阴养血、凉肝补肾则阳愈亢，而成劳极偏虚之症矣。或有挟外感邪热，致烁阴血枯涸者，故不可用参芪甘温之药。若产后血虚及劳心用力失血，饮食失调，暴伤血虚之症，非因虚，本病亦正虚之类也，又兼温补其气。阳虚者挟寒之症，阴虚者挟热之症，内伤者暴损元气，虚损者累伤气血，积损成劳，病已极矣。虽良工鲜能善其后矣。

虚损脉证治法

慎柔师训云：尝治虚损，脉和而五六至，但咳嗽发热，无恶寒咽痛喉哽等症，以为可治。服保元、四君之类十余剂，咳嗽略可，热亦微退，至二十剂之外，咳嗽反盛复如前，而身反不能转侧，足渐无力，至不能行而蹉，此何也？谅下焦肾气衰惫，无津液滋百骸，阳气不能四运，脾肺之气不能下输，故足无力而蹉，药虽有效，病虽渐减，终不可治。若初服四君、保元十余剂，而脉细如丝，其数不改，决不可治。细而不数者，此犹有胃气，无腹痛作泻而饮食如常，可用保元、参术调理，须二、三年方愈。若服药后数脉渐减，和缓有神，虽曰可治，亦得三月见功，年半方可全愈。又须看年力之衰壮，精神脾胃之强弱断之。若服药后脉虽和缓而腿渐无力，如前所述，且痰嗽不止，脉虽缓，治之无益。又或如前证，足虽无力而热退嗽减，饮食如平人，此脾胃强，犹可迁延岁月。又有如前证，六脉俱和缓，服前剂热退而脉渐弦，反作泻下血，此平时火热煎熬，血留经络，得补药气血流通，邪不能留而下，下后半月十日自愈。下血时能食者不死，不能饮食、精神倦怠者死可立待。吐血后反骤能饮食者亦不可治。若见腹痛理中汤，恶心饮食少六君子汤，无此二证，用四物、保元服之。盖下血邪从下窍而出也。又有变作伤风，壮者邪从上窍而散也，当服补肺助脾之药，亦须半月而愈。

　　凡病求汗不得汗者不治。虚损六脉俱数，服滋阴降火之剂不及四五十剂者，犹可治之。如服至百剂，真元消耗，脉洪数而无神，虽用补剂而洪数变为细数，必渐萎困不起而毙矣。又或服寒凉未多，用保元、四君加生姜一二十剂，求汗不出而洪数之脉不退，亦难救治。或虽无汗而洪数之脉渐减，病亦渐退，且能饮食，此为可治。如此之脉，大抵秋冬易治，春夏难疗。凡虚损脉六七至，若逢夏火令津液枯槁，肾水正行，死绝之乡，肺绝脾燥无有不死者。若秋冬火令已退，金水正旺，脉虽数可治也。设病者骨立声哑喉疼，寒热腹疼作泻，而脉细数，亦属不治。

虚损用扶脾益肝法

　　张路玉曰：夫嗽虽言肺病而实本于胃。《内经》云：其本在胃，颇关在肺，其义可见。至于平肝之说，关系匪轻。肝为生发之脏，主藏精血，精血充，证脉俱无由见也。凡虚劳里急，亡血失精，烦热脉弦诸症，良由生气内乏，失其柔和而见乖戾，邪热有余之象，是须甘温调补，以扶发生之气。审系阴亏则壮水以制阳，阳虚则培土以厚载，使之荣茂而保其真固，讵可复加削伐而损既病之胃气乎？

虚损风土不同论

张路玉曰：西北之人恒食煤火，煤为水土之精英，得水益炽。作食食之能助真火，真火过极则为壮火，壮火散气。是以西北之人患中风者多，虚羸者少，即或有之，惟以苦寒清火为务，虽虚症，无藉辛温也。东南之人惟食薪火，薪禀水土之慓悍，得水即灭。作食食之专助龙火，龙火飞腾则为邪火。是以东南之人患中风者少，虚羸者多，纵有肝邪，最忌苦寒伤中之剂，虽有木郁，难于升发也。然西北之人，岂无真阳虚剧宜用姜附者，东南之人岂无邪热亢极宜用芩连者。当知北人禀赋虽强，以水为事，真阳耗竭，非峻投辛温，乌能扶元气于无何有之乡？南人禀赋虽薄，恣情自恃，邪火暴逆，非暂用苦寒，何以救其真阴于将竭之顷哉？庸师但知辛热有扶阳之功，曷知有损阴之患，苦寒有伤中之虑，曷知有救阴之功欤？

虚损痨瘵论　附梦遗鬼交，盗汗自汗，骨蒸潮热

孙对薇曰：瘵者劳也，犹妄作劳以成病也。从病从劳，故名曰瘵。劳力负重则伤血，而气亦重伤，然精犹未伤也。劳力行房则伤精，而血气其能独不伤乎？或劳力以负重，而复劳力以行房，更失于检束而不避风寒，恃其强壮而纵欲麴蘖①，则精神与血俱伤，而真元斫削，风寒麴蘖交攻而虚火易炽，病根日深，病已不可拔，犹不知戒，而肆情逞欲，则心肝肺肾损矣。心损则精神不守，恍惚失志；肝损则失血少睡，面白无色；肺损则声音低小，言语不续；肾损则腰膝软弱，小便短数而虚损之症成矣。虚

---

① 麴蘖：麴即麯，蘖谓蘖木，指黄柏。

损者痨瘵之始，痨瘵者虚损之终，由劳伤而成虚损，由虚损而成痨瘵也。痨瘵之为病也，有咽干喉痒，频嗽而无痰者；有哮喘满急，气壅而不得眠者；有痰中见血，一咳而即出者；有面常颊热，忽洒淅而似寒者；有胸前无火，而两足冰冷者；有腰疼背疼，而筋骸无力者；总属于虚。至于梦遗鬼交，盗汗自汗，骨蒸潮热，又孰非虚之所致耶？究而言之，梦遗鬼交，虚不暇言矣，然何以有是梦，有是交，而又有是精耶？盖梦者心之神也，鬼者肝之魂也，精者肾之液也。心之火君火也，肝肾之火相火也，相从君之令者也。君火一动，相火从之，而梦遗鬼交之病起矣。盗汗自汗，虚不暇言矣，然均之为汗也，何为有盗与自之异耶？盖盗汗者睡即出，醒来即收，如盗之偷窃，乘其虚隙而惟恐人知，故有盗汗之名焉。而求其所属之经，则由于心气之不足。汗者心之液也，心气不足则神不守舍，而液无所摄，故睡中出汗，一惊觉之间则心神渐定，故汗亦收也。自汗者无睡无醒，自然濡湿，故有自汗之名焉。较而论之，则自汗为甚，何也？盖汗本于心虚，而其真元犹未尽虚也。自汗则真元耗散，腠理皆开，肺失统气之权，不能固表，故毫窍疏豁，汗流不禁，岂不大可畏哉？若汗出如膏凝而不流者，乃真元尽泄于外，而生气以绝，死期至矣。骨蒸潮热，虚不暇言矣，然何以使热之蒸于骨耶？盖骨之所属者肾也，肾实则寒，肾虚则热，骨热龙火大旺，煎熬真阴，真阴既竭，热无所容，流入于骨，故成骨蒸。骨蒸既久，上蒸于颧，颧赤而热则不救矣。盖颧者骨之本也，骨本一枯则肾经已绝，死期至矣。又有喉哑一症者，百无一生；传尸一症者，九死一活；相思一症者，无药可治。或平素有漏疮，及下部忽生肿毒，与夫脾虚发肿泄泻者，皆不治之症也。

虚劳论三纲五常治法

张飞畴曰：虚劳之症，必先明受病之三纲，见证之五常，然后参详脉症以辨之。三纲者，房劳伤，思郁伤，药伤；五常者，骨蒸，咳嗽吐血，泄泻，男子失精，女子不月，此皆病本之常也。房劳伤者，作丧太过而伤其先天也。世俗谓之阴虚而实，兼阴中阳气，故曰先天。若云肾水受伤致病，则有实之精依然后天水谷所化，安得谓之先天乎？惟素禀虚寒，阳气不振，恣饵金石，热毒入于肾脏，耗真阴者，乃为阴虚。其症皆从下而上，由肾肝而至于脾，或先失血，或见遗精，次见咳嗽骨蒸等症。真阳亏者，乏气少食，后见泄泻而危；真阴亏者，强中热中，必发痈肿而毙。故治本病之阳虚，八味肾气丸、异功、保元等剂；兼外感者，黄芪建中汤；病本之阴虚，六味、都气、补阴、虎潜之类；兼客邪者，小建中加丹皮；先吐血者，为荣血受伤，黄芪建中加当归；先遗精者，为封藏不固，桂枝加龙骨牡蛎汤。虽有外邪，无逾上法，但须参酌之盛衰，从多从少，以为活法可也。思郁伤者，是神气受困，七情之火交煎，真阴不久告匮，岂药石之所能疗哉？惟早适其志为第一义。此病起于肾，关于心，而迫伤肝及脾，再交水火谓之。七情初起，骨蒸干咳，继则亡血失精，女子不月，至死而面色不衰，以其阴火蒸腾津液于上，所以肢体日削，神采愈鲜，不似房劳之精气先伤而形神枯索也。在初起真阴未耗时，急宜调治，如地黄丸、逍遥散、归脾汤之类。若经闭不行，气体尚强，可用玉烛散疏涤其热，次以金匮下瘀血丸、归脾汤下之；倒经血溢于上者亦然。男子失血遗精，都气丸加鳔胶与四乌鲗①骨一芦茹丸间服。有外感者，通宜小建中汤加大剂丹皮服，热不除合当归补血汤自止。若误与羌、防、升、柴等药，多致昏热痞闷，变害不测，慎之慎之。医药伤者，表邪发散不清，病留肺络而致咳嗽缠绵，医者不察，误认阴虚肺热，而与寒凉清肺，降火滋阴，其邪从皮毛入肺而及心肾，从上而下，亦有因寒凉而伤胃，胃输寒气于肺，感必先咳嗽而后寒热也。复有风

---

① 鲗：原作"鲫"，据《黄帝内经·素问》改。

热认作风寒，误投辛散而伤少阴之经者，必先咳唾脓血而后泄利。又有汗下太过，失于调养而成此，则荣卫受伤，必先微寒数热而后咳嗽，凡此皆能致虚。若于本门求治，百不一效，惟用伤寒搜涤之法庶或可图。但得形气未衰，脉证相符，纵加客证，亦有成法。如邪留肺络而喘咳不休，脉见浮紧浮数者，大小青龙、射干、麻黄选用；咳嗽有血者，和剂款冬散之类，服二三剂而见鼻塞声重似伤风之状者，此邪从上泄也，即以保元、异功，少加细辛调理气，兼六味加桂枝滋其下元；若服二三剂不应，反加喘嗽，脉疾或腹痛，声哑者难已。如寒凉伤胃，而咳嗽畏寒少食，气口脉见紧细沉弦，大剂桂枝人参汤，服四五剂而见下血或有积沫，小腹微痛，喜得温按者，邪从下泄也，小剂理中汤和之；七日不止者难治。风热认用辛温者，麻黄升麻汤、葳蕤汤、消风散，随轻重而施。以上等法，皆是因风寒久伏，故与兼客邪者同治；惟汗下太过者，当助正气，如十全大补汤、大建中、人参养营酌用。倘邪乘虚入而见表证，新加汤、桂枝加附子汤、柴胡桂枝汤，谅寒热施治可也。虚劳致病之因，不过阴阳气血而已。故凡治疗必察阴阳，如骨蒸劳热之晡发夜盛，善渴易饥者，阴虚也；昼日烦热，至夜稍安者，阳虚也。咳嗽咽干咳甚，略有兼痰者，阴虚也；咳嗽清痰，嗽盛则呕水者，阳虚也。吐血丝紫赤脓厚光泽，或有结块星缕者，阴虚也；血色晦淡无光，吐久不凝，或虽瘀结多带痰水者，阳虚也。泄泻臭秽，身热烦渴，或兼脓血者，阴虚也；泻下纯清水或白沫者，阳虚也。失精梦寐不宁，二便引急，阴虚；阴头寒而精出不知，或溺后常有滑精者，阳虚也。经闭，发热咳嗽，五心烦热者，阴虚也；少腹引痛而背微恶寒者，阴气有余，循经不乘阳位，必有干血，若经虽不行，但少食倦怠，腰腹不痛者，阳虚也。阳虚则气衰不能生血，经虽不通必无结血，此病机之最要者也，勿以其繁而忽之。大都阴虚则热，阳虚则寒，阴阳俱虚，则寒热之症错杂而见，又当审其偏胜而为处方。设不知此目，以不寒不热之剂投之，则偏者愈偏，胜者愈胜，永无均适之期矣。故智者临病，务在调其所偏，察其所变，诊察之际，其脉忽然鼓大，证异平时，便当推原饮食起居，以辨有无客邪之应。又有忽然恶寒发热，脉无常候，乃阴阳倚伏，亢极反害，大虚之症，岂可认风寒而与开泄，不旋踵于告变矣。历观此症，但阳虚可服参芪者，十全五六；阴虚不服参芪者，十难救一。若年在三十向外者，其人质干已固，尚可斡旋；如在二十上下，非特筋骨柔脆，抑且性情难制，虽极力图治，终难见效也。

脾肾虚损

李士材曰：夫人之虚不属于气，即属于血，五脏六腑莫能外焉。而独举脾肾者，水为万物之元，土为万物之母，二脏安和，一身皆治，百疾不生。夫脾居土德，脾安则土为金母，金实水源，且土不凌水，水安其位，故脾安而肾愈安也。肾兼水火，肾安则水不挟肝上泛而凌土湿，火能益土，运行而化精微，故肾安而脾愈安也。孙思邈云：补脾不如补肾。许学士云：补肾不如补脾。两先生深知二脏为生人之根本，又知二脏有相赞之功能，故其说似背其旨，实同也。救肾者必本于阴血，血主濡之，血属阴，主下降，虚则上升，当敛而抑，六味丸是也。救脾者必本于阳气，气主煦之，气为阳，主上升，虚则下陷，当升而举，补中益气汤是也。近世治痨，专以四物汤加黄柏、知母，不知四物皆阴，行秋冬之气，非所以生万物者也。且血药常滞，非痰多食少者所宜，血药常润，久行必滞滑肠。黄柏、知母其性苦寒，能泻实火，名曰滋阴，其实燥而损血，名曰降火，其实苦先入心，久而增气，反能助火，至其败胃，所不待言。丹溪有言：实火可泻，虚火可补。痨症之火虚乎实乎，泻之可乎？矫其偏者，辄以桂附为家常茶饭，此惟火衰者宜之，若血气燥热之人，能无助火为害哉？大抵虚痨之症，疑难不少，如补脾保肺，法当兼行。然脾喜温燥，肺喜清润，保肺则碍脾，补脾则碍肺。惟燥热而甚，能食而不泻者，润肺当急，而补脾之药亦不可缺也。倘虚羸而甚，食少泻多，虽喘嗽不宁，但以补脾为急，而清润之品宜戒矣。脾有生肺之能，肺无扶脾之力，故补脾之药，尤要于保肺也。常见痨症之死，多死于泄泻，泄泻之因，多因于清润，司命者能不为之兢兢耶？又如补肾理脾，法当兼行。然方欲以甘寒补肾，其人食减，又恐不利于脾；方欲以辛温快脾，其人阴伤，又恐愈耗其水；两者并衡，而较重脾者，以脾土上交于心，下交于肾故也。若肾大虚而势困笃者，又不可拘，要知滋肾之中佐以砂仁、沉香，壮脾之中参以北味、肉桂，随时活法可耳。又如无阳则阴无以生，无阴则阳无以化，宜不可偏。然东垣曰：甘温能除大热。又曰：血脱补气。又曰：独阴不长。春夏之温可以发育，秋冬之寒不能生长，虚者必补以人参之甘温，阳生阴长之理也。且虚痨症受补者可治，不受补者不治。故葛可久治痨神良，素著所垂十方用参者七，丹溪专主滋阴，所述治痨方案用参者亦十之七，不用参者非其新伤，必其轻浅者耳。自好古肺热伤肺，节斋服参必死之说，印定后人眼目，甘用苦寒，直至上呕下泄，犹不悔悟，良可悲已。幸李濒湖、汪石山详为之辨，而宿习难返，贻祸未已。不知肺经自有热者，肺脉按之而实，与参诚不相宜。若火来乘金，肺脉按之而虚，金气大伤，非参不保。前哲有言曰：土旺而金生，勿拘拘于保肺水壮而火熄，毋汲汲于清心可谓洞达。《内经》之旨，深窥根本之治者也。

养荣归脾治虚损变方

冯兆张曰：正气强旺则外无感冒之虞，脾胃健行则内无停食之患，七情无过则神无损伤之失，如是百病何由而作也。故百病之作，必由正气之虚，治者求其所因以调之，则百病不攻而自退矣。盖人之躯壳，犹屋之墙垣也；人之肠胃，犹屋之内房也；人之气血，犹屋之家人也。墙垣不固，盗贼乘虚而入，自宜谨守房户，广集家人，则盗贼焉能为患？自当潜踪远遁矣。若不知所重，妄行驱逐，故用大汗以耗其表者，如自破其墙垣者也；用迅下药以竭其里者，如自毁其房户者也；用消克药以伤其气血者，如自杀其屋中家人者也。况有劳苦内伤中气而不能纳下焦阴火以发热者，误用发散之药以汗之，则益耗其阳而愈竭其阴；如中气不健运而不思饮食者，误用克伐之药以消之，则愈伤中气而益增痞闷，耗其阴而发热不已者；再加发散寒凉，中气虚而痞闷不食者；再加消导克削，则已伤已弱之元气，何当无凭无据之妄攻，正微不能主宰，必随药力而变生他症，名治病而实做病，似救生而实伤生也。张以养荣归脾之意合成一方，名为养荣归脾汤，滋阴即所以发汗，导火即所以除热，固正即所以祛邪，补心即所以养胃，益火即所以补土，清肺即所以纳气，降浊即所以升清。五脏既和，百骸俱健，自能神清思食而愈矣。

养荣归脾汤

生地八钱　枣仁二钱　白术三钱　白芍一钱二分　茯神一钱五分　牛膝二钱　麦冬二钱　五味子六分　肉桂八分　莲肉二钱　灯心一十节

诸病久病不愈成痨

石临初曰：人之死生寿夭，观察平日形神性情可知。观天地之所以生万物者，必得春生夏长生阳畅达之气而生，生申也；若得秋冬肃杀阴凝闭藏之气而死，死止也。第草木之死为止，即谓之伏气，为来春生发之基。人之性情最喜畅快，形神最宜焕发，如此刻刻有长春之性，时时有生长之情，不惟却病，可以永年。若人平日无事而忧思沉想，默默无言，面容黯惨，眉宇不舒，人以为老诚忠厚，不知胸中之杀机日甚，已现于形容矣。即坐卧欢乐之场反生暴怒，即处于富贵之境略无喜色，所谓抑郁成痨，多气成痨，久嗽成痨，积热成痨，久疟成痨，久病日远成痨，伤风不醒成痨，产怯成痨，传染习气成痨，小儿疳疾成痨，疳嗽成痨，穷思积想成痨，酷饮成痨，过欲成痨，悭恪刻剥成痨，男女过时失配成痨。须知致痨之因不一说，不外性情之执滞习染而成，多致不治者。何也？药能疗病补虚，不能移情易性故也。

不居上集卷之十二终

不居集上集卷之十二

不居上集卷之十三目录

不居上集卷之十三

歙岭南吴澄师朗著辑　休阳程芝云　芝华同校刊

血症八法扼要

总论

吴澄曰：夫血者，水火合德而生，其形象天一之水，其色法地二之火，取水之精以为体，合火之神以为用，人赖以有生，其出入升降濡润宣通者，由气使然也。故气即无形之血，血即有形之气。经曰：血之与气，异名同类是也。然人之一身气血不能相离，气中有血，血中有气，气血相依，循环不息。凡血之越出上窍者，皆气为之也。先贤立论，治法不一。或主温补，或主寒凉，或以活血行气，或以滋阴降火，或以心肾为主，或以脾胃为急，或主润肺，或主疏肝，有是病用是法，非漫然也。无如时师，不察不明。夫寒热虚实之旨，欲用温补，畏其助火添邪；欲用寒凉，畏其血凝不散；活血行气，又恐伤其真元；滋阴降火，又恐伤其脾胃。心阳肾阴不分，脾胃勇怯罔顾，润肺难痊，疏肝恐误，药饵妄投，希图侥幸，未有能毅然独断于中者也。余历练数十年，见症甚多，务求其要，昼夜苦思，深知根底，立为八法。以气为主，贯通寒热虚实，经纬其间，条分缕晰，开卷了然。以见气虚者宜补，气陷者宜升，气逆者宜降，气滞者宜行，外寒者宜散，内寒者宜温，虚火者宜滋，实火者宜清。当用寒凉者竟用寒凉，而无伤脾败胃之虞；当用温补者竟用温补，而无添邪助火之弊。活血行气，非活血行气则血不痊，滋阴降火，非滋阴降火则血不止。以心阳为主者，必当行阳固阴；以脾胃为急者，必当调和中土。当润肺则润肺，当疏肝则疏肝；确然可据，不致临症茫然，妄执臆见，歧中又歧也。

医易会参

吴澄曰：易之为道，至广至大，其于事事物物之理，大无不包，细无不入，虽非为医而设，而医之玄妙精微，实莫能外乎此也。古人有言，不知易者不足以言医，易理明则可以范围天地，曲成民物，通乎昼夜；医理明则可以宣节化机，调燮阴阳，拯理民瘼①。如失血一症，既立八法以扼其要，而又以八卦统之，何也？盖易之变化无穷，犹病之变化亦无穷也，易无定礼，病亦无定体。乾、兑、离、震、巽、坎、艮、坤，此八卦也，其参伍互换，八卦变而为六十四卦矣。气虚、气陷、气逆、气滞、虚火、实火、内寒、外寒，此扼要八法也。其标本虚实万有不齐，或一症而相兼，或数症而合并，则当以主卦为本，变卦为标。再相兼相杂者，为神明变化，亦可一而二，二而四，四而八，八八而六十四矣。推而广之，病情变迁反覆难测，亦如三百八十四爻，不外乎此矣。倘气虚而兼实火，则乾卦而变为天水讼，若兼虚火则变为天火同人；倘气逆而兼外寒，则震卦而变为雷风恒，若兼内寒则震卦而变为雷泽归妹矣。圣人作易，不过模写象数，顺其自然，而非有心要安排如此也。如先贤著书，亦不过标示法则而非有心执定某症，必用其药也。《易》曰：变而通之，存乎其人。

八卦统八法意义

乾，为天为圆，君象也。天包乎地，则阳统乎阴。气虚不能摄血者，乾卦统之。

---

① 瘼（音 mó）：指疾病、疾苦。

坤，为地为土，主载万物者也。中气有亏，如土德或渐。气虚下陷失血者，坤卦统之。

震，动也，其象为雷，东方属木。肝气上逆失血者，震卦统之。

艮，止也，其象为山，止而不移。气滞血凝失血者，艮卦统之。

坎者水也，阳卦也。得乾之正体，中含一点真阳。凡实火失血者，坎卦统之。

离者火也，阴卦也。得坤之正体，中含一点真阴。凡虚火失血者，离卦统之。

巽，入也，其象为风。凡属风寒外入失血者，巽卦统之。

兑，西也，其象为泽。凡属寒从内生失血者，兑卦统之。

凡治血症，不能脱此八法，乃总纲也。临症施治，察其果属何症，便知某卦所属，则用药不致狐疑，而胸中自有定见矣。

血症八法抉要总纲

气虚失血　有气虚，有气陷，乾坤二卦

吴澄曰：气为血母，血为气驱。今气虚而不摄，气下陷而不固，若不以甘温纯补之剂固而摄之，则气随血脱，更虚之甚也。气愈虚则血愈吐，血愈吐则气愈虚，何所底止，必先救本培元，乃克有济。若以为火而止之，鲜有不危者矣。

中气虚则不能摄血，宜补气温气，乾卦。

中气陷则自能脱血，宜补气升气，坤卦。

气实失血　有气逆，有气滞，震艮二卦

吴澄曰：实者泄之。气实者非正气实也，乃邪气火气实也；邪气火气实则血不循经而上逆，邪气火气实则血凝结而不行，当以苦寒泻火，辛温利气，方能止血。若姑息大过，因循畏攻，则

虚者益虚，而实者益实，终无愈时也。

气逆则血随气升，宜降气活血，震卦。

气滞则血随气积，宜利气行血，艮卦。

气寒失血　有内寒，有外寒，巽兑二卦

吴澄曰：气虚挟寒者阳气虚衰，真火不足也。盖火旺则能生气，火衰则中气虚馁，外来之寒不能拒，虚久之寒从中生，故亦有内外二症俱失血者焉。

内寒则阳虚而阴必走，宜引火归源，兑卦。

外寒则邪解而血归经，宜温表散寒，巽卦。

气热失血　有虚火，有实火，坎离二卦

吴澄曰：气有余即是火，非气之有余，实气之不足也。既变为火，则不得复名为气矣。宜参虚中之实，实中之虚。实火之血，顺气为先，气行则血自归经；虚火之血，扶正为先，气壮则自能摄血，勿谓均是火也。以虚为实，以实为虚，损不足而益有余，致犯虚虚实实之戒。

实火则热甚逼血而妄行，宜苦寒泻火，坎卦。

虚火则阳亢阴微而上泛，宜滋阴降火，离卦。

以上八法，各有所宜，随病所因，诸家之法，俱不可废。则寒热温凉，升降补泻之法，临症不惑，而诸法皆得为吾用矣。

宏格曰：人身俱赖于气，气聚则生，气散则死，气和则平，气郁则病。故经云：思则气结，惊则气乱，悲则气消，恐则气下。气行则行，气止则止，气有往必有来，有胜必有复，此一定之理也。气本于少阳而原于肾，肾藏精，气旺则精生。所以失血一症，皆统乎气，而其中经纬，以寒热虚实一理贯通，条分八法。又以各种血症汇为全书，以备参考。而下集外损门中，又分失血积瘀二卷。治血之法，可谓详且尽矣。

血症八法扼要症治

气虚不能摄血　乾卦统之

吴澄曰：天地之道，无形者依有形，有形者附无形，互相依附。天地之道，亦即气血之道也。气之离，未有不由于血之散，而血之脱，未有不由于气之虚。所以善治者不治其血，而嵩治其气，气旺则阳能统阴，而血自归经矣。

万物生成之道，惟阴与阳。非阳无以生，生者神其化也；非阴无以成，成者立其形也。人有阴阳，即为气血。阳主气，故气全则神王；阴主血，故血盛则形强。人生所赖，惟斯而已。然人之初生，必从精始。精之与血，似乎非类，而丹家曰：涕、唾、精、津、汗、血、液，七般灵物总属阴。由此观之，则凡属水类，无非六一所化，而血即精之属也。但精藏于肾，所蕴不多，而血富于冲，所至皆是。盖其源源而来，生化于脾，总统于心，受藏于肝，宣布于肺，施泄于肾，灌溉于一身，无所不及。故为七窍之灵，为四肢之用，为筋骨之和柔，为肌体之丰盛，以至滋脏腑，安神魂，润颜色，充营卫，津液得以宣通，二阴得以调畅，凡形质所在，无非血之用也。是以人有此形，惟赖此血。故血衰则形萎，血败则形坏。而百骸表里之属，凡血亏之处，则必随所在而各见其偏废之病。倘至血脱，则形何以立，气何所归，亡阴亡阳，其危一也。然血化于气而成于阴，阳虚固不能生血，所以血宜温而不宜寒；阳亢则最能伤阴，所以血宜静而不宜动。此盈虚消息之机，苟能察其精义而得养荣之道，又何血病之足虑者哉？

阳能统阴，气能摄血。凡气虚而不能摄血者，其脉必微弱虚软，精神疲惫，宜独参汤或人参饮子。

今人凡见吐血，喜用血分之药而不敢补气，恐助火也。人但知火克金，而不知气能胜火，人但知金生水，而不知气即是水。惟东垣有曰：甘温能除大热。参芪甘草除烦热之圣药，要知气旺自能摄血，阳生阴长一定之理也。故补气实有起死回生之功。

气虚血弱，当从长沙治法，血虚以人参补之，阳旺则生阴血也。

忧思过度损伤心脾，以致吐血咯血者，其病多非火症，或常见气短气怯，形色憔悴，或胸怀郁结，饮食无味，或腹虽作饥而不欲食，或神魂惊困而卧不安，是皆中气亏损，不能收摄所致。速宜救本，不得治标，惟五福饮、五阴煎之类。

徐东皋论王节斋曰：凡酒色过度，损伤肺肾真阴，咳嗽吐痰，吐衄咳咯血等症，误服参芪等甘温之药，则病日增，世人不识，往往服之致不救者多矣。噫！此一隅之说，非天下之通论，甫论节斋议论多长而独短于此，何则？凡诸失血症因火盛妄行，不宜于甘温者，理固然也。其虚火有体气弱甚者，宁有不用参芪者乎？葛可久治大吐血后独参汤一味服之，所以治其虚也。经云：虚者补之，是以臞仙集之以为《十药神书》。今之治劳怯吐血，立有起死回生之效，然则彼以独参汤者何其神欤。又如丹溪治一人劳嗽吐血，用人参、黄芪、白术、茯苓、百合、阿胶、白芍、桑白皮、杏仁、贝母、瓜蒌、海石、五味子、天冬而愈。又如《局方》人参汤专治胃弱吐血衄血之症，然则彼皆非欤。大抵用药补泻，宜审人虚实则无施不当，何甘温之必不可用哉？

刘忠厚云：血者神气也，持之则存，失之则亡。是知血盛则形盛，血衰则神衰，神静则阴生，形役则阳亢，阳盛则阴必衰。但何以言阳旺而生阴血也，盖谓气之常阴，从乎阳，随气运行于内，苟无阴以羁束，则气何以树立？故其致病也易，其治也难。以其比阳常亏而又损之，则阳亢阴泛矣。

凡暴吐暴衄，失血如涌泉，多致血脱气亦脱，危在顷刻者，此其内伤败剧而然。当此之际，速宜以气为主。盖有形之血不能即生，无形之气所当急固，但使气不尽脱，则命犹可保，血渐可生。宜急用人参一二两，为细末，加飞罗面一钱许，或温水，或井花水，随其所好，调和稀糊，徐徐服之。或浓煎独参汤徐徐服亦可。此正血脱益气，阳生阴长之大法也。

元气、谷气、营气、清气、胃气，生发诸阳上升之气，此六者皆饮食入胃，谷气上行之别名，其实一也。百病之源皆由于此。故经言：五脏之气已绝于外者，是六腑之元气也。气伤脏乃病，脏病则形乃应，是五脏六腑皆不足也。惟阴火独旺，上乘阳分，故营卫失守，诸病生焉。其中变化，皆由中气不足乃生发耳。

积劳吐血久病之余，吐血多而久不止者，并用独参汤。

血从九窍齐出，乃血脱也。发灰、大蓟汁、人参汤调服止之。血溢或被触伤破出，遂如涌泉不止，惟用十全大补汤频频多服之。

气下陷则脱血　坤卦统之

吴澄曰：凡血越出上窍皆阳盛阴虚，有升无降也，何则？血不自行，随气而行，血不自止，随气而止。今气下陷而不能上升，则血亦当下脱而不应上越。殊不知有劳伤肺气，郁结伤脾气，气不上升，而血无所统，则亦有上越者，岂可执定下陷而不上脱之说乎？

气为生阳，血为死阴，统运血脉，周流全体者，营气也。故经曰：营行脉中，血随气配。今气虚则下陷，血无统摄，反上脱溢，若求血属之药治血，血终不止，惟以人参养营汤重用参芪，升举脾胃之气，则血可立止，有旋转造化之妙。

素多劳倦思虑，或善呕吐，或善泻泄，而忽致吐血下血者，此脾虚气陷不能摄血，非火症也。宜六味回阳饮，大加白术主之，切不可用清凉等药。

气陷而兼气滞者，宜归脾汤。

阳分不足者，宜理中汤或理阴煎。

劳伤过度，气陷于血，食少不眠，发热体倦，怔忡健忘惊悸，脾虚不统，当以参芪补气为主，气壮则能摄血，血自归经。所谓归经者，非谓已离经之死血复还本经，惟调和气血，使好血有所依归，不致上溢耳。宜归脾汤。

今人见吐血，只知用降药，而不敢用升提，盖血已上越，清降犹恐不止，而再提补不益甚乎？不知有一种劳伤之人，中气下陷而吐血者，徒用归脾无益。如薛立斋治星士张东谷与补中益气汤。见血症医案。

薛氏治一童子发热吐血，用补中益气汤。见薛新甫治法。

李士材治章鲁斋吐血发热，用补中益气汤。见血症医案。

气逆则血随气升　震卦统之

吴澄曰：血以下行为顺，上越为逆。然血之逆皆由于气之逆也。气逆者宜降，降则气顺，而血自宁矣。虽然有说焉，降气行血，此特八法中之一法耳。人之虚实寒热，万有不齐，表里阴阳，当分类治。虽同一失血症而治之之法不同，常酌其中有可降不可降之因，不可遂谓失血一症，辄云气逆，尽可降而降之也。

东垣曰：经云：怒则气逆，甚则呕血，暴瘅内逆，肝肺相搏，血溢口鼻。

又曰：伤寒家衄血，仲景言不可发汗，盖为脉微也。若浮紧者，麻黄汤；浮缓者，桂枝汤；脉已微者，二药俱不可用，宜黄芩芍药汤主之。杂病见血多责其热，如衄血出于肺，以犀角、升麻、栀子、黄芩、白芍、生地、丹参、阿胶之类主之；咯唾血者出于肾，以天门冬、麦门冬、贝母、知母、桔梗、百部、黄柏、远志、熟地黄之类主之；痰涎血者出于脾，葛根、黄芪、黄连、白芍、当归、甘草、沉香之类主之；呕吐血出于胃实者，犀角地黄汤主之，虚者小建中加黄连主之。血症上行，或呕或吐，皆逆也，若变而为下行为恶痢者，顺也。血上行为逆，其治难；下行为顺，其治易。故仲景云：蓄血症下血者，当自愈也。与此意同。若无病之人，忽然下痢，其病进也。今病血逆上行，而复下行恶痢者，其邪欲去，自知吉也。经曰：诸见血身热脉大者难治，是火邪胜也；身凉脉静者易治，是正气复也。故《脉诀》云：鼻衄吐血沉细宜，忽然浮大即倾危，此之谓也。

李士材曰：上盛下虚，法当顺气，气降则血自归经矣，宜苏子降气汤。脉来微软，精神困倦，是气虚不能摄血，宜人参饮子，或独参汤。脉素有力，精神不倦，胸中滞痛，或吐块血，用生地、赤芍、当归、丹皮、丹参、桃仁、大黄之属，从大便导之。血以上出为逆，下出为顺，苟非大虚泄皆当行之，以转逆为顺，此釜底抽薪之妙法。若吐血已多，困倦虚乏者，不可行也。吐多而急欲止之，生地、当归、丹皮、赤芍煎汤，入藕汁、童便各一钟，血余灰二钱，墨汁五分，调均热服。怒气伤肝者，丹皮、白芍、木香之属。劳心者，莲子、糯米、柏仁、远志、枣仁、茯神之属。酒伤者，荆芥、茅花、侧柏之属。饮食伤者，白术、陈皮、甘草、谷芽、砂仁之属。吐血色黯，脉迟而寒者，理中汤。劳力者，苏子降气汤加阿胶，或以猪肺煮熟，蘸白芨末食之。

气逆于上，血随气乱，吐血不止，宜用降气不降火之法，气顺而火自熄，血自宁。

怒气伤肝动肝火，则火载血上，动肝气，则气逆血上奔，所以皆能呕血。

肝气逆者，必有胸胁胀满痛等症，宜白芍、生地黄、青皮、枳壳、贝母、泽泻之类，行其气而血自清。

气逆于脏则血随气乱，错经妄行，然必有气逆喘满，或胸胁胀痛，或尺寸弦长等症，此当以顺气为先，宜青皮、陈皮、苏子、泽泻之属。气逆兼火，佐以平肝，宜栀子、白芍之属。气逆无火，当行阴滞，宜香附、乌药、郁金、干姜之属。然必气逆多实者，乃堪用此，其或实中有虚不堪消耗者，或宜暂用，不可不审。

胃虚不能传化，其气逆上亦能吐衄，木香理中汤、甘草干姜汤。凡出血诸症，每以胃药收功。

上盛下虚，有升无降，血随气逆吐衄者，法当顺其气，气降则血自归经矣。宜苏子降气汤加人参、阿胶各一钱，下养正丹。

凡怒气动肝火盛者，必有烦热脉症，降火而血自清，气逆者必兼胸胁痛满，行气而血自止。

有病因怒而怒气已散者，不得再加行散以伤其气；或肝火已平，不得过用苦寒再损元阳。且凡肝气为邪，每多侮上，故常致脾胃受伤及营血失守等症。若察其无胀无火，脉虚神困而血有妄行者，此其病伤在脾，治当专理中气，宜五阴煎、五福饮之类主之。或兼火不生土，则理中汤、理阴煎之属皆不可少。勿谓始因怒起而专意伐肝也。

血从下出者顺，上出者逆。一应血上溢之症，苟非脾虚泻泄，羸瘦不禁者，当以大黄醋制，和生地汁及桃仁泥、丹皮之属引入血分，使血下行，转逆为顺，此妙法也。不知此而从事于芩连知柏之属，辅四物而行，使气血俱伤，脾胃两败。今之医治血症者，百岂有一生焉？

气逆有因怒伤肝木，则气菀于上，令人薄厥，宜沉香、木香、青皮、白芍、丹皮之属。

气滞则血随气积　艮卦统之

吴澄曰：气滞者血亦滞也。血不自行，随气而行，气滞于中，血因停积，凝而不散，愈滞愈积，愈积愈滞，若非降火以流动乎气，消瘀以活利乎血，则血终不止。然有因气而致血滞者，以行气为先，亦有因瘀而致气滞者，以活血为主，或兼清火，或兼温中，随其变而通之，是在用之者何如耳。

撄宁生治血溢、血泄诸蓄妄症，其始也予以桃仁、大黄行血破瘀之剂折其锐气，而后区别治之，虽往往获效，然犹不得其所以然也。后来四明遇故人苏伊举，问论诸家之术。伊举曰：吾乡有善医者，每治失血蓄妄，必先以快药下之。或问失血复下，虚可以当？则曰血既妄行，迷失故道，不去蓄利，瘀则以妄为常，曷以御之，且去者自去，生者自生，何虚之有。

又曰：妇人之瘀血也，经水蓄而为胞胎，则蓄者自蓄，生者自生。及其产育为恶露，则去者自去，生者自生。其酝而为乳，则无复下满而为月矣。失血为血家妄逆，产妇为妇人常事，其去其生则一也。失血家须用下剂破血，盖施之于蓄妄之初，亡血虚家不可不戒之于亡失之后。

因火郁不散致血留滞者，惟于四物汤加炒山栀，大能清胃脘之血。

诸虚吐衄等血症药中，每入童便半合，其效甚速，或单用童便，无不应效。盖溲溺降火滋阴，又能清瘀血止吐衄诸血。先贤有言，凡诸失血服寒凉药者十无一生，服溲溺者百无一死，其言信矣。一名回轮汤，一名还元汤，但取十二岁以下无欲者，绝其烹炮咸味，令其洁净，多与饮米汤水以助水道，既绝厚味，况吃汤水之多溺下无力，亦当与以淡肉味清饮食。凡溺下却以磁器盛之，少顷，每一钟少入姜汁二三点，搅匀，徐徐服之，日进二三次。如天寒却以重汤温之服，此但以饮食相远为妙。

李时珍曰：小便性温不寒，饮之入胃，随脾之气上归于肺，下通水道而入膀胱，乃其旧路，故能治肺病引火下行。其味咸而走血，故治血病当热饮，热则真气尚存，其行自速，冷则惟有咸寒之性而已。若炼成秋石，真元之气渐失，不及童便多矣。

凡大吐血不止，以干姜一味，炮为末，吸血归经，童便调服。从治之法，可见止血之味。干姜亦为吐血要药，不专寒凉冰凝也。

暴吐紫血一碗者无事，吐出反好，此热伤死血在肝中，宜服四物解毒之类。

侧柏叶捣烂，以童便二分，酒一分，和而温服之，大能止血。

气有余便是火，血随气上，补水则火自降，顺气则血不升，改生地、牛膝、丹皮补水之药也。童便者浊阴归下窍，兼有行瘀之能，藕节汁者达血使无滞，兼有止涩之力。

脉来沉实，腹中满痛为蓄血，当归、红花、桃仁、赤芍、降香、玄胡、蓬术之类。

虚火则阳亢阴微而上泛　离卦统之

吴澄曰：血不自动也，因火而动，火不自生也，因气而化。气化为火，气愈虚矣；火动乎血，则血又更虚矣。虚火宜补不宜泄，宜滋不宜凉。盖缘病起真阴亏损，虚火上炎，当峻补其阴，使水升火降，兼补其肺，使金水相生，得安其位，则血自宁矣。

虚火之症，必察其虚中有实者乃为易治，何则？虽元气本虚，而或大便不作泄，或脾胃健而多食，或脉有力精神壮旺，或初起根本未摇，或虚中有实，便可放心清解。若不如是而又虚中挟火，清之不可，温补不能，胃气将败，生机已穷，极难措手。

虚中有实，治宜以补为主，而不得不兼乎清，如加减一阴煎、保阴煎、天王补心丹、丹溪补阴丸之类。

实中有虚，治宜以清为主，而酌兼乎补，如大补阴丸、徒薪饮、清化饮之类。

虚中之实，实中之虚，本无限则。故不得谓热者必无虚，虚者必无热，但微虚者宜从微补，微热者宜从微清。若热倍于虚而清之不及，渐增无害也；若虚倍于热而清之太过，则伐及元阳矣。

口鼻失血，多因二火逼迫而妄行诸窍也，宜以一阴煎加清降等剂为主。盖血随气上，则有升而无降，故惟补阴益阳则火升气降而血自静矣。

肝火内盛，或见烦热，脉弦数者，宜白芍、生地、丹皮、栀子、泽泻、芩、连之属，降其火而血自清。

凡血因火动，根本未亏，则不得不于滋阴降火药中兼以清之。如黄芩、桑皮清肺火，黄连清心火，石膏清胃火，栀子、龙胆清肝火，黄柏、知母清肾火，贝母、枇杷叶、竹叶、瓜蒌清痰火。惟火之偶甚者宜之，但去其火，自无不愈，而非久用、常用之剂也。

咳嗽见血，多是肺受热邪，气得热而变为火，火盛而阴血不宁，从火上升，故治宜清火滋阴，忌用甘温之药。

吐血咯血，凡因劳损而脉气静或脉微弦无力，既非火症，又非气逆，而血有妄行者，此真阴内损，络脉受伤而然。惟用甘醇补阴培养脉络，使营气渐回而血自安矣。宜一阴煎、左归饮、六味地黄汤、小营煎之类。若虚在气分者，宜五福饮或大补元煎为最佳。此等症候最忌寒凉，亦忌行散，皆非虚损所宜也。

凡吐血咯血，兼口渴咽痛，躁烦喜冷，脉滑便实，小水赤热等症，此水不济火，阴虚阳胜而然。治当滋阴壮水，微佐清凉，宜二阴煎、四阴煎，或加减一阴煎、生地黄饮子、天门冬丸之类。若不甚者，惟一阴煎、左归饮、六味地黄汤之类。此等症候，大忌辛温，如芎、归、芪、术、杜仲、香附、砂仁、姜、桂之类皆所当避。

真阴失守，血随火沸，则参、附辛温之药最不相宜，当以六味地黄汤加五味子滋其化源，其血自止。

胃中实火，令人吐血，肾经虚火冲上，亦令人吐血。若错认治，以虚为实，则胃气益伤，胃伤则无以输精于肾，而肾水益虚，肾火益炽，吐血无已时也。治当峻补肾水，水足而火不上沸矣。宜六味加麦冬、五味子，大剂饮之。

实火则热逼血而妄行　坎卦统之

吴澄曰：火者，阳气也。火得其正则为气，气失其正则为火，有虚焉，有实焉，不可不察也。虚火之血，则本于元气，元气既虚而乃攻之泻之，非挺即刃矣。实火之血乃病之标，误以为本而温之补之，则燎原莫遏矣。虽然实火失血必有实火之症，实火之脉确辨明白，不妨放手，如苦寒犀角、大黄、芩、连之属在所必用，不必畏忌。若因循失时，喜补惮攻，则真阴败亡，卒难救矣。

《病原式》曰：血溢者上出也，心养于血，故热甚则血有余而妄行，或谓呕吐紫凝血为寒者误也，此非冷凝，由热销烁以稠浊而热甚，则水化制之，故赤并黑而为紫也。

澄按：吐血凝紫，有寒有热。三焦出血色紫不鲜，不可凉折，凝紫光明是为火逼，不可温燥。阳症血色鲜红，阴症血色猪肝。

王节斋云：大抵咳嗽见血，多是肺经受伤，气得热而变为火，火盛而阴血不宁，从火上升，故治宜泻火滋阴，忌用人参甘温之药。然亦有气虚而失血者，则宜用人参、黄芪、款冬花等药，但此等症不多耳。

火暴盛而根本无伤者，宜抽薪饮、徒薪饮，或黄连解毒汤之类主之。

胃火热甚而烦热作渴，头痛，脉滑，气壅而吐血不止者，宜白虎汤、抽薪饮之属。

胃火炽甚而兼阴虚水亏者，宜玉女煎。

阳明实热之甚而兼便结腹胀，气壅不降者，宜《拔萃》犀角地黄汤，或凉膈散，或桃仁承气汤。

上膈壅热吐血，脉洪大弦长，按之有力，精神不倦，或觉胸中满疼，或血是紫黑块者，用生地、赤芍、当归、丹皮、荆芥、阿胶、滑石、大黄、玄明粉、桃仁泥之属，从大便导之，此釜底抽薪之法也。

心气不足，吐血衄血者，《金匮》用泻心汤主之。大黄二两，黄连、黄芩各一两，水三升，煮一升，炖服之。此正谓手少阴心经之经气不足，本经之阳火亢盛无所辅，肝肺俱受其火而病作，以致阴血妄行而飞越。故用大黄泻去亢盛之火，黄芩救肺，黄连救肝，使之和平，则阴血自复而归经矣。

壮火食气是邪火燔炽，不独烁干肾水，而且涣散元气也。凡邪火猖厥之时，自非杯水可救，虽用六味地黄汤滋阴之药，尚恐不足，故加以知柏纯阴之品，逆而折之，庶得其平，水壮而火熄，火熄而金宁，嗽血等症自安矣。今时遵薛氏者，每以知柏为忌药，习河间、丹溪者又以参附为畏途，二者皆以病合药，非以药合病也。盖有是病则用是药，如大黄、巴豆有时建功，参、术、茯苓有时误事，是在通圆活法，运用之妙，在乎一心，故神无方而易无体也。虽然必先小心，然后可以大胆。若粗心浮气，认症未明，辄敢发药，是亦妄人也矣。

内寒则阳虚而阴必走 兑卦统之

吴澄曰：气不足便是寒，内寒者寒从中生也。营气虚散，上下膈绝，脉络不通，阴阳不相为守而血妄行也；亦有命门虚衰，逼其无根之火上泛；又或素禀薄弱，寒气渗入中焦。一当温补命门，导龙入海；一当温补中宫，吸血归经。若不知此而日从事于寒凉，误矣。

吐血不已则气血皆虚，虚则生寒，故用侧柏叶，柏叶生而西向，禀兑金之气而生，可制肝木，木主升，金主降，取其升降相配，夫妇之道，和则血得以归，藏于肝矣，故用为君。干姜性热，炒黑则止而不走，用补虚寒之血；艾叶之温能入内而不炎于上，可使阴阳之气反归于里，以补其寒；用二味为佐。取马通者为生血于心，心属午，故用午兽之通主降火消停血，引领而行为使。此仲景治吐血之准绳，可以触类而长之也。

血遇热则流通，故止血多用凉药，然亦有气虚挟寒，阴阳失守，营气虚散，血亦错行，所谓阳虚而阴必走耳。外必有寒冷之状，法当使血自归于经络，可用理中汤加南木香，或甘草干姜汤，其效甚著。

所吐之血色黑而黯，必停积失位之血，非由火逼而动也。或面白息微，脉见缓弱，身体清凉者，此必脾胃气虚不能摄血而然，皆非火症。若用凉血之剂，必致殆矣。《三因方》中用理中汤能止伤胃吐血，以其温中大能分理阴阳，安和胃气，故当用也。若察其虚在阴分，则又理阴煎为最。

阴阳虚实之机不可不审，如肾真阳不足，阳虚阴必走，以致吐血者，必下寒上热，当用八味丸引火归原。

阴虚火动者，肾中寒冷，龙宫无可安之穴宅，不得已而流行于上，故血亦随火而妄行。今用桂附二味纯阳之火，加于六味纯阴水中，使肾中温暖。如冬月一阳来复于水土之中，龙雷之火自然归就于原宅，不用寒凉而火自降，不必止血而血自归经矣。若阴中水涸而火炎者去桂附，而纯用六味以补水配火，血亦自安，亦不必去火，总以保火为主。

肾经吐血皆下寒上热，阴盛逼阳于上，非理中温中可治也。赵氏曰：理中者理中焦也，非下焦也。此系下焦两肾中先天之真气，与心肺脾胃后天有形之体毫不相干，且干姜、甘草、当归等药俱到不得肾经，惟仲景八味肾气丸斯为对症。

血，阴之位也，静而定者，其常也。血，水之源也，行而下者，其常也。七情妄动，形体疲劳，阳火相逼，遂致错行，脉洪口渴便结者，宜行凉药。若使气血挟寒，阴阳不相为守，血亦妄行，必有虚冷之状，盖阳虚阴必走是也。宜理中加木香、乌药。

外寒则邪解而血归经　巽卦统之

吴澄曰：元气不充之人，营不能营，卫不能卫，表受重寒，里遏虚热，则营血为卫气所迫，中宫失守，脱出于外，当解表温散则血自止。然六淫中不独寒邪也，皆能令人失血。散见下集外损各门中，可备参考。

伤寒外感无汗之症，多有因衄而邪得解者，即所以代汗也，故谓之红汗，此伤寒治衄之法。赵氏深知其理，仿此以治吐血之症，用之皆一服而微汗愈，盖汗与血一物也。夺血者无汗，夺汗者无血。

外寒失血者为邪气不能发散，壅盛于经络，逼迫于血。因而吐者须当发散经中寒邪，或麻黄汤、桂枝汤治之。

吐衄血者，从下炎上之火，暑热燥火固宜有之，何得有风寒之症？曰：此六淫之气，俱能伤人。暑湿者十之一二，火燥者半，风寒者半，风寒内薄则中亦发燥火，而燥火之后，卒又归于虚寒矣。

感寒吐血，宜麻黄桂枝汤。见下集感寒类虚损门。

血症吐血、衄血、便血，其人阴虚阳走，其脉沉而散，其外症虚寒无热候，宜乌金丸散止之。法宜上用散，下用丸，次以木香理中汤加大七气汤，入川芎调苏合香丸温之。

吐血外感雨寒，身受寒气，口食冷物，宜温中散寒。

《统旨》云：吐血先哲皆以为热，其因于寒者，理亦有之，何则？寒邪属阴，人之营血亦属阴。古人云：风伤卫，寒伤营，各从其类。人果身受寒邪，口受寒气，邪入血分，得冷而凝，则被寒矣。在上则从口而出，在上则从便而出，若此者实病机之所有，乌得为尽无也。但其血色之黑，与吐血因热极而反兼水化者相似，兹则宜于脉症间求之。脉微迟而身清凉者寒也，脉洪数而身烦热者热也。寒则温之，热则清之，治法大不同矣。

东垣常治一贫士病脾胃虚，与补药愈后，继居旷室，卧热炕，咳而吐血。东垣谓此久虚弱，冬居旷室，衣服单薄，是重虚其阳，表有大寒，壅遏里热，火邪不得舒伸，故血出于口，当补表之阳，泻里之虚热。因想仲景伤寒脉浮紧，当以麻黄汤发汗而不与之，遂成衄血，却与麻黄汤立愈。与此甚同，因作麻黄人参芍药汤，一服而愈。

血症全书

经旨 帝曰：何谓血？岐伯曰：中焦受气，取汁变化而赤，是谓血。

帝曰：夫血之与气，异名同类，何谓也？岐伯曰：营卫者精气也，血者神气也，故血之与气异名同类焉。故夺血者无汗，夺汗者无血。

怒则气逆，甚则呕血。又曰：阳气者大怒，则神气绝而血菀于上，使人薄厥。

卒然多食饮则肠满，起居不节，用力过度则络脉伤。阳络伤则血外溢，血外溢则衄血；阴络伤则血内溢，血内溢则便血。

阳明厥逆，喘咳身热，善惊衄吐血。

夫伤肺者，脾气不守，胃气不清，经气不为使，真脏坏决，经脉傍绝，五脏漏泄，不衄则吐。

脉法 脉芤大为失血。清为血少。吐血唾血，脉弦小弱者生，实大者死。唾血脉紧弦者死，滑者生。脉得诸涩濡弱者为亡血。

太阳脉大而浮，必衄吐血。

失血诸症脉必见芤缓小可喜，实大堪忧。

血症之脉，寸脉盛者血必上溢，尺脉盛者血必下陷，两关盛者虚火附于血络，其脉故大。以其失血，经络已虚，其脉故空空大者，浮数而无力之象也。凡失血之脉，喜其微弱平缓，如急疾弦数而搏硬者，难治矣。

论血 时珍曰：血犹水也，水谷入于中焦，泌别熏蒸化其精微，上注于肺，流溢于中，布散于外。中焦受汁，变化而赤，行于隧道，以奉生身，是谓之血，命曰营气。血之与气，异名同类，清者为营，浊者为卫，营行于中，卫行于外，气主煦之，血主濡之，血体属水，以火为用，故曰气者，血之帅也。气升则升，气降则降，气热则行，气寒则凝。火活则红，火死则黑。邪犯阳经则上逆，邪犯阴经则下流。盖人身之血皆生于脾，摄于心，藏于肝，布于肺，而施化于肾也。

论精气神 精者神之本，气者神之主，形者神之宅。故神大用则歇，精大用则竭，气大劳则绝。是以人之生者神也，形之托者气也。若气衰则形耗而欲无病者，未之有也。夫有者因无而生焉，形须神而立焉。有者无之馆形者，神之宅也。倘不全宅以安生，修身以养命，则不免于气散归空游魂为变。方之乎烛，烛昼则火不居，譬之于堤，堤坏则水立涸矣。故神者魂也，魄者阴也。神能服气，形能食味。气清则神爽，形劳则气浊。故服气者千百不死，身飞于天；食味者千百皆死，形归于地。人之死也，魂飞于天，魄落于泉，水火分散，各归本源。生则同体，死则相捐，飞沉各异，禀之自然。譬如一根之木，以火焚之，烟则上升，灰则下沉，自然之理也。夫神明生化之本，精气者万物之体，全其形则生，养其精气则神全，神全则形全而无病可长生矣。

论血证

失血之症，有因火热大甚，逼血妄行者；有因风热拂郁，血动而溢者；有因气逆于脏，血随气乱者；有因脉络受损，营气不守者；有因元气积伤，血随气脱者；有因真阳衰弱，气血离根者。故失血虽一，其所因各异，不可不详辨也。火盛者，必有口渴、咽痛、烦躁、喜冷、脉滑、便实、小水赤热等证，宜察火之微甚而清之降之，或用釜底抽薪之法降火最捷。若兼阴虚水亏者，尤宜补益阴气，使水生则火自熄也。风热者，必有口干鼻燥、头晕或微恶寒发热等证，宜以辛凉之剂清之散之。若阴气素虚，内热生风者，必兼以甘寒之剂滋其燥气，使热退风清而已也。气逆者，必有胸胁胀痛，气逆喘满，或尺寸弦长等证，此当以顺气为先，盖气顺则血自宁也。其有病虽因怒而或逆气已散者，不得再加行散，以伤真气，但宜专理中气，使土厚则木不摇，且肝木为邪，每多侮土故也。劳损者，必有色弊神枯，气弱脉静，或微弦无力等证，大忌妄用寒凉以伐生气，又不宜妄用辛燥以动阳气，但宜纯甘至静之品培之养之，使损伤完固，则营气自然宁谧，不待治血而血自止矣。夫阳虚者，必有脉微厥逆，小水清利，大便不实等证，速宜引火归源，则血逆自已。若格阳于上而面赤躁烦者，必用热因寒用之法，以从治之，不然则格拒不入，切忌寒凉犯之则死。气虚者，火必不盛，气必不逆，但见脉弱倦怠，气短气怯，形色憔悴，或神魂不安等证，宜大补中州，使脾气盛则自能统血。若兼阳虚者，宜以温暖之剂补之；或暴吐暴衄，失血如涌泉，血脱气亦脱者，亦宜以大补元气为主。盖有形之血不能速生，无形之气①所当急固耳。但使气不尽脱，则命犹可保，血可渐生，此血脱益气、阳生阴长之道也。以上诸症，所因不同，治法亦异，医者体认既确，用法各当，何患乎血病之不易治哉？

治血当分轻重

吐血之病，当知轻重。凡偶有所伤而根本未摇者，轻而易治。但随其所伤而宜清则清，宜养则养，随药可愈，无足虑也。惟积劳积损以致元气大虚，真阴不守者，乃为危症。此惟不慎其初，所以致病于前，倘病已及身而犹不知慎，则未有能善其终者。凡患此者，非加意慎重而徒博药力以求免者，难矣。

治血求其源

失血于口者，有咽喉之异。盖上焦出纳之门户，惟咽喉二窍而已。咽为胃之上窍，故由于咽者必出于胃；喉为肺之上窍，故

---

① 气：原作"血"，据上句文义及医理改。

由于喉者必出于肺。然喉连于肺而实总五脏之清道，咽连于胃而实总六腑之浊道。此其出于肺者，人知病在五脏，而不知其血出于胃者，亦多有由乎脏者也。何也？观《内经》曰：五脏者皆禀气于胃，胃者五脏之本气也。然则五脏之气皆禀于胃，而五脏之病独不及于胃乎？今见吐血之症，古人云：呕血出于胃，而岂知其亦由乎五脏也。盖凡胃火盛而大吐者，此本家之病无待言也。至若怒则气逆，甚则呕血者，亦必出于胃脘，此气逆在肝木，邪乘胃而然也。又如欲火上炎，甚则呕血者，亦出于胃脘，此火发源泉，阴乘胃而然也。由此观之，则凡五志之火，皆能及胃，而血出于咽者，岂止胃家之病。但咳而出者必出于喉，出于喉者当察五脏；呕咯而出者必出于咽，出于咽者则五脏六腑皆能及之。且胃为水谷之海，故为多气多血之腑，而实为冲任血海之源。故凡血枯经闭者，当求生血之源，源在胃也；而呕血吐血者，当求动血之源，源在脏也。于此不明，济者鲜矣。

治血察虚实

血本阴精，不宜动也，而动则为病；血主营气，不宜损也，而损则为病。盖动者多由于火，火逼血而妄行；损者多由于气，气伤则血无以存。故有以七情而动火者，有以七情而伤气者，有以劳倦色欲而动火者，有以劳倦色欲而伤阴者。或外邪不解而热郁于经，或纵饮不节而火动于胃，或中气虚寒则不能收摄而注陷于下，或阴盛格阳则火不归源而泛溢于上，是皆动血之因也。故妄行于上则见于七窍，流注于下则出乎二阴。或壅瘀经络则发为痈疽脓血，或郁结于肠脏则留为血块血癥，或乘风热则为斑为疹，或滞阴寒则为痛为痹，此皆血病之症也。若七情劳倦不知节，潜消暗烁不知养，生意本亏而耗伤弗觉，则营气之羸，形体之敝，此以真阴不迹，亦无非血病也。故凡治血者当察虚实，是固然矣。实中有虚，则于疼痛处有不宜攻击者，此似实非实也；热中有寒，则于火症中有速宜温补者，此似热非热也。夫正者正治，谁不得而知之，反者反治，则吾未见有知之者，矧反症甚多，不可置之勿略也。

治血当察远近

凡血一咯一块，胃口血也，其所从来者近；痰中见血如玛瑙色而成块者，亦胃口血也，其所从来者亦近。二者势若可畏而犹可调理，法当任其自出。又必看其不鲜者旧血也，勿以药止之；其色鲜者新血也，所积者必不甚多，宜以药止之。盖旧血终不归经，不任其自出反致增剧；新血终当归经，若所出者多则损人矣，故宜药止之，以引血归经；此皆可以调理而愈也。若痰中见血，或一点之小，或一线之细，语其势似不足畏，而病根反深，此血非胃口血也，乃从肺脏出来，为虚所逼，血从痰出故也。其所以少者，何也？盖肺脏以气为主，本多气而少血，是以所出者亦少也。肺脏之血本少，又火逼而出之，则肺气枯而无以领一身之血矣。所害不亦大乎？

治血不可拘泥

世治吐血，用竹茹、地黄汁、藕汁、童便之类止血，此亦不可拘泥。如阳乘于阴，血得热则流散，经水沸溢，理宜凉解，以犀角、大黄之类。如阴乘于阳，所谓天寒地冻，水凝成冰，须当温散，宜干姜、桂、附、理中之类。

治血分八法

一曰降气。缘上盛下虚，气升不降，血随气上，越出上窍。法以苏子、沉香之类顺其气，气降则血自归经矣。

一曰导瘀。缘上膈壅热积瘀，紫黑成块，胸中满痛。法以熟地、桃仁、丹皮、枳壳之类导之，使下则转逆为顺矣。

一曰温中。缘衣冷食寒，渗入血分，血得寒则凝，不归经络而妄行，血出黯黑，色夭身凉。法以炮姜、肉桂之类温中和气，气温和则血自归经矣。

一曰温散。倘衣冷感寒色黯，发热身痛头痛，法以姜、桂、芎、苏之类温中散寒，寒去则血自归经矣。

一曰补气。缘人经气素亏，精神疲怠，阴阳不相为守，卫气虚散，营亦妄行。法以大剂参附之类以补元气，则气自能摄血矣。

一曰补益。凡失血人阴分亏损。法于四物汤中取一二味以为主药，或人参养荣汤、十全大补汤以培养之，则自阳生阴长矣。

一曰阻遏。血色红赤，逢黑则止，水克火之义。久而不止，法以百草霜、京墨、十灰散之类以控抑之，或花蕊石以消化之，庶不令上溢矣。

一曰升阳。缘阳气不升，血乃下漏。法以升、柴、荆、防之类升之，则血自安于故道矣。

澄按：血循气行，气升则升，气降则降，火气上升，逼于火则血上溢，湿气不行，滞于湿则血下渗。故治上溢无如降气，治下渗无如升阳。若瘀则消之，寒则温之，虚则补之，热则清之，大过则阻遏之，而总以甘温收补调理脾胃。此大法也。

四症五法

血有四症，曰虚，曰瘀，曰热，曰寒。治血之法有五，曰补，曰下，曰破，曰凉，曰温。

血虚者，其症朝凉暮热，手足心热，皮肤干涩，甲错唇白，或女子月事前后不调，脉细无力，法宜补之。

血瘀者，其症在上，则烦躁嗽水不咽，在下则如狂谵语，发黄舌黑，小腹满，小便自长，大便黑而少，法宜下之。在女子则停经腹痛，产后小腹胀痛，手不可按，法宜破之。

血热者，其症吐衄，咳咯溺血，午后发热，女子月事先期而来，脉来弦而数，法宜凉之。

血寒者，其症麻木疲软，皮肤不泽，手足清冷，心腹怕寒，腹有块痛，得热则止。在女子则月事后期而痛，脉细而缓，法宜温之。又有吐衄便血，久而不止，因血不能附气而失于归经者，当温脾肾二经。脾虚不能摄血，用姜、附以温中焦，肾虚不能归经者，用桂、附以温命门，此皆温之之法也。

治血三法

降气不降火，行血不止血，补肝不伐肝。

治法三方

初方釜底抽薪，中方调理脾胃，末方引火归源。

以上见下集失血类虚损

血症用药

凡治血之药为君为臣，或宜专用，或宜相兼，病有浅深，方有轻重，其间参合之妙固由乎人，而性用之殊，当知其类。

血虚之治有主者，宜熟地、枸杞、当归、鹿角胶、炙甘草之属，血虚之治有佐者，宜山药、山茱、杜仲、枣仁、菟丝子、五味子之属。

血有虚而微热者宜凉补之，以生地、麦冬、白芍、沙参、牛膝、鸡子清、阿胶之属。

血有因于气虚者宜补其气，以人参、白术、黄芪之属。

血有因于气实者宜行之降之，以青皮、陈皮、枳壳、乌药、沉香、木香、香附、瓜蒌、杏仁、前胡、白芥子、海石之属。

血有虚而滞者宜补之活之，以川芎、牛膝、当归、熟地、醇酒之属。

血有寒滞不化及火不归源者宜温之，以附子、肉桂、干姜、姜汁之属。

血有乱动不宁者宜清之和之，以茜根、山楂、丹皮、丹参、贝母、童便、竹沥、竹茹、百合、茅根、侧柏、藕汁、荷叶、柿霜、桑寄生、韭汁、萝葡汁、飞罗面、黑墨之属。

血有大热者宜寒之泻之，以黄芩、黄连、黄柏、知母、玄参、花粉、石膏、栀子、龙胆草、苦参、桑白皮、香茹、犀角、童便、青黛、槐花之属。

血有蓄而结者宜破之逐之，以桃仁、红花、苏木、元胡、三棱、莪术、五灵脂、大黄、芒硝之属。

血有陷者宜举之，以升麻、柴胡、川芎、白芷之属。

血有燥者宜润之，以乳酪、酥油、蜂蜜、天门冬、柏子仁、肉苁蓉、当归、百合、胡桃肉之属。

血有滑者宜涩之止之，以棕灰、发灰、白芨、人中白、蒲黄、松花、百草霜、百药煎、诃子、五味子、乌梅、文蛤、续断、椿白皮之属。

血有涩者宜利之，以牛膝、车前、茯苓、泽泻、木通、瞿麦、益母草、滑石之属。

血有病于风湿者宜散之燥之，以防风、荆芥、干葛、秦艽、苍术、半夏、白术之属。

心经失血

心主血，凡因惊而动血者属于心，宜丹参、麦冬、山药、茯神、当归、生地主之，资成汤。

心主病者宜养荣，不宜耗散。若胸膈之间觉有牵痛，如缕如丝，或懊□嘈杂，有不可名状者，此病在心主胞络。茯苓补心汤、莲心汤、五神汤、泻心汤、天门冬汤。

肝经失血

肝藏血，因怒而动血者属于肝，宜柴胡、白芍、栀子、丹皮、生地、枣仁、沉香主之。

怒气伤肝，唇青面青脉弦，须用柴胡、栀子、清肝散。

凡肝火盛者，必有烦热脉症，降火而血自清；气逆者必兼胸胁痛满，行气而血自止。

凡胁肋牵痛，或躁扰喘息不宁，往来寒热者，此病在肝，宜疏利甘缓，不宜秘滞。赤茯苓汤、白芨、檞叶、畅郁汤。

脾经失血

脾统血，因思虑而动血者出于脾，宜石斛、干葛、生地、丹皮、甘草、茯苓、黄芪主之。

凡饮食无味，胸腹膨胀，不知饱饿，多痰涎者，此病在脾。

脾为后天之本，三阴之首也。脾气健则元气旺而阴自足，故血症中有脾虚者，当补脾以统其血。归脾汤，丹溪方。又方，理脾阴正方，柔脾汤，资成汤。

肺经失血

肺主气，因悲忧而动血者出于肺，宜二冬、二母、甘桔、黄芩之属主之。

伤肺者，脾气不守，胃气不清，经气不为，使真脏坏决，经脉傍绝，五脏泄漏，不衄则呕，宜理脾阴正方。麦冬饮子、侧柏散、绿云散、大蓟饮、人参救肺汤、天冬丸、资成汤。

肾经失血

肾主五液，因房劳而动血者出于肾，宜生地、远志、丹皮、茯苓、阿胶、知母、黄柏之属主之。

凡气喘声哑不出，骨蒸盗汗，咽干喉疼，动气忡忡者，此病在肾也。

肾为先天之本，二阴之根蒂也。肾水足则龙火潜而阴亦宁，故血症之中，有肾水虚者，当壮水以制其阳，有肾中之阳虚者，当益火以引其归。地黄煎、壮水丸、培土养阴汤。

胃经失血

胃为多气多血之腑，生血之乡，其吐出血色或赤或紫或鲜红，此胃经之血也。

中气失调，邪热在中而呕血者，宜犀角、地黄、丹皮、甘草、玄明粉主之。

若大呕大吐，烦躁大热，头痛不得卧者，此病在胃。

伤胃吐血，饮食太饱之后，胃中冷不能消化，便烦闷，强呕吐，使所食之物与气上冲，蹙因伤裂，胃口吐血色鲜正赤，腹亦绞痛，自汗，其脉紧而数者，为难治也。宜理中加川芎、干葛，或加川芎、扁豆。

阳盛阴虚失血

口鼻出血，皆系阳盛阴虚，有升无降，血随气上，越出上窍，法当补阴益阳，则血自归经也。

格阳虚火失血

格阳失血，多因色欲劳伤过度，真阳失守于阴分，则无根虚火浮泛于上，多见上热下寒，或头红面赤，或喘促躁烦，而大吐大衄，失血不止，但其六脉微细，四肢厥逆，或小水清利，大便不实者，此格阳虚火也。速宜引火归源，用镇阴煎、八味地黄汤之属，则火自降而血自安矣。若用寒凉，阳绝则死。

血逆上焦失血

血逆上焦，紫黑成块，或痛或闷，结聚不散，惟宜行散。大都治血之法多忌辛散，恐其能动血也。惟此留滞之血，则不妨用之，如四物汤加香附、肉桂、苏木、红花之属，无不可也。或服韭汁，亦善行瘀血。若火郁不散致血凝滞者，惟于四物汤加炒栀子，大能清胃脘之血。

火盛逼迫失血

凡火盛逼血妄行者，或上或下，必有火脉火症可据，乃可以清火为先，火清而血自安矣。宜芩、连、知、柏、玄参、栀子、童便、犀角、花粉、生地、白芍、龙胆草之属，择而用之。如阳明火盛者，须加石膏；三焦热极，或闭结不通，须加大黄；如热壅于上，火不能降者，于清火药中须加泽泻、木通、栀子之属。导之泻之则火可降，血可清也。然火有虚实，或宜兼补，或宜兼清，所当酌也。若假火作真火，则害不旋踵矣。

真阴内损失血

凡吐血咯血，因劳损而气虚脉静，或微弦无力，既非火症，又非气逆，而血有妄行者，此真阴内损，脉络受伤而然。惟用甘醇补阴，培养脉络，使营气渐固而血自安矣。宜一阴煎、左归饮、六味地黄汤、小营煎之类，酌而用之。若虚在气分者，宜五福饮，或大补元煎为最佳。此等症候，最忌寒凉，亦治行散，非虚损所宜也。

阴虚阳胜失血

凡吐血咯血，兼口咽痛，烦躁，喜饮冷，脉滑便实，小水赤热等症，此水不济火，阴虚阳胜而然。治当滋阴壮水，微佐清凉，宜二阴煎、四阴煎，或加减一阴煎、生地黄饮子、天门冬丸之类，察其脏气，随宜用之。若不甚热者，宜一阴煎、左归饮，或六味地黄汤之类。凡此等症候，大忌辛温，如参、芪、归、术、杜仲、破故纸、香附、砂仁、姜、桂之属，皆所当忌。

火热气盛失血

凡吐血全由火盛而逼血上行者，宜察火之微盛。若火微者，宜《局方》犀角地黄汤，或清化饮；若火暴盛而根本无伤者，宜抽薪饮，或黄连解毒汤、三黄丸之类主之。若胃火热甚而烦热作渴，头痛脉滑，气壅而吐血不止者，宜白虎汤，或抽薪饮。若胃火炽盛而兼阴虚水亏者，宜玉女煎。若阳明实热之甚，而兼便闭腹胀，气壅不降者，宜《拔萃》犀角地黄汤，或凉膈散、桃仁承气之类主之。然此病不多见，必审知的确，乃可用之，毋孟浪也。

真阴真阳失血

五脏之中，惟肾为真，此真水、真火、真阴、真阳也。人但知血之为血，而不知血之为水也。人身涕唾、津液、痰汗、便溺皆水也，独血之水随火而行，故其色独红。肾中之真水干则真火炎，血亦随火而沸腾；肾中之真火衰则真水盛，血亦无附而泛上，惟水火奠其位而气血各顺布焉。故以真阴真阳为主也。

假寒假热失血

凡肾经吐血者，俱是下寒上热，阴盛于下，逼阳于上之假症，世人不识而为其所误者多矣。吾独窥其微而以假寒治之，所谓假对假也。真阴失守，命门火衰，火不归源，水盛而逼其浮游之火于上，上焦咳嗽，气喘面红，呕吐痰涎，失血，此系假阳之症，须用八味地黄引火归源，用大热之药，倘有方无法，则上焦烦热正甚，复以热药投之，入口即吐矣。须以热药冷饮假寒骗之下嗌后，冷性既除，热性始发，而呕哕皆除。倘一服寒凉，顷刻危矣。

气郁失血

脉大发热，喉中痛者是气虚，用参芪蜜炙、黄柏、荆芥、地黄、当归、韭菜汁、童便，磨玉金饮之，其血自消。

澄按：此补中兼消滞而解郁之法也。

鬼击吐血

凡人梦中被刺杀杖打，诸般不祥，卒然吐血、衄血、下血甚多者，九窍皆有。宜用升麻、独活、续断、地黄各五钱，官桂一钱，为末。每服三钱，白汤调下，日三服。

各种失血 见下集湿门

治案

滑伯仁治一人病呕血，或满杯，或盈盆盏，且二、三年。其人平昔嗜市利，不惮作劳，中气因之浸损。伯仁视之，且先与八宝散，一二日黄芩芍药汤，少有动作，即进犀角地黄汤加桃仁大剂，稍减，服抑气宁神散，有痰用礞石丸。其始脉芤大，后脉渐平，三月而愈。屡效。

秀州进士陆迎忽得疾，吐血不止，气厥①惊颤，狂躁跳跃，双目直视，至夜深欲拔户而出。如是两夕，诸医尽用古方及单方极疗不瘳，举家哀祷。事观音梦授一方，但服一料当永除根，用益智仁一两，生朱砂二钱，青皮五钱，麝香一钱，为细末，灯心汤下。陆觉取笔记之，服之乃愈。

一人痨瘵吐血，取蓟草一斤，洗净，碎为末，入生蜜一斤，和成膏，以陶器盛之，不得犯铁器。日一蒸一曝，至九日乃止，名曰神传膏。令病人五更起，面东坐，不得语言，用匙抄药如食粥，每服四匙，良久呷稀粟米粥压之。药只冷服，粟米饮亦不可太热，或吐或下皆无害。凡久病肺损，咯血吐血，一服立愈。

蓟草状如茜草，又如细辛，婺台二州皆有之，惟婺州可用。

薛立斋治星士张东谷，谈命时出庭前吐血一二口，云久有此症，遇劳即发。余意此劳伤肺气，其血必散，视之果然。与补中益气加麦冬、五味、山药、熟地、茯神、远志，服之而愈。翌早请见，云服四物、黄连、山栀之属而倦更甚，得公一匕，吐血顿止，精神如故，何也？曰：脾统血，肺主气，此劳伤脾肺，致血妄行，故用前药健脾肺之气，而嘘血归源耳。

汪石山治一人年三十余，时过于劳，呕血甚忧，惟诊之脉皆缓弱，曰：无虑也，由劳倦伤脾耳。遂用参、芪、归、术、陈

---

① 厥：诸本皆作"蹙"，据文义改。

皮、甘草、麦冬等煎服之，月余而愈。越十余年，叫号伤气，加以过饱，病膈壅闷有痰，间或咯血噎酸，饮食难化，小便短赤，大便或溏，有时滑泄不止，睡醒口苦，梦多或梦遗。医用胃苓汤，病甚。汪诊之，或前大后小，或趹①或缓，或细或大，或弱或弦，并无常度，其细缓弱时常多。曰：五脏皆受气于脾，脾伤食减，五脏俱无所禀矣。故脉之不常，脾之虚也。药用补脾，庶知允当。遂以参、术为君，茯苓、白芍为臣，陈皮、神曲、贝母为佐，甘草、黄柏为使，服之泻止食进。后复伤食，前病又作，曰：再用汤药，肠胃习熟而反见化于药矣，服之何益？令以参苓白术散加肉豆蔻，枣汤调下。又复伤食，改用参术芍苓陈皮砂仁丸服，大便即泻，曰：脾虚甚矣。陈皮、砂仁尚不能当，况他消导药乎？惟节饮食以养之，勿药可也。

江汝洁治程石峰乃尊吐血，六脉俱浮大而无力则为虚。又经曰：浮而无力则为芤。又曰：大则病进。又曰：血虚脉大如葱管，据此则知心不主令，相火妄行，以致痰涎上壅，火载血而上行，且岁值厥阴风木司天，土气上应青在于肾，肾水既虚，相火无制，灾生无妄。治当滋血则心君得以主令，泻火则痰涎可以自除。以甘草四分，黄芪三钱，白芍、生地黄各一钱，川归五分，煎热服，一、二剂而愈。

江篁南治黄上舍，春初每日子午二时吐血一瓯，已吐九昼夜矣。医遍用寒凉止血之剂皆弗效，且喘而溺。诊之告曰：此劳倦伤脾，忧虑损心，脾裹血，心主血，脾失健运，心失司主，故血越出于上窍耳。惟宜补中，心脾得所养，血自循经而不妄行也。医投寒凉，所谓虚其虚，误矣。遂以人参五钱，白芍、茯苓各一钱，陈皮、甘草各七分，红花少许煎，加茅根汁服之。至平旦喘定，脉稍缓，更衣只一度亦稍结，是日血未动，惟嗽未止，前方

---

① 趹：（音 jué 决）：同快。下同。

加紫苑、贝母。又次日五更衄数点，加丹皮，寝不安加酸枣仁，夜来安静，血不来，嗽亦止。既而加减调理，两月而安。

生生子治一妇人吐红发热，经水二十日一行，或一月行二次，白带且多，胸膈饱胀，脉洪数。以丹参、生地、山栀子、白芍、小蓟、鹿角胶，水煎，临服加入童便一酒杯，二十剂而愈。

张景岳治倪孝廉者，年逾四旬，素以灯窗思虑之劳伤及脾气，时有呕吐之症，过劳即发。余尝以理阴煎、温胃饮之属随饮即愈。一日于暑末时，因连日交际，致劳心脾，遂上为吐血，下为泻血，俱大如手片，或紫或红，其多可畏。急以延余，而余适他往。复延一时名者，云：此因劳而火起心脾，兼以暑令正王而二火相济，所以致此，乃与犀角、地黄、童便、知母之属，药及二剂，其吐愈甚，脉益紧数，困惫垂危。彼医云：此其脉症俱逆，原无生理，不可为也。其子惶惧，复至恳余，因往视之，则形势俱剧，第以素契①不可辞，乃用人参、熟地、干姜、甘草四味大剂与之，初服毫不为动，次服觉呕恶稍止，而脉中微有生意，乃复加附子、炮姜各二钱，人参、熟地各一两，白术四钱，炙甘草一钱，茯苓二钱，黄昏与服，竟得大睡，至四更复进之，而呕止血亦止。遂大加温补调理，旬日而复健如故。

李士材治章鲁斋令郎，吐血发热，遗精盗汗，形肉衰削。先有医士戒之曰：勿服人参，若误服之，无药可救也。两月弗效，召李诊之。此脾肺虚之候，非大剂参芪不可。鲁斋骇然曰：前有医者戒之严甚，而兄用之甚多，何相悬也？曰：此能任，决效。否曰：不能也。李曰：请易参五斤，毋掣其肘，期于三月可以服绩。陈论甚力，鲁斋信而从之。遂用六君子，间用补中益气汤及七味丸治之，日轻一日，是如所约。

朱丹溪治一人年五十，患劳嗽吐血，用人参、白术、茯苓、

①　素契：素，向来；契，好友。素契，谓向来好友。

百合、白芍、红花、细辛、黄芪、半夏、桑皮、杏仁、甘草、阿胶、诃子、青黛、瓜蒌、海石、五味、天冬而愈。

咯血

咯血者，喉中常有血腥，一咯即出，其色或红或紫者是也，又如细屑亦是也。

滑伯仁曰：寒凉之溢水乃泻火也，温热之助火乃折水也。衄血，手阳明循手经上行，入清气道中，咯血乃入于所合也，所合肺也。

又曰：咯血为病，最重且难治者，以手太阴之经气多血少，又肺者金象，为清肃之脏，今为火所制，迫而上行，以为咯血，逆之甚矣。上气见血，下闻病音，谓喘而咯血且咳嗽也。

凡血不因咳嗽而咯出者为咯血，或色不一，或咯一二口，或二三口，却又不多，或带丝带屑，咯出均有之。此乃心胞络受伤，血随气逆火炎而咯出，或亦有时随痰咯出，乃劳烦思虑过度，非一日之所致。治宜固本养神，清热和血之剂，非病人坚心惜命，数月调摄，不能愈也。

治法三条

张景岳曰：清晨初起时，每于痰中有淡紫凝血，或块或片，常见数口者，此多以操心动火，或多思郁，或由过饮，但无咳嗽发热等症，即不足虑，此不过致动络血而然。天王补心丹、二阴煎。

王宇泰曰：咯血，不嗽而咯出血也。咯与唾少异，唾出于气，上无所阻，咯出于痰，气郁于喉咙之下，滞不得出，咯而乃出。求其所属之脏，咯唾同出于肾也。治咯血之方，宜用童便、青黛，以手足少阳、三焦与胆所合之相火，而姜汁为佐，用四物、地黄、牛膝等以补肾阴，安其血也。

《易简》曰：肺者清肃之职，主气。气分有火，则令人咯血，以桑皮、杏仁、苏子、青黛、二冬、枇杷叶之属降火下气，使不咯而血自安。如肺受火伤，久致痨瘵，用七珍散补土生金，加阿胶、钟乳粉以和血。

若食少痰多，咯血不止者，宜和中理阴汤加荷叶、枇杷叶；或脾肺气虚而咯血不止者，宜理脾阴正方，则咯血自止，味补饮亦相宜。

治案

汪石山治一人形实而黑，病咳痰少声嘶，间或咯血。诊之右脉大无伦，时复促而中止，右①略少而软，亦时中止。曰：此脾肺肾三经之病也。盖秋阳燥烈，热则伤肺，加之以劳倦伤脾，脾为肺母，母病而子失其所养；女色伤肾，肾为肺子，子伤必盗母气以自奉，而肺愈虚矣。治当从清暑益气汤，例而增减之。以人参二钱或三钱，白术、白芍、麦冬、茯苓各一钱，生地、当归身各八分，黄柏、知母、陈皮、神曲各七分，少加生甘草煎服。月余而安。

又治一人形色苍白，年三十余，咳嗽咯血声哑，夜热自汗。诊之脉濡细而近驶。曰：此得之色欲也。遂以四物汤加麦冬、紫苑、阿胶、黄柏、知母，三十余贴，诸症悉减。又觉胸腹痞满，恶心恶食，或时粪溏。诊之脉皆缓弱，无复驶矣，曰：真阴虚之病已退，再用甘温养其脾胃，则病根去矣。遂以四君子汤加神曲、麦冬、陈皮，服十余贴而安。

李东垣治郑仲本，年二十三岁，因心痛服丹附等药得上气病，胸膈、两胁急迫，胀触不快，便时嗽咯出血，病形渐瘦，大便燥而难，脉弦数，夜略同，热食稍减。因与灯笼草和节麻黄细末，以白术、桔梗、木通，甘草汤调下，十余服，病减半，又与

---

① 右：按文义"右"字当为左。

通圣散去石膏，为丸，以桃仁汤下之。

朱丹溪治林德方，年二十余岁，得嗽而咯血发热，体渐瘦，诸医以补荣调治数年，其症愈甚。诊其六脉皆涩，曰：此好色而多怒，精血耗少，又因服塞补药太多，营卫不行，瘀血内积，肺气壅遏，不能下降。治肺壅非吐不可，精血耗少非补不可，惟倒仓二者俱备，但使之吐多于泻耳。兼灸肺俞，五次而愈。

生生子治一人辛苦及酒多则咯血数口，脉两寸皆短弱，关尺洪数，此胃中有痰火，下焦有阴火，由壮年酒色所伤故耳。以丹参、滑石各三钱，白芍二钱，麦冬、贝母、桃仁、紫苑、牡丹皮各一钱，当归七分，甘草五分，煎服而安。

唾血

唾血者，鲜血随吐而出者是也。其源出于肾，亦有瘀血内积，肺气壅遏，不能下降而唾血也。

唾血责在下焦，阳火煎迫而为之也。肾主唾，为足少阴少血多气，故其症亦为难治。

张景岳曰：唾血、咯血，古皆云出于肾，痰涎之血云出于脾，此亦未必然也。凡咯血、唾血者，于喉中微咯即出，非若咳血嗽血之费力而甚也。大都咳嗽而出者出于脏，出于脏者其来远；一咯而出者出于喉，出于喉者其来近。其来远者内伤已甚，其来近者不过在经络之间，所以凡见咯血唾血，痰中带血者，多无咳嗽、发热、气喘、骨蒸等症，此其轻重可知矣。治此之法，凡因火者亦不过微清脾肺之火，或因劳倦而致者，但宜养荣补阴，则自无不愈。

治法

《易简》曰：唾血出于肾与肝，如涎唾中有少血散漫，此肾从相火炎上之血，六味汤加阿胶、童便主之。若气自两胁逆上，唾出纯血，此肝气受伤，肝血不藏，可先用杏仁、苏子、归、芍、丹皮、熟大黄、枳壳之类以降其气火，再加四物汤加牛膝、萸肉等补之。如久咳上气吐脓血，背痛面肿，此肺气虚热，风邪停滞，久之使然，难治也。

肺热咳吐血，惟七伤散。用黄药子、白药子最效。又脉浮数，忌灸法，若误灸之必吐血。仲景云：脉浮热甚反灸之，必咽燥吐血是也。若肝木旺，怫郁唾血者，宜畅郁汤。

唾血者鲜血随唾而出，虽多出于肾，然亦有瘀内积，肺气壅遏，不能下降，用天冬、知母、贝母、桔梗、黄柏、熟地、远志肉或加炮姜。

生生子曰：唾血症，曾见二人口中津唾皆是紫黑血水，如猪血之色，晦而不鲜，形瘦体热盗汗，为有怫郁所致，如此者年余。治以清痰降火开郁等药，或止或发。又一妇人症亦如是，后因坐船大吐痰涎数碗，其症再不复萌。由是观之，唾血亦有木郁之症，不可不知。

治案

孙兆治博士王珣，患咽喉噎塞，胸膈不利，时发寒热，夜多盗汗，忽心胸塞闷，咳唾血三数口即止，晚后脉数口干，唾涎稠粘，咳一二声不透，肩背微痛。当于关元、气海、中脘、三里等穴著艾不详。得之肺虚，其状中客热症，皆因误灸服暖药所致，遂与《外台》第一广济紫苑汤为丸，合服之立效。

生生子治薇垣内人，喉中掀痒，咳唾红痰，两寸关洪大，内热生疮。山栀子、小蓟、生地、牡丹皮、滑石、青皮、麦冬、甘草、黄连、瓜蒌，水煎服之，而血止嗽除。后遇劳心即咳嗽，喉中血腥，总由上焦热盛而然，以枇杷叶、山栀子、生地、白芍、甘草、丹皮、地动蜂、天花粉、滑石、紫苑，常服三五剂，两月而安。地动蜂即龙牙根。

咳血

咳血者，干咳有声，而痰内有血是也。

脉经

伤肺者，其人劳倦则咳血，其脉细紧浮数，皆咳吐血。此为躁扰嗔怒得之，脉伤气壅所致。

褚氏曰：血充目则视明，充耳则听聪，充四肢则举动强，充肌肤则身色白。清则黑，去则黄，外热则赤，内热则上蒸喉，或下蒸大肠。为小窍，喉有窍则咳血杀人，肠有窍则便血杀人，便血犹可止，咳血不易医。喉不容物，毫发必咳，血渗入喉，愈渗愈咳，愈咳愈渗，饮溲溺则百不一死，服寒凉则百不一生。血虽阴类，运之者其和阳乎。

张景岳曰：咳血嗽血者，诸家皆言其出于肺；咯血唾血者，皆言其出于胃①；是岂足以尽之，而不知咳嗽咯唾等血，无不有关于肾也，何也？盖肾脉从肾上贯肝膈，入肺中，循喉咙挟舌本，其支者，从肺出络心注胸中，此肺肾相联而病则俱病矣。且血本精类而肾主五液，故凡因病者虽有五脏之辨，然无不由水亏，水亏则火盛，火盛则刑金，金病则肺燥，肺燥则络伤而嗽血，液涸而成痰。此其病标固在肺，而病本则在肾也。苟欲舍肾而治血，终非治之善者。第肾中有水火，水虚本不能滋养，火虚尤不能化生，有善窥水火之微者，则洞垣之目无过是矣。

按：咳血者因咳嗽而见血，或干咳，或痰中带血，不过一二口，然总由火克肺金，肺燥血出。若不滋养真气、补水生金之剂多，何以望痊？若脉弦气促，声嘶咽痛者不治，病者不能养，难望回春。味补饮，资成汤。

---

① 胃：原作"肾"，按上下文义改。

治法

丹溪云：乃火升痰盛身热，多是血虚，四物汤加减用。

张景岳曰：咳血嗽血皆从肺窍中出，虽若同类而实有不同也。盖咳血少痰，其出较难；嗽血者多痰，其出较易。咳而少痰者，水竭于下，液涸于上也，亦名干嗽；嗽而多痰者，水泛于上，血化为痰也，亦谓之白血。此二者之治，虽皆宜壮水补阴，凡一阴煎、四阴煎、六味地黄汤、麦门冬汤、天门冬丸、贝母丸之类，皆必用之药也。然干咳者宜加滋润为佐，如天冬、麦冬、百合、柏子仁、茜根之属，或当归亦可用酌用；多痰者宜加清降为佐，如贝母、海石、阿胶、竹沥之属，而当归则非所宜也。

若阴中之阳不足而咳血者，宜培土养阴汤；若心气不足而咳血者，宜资成汤；若脾气不足者，宜理脾阴正方；若真阴不足而咳血者，味补饮。

治案

朱丹溪治一人近四十，咳嗽吐血，用四物换生地，加桑白皮、杏仁、款冬花、五味子、天门冬、桔梗、知母、贝母、黄芩。

又治一人因病忧咳吐血，面黎黑色，药之不效，曰：必得喜可解。其兄求一足衣食地处之，于是大喜，即时色退，不药而瘳。经曰：治病必求其本。又曰：无失气宜。是知药之治病，必得其病之气宜，苟不察其得病之情，虽药亦不愈也。

许先生论梁宽父，病右胁肺部也。咳而吐血，举动喘逆者，肺胀也。发热脉数不能食者，火来刑金，肺与脾俱虚也。脾肺俱虚而火乘之，其病为逆，如此者例不可补泻。若补金则虑金与火持而喘咳益增，泻火则虑火不退位而痃癖反甚。止宜补中益气汤先扶元气，少以治病药加之。闻已用药未效，必病势若逆而药力未到也。远期秋凉，庶可复耳。盖肺病恶春夏火气，至秋冬火退，只宜于益气汤中随四时升降寒热，及见有证增损服之。或觉气壅，间与加减枳术丸，或有饮，间服《局方》枳术丸。数月，逆气少回，逆气回则可施治法。但恐今日已至色青色赤，及脉弦脉洪，则无及矣。病后不见色，脉不能悬，料以既愈复发言之，惟宜依准四时用药，以扶元气，庶他日既愈，不复发也。其病初感必深，恐当时消导尚未尽，停滞延淹，变生他证，以至于今宜少加消导药于益气汤中，庶可渐取效也。

汪石山治一人年二十余，形瘦色脆，病咳血，医用滋阴降火及清肺之药，延三年不减，又一年用茯苓补心汤及参苏饮皆去人参，服之病益剧。诊之脉细而数，有五至。汪曰：不可为也。或曰：四五至平和之脉，何为不可为？经云：五脏已衰，六腑已竭，九候难调，犹死是也。且视形症皆属死候。经曰：肉脱热甚者死；嗽而加汗者死；嗽而下泻上喘者死；嗽而左不得眠肝胀，右不得眠肺胀，俱为死证。今皆犯之，虽饮食不为肌肤，去死近矣。越五日果死。凡患虚损犯前数证，又或嗽而声哑，喉痛不能药，或嗽而肛门发瘘，皆在不救，医者不可不知。

谢大尹年四十，因房劳病咳血，头眩脚弱，口气梦遗，时或如冷水滴于身者数点。诊之脉皆濡缓而弱，右关沉微，按之不应，曰：此气虚也。彼谓房劳咳血梦遗，皆血病也，右关沉微亦主血病，且肥人白人病多气虚，今我色苍紫，何谓气虚？曰：初病伤肾。经云：肾乃胃之关也，关既失守，胃亦伤矣。故致气壅，逆血随气逆而咳也。又经云：二阳之病发心脾，男子少精，女子不月。二阳者，肠胃也。肠胃之病必延及心脾，故梦遗亦有由于胃气之不固也。左手关部细而分之虽属肝而主血，既而论之，两寸主上焦而察心肺，两关主中焦而察脾胃，两尺主下焦而察肝肾，是左关亦可以察脾胃之病也。古人治病有凭证者，有凭脉者，有凭形色者，今当凭证凭脉而作气虚治焉。遂用参、芪各三钱，白术、白芍、当归身各一钱，茯神、麦冬、栀子、酸枣仁各八分，陈皮、甘草各五分，煎服。朝服六味地黄丸加黄柏、椿根皮，夜服安神丸，年余而安。

生生子治金良美者年十八，患咳嗽吐红，下午潮热梦遗。市医进四物汤加天冬、麦冬、黄柏、知母之类，治半年，反左胁胀痛，不能侧卧，声音渐哑，饮食辄恶心，肌肉大削，六脉俱数。医告技穷，因就孙治。观其面色白，又隐隐有青气夹之，两足痿弱无力，曰：此症气虚血热而肝脉弦，弦则木气太旺，脾土受亏，不能统血，始殆怒气所触，继为寒凉之剂所伤，以致饮食恶心，肌肉瘦削。书云脾胃一虚，肺气先绝。以肺金不足则肝木愈不能制，浊痰瘀血凝于肺窍，故咳嗽声哑，滞于肝，故左胁不能贴席而病势危矣。喜在青年，犹可措手。因急用人参二钱，鳖甲五钱为君，白术、白芍、陈皮、茯苓、通草、贝母一钱为臣，甘草、牡丹皮各七分为佐，桔梗五分为使，二十贴咳嗽减大半，潮热止，三十贴声音开亮，左胁亦能贴席而卧。后以大造丸调理，全安矣。

嗽血

嗽血者，有声而痰易出，痰中有血是也。

治法

《统旨》云：嗽出痰内有血名血嗽，其因有二，热壅于肺者易治，不过凉之而已；久嗽损肺者难治，渐以成劳也。然热嗽有血，宜金沸草散加阿胶一钱，痰盛加瓜蒌、贝母；劳嗽有血，宜补肺汤加阿胶、白及。嗽血而气急者加杏仁；痰中带血丝者，此是阴虚火动，劳伤肺藏，宜滋阴保肺汤。

张景岳曰：王节斋以咳嗽见多是肺受热，邪气得热而变为火，火盛而阴血不宁，从火上升，故治宜泻火滋阴，忌用人参等甘温之药。然亦有气虚而咳血者，则宜用人参、黄芪、款冬花等药，但此症不多耳。愚意王氏之说，乃多以火为言，故凡血因火动而为咳嗽者，则不得不于滋阴药中加清火等剂，如黄芩、桑皮清肺火，黄连清心火，石膏清胃火，栀子、龙胆草清肝火，黄柏、知母清肾火，贝母、瓜蒌、竹叶、枇杷叶润肺化痰。此等治法，非不可用，然惟火之偶盛而根本未亏者，则但去其火，自无不愈。若用此法概治劳损，总不过暂解燃眉，终非救本之道。盖凡阴虚生火等症，多以真阴受伤水亏而然，此其所重在阴，不当在火。若治火太过，则脾肾俱败，必致不救，此所以虚火宜补也。且常有过服天冬、生地之类，致伤胃气，不能生金而不愈者，又有妄用黄柏、知母之属，愈损真阴，遏绝生气而不复者，此又伤而复伤，则尤为脾肺肾三阴亏损之害。故凡欲壮水而补阴者，无如一阴煎、左归饮或五阴煎、五福饮、大补元煎、六味丸等方，斯为最妥。其有火本无根，化元失守，或误用寒凉而病及脾肺，则有以寒在上焦而为呕恶，为短气，为眩晕者；有以寒在中焦而为膨满，为痰涎，为饮食不运者；有以寒在下焦为腹疼，为溏泄，为小水不化，为足寒膝冷等症；则理中汤、理阴煎或右归饮、右归丸、八味地黄丸，皆当随症随脏择而用之。勿谓见血者多是肺受热邪，而但知滋阴降火，则必为人害矣。

若土不生金，食少泄泻，而兼嗽血者，宜理脾阴正方；若中气不能摄血而嗽血者，宜资成汤加干荷叶、枇杷叶；若肾阴不足而嗽血者，宜味补饮。

治案

汪石山治一人形瘦而苍，年逾二十，忽病咳嗽咯血兼吐黑痰，医用参术之剂病愈甚。诊之两寸关浮软，两尺独洪而滑，此肾虚火旺而然也。遂以四物汤加黄柏、知母、白术、陈皮、麦冬之类治之月余，尺脉稍平，肾热亦减，依前方再加人参一钱，兼服枳术丸加人参、山栀以助其脾，六味地黄丸加黄柏以滋其肾，半年而愈。

又治一人年愈三十，形色青癯，病咳嗽吐痰，或时带红，饮食无味，易感风寒，行步喘促，夜梦纷纭，又有癥疝。医用芩连二陈，或用四物降火，或用清肺，初服俱效，久则不应。诊之脉皆浮濡无力而缓，右手脾部濡弱颇弦，曰：此脾病也。脾属土，为肺之母，虚则肺子失养，故发为咳嗽，又肺主皮毛，失养则皮毛疏豁而风寒易入。又脾为心之子，子虚则窃母气以自养，而母亦虚，故夜梦不安。脾属湿，湿喜下流，故入脾为癥疝，且癥疝不痛而属湿，宜用参、术、茯苓补脾为君，归身、麦冬、黄芩清肺养心为臣，川芎、陈皮、山楂散郁为佐，煎服。后以人参四钱，黄芪三钱，白术一钱五分，茯苓、桂枝各一钱，煎服而安。

生生子治一人冬月目病，医为发散太过，至春间吐血碗余，及夏下午潮热咳嗽，胸膈胀痛，早晨冷汗淋漓，大便溏，一日两行，饮食少，肌肉消十之七，脉数，据症脉法在不治，乃用泻白散，五味子、白芍药、贝母、马兜铃加入服下。其夜贴然而卧，不嗽，惟大便溏，前药加白扁豆、茯苓、山药，汗亦渐止。复与泻白散加石斛、马兜铃、贝母、陈皮、苡仁、白芍药、五味子、桔梗，调理三月而痊。

又治金文台壮年咳嗽吐血，腹中常痛，夜多口渴梦遗，背心作胀，两手脉短弱，两关弦大，左尺弱，右尺滑大，心血不足，中焦有痰积，膈间有瘀血，阴分有淫火。乃先为清肃上焦，用山栀仁、牡丹皮、丹参、茯苓、甘草、贝母、橘红、益元散。服十贴背胀渐消，惟咳不止，改用黄芩、杏仁、半夏曲、益元散、黄连、瓜蒌仁、甘草。十贴而嗽止，惟腹痛不除，再以遇仙丹同丹溪保和丸进之，大便下稠，积痰甚多。后用人参、茯苓、白芍、紫苑、知母、麦冬、甘草、当归、五味子调理而愈。

江篁南治一人患嗽血，初一二剂用知贝母、天麦门冬、归、芍清肺之剂；夜加胁疼，继用人参钱半；胁疼减，后加参至两钱。左脉近大而快，右略敛少带弦而驶，每嗽则有血，大便溏，一日三更衣，以人参三钱，白术、紫苑各一钱半，茯苓、白芍各一钱，甘草九分，丹皮八分，加茅根、小溲，脉弦快稍减，加黄芪二钱，百部六分，是日嗽止，血渐少，既而嗽亦止。仍便溏，乃倍参、芪、术、山药、陈皮、甘草、苡仁、白芍等药，兼与健脾丸而愈。

痰血

咳咯唾皆有之，兼带血屑、血丝、血点是也。

劳损之渐者，必初因酒色劳伤过度，以致痰中或见血丝，此则本于肝脾肾经，当于未咳未嗽之先速为调理。宜生地、熟地、天冬、麦冬、枣仁、茯神、茜根、贝母、甘草之属主之；或有火者，宜加黄柏、知母。仍须加意谨慎，庶无后患，否则必渐甚也。

清晨初起时，每于痰中有淡紫凝血，或块或片，常见数口者，此多以操心动火，或多思郁，或由过饮，但无咳嗽发热等症，即不足虑，此不过致动络血而然，惟天王补心丹，或二阴煎之属最所宜也。

王宇泰曰：肺不独咳血而亦唾血，盖肺主气为咳，肾主水，水化为液为唾。肾脉上入肺，循喉咙挟舌本，其支者，从肺出络心注胸中，故二脏相连，病则俱病，于是皆有咳唾血也。亦有分别者，涎唾中有小血散漫者，此肾从相火上炎之血也；若血如红缕在痰中，咳而出者，此肺络受热伤之血也。其病虽已，若咳白血必死。白血浅红色，似肉似肺也。然肝亦唾血，肝藏血，肺藏气，肝血不藏，乱气自两胁逆上，唾而出之；有血枯症先唾血，为气竭伤肝也。

治法

凡未见血则宜消宜和，既见血则宜凉宜止。旧血未尽则化其血，新血未尽则补其血，因其势之轻重而为缓急之施，则无不中矣。

丹溪曰：咯血，痰带血丝出者，用姜汁、童便、青黛、竹沥入血药中，用如四物汤加地黄膏、牛膝膏之类。

又有痰中咯出如细屑，法用四物汤入姜汁、童便、青黛之类。有咯出痰带血丝者同治，但宜加痰火药。

《准绳》曰：热嗽咽痛，痰带血丝，或痰中多血，其色鲜者，并宜金沸草散。若服凉药不愈，其色瘀者，此非热症，宜杏子汤。

又治肺痿痰嗽，痰中有血线，盗汗发热，热过即冷，食减，劫劳散煎薏苡仁一味方。

嗽痰带血出于脾，脾湿生痰故嗽血，为痰病脾虚，宜六君子汤加桑皮、五味，有火加味逍遥散。

肺络受伤，血如红缕，二冬、二母、白芨、阿胶、苡仁、百合、款冬花、紫苑、甘桔之类清而润之。身热多是血虚，痰带红丝，童便、竹沥主之。

薛立斋曰：若脾经气滞而痰中有血者，宜加味归脾汤；若肝经血热而痰中有血者，宜加味逍遥散；若肝肾阴虚而痰中有血者，宜六味地黄丸；若过服寒凉而痰中有血者，宜四君子汤之类。

若脾虚食少而痰中有血者，宜中和理阴汤；若肝木侮土而痰中有血者，宜中和理阴汤合畅郁汤；若食少泄泻而痰中有血者，宜理脾阴正方；若阴分不足者，宜培土养阴汤、味补饮。

白血

虚劳口吐白血者，不治之症也。夫血未有不红者也。如何吐白？不知病久之人吐痰皆白沫者，乃白血也。吐白沫何以名曰白血？以其状如蟹涎，绝无有白痰存乎其中，实血而非痰也。世人不信，取所吐白沫露于星光之下，一夜必变红矣。此沫出于肾，而肾火挟之沸腾于咽喉，不得不吐者也。虽是白沫而白沫实肾中之精，岂特血而已哉？苟不速治则白沫变成线痰，无可如何矣。

方用六味地黄汤，加麦冬、五味子，久服沫止精生则生矣。

按：白血之状似肉似肺，此必死之症也。今以白沫名之，此将变未变时犹可治也。女子之血，上为乳汁，下为月水，乳汁露一宿则色红，白沫亦是血变明矣。此乃肾亏水泛，当宜滋阴补肾，若不早图治则变线痰，此亦似肉似肺之状矣。曷能施治，最宜味补饮或保金汤。

治法

嗽痰带血出于脾，脾湿生痰故嗽血为痰，病脾虚，宜六君子汤加桑皮、五味，有火加味逍遥散。

血如红缕在痰中，咳而出者，此肺络受伤，内伤之症也，其病难已。若咳白血，似肉似肺如蟹涎者，必死之症也。

按：吐白血乃肌肉尽化为痰也。其人必形肉衰削，神色顿减，非若肺络受伤，用二母、二冬、苡仁、百合、阿胶、紫苑、款冬清润之品可治而愈也。

治案

朱丹溪治一男子三十岁，因连夜劳倦不得睡，成一痰嗽出白脓，嗽声不出。时初春大寒，医与青龙汤四贴，遂觉咽喉有血丝腥气逆上，两日后血腥气多，遂有血线一条自口中右边出直上，如此每昼夜十余次。诊其脉弦大而散弱，左大为甚。人倦而苦于嗽，予作劳倦感寒，强以辛甘燥热之剂以动其血，不早急治，恐成肺痿。遂与人参、黄芪、当归身、白芍、白术、陈皮、炙甘草、生甘草不去节、麻黄煎熟，入藕汁与之。两日而病减嗽止，却于前药去麻黄，又与四日而血症除，脉之散大者未收敛，人亦倦甚，遂于前药中去藕汁，加黄芩、缩砂、半夏，至半月而安。

席延赏治虚中有热，咳嗽脓血，口苦咽干，又不可服凉药。好黄芪四两，甘草一两，末，每服三钱，如茶点羹，粥中亦可服。

生生子治一妇人右胁痛，不能睡，背心疼，下午潮热，胸膈作梗，痰中有血，大便秘。用大黄，以韭菜汁、莱菔汁、苎根各和匀，将大黄拌湿炒干，再拌再炒，如此三次，以黑为度，用三钱，瓜蒌仁二钱，贝母、当归、山栀、丹皮各一钱，青皮、前胡、川山甲各六分，甘草三分，水煎饮之。凡三贴而瘳，再亦不发。

衄血

鼻衄者，鼻中出蔑血是也。衄血出于肺与胃，鼻为肺窍，阴虚火动气逆于肺，元气劳伤，则血从鼻出；或因积怒伤肝，积忧伤肺，烦思伤脾，失志伤肾，暴喜伤心，皆令人鼻衄。

《统旨》云：风行水动，气行血流。治衄者则知血药以治衄，而不知气降则血归经，古人所以血药中必加气药一二味，如苏子降气汤之类是也。前人谓身热则死，寒则生，是亦大概言之耳，岂无热生而寒死者乎？必兼详脉症而后可也。

治法

鼻通于脑，血上溢于脑，所以从鼻而出，宜茅花汤治之。茅花与白芍相对尤稳，白芨末新汲水调下，亦神效。

色白而夭不泽者，血脱也。此大寒之症，宜理中汤冷服之。

心动面赤，善惊上热，犀角地黄汤主之。如大便闭结，加大黄一二钱妙。

衄血虽多由火，而惟于阴虚者为尤多。正以劳损伤阴则水不制火，最能动冲任阴分之血，但察其脉之滑实有力，素无伤损者当作火治。若脉来洪大无力，或弦或芤，或细数无神，而素多酒色内伤者，专以补阴为主。若微有火者，当兼而清之，以治其标。若虽见虚热而无真确阳症，则但以甘平之剂温养真阴，务令阴气完固，乃可拔本塞源，永无后患。如一阴煎、三阴煎、左归饮、六味丸汤之类，皆必用之剂。如兼气虚者，则五福饮、五阴煎之属，皆随宜用之。

有病衄愈后，血因旧路，或一月三四衄，又有洗面而衄者，日日以为常。四物汤加阿胶、蒲黄，仍佐以苏子降气汤，使血随气下。

治案

一人衄血数斗，昏困欲绝，用生地黄汁煮服数升而愈。

《蔡子渥传》云：同官无锡监酒赵无疵，其兄衄血甚，已死入殓，血尚未止。一道人过之，闻其家哭，询之道云：是曾服丹或烧炼药，予药之当即活。探囊出药五分匕，吹入鼻中，立止得活，乃栀子烧存性末之。

有患衄出血无已，医以为热。沈宗常投以参附，或惊阻之。沈曰：脉小而少衰，非补之不可。遂愈。

项彦章治一妇患衄三年许，医以血得热则淖溢，服泻心凉血之剂益困，衄才数滴辄昏，六脉微弱，寸为甚。曰：肝藏血而心主之。今寸口脉微，知心虚也。心虚则不能司其血，故逆而妄行，法当养心补脾实其子，子实则心不虚也。以琥珀诸补心药遂安。

齿血

血从齿缝中、牙龈中出者为齿衄，此手足阳明二经及足少阴肾家之病。盖手阳明入齿中，足阳明入上齿中，又肾主骨，齿者骨之所终也。此虽皆能为齿病，然血出于经则惟阳明为最。故凡阳火盛则为口臭，为牙根腐烂肿痛。或血出如涌而齿不动摇，必其人素好肥甘辛热之物，或善饮胃强者，多有阳明实热之症，宜内服抽薪饮、清胃饮散等剂，外以冰玉散敷之。

《统旨》云：齿衄有风壅，有肾虚。风壅者消风散，外以祛风擦牙散；肾虚者以肾主骨，齿者骨之余，虚火上炎服凉药而愈甚，此肾经下虚而上实，宜盐汤下安肾丸，间服黑锡丹，仍用青盐炒香附黑色，为末擦之。亦有胃热而牙断出血者，宜清其热，清胃散主之。

肾水不足口不臭，牙不痛，但齿摇而不坚，或微痛不甚而牙缝时多出血者，此肾阴不足，虚火偶动而然，但宜壮肾以六味地黄丸、左归丸之类主之；或其阳虚于下而虚火上浮者，宜八味丸、小安肾之类主之。

阴虚有火而病为齿衄者，其症或多燥渴，或见消瘦，或神气困倦，或小水短滴而热，或六脉浮大而豁，此虽阳明有余而亦少阴不足，宜玉女煎主之。凡属阴虚有火者，则惟此煎为最妙，然必大便多实者乃可用之。若大便滑泻，或脉细恶寒，下元无火等症，则亦有格阳而然者，当以前吐血条中格阳法治之。

小安肾丸 治肾气虚乏，下元冷惫，夜多溺溺，体瘦神倦，腰酸沉重，泄泻肠鸣，眼目昏暗，牙齿蛀痛。

川楝子一斤，用香附子、川乌各一斤，加盐四两，水四升，同煮候干，去香附、川乌不用，取川楝切焙。　小茴十一两　熟地八两　川椒四两，去闭口者，微炒出汗

上为末，酒糊丸，桐子大。每服二三十丸，空心、临卧盐汤或酒任下。

石刻安肾丸见膝冷　局方安肾丸见喘

治案

一女子十岁，因毁牙动摇，以苎麻摘之，血出不止，以酒制大黄末二钱，枳壳汤加童便调下，下黑屎数块顿止。

又一男子牙根出血盈盆，一月一发，知其人好饮，投前药加石膏而安。

澄按：阳明蓄有积热，多有血来如泉，百药不止，惟急则治标，用釜底抽薪之法，应手取效。不可误认为虚，用血脱益气之法。

余治族侄景良齿衄血不止，用大鹅梨生啖之，不数枚即止，

取其味带涩，而性又能清六腑之阳热也。

又治竹林汪秉周翁，六月间齿衄血不止，时无鹅梨，以花下藕令彼生嚼数片亦即止。盖藕连皮则散血，而且又能清暑热也。

舌衄

舌上出血如泉，肝壅也。以槐花研末掺之，麦冬汤调妙香散、香茹汁，日三服。发灰二钱，米醋调服，且敷血出处。

又方用文蛤、白胶香、牡丹皮等分为末，敷患处。

舌上无故出血如缕者，以心脾肾之脉皆及于舌，若此诸经有火，则皆能令舌出血。用蒲黄炒焦为末，或炒槐花为末，或冰玉散敷之亦可。若火甚者，仍须用汤饮以清三阴之火。

耳衄

肾虚用六味丸，外以龙骨末吹之。肝火宜逍遥散加龙胆草。

九窍出血

耳目口鼻大小便皆出血者，是燥火上炎也。丹溪用大蓟饮。孙真人用黄荆叶捣汁，和酒服之。

按：本草谓发灰消瘀血，通关格，利水道，破癥瘕、血衄。有人生血瘤，大如栗，常被衣擦破则血出不止，血余灰敷之而愈。

又一人刀伤流血不止，用胎发灰敷之立止。

肌衄　血汗

毛孔出血名曰肌衄。用人中白，不拘多少，刮在新瓦上，用火逼干研末。每服二钱，入麝香少许，温酒下。外用男胎发烧灰敷之，未止，以郁金末水调，鹅翎扫上即止。

河间曰：胆受热，热血妄行，鼻中衄蔑，并血汗不止，用定命散主之。

肌衄者血从毛孔而出，前人多主于肺热。

大全竹茹汤，黄芪建中汤，辰砂妙香散，发灰散。

治案 舌衄 耳衄 肌衄 九窍出血

一人胃热牙疼，舌心出血，口臭，出血不可近。内服泻心汤并清胃药，外用大黄、生地，为末敷之。

一人不咳唾，而血见口中从耳缝舌下来者，每用益肾水泻相火治之，旬日愈。

一僧偶搔腘中疥，急自出血如涌泉，竟日不止，外科不效。因视时已无气可语，诊时惟尺脉如丝，余皆无，即语之曰：夫脉血气之先也，今血妄溢则荣气暴衰，然尺尚可按，惟当益荣以泻阴火。乃作四神汤加荆芥穗、防风，不间晨夜，明日脉渐出，更服十全大补汤而安。

一人灸火，血出一缕如溺，手冷欲绝，以酒炒黄芩一二钱，酒下即止。

一人因指缝中搔痒遂成疮，有一小窍血溅出不止，用止血药及血竭之类亦不效，数日遂死。复有一人于耳后发际搔痒，亦有小窍出血，与前相似，人无识者。适有道人云：此名发泉，但用多年粪桶箍晒干烧灰，敷之立愈。使前指缝血出遇之，亦可以无死矣。

一人毛窍节次出血，少间不出即皮胀如鼓，口鼻眼目俱胀，合名曰脉溢。以生姜汁并水各一二盏服之愈。

一妇人三阴交无故出血，如射将绝，以手按其窍，缚以布条，昏仆不知人事，以人参一两煎，灌之愈。

溺血 尿血

劳伤五脏或五志之火致令冲任动血者，多从精道而出；若病在小肠者，必从溺道而出；病在命门者，必从精道而出。凡于小腹下精泻处觉有酸痛而出者，即是命门之病。而治之之法亦与水道者不同，盖水道之血宜利，精道之血不宜利，涩痛不通者宜利，血滑不通者不宜利也。

经曰：悲哀太甚则胞络绝，胞络绝则阳气内动，发则心下崩，数溲血也。

凡咳而溲血脱形，其脉小劲是逆。

治法

凡房室太过，劳伤则小便出血。

鹿角丸，山药鹿发丸。

肾阴不足而精血不固者，宜养阴养血为主。

人参固本丸，左归饮。

心气不足，精神外驰，以致水火相残，精血失守者，以养心安神为主。

人参丸，天王补心丹，妙香散。

肾虚不禁，或病久精血滑泄者，以固涩为主。

秘元煎，金樱膏。

脾肺气虚下陷，不能摄血而下者，宜用归脾汤、举元煎、八味养荣汤。

淋血

凡血从精道出者，即是血淋之属。多因房劳以致阴虚火动，营血妄行。而凡血出命门而涩痛者为血淋，不痛者多为溺血，好色者必属虚也。

琥珀　金沙　没药　蒲黄　为末，每服三钱。

小蓟　琥珀　二味为末服。

治案

林回甫病小便下血，医用八正散，服后不胜其苦，小腹、前阴痛益甚。一医俾服四君子汤，送下稍差，后服菟丝子山药丸，气血渐充实而愈。

一产妇小便下血，面色青黄，胁胀少食，此肝乘脾土之症。用加味逍遥散、补中益气汤，数服而愈。后为怀抱不乐，食少体倦，惊悸无寐，血仍作，用加味归脾汤二十余剂将愈。惑于众论，用犀角地黄汤之类一剂，诸症复作，仍服前药而愈。

薛立斋治一人尿血，久用寒凉止血药，面色痿黄，肢体倦怠，饮食不甘，晡热作渴，三年矣。此前药复伤脾胃，元气下陷而不能摄血也。盖病久郁结伤脾，用补中益气以补元气，用归脾汤以解脾郁，使血归经，更用加味逍遥以调养肝血，不月诸症渐愈，三月而痊。

大便血

仲景云：下血先便后血者此远血也，黄土汤主之；先血后便者此近血也，赤小豆当归散主之。

大便前后下血，便前由手阳明随经下行，渗入大肠，传于广肠而下也。便后由足阳明随经入胃，淫溢而下者也。古人谓远血、近血者是也。凡肠风脏毒，血痔肠癖等症，俱不赘入，惟内伤虚损便血，采取数则以为全书焉。

脾胃气虚而大便下血者，其血不甚鲜红，或紫色，或黑色，此阳败而然，故多无热症而或见恶心呕吐。盖脾统血，脾气虚则不能收摄脾化血，脾气虚则不能运化，是皆血无所主，因而脱陷妄行。速宜温补脾胃，以寿脾煎、理中汤、养中汤、归脾汤、十全大补汤之属主之。

气陷不举而血不止者，宜补中益气汤、寿脾汤、归脾汤主之。若气大陷而大虚者，宜举元煎主之。

血滑不止者，或以病久而滑，或因年衰而滑，或因气虚而滑，或因误用攻击以致气陷而滑。凡动血之初，多由于火，及火邪既衰而仍有不能止者，非虚即滑也。凡此之类，皆当以固涩为主，宜胜金丸、香梅丸之类主之。然血滑不止者，多由气虚，宜以人参汤送之尤妙；或以补中益气汤、归脾汤、举元煎、理中汤加文蛤、乌梅、五味子之类主之。若滑甚不能止者，惟玉关煎最佳。

怒气伤肝，血因气逆而下者，宜化肝煎、枳壳汤之类主之。若肝邪乘脾，以致脾虚失血者，自无烦热气逆等症，宜从脾胃气虚症治，不得平肝以再伤肝气也。

凡因劳倦七情，内伤不足而致大便动血者，非伤心脾即伤肝肾，此其中气受伤，故有为呕恶痞满者，有为疼痛泄泻者，有为寒热往来、饮食不进者。时医不能察本，但见此症，非云气滞，即云痰火，而肆用寒凉，妄加攻击，伤而又伤，必致延绵日困，及其既甚，则多有大便下紫黑败血者，此胃气大损，脾元脱绝，血无所统，故注泄下行。阳败于阴，故色为灰黑，此危剧症也。即速用回阳等剂，犹恐不及，而若辈犹云：今既见血，安可再用温药，必致其毙。吁！受害者殊为可悯，害人者殊为可恨。

脾统血，脾虚则血无所统，而大便下血者，宜资成汤。饮食短少，中焦气滞而大便下血者，宜理脾阴正方。若肝木侮土而大便下血者，宜畅郁汤。若阴分不足而大便下血者，宜培土养阴汤。若脾虚血少者，理脾益阴汤。

治案

一人虚损，大便下血，每日二三碗，身黄瘦，以四物汤加藕节一合，红花、蒲黄一钱，白芷、升麻、槐花各五分，服之愈。

周辉患大便下血，百药俱尝，止而复作，循十五年不愈。或以人参平胃散逐日进一服，至月余而十五载之病瘳。

王庭王府长史也，病大便下血，势颇危殆。一日昏愦中闻有人云：服药误矣，吃小水好。庭信之，饮小水一碗顿苏，逐日饮之而愈。

一人患下血，诸治不效，一教以老丝瓜去向里上筋，烘燥，不犯铁器，为末，空心酒下二三匙，连服数朝愈。

薛立斋治一男子，每饮食劳倦便血，饮食无味，口干，此中气不足也。用六君子汤加芎归而脾胃健，又用补中益气而便血止。

一妇但怒便血，寒热口苦，或胸胁胀痛，或小腹痞闷，此怒动肝火而侮土。用六君子加柴胡、山栀而愈。用补中益气、加味逍遥二药而不复作。

一妇人久下血在粪前，属脾胃虚寒，元气下陷，用补中益气加黄连、炒茱萸一钱，数剂稍缓，乃加用生吴茱萸三分，数剂而愈。

江应宿治一人便血七年，或在粪前，或在粪后，面色痿黄，百药不效，每服寒凉其下愈多。诊得六脉濡弱无力，乃中气虚寒，脾不能摄血归经。用补中益气汤加灯烧落、荆芥穗一撮，橡斗灰一钱，炮姜五分，二剂而血止；单用补中益气十余剂，不复作矣。

不居上集卷之十三终

不居上集卷之十四目录

圣饼子

荷叶散

恩袍散

丹溪方

又方

白芨散

地黄散

方见各门　天王补心丹　四物汤　四君子汤　二阴煎　桃仁汤　防
风通圣散

唾血方

七伤散

千金方

阿胶散

茅根汤

百部丸

款冬散

麦门冬汤

方见各门　六味地黄汤　四物汤　四阴煎　一阴煎　天门冬饮　贝
母丸　紫苑散　补中益气汤　六味地黄丸　枳术丸　黄芪散

咳血方

统旨方

天一丸

鹿黄丸

咳血方

鸡子汤

神传膏

醍醐膏

方见各门　一阴煎　四阴煎　六味地黄汤　麦门冬汤　天门冬丸

不居集上集卷之十四

贝母丸　金沸草散　补肺汤　滋阴保肺汤　补中益气汤　《局方》　枳术丸　六味地黄丸　新宁膏

嗽血方

补肺汤

滋阴保肺汤

人参黄芪散

人参蛤蚧散

续断散

经验方

款花补肺汤

宁嗽汤

黄芪散

五味黄芪散

方见各门　金沸草散　六味地黄丸　一阴煎　左归饮　五阴煎　五福饮　大补元煎　右归饮　右归丸　理中汤　理阴煎　枳术丸　丹溪保和丸　六味地黄汤　益元散　八味地黄丸

痰血方

丹溪方

又方一

又方二

劫劳散

丹方

九味二陈汤

保命散

保命人参散

方见各门　六君子汤　逍遥散　金沸草散　加味归脾汤　四物汤　四君子汤　六味地黄丸　杏仁汤　青龙汤　六味地黄汤

衄血方

犀角地黄汤

止衄散

榴花散

黄芩芍药汤

罗太无寸金散

济生麦冬饮

茅花散

方见各门　地黄饮子　苏子降气汤　理中汤　一阴煎　二阴煎　左归饮　五阴煎　五福饮　六味地黄汤

九窍出血方

黄金散

血余散

大蓟饮

耳衄方

六味地黄丸

逍遥散

舌衄方

冰玉散

冰白散

文蛤散

蒲黄散

槐花散

发灰散

妙香散

肌衄方

河间定命散

方见各门　冰白散　发灰散　大全竹茹汤　黄芪建中汤　辰砂妙香散　四神散　十全大补汤

齿衄方

方见各门　石刻安肾丸　局方安肾丸　八味丸　清胃散　六味地黄汤　消风散　养正丹　抽薪散　清胃饮　玉女煎　左归饮

溺血方

四神汤

山鹿丸

寄奴散

柿灰散

方见各门　人参固本丸　左归饮　人参丸　天王补心丹　妙香散秘元煎　金樱膏　归脾汤　举元煎　八味养荣汤

便血方

黄土汤

赤豆当归散

寿脾煎

养中汤

玉关丸

胜金丸

香梅丸

方见各门　理中汤　归脾汤　十全大补汤　补中　益气汤　化肝煎举元煎

不居上集卷之十四

歙岭南吴澄师朗著辑　休阳程芝云 芝华同校刊

血症例方

人参汤　治吐血、咯血并吐血不止。

人参一两，为细末

有火者，用鸡蛋清投新汲井水，调如稀糊服；无火者，用人乳调和，温饮之。

独参汤　治吐血不止。方见葛真人治法

吴鹤皋曰：血者气之守，气者血之卫，相偶而不相离者也。一或失血过多则气为孤阳，亦几于飞越矣，故令脉微欲绝。斯时也，有形之血不能速生，几微之气所宜急固，故用甘温之参以固元气，所以权轻重于缓急之际也。故曰血脱益气，古圣人之法。或者不达此理，见其失血而主四物汤，则川芎之香窜能散几微之气，而当归、芍药、地黄皆滋阴降下之品，不能生血于一时，反以失救死之权而遗人夭殃矣。

人参饮子

人参　黄芪各一钱五分　麦冬二钱　五味子三分　当归　甘草白芍各一钱

六味地黄汤　治吐血，衄血，咯血，唾血。

生地八钱　丹皮三钱　山药　山萸肉各四钱　茯苓　泽泻各三钱

八味地黄汤

熟地八钱　山萸肉　山药各四钱　丹皮　茯苓　泽泻各三钱
附子　桂肉各一钱

澄按：古方只有六味丸、八味丸，而无六味汤、八味汤，后人改丸为汤，以应一时之急。今人竟有频服者，无论其相宜不相宜，凡见血症一概用之，谬之甚也。

知柏八味汤

即六味加黄柏、知母。

归脾汤　治思虑过度，劳伤心脾，脾虚不能摄血，致血妄行等症。

人参　白术　茯神　枣仁各二钱　黄芪炙，一钱五分　当归
远志各一钱　木香　甘草各五分　龙眼肉一钱

罗东逸曰：方中龙眼、枣仁、当归所以补心也，参、芪、术、苓、草所以补脾也，立斋加入远志，又以肾药之通乎心者补之，是两经兼肾合治矣。而特名归脾，何也？夫心藏神，其用为思，脾藏智，其出为意，是神智思意火土合德者也。心以经营之久而伤，脾以意虑之郁而伤，则母病必传诸子，子又能令母虚，所必然者也。其症在怔忡怵惕烦躁之症见于心，饮食倦怠，不能运思，手足无力，耳目昏眊之症见于脾，故脾阳苟不运，心肾必不交彼。黄婆者，若不为之媒合则已不能摄肾归心，而心阴何所赖以养，此取坎填离者，所以必归之脾也。其药一滋心阴，一养脾阳，取乎健者，以壮子益母。然恐脾郁之久伤之特甚，故有取木香之辛且散者，以阍气醒脾，使能急通脾气以行心阴，脾之所归正在斯耳。

《拔萃》犀角地黄汤　治一切血热失血。

生地二钱　黄连　黄芩各一钱　大黄三钱　犀角磨汁
水二钟，煎一钟，入犀角汁，和匀温服。

生地黄饮子　治诸见血属热症。

生地　熟地　枸杞　黄芪　甘草　地骨皮　黄芩　白芍　天冬各等分

上咀，每服七钱，水二钟，煎八分，食远服。如脉微身凉恶风者，加桂五分，吐血者多如此。

天冬饮子　治脾胃虚弱，气促气弱，精神短少，衄血吐血等症。

五味子五个　甘草　白芍　黄芪　人参各一钱　当归　麦冬各八分　紫苑一钱五分

上作二服，水煎，食前服。

天门冬丸　治吐血衄血，润肺止嗽。

天冬　甘草　杏仁　贝母　茯苓　阿胶各五钱

上为细末，炼蜜为丸，如弹子大。每服一丸，咽津含化。

镇阴煎新方　治阴虚于下，阳格于上，则真阳失守，血随而溢，以致大吐大衄，六脉沉细，手足厥冷，危在倾刻，而血不能止者，速宜用此，使孤阳有归，则血自安也。如治格阳喉痹上热者，当以此汤冷服。

熟地一二两　牛膝二钱炙　甘草一钱　泽泻一钱五分　肉桂一二钱制　附子五七分或一二钱

水二钟，速煎服。如兼呕恶加干姜炒黄，一二钱；如气倦懒言而脉弱极者，宜速速加人参，随宜用之。

养正丹　治上盛下虚，升降阴阳。

硫黄　黑锡　水银　朱砂各一两

镕化，为细末，糯米糊为丸。每空心服三十丸，盐汤下。

柔脾汤　治虚热吐血。

甘草炒　白芍炒　黄芪炒　熟地各五钱

旋神散　治痨瘵憎寒壮热，口干自汗，烦躁，咳嗽唾血，瘦剧困倦。

人参　白术　黄芪　当归　熟地　麦冬　白芍　茯神　茯苓　莲子肉　桔梗　半夏曲　五味子　炙甘草各等分

水一钟半，红枣二枚，乌梅一个，煎七分。如嗽加阿胶；胸满加木香或加沉香；如不思饮食加炒扁豆。

团参丸　治吐血咳嗽，服凉药不得者。

人参　黄芪　飞罗面各一两

上为细末，滴水和丸，桐子大。每服五七十丸，茅根汤下。

龙脑鸡苏丸　治上焦之火，除烦解劳，安吐血衄血，清五脏虚烦，神志不定，上而酒毒膈热消渴，下而血滞五淋血崩等症。

麦冬四两　甘草一两五钱　龙脑薄荷叶一斤　黄芪一两　阿胶炒　人参各二两　生地六两，另为末　木通二两　银柴胡二两，汤浸二三日，绞汁　一方加黄连一两

上用好白蜜二斤，先煎一二沸，却入地黄末不住搅，徐加木通、柴胡汁，慢火熬成膏，然后加前诸药末，和丸如豌豆大。每服二十丸。

茜根汤　治吐血、咯血、呕血等症。

四物汤加童便浸香附一钱五分，茜草根二钱五分，忌铁器

水煎，三服立愈。

当归补血汤　治血虚似白虎症。

当归二钱，酒浸　黄芪一两，蜜炙

空心服。方论见东垣治法。

大阿胶丸　治血虚，嗽血，吐血。

阿胶微炒　生地　熟地　大蓟　山药　鸡苏叶　五味子各一两　柏子仁另研　麦冬　茯苓　百部　远志　人参　防风各五钱

上末，炼蜜丸，如弹子大。小麦麦冬汤嚼下一丸。

澄按：此罗太无方也，保精养血，血虚有潮热者甚相宜，纯补剂也。

大补血丸　治阴虚吐血。

当归一钱　生地一钱五分

上以杜牛膝汁浸三日，取起酒洗，入臼内杵千杵，为丸桐子大，白汤下。

人参救肺汤　治吐血。

人参　升麻　柴胡　当归　苍术各一钱　熟地　白芍　黄芪各三钱　陈皮　甘草　苏木各五分

上为粗末，水二盏，煎服。

茯苓补心汤　治心气为邪所伤，吐血。

茯苓　茯神　麦冬　生地　当归　陈皮　半夏曲各一钱　甘草五分

加竹叶、灯心同煎。与热补心汤不同。

绿云散　治吐血。

侧柏叶　人参　阿胶炒珠　百合

等分为末，每服二钱，不拘时，糯米饮调下。

莲心散　治思虑伤心，吐血不止。

莲子心　糯米各十五粒

上为末，空心温酒调服。

双荷散　治卒暴吐血。

藕节七节　荷叶蒂七个

上入蜜一匙，擂细，水二钟，煎八分，温服。或为末，蜜汤下二钱。

藕节散　治吐血、衄血不止。

藕汁　生地黄汁　生蜜五匙　大蓟汁各三合

上和匀，每服一小钟，不拘时服。

大蓟散　治辛热伤肺，呕吐血，或一碗，或半升，名曰肺疽。

大蓟根　犀角屑　升麻　桑白皮　蒲黄　杏仁去皮尖　桔梗各二钱　炙甘草五分

加生姜三片，分作二服，水煎。

五神汤 治热毒上攻，吐血不止。

生藕汁　刺蓟汁　生地汁各二盏　生姜汁半盏　白蜜一盏

上和煎三两沸，无时以一小盏调炒面一钱，食前服。

必胜散 治男妇血妄流溢，或吐或衄或咳。

小蓟　人参　蒲黄　当归　熟地　川芎　乌梅

每服六钱，水煎服。

发灰散 治内崩吐血。

乱发烧灰即血余也

上每服二钱，醋汤下。

棕灰散 治同前。

乱棕烧灰存性

上每服二钱。

二合灰散 因啖辛热，呕吐出血。

红枣和核烧灰存性　百药煎煅，各等分

上为末，每服二钱，米饮下。

龙胶 治大人小儿吐血。

阿胶炒　蛤粉各一两　辰砂少许

上为末，藕节捣汁，和蜜调下。

龙肝膏 治吐血不止。

伏龙肝一两　生地汁　麦冬汁　小蓟汁　藕汁各三合　姜汁
一合

入蜜半匙，慢火熬成膏，每服一匙。

赤茯苓汤 治大怒伤肝，气逆于胸，吐血。

赤茯苓　人参　桔梗　陈皮各三钱　麦冬　白芍　槟榔各一
钱五分

加姜三片，分二服，水煎。

凉血抑火汤 治吐血衄血初起，气盛上逆，不能下降归经。

当归　赤芍各二钱　大黄三钱　黄芩　黄连　丹皮　生地

川芎各一钱五分

灯心三十茎，临服加藕汁半杯。

茜根散　治吐血衄血，错经妄行。

茜根　阿胶各二钱　蛤粉炒　侧柏叶一钱　生地　甘草　黄

芩各一钱五分

加童便半杯，煎，冲服。

保真神应丸　治男妇吐血，咳嗽气喘，痰涎壅盛，骨蒸潮

热，面色痿黄，日晡面赤，睡卧不宁，服之神效。

辽五味拣净，一斤　杜仲姜汁炒　阿胶　白术各二两　贝母

茯苓　花椒目　荷叶各四两　大生地四两，用柏子仁、砂仁三钱入内

同煮，去二仁不用

上为末，以黑枣肉同地黄汁捣为丸。每服三钱，空心白滚

汤下。

急济饮　治吐血如泉之甚，一服立止。

小蓟捣汁　童便　京墨汁　藕汁　沉香磨，一钱

上作二次，缓缓呷下。

奇方　治肺损嗽血、吐血。

生地四两，取汁　鹿角胶一两，炒为末

上以地黄汁拌和，每服三钱，童便加姜汁少许调下。

生韭饮　治诸血上行。

韭菜取汁，用姜汁、童便磨郁金饮之，其血自清。如无郁

金，以山茶花代之。

澄按：食郁久则胃脘有瘀血作痛，此方大能开提气血。

干姜散　治吐血不止。

姜炭为末，童便调服。

大黄末　治吐血。

大黄末一钱　生地黄汁一合

水半钟，煎四五沸服。

陈墨　治吐血。

好陈墨煨，去胶气

上为细末。每服二钱，以白汤化阿胶，清水调下。

四生丸　治吐血衄血，阳乘于阴，血热妄行。

生荷叶　生艾叶　生柏叶　生地黄各等分

上研烂，丸如鸡子大。每服一丸，水三盏，煎一盏，温服。

九仙驱红散　治一切血。

连钱草五钱　当归　黄连　条芩　蒲黄　生地　槐花　栀子

以上各一钱，俱酒炒

上部加藕节一钱五分，下部加地榆一钱五分。

萝藦散　治吐血虚损。

萝藦　地骨皮　柏子仁　五味子各三两

上为细末，空心米饮下。

咯血方

七珍散　治久病，咯血成劳等症。

人参　白术　茯苓　甘草　山药　黄粟米　黄芪

论曰：此纯是气药，今以治血者，以久病伤脾肺，虽用血药，恐滋润之品益足损脾，脾为金母，故只以脾为重也。虚则补其母，且培其土能不作泻，纵咯血甚，尚可调治。若滋阴药多，病虽似减，一旦食少作泻，则不可知矣。故血症必用脾肺药，收功亦一定之法也。

圣饼子　治咯血等症。

青黛一两　杏仁四十九粒，去皮尖

以黄芪煎汤，炒如褐色，二味研作饼子，入柿饼内，湿纸包煨，连柿饼研细，米汤服下。

荷叶散　治咯血，用此方最良。

荷叶不拘多少，焙干为末

上米饮或白汤送下。

恩袍散　治咯血、吐血、唾血及烦躁咳嗽。

生蒲黄　干荷叶　茅根各等分

上为末。每服三钱，浓煎桑白皮汤，食后温服。罗用蒲黄、荷叶二味。

丹溪方　治咯血。

桑白皮一钱五分　半夏炒　知母　贝母　茯苓　生地　陈皮各一钱　阿胶炒　甘草　杏仁炒各五分　栀子　桔梗　柳桂二分，入此以治上焦

上用姜葱，白水煎服。

又方　治咯血，衄血。

白芍药一两　犀角二钱五分

上为末，新汲水调服一钱，血止为限。

白芨散　治咯血。

白芨一两　藕节五钱

上为细末，每服一钱，白汤下。

地黄散　治一切吐血、咯血，能解一切毒及诸热烦躁、

茜草根四钱　大豆子　黄药子　甘草各二两

上为细末，每服二钱，新汲水下。加人参二两，治痰嗽有血。

天王补心丹　四物汤　四君子汤俱见秦越人治法

二阴煎见张景岳治法　桃仁汤见下集积瘀　防风通圣散见下集风热

唾血方

七伤散　治劳嗽咳唾血。

黄药子　白药子各一两　赤芍七钱五分　知母　玄胡索各五钱　郁金　当归　山药　乳香　血竭各二钱

上为末，每服二钱，茶汤下。一法红花、当归煎汤下。

澄按：本草云：黄白药子治肺热有功。

千金方　治上气咳嗽喘息，喉中有物唾血。

生姜汁　杏仁各二升　蜜糖　猪膏二合　糖

上五味，先以猪膏煎杏仁，色黄出之以纸拭，令净，捣如膏，和姜汁、蜜糖等合煎，令可丸。每服杏仁一枚，日夜服六七，渐加。

阿胶散　治肺燥咳嗽不已，及唾血。

阿胶炒　白芨各二钱　天冬　北五味　人参　生地　茯苓各一钱

上以白芨为细末，余药用水一钟半，入蜜二匙，秫米百粒，生姜五片，同煎，入白芨末调，食后温服。

茅根汤　治唾血。

白茅根一味，服方寸匕，日三服。亦可绞汁饮之。

百部丸　治诸咳不得气息，唾血。

百部二两　升麻五钱　桂心　五味子　甘草　紫苑　干姜各一两

上七味，蜜丸桐子大。每服三十丸，日三，知为度。忌生葱、海藻、菘菜。

款冬散　治肺偏损，胸中虚，肺偏痛，唾血气咳。

款冬花　当归各六分　桂心　川芎　五味子　附子炮，各七分　细辛　贝母各四分　干姜　生地各八分　白术　炙甘草　杏仁去皮，各五分　紫苑三分

上为末，清酒服方寸匕，日二服。忌生葱、生菜、桃、李、雀肉、海藻、菘菜、猪肉、芜黄。

澄按：唾血咳血属寒者少，今此二方用姜、桂、附热剂，盖

为肾足少阴脉是动病咳唾血者设也。用者审之。

麦门冬汤 治病后火热乘肺，咳嗽有血，胸膈胀满，上气喘急，五心烦热而渴。

天冬　麦冬　桑白皮各七分　紫菀茸　贝母各六分　桔梗　甘草各五分　淡竹叶　生地各一钱　五味子九粒

水一钟半，枣一枚煎服。

六味地黄汤见前血症　　**四物汤**见秦越人治法

四阴煎　一阴煎见张景岳治法

天门冬饮见前血症

贝母丸　紫菀散见咳嗽

补中益气汤见李东垣治法

六味地黄丸见秦越人治法

枳术丸见下集食积

黄芪散见嗽血

咳血方

统旨方

香附童便浸　青黛　栀子炒　杏仁童便浸，去皮尖，炒　海粉　瓜蒌仁　诃子　马兜铃

为细末，入白硼砂少许，炼蜜，少加姜汁为丸。嚼化一丸，白汤下。

天一丸 此壮水之主以镇阳光剂也。与前方相兼服，治阴虚火动，咳血等症甚效。

生地　丹皮　黄柏童便浸　知母童便浸　枸杞子　五味子　麦冬　茯苓

为末，炼蜜丸，梧桐子大。空心白汤下八九十丸。

鹿黄丸 治酒色过度，饥饱失时，吐血，咳血，痰血。神

效。

　　枇杷叶　款冬花　紫苑　杏仁　木通　鹿茸　桑白皮各一两
大黄五钱

　　为末，炼蜜丸，临卧含化。

咳血方

　　青黛　瓜蒌仁　诃子　海石　山栀
　　上为末，姜汁蜜调为丸。嗽甚加杏仁。

　　鸡子汤　治咳逆唾脓血。

　　鸡子一个　甘草炙　大黄　黄芩各二分　甘遂一分
　　用水六升，煮取二升，去渣，内鸡子搅，令调尽饮之良。忌海藻、菘菜。

　　神传膏　治痨瘵吐血损肺，及血妄行。

　　用蒻草一斤，婺台二州皆有，惟婺州可用，状如茜草，又如细辛，每用一斤，净洗为末，加入生蜜一斤，和为膏，以器盛之，不得犯铁，九蒸九曝，日一蒸曝。病人五更起，东坐不得语，用匙挑药如粥服，每服四匙，良久用稀粟米粥压之，药冷饮，服粥亦不可太热，或吐或下皆不妨。如久病肺损咯血只一服愈，寻常咳嗽血妄行，每服一匙可也。神验。

　　醍醐膏　治一切咳血肺疾。

　　用好牛酥五斤，镕三遍取出醍醐，含服一合即瘥。

　　一阴煎　四阴煎见张景岳治法　六味地黄汤见前血症　麦门冬汤见唾血　天门冬丸见前血症　贝母见咳嗽　金沸草散见下集风热补肺汤见嗽血　滋阴保肺汤见嗽血　补中益气汤见李中梓治法　局方　枳术丸见下集食积　六味地黄丸见秦越人治法　新宁膏见咳嗽

嗽血方

　　补肺汤　治劳嗽血。

人参　黄芪　五味子　紫苑各七分　熟地　桑白皮各一钱五分

水二钟，煎八分，入蜜少许，食远温服。

滋阴保肺汤

黄柏　知母　天冬一钱二分　当归一钱五分　白芍　生地　橘红　紫苑　桑白皮炒，各八分　大粉草五分　五味子十五粒　阿胶一钱二分，蛤粉炒

水煎温服。

人参黄芪散　治虚劳客热，肌肉消瘦，四肢倦怠，五心烦热，咽干颊赤，心冲潮热，盗汗减食，咳嗽脏血。

人参　秦艽　茯苓各二两　知母二钱五分　桔梗一两　桑白皮　半夏各一两五钱　紫苑　柴胡各二两五钱　黄芪三两五钱　鳖甲去裙，酥炙，二两

人参蛤蚧散　治二三年间肺气上喘，咳嗽咯吐脓血，满面生疮，遍身黄肿。

蛤蚧一对全者，河水浸五宿，逐日换水，洗去腥气，酥炙黄色　杏仁去皮尖，五两　甘草炙　人参　茯苓　贝母　知母各三两　桑白皮二两

上为细末，每日如茶点服。神效。

海藏云：蛤蚧补肺劳虚嗽。治久嗽不愈，肺间积虚热，久则成疮，故嗽出脓血，晓夕不止，喉中气塞，胸膈噎痛。用蛤蚧、阿胶、羚羊角各一两，除胶外皆为屑，次入胶，分四服。每服用河水三升，于银石器内慢火煮至半升去渣，临卧为温，细细呷之，其渣候服尽再槌，都作一服，以水三升，煎至半升，如前服。病人久虚不喜水，当减水。

澄按：蛤蚧鸣时声闻数里，补中有通，善保肺气，久嗽不愈者宜之。

续断散　治骨蒸痨热，传尸瘦病，潮热烦躁，喘嗽气急，身疼盗汗，咳嗽吐脓血。

续断　紫苑　桔梗　竹茹　五味子各三钱　生地　桑白皮各五两　甘草二两，炙　赤小豆半升

每服五七钱，入小麦五十粒，水煎，日三服。

经验方　治咳嗽甚者，或有吐血。

鲜桑白皮一斤，米泔浸三宿，净刮去上黄皮

上剉细为末，糯米四两，焙干同捣末。每服一二钱，米饮下。

款花补肺汤

人参　麦冬各一钱二分　五味子十五粒　紫苑　款冬花　桑白皮各一钱，炒　当归一钱五分　白芍　茯苓　贝母　橘红各八分　甘草五分

宁嗽汤

五味子十五粒　茯苓一钱　桑白皮一钱二分　陈皮　知母　川芎各一钱　马兜铃一钱五分　麦冬一钱二分　甘草五分

黄芪散　治嗽久劳嗽唾血。

黄芪蜜炙　糯米炒　阿胶等分，炒

上为末，米饮下。

五味黄芪散　治咳嗽咯血成劳，眼睛疼痛，四肢困倦，脚膝无力。

五味子　人参　白芍　甘草各五分　黄芪　桔梗各一钱五分　熟地　麦冬各一钱

水二钟，煎八分，食后温服。

金沸草散见下集风热　六味地黄丸见秦越人治法

一阴煎　左归饮　五阴煎　五福饮　大补元煎　右归饮　右归丸俱见张景岳治法　理中汤见下集寒门　理阴煎见下集痿痹　枳术丸见下集食积　丹溪保和丸见下集食积　六味地黄汤见前血症　益元散见下集暑门　八味地黄丸见秦越人治法

痰血方

丹溪方　治痰中血。

白术一钱五分　贝母　白芍　桑白皮　桃仁各一钱　甘草三分　栀子炒，一钱二分　丹皮一钱五分

又方　治痰血。

橘红　半夏　茯苓　贝母　丹皮　桃仁各一钱　黄连　甘草　大青各五分　生姜三片

又方　治痰中血。

橘红二钱　半夏　茯苓　枳壳　黄芩　桑皮各一钱　五味子十五粒　甘草三分　人参五分

或加青黛，水煎服。

劫劳散　治肺痿痰嗽，痰中有红线，盗汗发热，热过即冷，饮食减少。

白芍六两　黄芪　甘草　人参　当归　半夏　茯苓　熟地　阿胶　五味子各二两

上㕮咀，每服三钱，水盏半，生姜二片，枣三枚，煎九分，无时温服，日三次。陈日华云：有女及笄病甚危，一岁之间药无一效，得此方一服除根。

丹方　治盛夏吐红痰，有一二声嗽。

人参　防风各五分　白术一钱五分　陈皮　茯苓各一钱　甘草一分　干姜三分　桔梗五分

上煎二之一，入藕汁二大合再煎，带热下三黄丸。

九味二陈汤　治中气亏败，动运失常，郁成痰饮，杂血而出。

人参二钱　白术一钱　茯苓八分炙　甘草五分　陈皮　青皮各一钱　川芎七分　神曲六分　半夏八分

水煎温服。

保命散　治咯痰带血出。

白术二钱　贝母一钱五分　桔梗　青皮　栀子　甘草各七分
当归一钱二分　白芍八分　丹皮　黄芩各一钱　桃仁七分

水煎温服。

保命人参散　治咯痰带血而出。

人参　白术各三钱　茯苓一钱　炙甘草五分　橘红八分　枳壳
桔梗　半夏　五味子　桑皮各七分　黄芩一钱

六君子汤见痰　逍遥散　加味归脾汤见郁　金沸草散见下集风
热　四物汤　四君子汤　六味地黄丸见秦越人治法　杏仁汤见咳嗽
青龙汤见下集寒门　六味地黄汤见前血症

衄血方

犀角地黄汤　治吐血、衄血等症。

生地一两五钱　白芍一两　丹皮　犀角各二钱五分

上四味，先用三味，水煎去渣，入犀角汁，热服。

赵养葵曰：犀角地黄汤，乃衄血之的方。盖犀，水兽也，可
以分水，可以通天。鼻衄之血从任督而至巅顶入鼻，惟犀角能下
入肾水，引地黄滋阴之品由肾脉而上，故为对症。若阴虚火动，
吐血与咳咯者，可借用成功。若阳虚劳嗽及脾胃虚者，皆不宜。

止衄散　治饥困劳役，动其虚火，致衄不止等症。

黄芪六钱　阿胶　生地　白芍　赤苓各三钱　当归

上每服四钱。

榴花散　治衄不止，以此末吹入鼻即止。

百叶榴花阴干为末

榴花之红可使入血，榴花之涩可能止血，一夫当关，此药
近之。

黄芩芍药汤　阴火载血上行，衄不止。

黄芩酒炒　芍药　甘草等分

罗太无寸金散　治鼻衄不止。

黄药子　土马鬃各五钱，土马鬃青苔之类，墙垣之上，背阴古墙上有有足者　生甘草一钱

上为末。每服二钱，新汲水调下，未止再服，立瘥。

济生麦冬饮

麦冬　生地各等分

每服一两，水煎服。

茅花散　治衄。

茅花一大握，剉，水煎饮之，立止。

地黄饮子见前血症　苏子降气汤见下集风热　理中汤见下集寒门　一阴煎　二阴煎　左归饮　五阴煎　五福饮俱见张景岳治法　六味地黄汤见前血症

九窍出血方

黄金散

牛黄　郁金

上二味等分为末。

血余散

乱发　皂角水

水洗净，烧灰为末。每服二钱，茅根、车前草煎汤下。

大蓟饮

大蓟一握捣汁，以酒和服之。无生者以干者为末，冷水调下三钱。

耳衄方

六味地黄丸　见秦越人治法
外用龙骨末吹之。
逍遥散　见郁。加龙胆草

舌衄方

冰玉散　治牙疳，牙痛，口疮，齿舌衄。
生石膏一两　月石七钱　冰片三分　僵蚕一钱
上为极细末，小磁瓶盛贮，敷之吹之。
冰白散　口舌糜烂。
人中白二钱　冰片三分　铜绿　杏仁各一钱
为细末，吹敷。
文蛤散　治舌衄。
五倍子　白胶香　牡丹皮等分
为末，敷患处。

蒲黄散

蒲黄炒焦，为末敷之。

槐花散

槐花为末，掺之。
发灰散　见前血症。
发灰散米醋调，且敷患处。
妙香散　见遗精。

肌衄方

河间定命散　治胆受热，血妄行，肌衄。

朱砂　寒水石　麝香

上为末，用五分新汲水调下。

冰白散　发灰散俱见前

大全竹茹汤　黄芪建中汤见张景岳治法　辰砂妙香散见遗精
四神散见下血　十全大补汤见秦越人治法

齿衄方

石刻安肾丸见膝冷　局方安肾丸见喘　八味丸见张仲景治法
清胃散见积热　六味地黄汤见前血症　消风散见下集风热　养正丹见
前血症

抽薪饮　清胃饮俱见下集积热　玉女煎见下集暑　左归饮见张景
岳治法

溺血方

四神汤　治血出不止，更治妇人产后血虚等症。

当归三钱　川芎一钱　白芍二钱　炮姜五分

山鹿丸　治房室劳伤，小便出血。

山药一两　鹿角五钱　发灰二钱

上为末，苎根捣汁，打糊为丸，梧桐子大。每服五十丸。

寄奴散　治大小便出血不止。

刘寄奴

上为末，清茶调服立止。

柿灰散　治尿后有干血。

干柿饼烧灰三枚，陈米饮调下。

人参固本丸见遗精　左归饮见张景岳治法　人参丸见怔忡　天王
补心丹见秦越人治法　妙香散见遗精　秘元煎见遗精　金樱膏见遗精

归脾汤见前血症　举元煎见张景岳治法　八味养荣汤见①

便血方

黄土汤　治先便后血，名曰远血。

粉草　熟地　白术　附子　阿胶　黄芩各三两　灶心土半升

上七味，以水八升，煮取三升，作三服。

赤豆当归散　治先血后便，名曰近血。

赤小豆五两，浸令芽出，晒干　当归一两

为末，白汤调下二钱，日三服。

梅师云：治热毒下血，或因食热物发动，以赤小豆末水调下方寸。

寿脾煎　治脾虚不能摄血。凡忧思郁怒积劳，及误用攻伐等药，犯损脾阴，以致中气亏陷，神魂不宁，大便脱血不止，及妇人无火崩淋等症。

白术二三钱　当归　山药各二钱　炙甘草一钱　枣仁一钱五分

远志三五分　干姜一二钱　莲肉二十粒，炒　人参随宜

一加乌梅，一加醋炒文蛤。

养中汤　治中气虚寒。

人参二三钱　山药二钱　扁豆三钱　甘草一钱　茯苓二钱　干姜三钱

气滞加陈皮；虚馁加熟地。

玉关丸　治肠风血脱，崩漏带浊不固。

白面炒熟，四两　枯矾二两　文蛤醋炒黑，二两　北五味一两，炒　诃子二两五钱，生半炒

上为末，用熟汤和丸，梧桐子大，以温补脾肾等药随症加

---

① 见：此后诸本皆脱五字，存疑。

＝＝ 236 ＝＝

减，煎汤送下，或人参汤亦可。如血热妄行者，以凉药送下。

胜金丸 治肠风下血，溺血不止，及脏毒便血。

百药煎三两，生用一两，炒焦一两，烧存性一两

上为末，饭为丸或蜜丸，梧桐子大。每服五七十丸，米饮或参汤下。

香梅丸 肠风下血，服之立止。

乌梅肉 白芷 百药煎烧存性，等分

上为末，米糊丸，桐子大。每服五六十丸。

一方用卷柏、棕灰、地榆、黄芪为末，米饮下。

理中汤见下集寒门① 归脾汤见前血症 十全大补汤见秦越人治法 补中益气汤见李东垣治法 化肝煎见郁 举元煎见张景岳治法

不居上集卷之十四终

---

① 门：底本字脱，按前后文义补。

不居上集卷之十五目录

三焦咳嗽

伤风咳嗽

伤寒咳嗽

伤暑咳嗽

伤湿咳嗽

房劳咳嗽

饥饱咳嗽

疲劳咳嗽

叫伤咳嗽

劳神咳嗽

热嗽

冷嗽

暴感咳嗽

春月咳嗽

夏月咳嗽

秋月咳嗽

冬月咳嗽

冷热咳嗽

七情伤感嗽

冷水嗽

吐嗽

食夹痰嗽

失音嗽

声哑嗽

久嗽

暴嗽

肺热久嗽

烦冤嗽

劳嗽

支嗽

厥阴咳

肺喘咳

上气咳

肺胀咳

痰瘀嗽

嗽血

气嗽

胁痛应嗽

损伤咳

怒气咳

时行咳

鳏嗽

面肿咳

聚咳

食积咳

食饱咳

醋抢咳

咸哮咳

齁嗽

水咻咳

痰哮嗽

上半日嗽

午后嗽

清晨嗽

黄昏嗽

夜嗽

人参清肺汤

含化丸

枇杷叶散

一味百部膏

清咽宁嗽汤

本事方

姜蜜方

加味紫苑散

宁肺汤

贝母散

麻黄射干汤

痰嗽方

虚火咳嗽方

肺胀咳嗽方

肺虚咳嗽方

润肺止嗽方

痨嗽方

痿嗽方

凤髓汤

二母散

阿胶散二方

紫苑茸汤

肺火夜咳方

声哑咳嗽方

干咳午热方

噙化丸

久嗽神膏

立霜膏

琼珠散

紫苑散

百部饮

人参应梦散

观音应梦散

安眠散

三妙汤

百花膏

鹿茸丸

止嗽散

团鱼丸

鳖甲丸

柴胡散

九仙散

劫嗽丸

官青方

贝母丸

方见各门

六君子汤　四君子汤　四物汤　人参固本丸　保和汤　八味丸　六味地黄丸　八味地黄汤　六味地黄汤　大补元煎　左归丸　右归丸　左归饮　右归饮　一阴煎　四阴煎　五福饮　越婢加半夏汤　三拗汤　小青龙汤　桂枝汤　麻黄附子细辛汤　神术散　小柴胡汤　凉膈散　柴陈煎　金沸草散　升麻汤　芍药甘草汤　黄芩加半夏生姜汤　茯苓甘草汤　竹叶石膏汤　香茹饮　黄连解毒汤　人参白虎汤　白术汤　白术酒　逍遥散　四七汤　栀子仁散　当归散　活血饮　厚朴汤　理阴煎　参苏饮　乌梅丸　四满丸　异功散　赤石脂禹余粮汤　猪苓分水散　生料鹿茸丸　安肾丸　清音丸　橄榄丸　瓜蒌丸　知母茯苓汤　蛤蚧散　大兔丝子丸　柴陈解托汤　柴苓解托汤　和中解托汤　清里解托汤　葛根解托汤　升柴拔陷汤

不居上集卷之十五

歙岭南吴澄师朗著辑　休阳程芝云　芝华同校刊

咳嗽纲目

经旨

黄帝问曰：肺之令人咳，何也？岐伯对曰：五脏六腑皆令人咳，非独肺也。皮毛者肺之合也。皮毛先受邪气，邪气从其合也。其寒饮食入胃，从肺脉上至于肺则肺寒，肺寒则内外合邪，因而客之则为肺咳。五脏各以其时受病，非其时各传以与之。人与天地相参，故五脏各以其时治。时感于寒则受病，微则为咳，甚则为泄为痛。乘秋则肺先受邪，乘春则肝先受之，乘夏则心先受之，乘至阴则脾先受之，乘冬则肾先受之。

《示从容篇》曰：咳嗽烦冤者，肾气之逆也。

按：肾虚则龙雷之火泛，上乘肺金，烦热冤苦，虚老咳嗽。

《阴阳别论》曰：一阳病发，少气善咳善泄。

《玉机真藏论》曰：秋脉不及则令人喘，呼吸少气而咳，上气见血，下闻病音。

脉法

仲景曰：人嗽十年，其脉弱者可治，实大数者死。其肺虚者必苦冒。其人本有支饮在胸中故也。治属饮家。

咳嗽脉浮为实邪，宜发散。脉实为内热，宜清利肺。涩散为肺虚，宜温补。久嗽曾经外解，以致肺胃俱虚，饮食不进，宜温中助胃，兼治咳嗽。

咳必先审肺脉虚实。实者浮大有力，若沉而滑则痰气盛也。虚者弦大无力，若沉细带数则火郁极也。久嗽虚羸脉弱者生，实牢大数者死；浮软者生，沉紧者死。

《脉经》曰：嗽脉多浮，浮濡易治；沉伏而紧，死期将至。

咳而脱形身热，脉小坚急以疾为逆，不过十五日死。

脉出鱼际，为气逆喘急。

咳嗽总论

吴澄曰：咳嗽一症，为治甚难。非吾知之为治之难，能明咳嗽之难也。凡辨咳嗽者，欲知所咳之因，撮其大要而辨之，有三纲领焉，八条目焉。三纲领者，外感咳嗽，内伤咳嗽，虚中挟邪咳嗽也。八条目者，外感病多不离寒热二症，内伤不一，总属金水二家；其虚中夹邪，则有轻重虚实之各别也。所见出于外感者，而治之以内伤，则外邪不解，而咳嗽弥深；所见出于内伤者，而治之以外感，则正气渐耗，而咳嗽愈炽。外感之嗽为邪有余，若虚中夹邪，难作有余看。内伤之嗽多属不足，若虚中挟实，难作不足论。或禀体素虚，而又挟外感，则当分其轻重，或补三而散二。倘赋质原强，而又挟内伤，则当察其虚实，或补少而散多。此其轻重权衡，在人会意，最易差谬，此真为治之难也。

外感条目　分寒热二症

吴澄曰：外感咳嗽，有兼风寒，有兼火热，六气相因，有寒包火，热里寒，或干咳，或有痰，种种个殊。而治疗之法，非用辛温以散寒，即用清凉以除热，二者而已。

外感咳嗽，无论四时，必皆因于寒邪。盖寒随时气入客肺中。所以治嗽，但以辛温，其邪自散，六安煎加减。

寒气大盛，或中寒肺气不温，邪不能解者，六安煎加细辛五七分。若冬月寒盛气闭，邪不易散，即麻黄、桂枝俱可加入，或大青龙汤。

冬月风寒外感，形气病气俱实者，宜用麻黄汤之类。所谓邪自表而入，仍自表而出也。

伤风见寒，或伤寒见风，而往来寒热，咳嗽不止者，宜小柴胡合二陈汤主之。若寒邪不甚，痰气不多者，但以二陈汤加减主之。

咳嗽凡遇秋冬即发者，此寒包热也。但解其寒，气热自退。宜六安煎、二陈汤、金水六君煎三方主之。

人知肺主皮毛，外感风寒为寒，殊不知传里郁久变为热也。况肺为华盖，而五脏六腑火自内起，熏蒸焚灼作嗽者多矣。

气动火炎，久嗽无痰，脉数躁烦，稠粘涕唾，此伤热也。治以清热润燥为先，人参、半夏在所禁用，如瓜蒌、海石、二冬、二母、芩、连、山栀之类，可选用也。

外感咳嗽而兼火者，必有内热喜冷，脉滑等症。亦但以二陈、六安等汤加凉药佐之，微热者可加黄芩，热甚者宜加栀子、知母之属。

夏月火热炎上，喘急而嗽，面赤潮热，脉洪大者，用黄连解毒汤主之。热燥而咳，用栀子仁汤。

火乘肺金，若上焦实热，用凉膈散。中焦实热，用竹叶石膏汤。下焦虚热，六味丸。

秋月湿热伤肺，若咳而身热自汗，口干便赤，脉虚而洪者，用白虎汤。身热而烦，气高而短，心下痞满，四肢困倦，精神短少者，用香茹饮。

内伤条目　分金水二脏

吴澄曰：外感以咳嗽为轻，内伤以咳嗽为重，重者精气受伤也。五脏虽皆有精气，盖以肺为元气之主，故凡气分之受伤而咳嗽者，皆自肺主。肾为元精之本，故凡精分之受伤而咳嗽者，皆是肾主之。其曰肝曰脾曰心，则二脏之传变也。曰痰曰火，则咳嗽之标症抑末矣。

肺金为清虚之脏，凡金被火刑则为嗽，金寒睡冷亦为嗽，此咳嗽所当治肺也。然内伤之嗽则不独在肺。盖五脏之精气皆藏于肾，而少阴肾脉，从肾上贯肝膈入肺中，循咽喉挟舌本，所以肺金之虚，多由肾水之涸，正以子令母虚也。故凡治劳损咳嗽，必当以壮水滋阴为主。庶肺气得充，嗽咳渐愈，宜一阴煎、左归饮、琼玉膏、左归丸、六味丸之类。

有元阳下亏，生气不布，以致脾困于中，肺困于上，而为喘促痞满。为痰涎呕恶，为泄泻畏寒。凡脉见细弱，症见虚寒，而咳嗽不已者，此等症候皆不必治嗽，但补阳而嗽自止。如右归丸饮、八味丸、大补元煎、六味回阳饮、理中劫劳散之类，皆当随宜速用，不得因循，以致汲深无及也。

内伤咳嗽，凡水亏于下，火炎于上，以致火烁肺金，而为干渴烦热，喉痛口疮，潮热便结喜冷，尺寸滑数等症，则不得不兼清火，以存其水。宜四阴煎，加减一阴煎，人参固本丸主之。此当与咳血参治。

凡午后嗽者，属肾气亏损，火炎水涸，或津液涌而为痰者，乃真脏为患也。须用六味地黄丸，壮肾水滋化源为主，以补中益气汤，养脾土生肺肾为佐。设用清气化痰则误矣。

虚损咳嗽，多由火克肺金成之者，伤其精则阴虚而火动，耗其血则火亢而金亏。人身之血犹水也，血之英华最厚，厚者精也。不谨养者，纵其欲而快其心，则精血渗涸。故脏腑津液渐燥，则火动熏肺而生痰。因其燥则痰粘于肺管不利出，故嗽而声干，原乎精乏则阴虚，阴虚则相火动冒，而变饮为涎也。二火熏膈则痰涎逆上，胃脘不利则多嗽声，盖痰因火动，嗽因痰起，色黄为有气可治；状如鱼涎白沫者，为无元气难愈也。宜早服补阴丸以培于下，晚服润肺汤以和其中，兼以琼玉膏或人参润肺丸，或人参紫苑汤。若能绝欲忘机，庶几望痊有期。否则药如杯水，而救车薪之火矣，焉能扑灭哉？

有好色作劳之人，相火炽盛，气不归元，腾空而入于肺叶空隙之间，膜原之内，聚痰凑沫，喘咳烦冤，日续一日，久之渐成熟路，只候肾气一动，咳嗽俱发。外症咸痰稠浊，夜卧不眠，或两颊红赤，垒垒发块，或胸背有疮，如粟如米，皆其验也。治宜清心静养，保肺滋阴。若暴发而痰出如泉，声响如锯，面赤舌胀，喉硬目突者死。琼玉膏、清宁膏。

喻氏云：内伤之咳，治各不同。火盛壮水，金虚崇土，郁甚疏肝，气逆理脾，食积和中，房劳补下，内已先伤，药不宜峻。

《类经》云：脾为黄婆，交媾水火，会合金木者也。久嗽曾经泻肺，及房劳饥饱，以致脾肺虚而饮食少者，只宜理脾而咳自止。

虚中挟邪条目　分轻重察虚实

吴澄曰：外感咳嗽与内伤咳嗽，其本不同，其治亦异。盖外感之咳，必由皮毛而入于肺。内伤之咳，必由精气受伤而关于肾。一内一外，一虚一实，迥然不同，无难治也。惟是外感而兼内伤，或内伤而兼外感，则补而兼散，散而兼补，其间之虚实不可不察也。又有内伤重而外感轻，或内伤轻而外感重，则补多散少，或补少散多，其间之轻重，又不可不辨也。今人但知肺主皮毛，一遇外感风寒，疏散之外又行疏散，牢不可破。殊不知体弱之人，久则传变为郁嗽，遂成痨瘵。人但知肾主精血，一凡内伤不足，滋补之中又加滋补。殊不知外邪未解，愈投愈咳，亦成痨瘵。而究其源因，每由嗽起，因立解托、补托二法。自制得效一十三方，详见虚损治法。

薛氏曰：肺主皮毛，肺气虚则腠理不密，风邪易入，治法当解表兼实肺气。肺有火则腠理不闭，风邪外乘，治宜解表，当清肺火，邪退即止。若数行解解，则重亡津液，邪蕴而为肺疽肺痿矣。故凡肺受邪，不能输化而小便短少，皮虚渐肿，而咳嗽日增者，宜用六君子汤以补脾肺，六味丸以滋肾水。

凡病邪既去，宜用补中益气汤加山药、五味子以养元气；柴胡、升麻各二分，以升生气。

病久或误服表散之剂，以致元气虚而邪气实者，宜补其元气，而佐以解表之药。若专于解表，则肺气益虚，腠理益疏，外邪乘虚直入，病愈难愈矣。

凡外感之嗽，属阴虚血少，或脾肺虚寒之辈，则最易感邪。但察其脉体稍弱，胸膈无滞，或肾气不足，水泛为痰，或心嘈呕恶，饥不欲食，或年及中衰，血气渐弱，而咳嗽不能愈者，悉宜金水六君加减主之，足称神剂。

外感咳嗽，脾胃土虚，不能生金，而邪不能解，宜六君子汤，以补脾肺。或脾虚不能制水，泛而为痰，宜理中汤，或理阴煎、八味丸之类，以补土母。皆良法也。

外感与内伤，寒病与热病，气虚与血虚，如冰炭之相反，治之若差，则轻病必重，重病必死。

赵氏云：读伤寒书，而不读东垣书，则内伤不明，而杀人多矣。读东垣书，而不读丹溪书，则阴虚不明，而杀人多矣。东垣《脾胃论》，深明饥饱劳役发热等症，俱是内伤，悉类伤寒，切戒汗下。以为内伤多而外感少，只须温补，不必发散。如外感多而内伤少，温补中稍加发散，以补中益气为主。如内伤兼寒者加麻黄，兼风者加桂枝，兼暑者加黄连，兼湿者加羌活，实万世无穷之利。此东垣特发阳虚发热之一门也。然阴虚发热者，十之六七亦类伤寒。今人一见发热，即曰伤寒类，用发散而毙，则曰伤寒之法已穷。余尝於阴虚发热者，见其大热面赤，口渴烦躁，与六味地黄丸一大剂即愈。如下部恶寒，渴甚燥极，或饮而反吐，即加肉桂、五味，甚则加附子冷饮，活人多矣。此丹溪发明阴虚发热之旨外，尚还未尽之旨也。

李士材云：虚人感冒，不任发散者，以补中益气汤代之。

《准绳》治四时伤寒，通宜补散。故丹溪治伤寒多用补中益气汤，气虚者四君子汤加发散药；血虚者四物汤加发散药。东垣治风湿用补中益气，加羌活、防风、升麻、藁本、苍术。海藏治风湿，无汗者用神术散，有汗者用白术散；治刚痉神术汤加羌活、麻黄；治柔痉白术汤加芪、术、桂心；治中暍脉弦细芤迟者，用黄芪汤。此皆治虚中夹邪，内伤兼外感之法也。

逍遥散能治寒热往来，恶寒恶热，呕吐吞酸嘈杂，胸痛胁痛，小腹膨胀，咳嗽头晕，盗汗黄疸，温疫疝气，飧泄等症，皆对症之方。推而伤风，伤寒，伤湿，除直中外，凡外感者，皆以逍遥散出入加减，无不获效。如血虚有火而咳嗽者，宜畅郁汤亦妙。若食少食痰多而咳嗽者，用和中理阴汤调之。

肺家有余之火，或伤风、伤热之症，而虚中夹邪，不任疏散，或以沙参、秦艽、续断、人参三五七分，托邪外出。若肺实而有火者，不可用也。若误用之，是助其邪而重其病也。若本经之气血有亏，脏腑之精神不足，形枯色萎，气弱神羸，种种弱症已现，安得不补。盖实火泻则清，虚火补则息。精神气血，由补而足，则气自归根，火自归源，而咳嗽亦自愈。

澄按：沙参形似人参，人参能补五脏之阳，沙参能补五脏之阴。其形类桔梗，其功亦能入阴分，而托邪从外出。若掘新鲜土沙参熬膏，以治虚中夹邪之症，其效甚著。而近日多用北沙参，盖北沙参只有二种，其余非佳品也。一种防风沙参，自防风中拣出，其形长而扁，皮粗不好看，与防风相类，而能兼补兼托。此北地来者，真北沙参也。一种出自上党，其形如参，其色白而微黄，切片有金井玉栏杆，嫩泽而甘平不苦者为最。然虽补阴，其性味平淡，不能捷效。真者竟不可得。一云出自江西，近日肆中所售，皆近山之土桔梗做成也。迩日党参、北沙参，名目更多，计有数十种。有一种防风党，名大头狮子者为最。其皮壳虽粗，亦类人参，其味甘甜，其形长大。有一劈数开者，此平生所用得力有功之品，熬膏入药最良。惟味甘甜，脾虚气胀者忌用耳。珠参辨，见师朗治法人参论，见下集风寒门。

外邪咳嗽，多有误认为劳伤，而遂成真劳者，此必其人体柔弱，而医家望之已有成心。故见其发热，遂认为火，见其咳嗽，遂认为劳，不明表里，率用滋阴降火等剂。不知寒邪既已在表，凉药不宜妄投。若外既有寒，而内又得寒，则表里合邪，既邪留不解，延绵日甚，俗云伤风不愈变成劳。夫伤风岂能变劳，特以庸医误治，而日加清削，则柔弱之人，何能堪此，久而不愈，不至成劳不已也。此实医之所误耳。故於此症，最当详察在表在里，及新邪久病等因，脉色形气等辨之。辨得其真，则但用六安煎、金水六君煎，或柴陈煎之类，不数剂而可愈矣。

澄按：外感咳嗽，变为内损，今时极多。当与下集风劳门参看。若初起寒热往来，宜柴芩解托汤。若郁里热者，宜和中解托汤。若见蒸热者，宜清里解托汤。若客邪似虚症者，葛根解托汤。若外邪内陷者，升麻解托汤。

各种咳嗽

虚火咳嗽

虚火者，非火不足也。因人元气亏损，三焦之火乘虚上炎，肺为火灼，则气逆而嗽，痰涎清薄，嗽时面红气喘，咽干喉癣喉痒，口臭烦渴，饮食减少。其脉虚弱，或浮弦而无力，或微数而不清，是为虚火咳嗽。法宜滋补。

肺实咳嗽

肺胀者，肺统周身之气，因虚不能宣布于外，而反逆归本经，诸窍闭塞不通而发胀，则中府、云门两胁之经络皆不能利，所以气高而似喘，实非喘证。若邪偏左，则左体不能贴席，偏右则右体不能贴席，贴席则喘嗽不止。其脉左则人迎弦急，右则气口弦紧而滑数。此为气实咳嗽。宜疏散。

肺虚咳嗽

肺虚者，肺家元气自虚也。惟其自虚，则腠理不密，故外则无风而畏风，外则无寒而怯寒。内则气怯息短，力弱神虚，面白神羸，情志郁结，嗜卧懒言，遗精自汗，饮食减少，咳嗽无力，痰涎清薄，六脉虚微而涩弱，按之无神。此为阳虚脉症，宜大补元气，则嗽不治而自愈。若专于消热消痰以止嗽，未有不速其死也。

肺燥咳嗽

金性喜清润，润则生水，以滋脏腑。若本体一燥，则水源渐竭，火无所制，金受火燥，则气自乱而咳嗽。嗽则喉干声哑，烦渴引饮，痰结便闭，肌肤枯燥，形神虚萎，脉必虚数，久则涩数无神。法当滋润清补。

痨瘵咳嗽

痨瘵咳嗽者，因热郁生虫，虫生五脏而咳。初起即治易愈。若迟延日久，至声嘶喉哑，六脉细数而急疾者，不治。如六脉平缓有神，饮食不减，大肉未消，用方调治，或有生机。

久嗽视唇上有白点，虫在上面，下唇白点，虫在下面。当用杀虫之法，与传尸痨瘵同治。方见水北治法。

心经咳嗽

心咳之状，咳则心痛，喉中介介如梗状，甚则咽肿喉痹，桔梗汤主之。咳而唾血，引手少阴，谓之心咳。

肺经咳嗽

肺咳之状，咳而喘息有音，甚则唾血，麻黄汤主之。又咳引颈项而唾血，谓之肺咳。

肝经咳嗽

肝咳之状，咳则两胁下痛，甚则不可以转，转则两胁下满。小柴胡汤主之。

脾经咳嗽

脾咳之状，咳则右胠下痛，阴阴引肩背，甚则不可以动，动则咳剧，升麻汤主之。咳而涎出，续续不止引小腹，谓之脾咳。

肾经咳嗽

肾咳之状，咳则腰背相引而痛，甚则咳涎，麻黄附子细辛汤主之。又咳则耳无所闻，引腰并脐中，谓之肾咳。

胃经咳嗽

脾咳不已则胃受之。胃咳之状，咳而呕，呕甚则长虫出，乌梅丸主之。

胆经咳嗽

肝咳不已则胆受之。胆咳之状，咳呕胆汁，黄芩加半夏生姜汤主之。

大肠咳嗽

肺咳不已则大肠受之。大肠咳状，咳而遗矢，赤石脂禹馀粮汤，桃花汤。不止用猪苓分水散。

小肠咳嗽

心咳不已则小肠受之。小肠咳状，咳而失气，气与咳俱失，芍药甘草汤主之。

膀胱咳嗽

肾咳不已则膀胱受之。膀胱咳状，咳而遗溺，茯苓甘草汤主之。

三焦咳嗽

久咳不已则三焦受之。三焦咳状，咳而腹满，不欲饮食，钱氏异功散主之。

伤风咳嗽

鼻塞声重，欲语因咳言不得，竟谓之风嗽。恶风自汗发热，其脉浮。桂枝汤加防风、杏仁、前胡、细辛。

伤寒咳嗽

悽清怯寒，恶寒发热，无汗脉紧，鼻流清涕，又憎寒壮热，无汗恶寒。杏子汤加紫苏、干葛，去干姜、五味，或二陈汤加干葛、杏仁、桔梗。

伤暑咳嗽

烦热引饮，口燥齿干，或吐涎沫，声嘶咯血。人参白虎汤、黄连解毒汤。

伤湿咳嗽

骨节烦疼，四肢重着，洒淅寒热。或冒雨露，或浴不解湿衣。白术酒主之。

房劳咳嗽

咳而发作寒热，引腰背痛，或喘满。此因房劳。大兔丝子丸主之。

饥饱咳嗽

胸满腹胀，抢心痛，不欲食。保和丸主之。

疲劳咳嗽

咳而左胁偏痛，引小腹并膝腕疼。

叫伤咳嗽

咳而因呼叫太过，或吐白涎，口燥声嘶。

劳神咳嗽

咳而因劳神伤心，烦热自汗，咽干咯血。

热嗽

热嗽者，夏月嗽而发热者是也。咽喉干痛，鼻出热气，其痰嗽而难出，或带血丝、血腥臭。不若风寒之嗽，痰清而白。小柴胡汤加石膏、知母，或竹叶石膏汤加知母、五味、杏仁、枇杷叶，或金沸草散去麻黄、半夏，加枇杷叶、五味子、杏仁、桑皮、贝母、桔梗、茯苓。

冷嗽

饮冷食寒，因之而嗽。紫苑饮。

暴感咳嗽

暴感风寒，不恶寒发热，只是咳嗽，鼻塞声重。此感之轻者。宁嗽化痰汤。

春月咳嗽

春月风寒所伤，咳嗽声重头疼，用金沸草散。咳嗽声重，身热头疼，用局方消风散。盖肺主皮毛，肺气虚则腠理不密，风邪易入。治法当解表，兼实肺气。肺有火则腠理不闭，风邪外乘。治宜解表，兼清肺火，火邪退即止。若数行解散，则重亡津液，邪蕴而为肺疽肺痿矣。故凡肺受邪，不能输化，小便短少，皮肤渐肿，咳嗽日增者，宜用六君子汤以补脾肺，六味丸以滋肾水。

夏月咳嗽

夏月喘息而嗽，面赤潮热，其脉洪大者，黄连解毒汤。热燥而咳，栀子汤。咳唾有血，麦门冬汤。俱吞六味丸，壮水之主，以制阳光，而保肺金。

秋月咳嗽

秋月咳而身热自汗，口干便赤，脉虚而洪者，白虎汤。身热而烦，气高而短，心下痞满，四肢困倦，精神短少，香茹饮。若病邪既去，宜补中益气汤加山药、五味以养元气，柴胡、升麻各二分，以升生气。

秋深初冬，天久不雨，燥金用事，则肺燥咳嗽，当清金润肺，或兼清散。

冬月咳嗽

冬月风寒外感，形气俱病俱实者，宜华盖散、加减麻黄汤。所谓从表而入，自表而出。若形气病气虚者，宜补其元气，而佐以解表之药。若专于解表，则肺气益虚，腠理益疏，外邪乘虚易入，其病愈难治矣。

冷热咳嗽

冷热嗽，因增减衣裳，寒热俱感，遇乍寒嗽，乍热亦嗽，饮热亦嗽，饮冷亦嗽。宜金沸草散。

七情伤感嗽

七情伤感，无非伤动脏腑正气，致邪上逆，结成痰涎，肺道不理。宜顺气为先，四七汤加杏仁、五味子、桑白皮、人参、阿胶、麦冬、枇杷叶。

冷水嗽

有饮冷水太过，伤肺致嗽，俗谓之凑肺。宜紫苑饮。

吐嗽

有嗽吐痰与食俱出者，此饮食失节，致肝气不利，而肺又有客邪。肝浊道，肺清道，清浊相干，故嗽饮食俱吐出。二陈汤加木香、杏仁、细辛、枳壳。

食夹痰嗽

《机要》云：痰而能食者，大承气汤微下之。痰而不能食者，厚朴汤主之，或二陈汤加瓜蒌、卜子、山楂、枳壳、神曲。

失音嗽

戴云：有热嗽失音咽疼，多进冷剂而声愈不出者，宜以生姜汁调消风散，少少进之，或只一味姜汁亦可；冷热嗽后失音者尤宜。嗽而失音者，非独热嗽有之，宜审其症用药，佐以橄榄丸含化，仍浓煎独味枇杷叶散热服，或润肺丸、清音丸。

声哑嗽

痰热壅于肺。金空则鸣，必清金中邪滞，用清咽宁嗽汤。亦有一种寒包热者，宜细辛、半夏、生姜，辛以散之。

久嗽

经年久嗽，服药不瘥，余无他症，与劳嗽异。一味百部膏。

暴嗽

暴嗽与暴感风寒不同，有本有标。昔有教之，进生料鹿茸丸、大兔丝子丸方愈。亦觉之早，治之早故也。

暴嗽诸药不效者，宜大兔丝子丸。不可以其暴嗽，而疑遽补之非法。

肺热久嗽

肺热久嗽，身如火炙，肌肉消瘦，将成肺劳。一味黄芩汤。一方用枇杷叶、木通、款冬花、杏仁、桑白皮等分，大黄减半，蜜丸。夜卧含化。

烦冤嗽

《素问》云：咳嗽烦冤，是肾气之逆也。八味丸、安肾丸主之。

劳嗽

有因久嗽成劳者，有因久劳乃嗽者。其症寒热往来，或独热无寒，咽干嗌痛，精神疲极。所嗽之痰，或浓或淡，或时有血，腥臭异常，语声不出者。宜用苡仁、桑皮、麦冬、白石英、人参、五味子、款冬花、紫苑、杏仁、贝母、百合、桔梗、秦艽、枇杷叶、姜、枣同煎去渣，调钟乳粉。咽痛加桔梗。保和汤、紫苑汤、知母茯苓汤、蛤蚧散、宁肺汤。

支嗽即支饮

咳而心下坚满，咳则支痛，其脉反迟，谓之支咳。支咳者刺足太冲。

厥阴咳

咳而引舌本，谓之厥阴咳。厥者刺手大陵。

肺喘咳

仲景云：咳而气上，此为肺胀。其人喘，目如脱状，脉浮大者，越婢加半夏汤主之。

上气咳　停水

又云：肺胀咳而上气，烦躁而喘，脉浮者，心下有水，小青龙汤主之。

肺胀咳

丹溪云：肺胀而咳者，用诃子、青黛、杏仁。诃子能治肺气，因火伤极，遂成郁遏胀满不能眠。一边取其味酸苦，有收敛之功。佐以海石、香附、瓜蒌、青黛、半夏曲、姜，蜜丸噙。

痰瘀嗽

肺胀而嗽，或左或右不得眠。此痰挟瘀血，碍气而病。宜养血以流动乎气，降火疏肝以清痰。四物汤加诃子、青皮、竹沥。

澄按：以上肺胀四症，治各不同。仲景乃治伤寒之法，主以散邪。丹溪乃治虚损之法，阴虚火动，痰挟瘀血，主以收敛消瘀。

嗽血 见本事方加减

血嗽则连顿不住，《本事方》加当归、大枣。

气嗽

肚痛胀满，《本事方》加青皮去白，同煎。

胁痛应嗽

肝藏血。咳嗽气涩不利，咳应两胁，小柴胡加青皮、苏子。

损伤咳

男妇因跌打损伤，负重辛苦，劳力伤损。肺藏既损，遇风寒则为咳嗽，或吐咯紫血。宜去心肺瘀血，当归饮。

怒气咳

怒则气上，积血在胸胁。咳嗽年久不愈，每咳则隐隐而痛，活血饮。

时行咳

发热恶寒，鼻塞头痛，气急，状如伤寒，冷热连咳不已。初得病即伏枕，一二日即轻。参苏饮加细辛。

鰕嗽

鰕嗽，乃邪恶鬼注之嗽，乃五嗽中之一嗽也。主以四满丸。

澄按：鱢者，以臭而名之。亦有属热与湿热者。

面肿咳

宋徽宗宠妃，病痰嗽不寐。李防御以蛤粉稍加青黛，用淡齑水加麻油数滴，调药进之。是夕寝安嗽止，面肿亦消。

聚咳

风寒入肺，每一咳则连数百不止，不能转气，宜三拗汤。久则杏仁煮猪肺，或姜汁调蜜亦好，参苏饮加细辛。

食积咳

食积痰嗽，面青白黄色，面上如蟹爪路，一黄一白是也。非青黛、瓜蒌不除。瓜蒌丸。

食饱咳

每一食饱则发咳嗽，此脾胃虚寒也，宜用千金温脾汤。若咽中痛而声鸣者，加干姜一两。

醋抢咳

吃醋抢喉，因成咳嗽不止。用甘草去皮作二寸段，中半劈开，用猪胆汁五枚，浸三日取出，火上炙干为细末，炼蜜丸。每服四十丸，清茶吞下，卧时服。

咸哮咳

因食咸物所伤，以致哮嗽不止。用白面二钱，砂糖二钱，通搜和，用糖饼灰汁稔作饼子，放在炉内炸热，划出加轻粉四分，另炒略熟，将饼切作四亚，掺轻粉在内。令患人吃尽，吐出病根即愈。

齁嗽

齁者痰声，即远年近日喘哮咳嗽也。用糯米泔水磨茶子滴入鼻中，令病人吸入口内服之。口中横咬竹管一个，片时间则涎口中流出如绵，当日即愈，二次绝根。

水咻咳

水咻咳者，水停肺而咻喘咳嗽也。用芫花为末，大水上浮浮滤过，拌大米粉搜和为粿，清水煮熟，恣意食之。

痰哮嗽

痰哮咳嗽，痰声喉中如拽锯，本事方加半夏三枚同煎。

上半日嗽

上半日嗽多属胃中有火，宜用贝母、石膏以降胃火。

午后嗽

午后嗽多属阴虚，用四物汤加知母、炒黄柏，先降其火。

清晨嗽

清晨嗽，食积也。脾不健运，夜卧不能运化精微，积为痰涎，每起必作咳嗽，吐出痰涎方止，保和丸。

黄昏嗽

黄昏嗽多因火气浮于肺，不宜用凉药，宜五味子、五倍子，敛而降之。

夜嗽

夜间嗽甚，风寒郁于肺中，宜三拗汤加知母。脉浮大而有热，加黄芩、生姜。黄昏嗽相类，一属风寒，一属肺火。

早嗽

早起嗽甚，胃中有食积，至此火流入肺中，宜知母、地骨皮，以降肺火。与清晨嗽相类，治法又不同。

喉中水鸡声

咳而上气，喉中水鸡声者，射干麻黄汤主之。一味白前亦妙。

声嘶嗽

咳嗽而声嘶者，乃血分受热故也。蛤粉、青黛蜜调服之。

呷呀嗽

上气咳嗽，息气呷呀，喉中作声，唾粘。以蓝实叶水浸良久，捣绞取汁一升，空心炖服，须臾以杏仁研取汁，煮粥食之。

哎呷嗽

久患咳嗽，喉中作声，哎呷不得眠。以白前为末，酒调下二钱。

气涩嗽

气涩咳嗽，气寒喘而咳不起也。用二陈汤加瓜蒌、萝卜子、桔梗、枳壳。

碍气嗽

碍气嗽者，血碍气作嗽也。用桃仁去皮尖，大黄酒炒，姜汁服。

伤力嗽

伤力咳嗽，兼有痰涎。用白术、知母、茯苓、甘草、当归、白芍、川芎、麦冬、贝母、款冬花、花粉。

积年咳嗽

《食医心镜》云：积年上气咳嗽，多痰喘促，吐脓血。以萝卜子一合，研，煎汤食上服之。

瘘咳

上咳不止，脉无神气，粪门生瘘，此阳极而下也，不治之症。瘘，先咳而后发瘘也。肺与大肠相为表里，久咳则肺伤，气虚则下陷生瘘，则伤之极矣，故不救。

妊娠子嗽

子嗽由于火邪，当以清火润肺为务，宜紫菀汤。

酒嗽

饮酒，酒热伤肺咳嗽。瓜蒌、杏仁、竹沥、姜汁、韭菜汁。

鼾嗽

咳嗽气急，喉声如鼾者，大虚之症，独参汤。

短气嗽

气亏于下，元海无根，上浮胸臆，呼不能升，咽不能降，气短喘咳，不相接续者，大虚之症，贞元饮。

干咳嗽

《原病式》曰：人瘦者腠理疏通而多汗泄泻，血液衰少，而为燥热，故多为劳嗽之疾。

丹溪曰：咳而无痰者，此系火郁之症。乃痰郁火邪在中，用桔梗以开之，下用补阴降火，不已则成劳。此证不得志者多有之。

又曰：干咳嗽极难治，此系火郁之症。痰郁火邪，倒仓法好。宜用补阴之方四物加竹沥、炒柏之类。又方用杏仁、贝母、青黛、瓜蒌、枳壳之属。

刘忠厚曰：咳无痰者，本肺气伤而不清，咳久则痰郁于中，而不能上出。故当用药以开提之，实者宣法亦可施也。凡嗽久亦有痰中见血者，或带血丝者，燥热少血者，皆当取其化源。故曰滋阴降火，燥热劳嗽是宜。

张景岳曰：干咳嗽者，在丹溪云火郁之甚，乃痰郁火邪在肺中，不得志者有之。此说不然。夫既云不得志，则忧思内伤，岂痰火病也，又岂苦梗倒仓所宜攻也。盖干咳嗽者，以肺中津液不足，枯涸而然。此明系内伤亏损，肺肾不交，气不生精，精不化气，所以干涩如此。但其有火无火，亦当辨治。若脏平无火者，止因肺虚，故必先补气，自能生精，宜五福饮之类主之。若脏气微寒者，非辛不润，故必先补阳，自可生阴，宜理阴煎，或六君子汤之类主之。若兼内热有火者，须保真阴。故必先壮水，自能制火，宜一阴煎，或加减一阴煎，兼贝母丸之类主之。若此症而但知消痰开郁，将见气愈耗，水愈亏，未免为涸辙之鲋矣。中和理阴煎、味补饮二方最宜。

澄按：外感以咳嗽为轻，内伤以咳嗽为重，虚损之症未有不咳嗽者也。三纲领、八条目不能尽其概，故又汇集各嗽名目，其间有名同而治异者，亦有名异而治同者，内外并录，以备采择云耳。

治案

薛立斋治陈国华，素阴虚患咳嗽。以自知医，用发表化痰之药，不应，用清热化痰等药，症愈甚。薛曰：此脾肺虚也，不信。用牛黄清心丸，更加胸腹作胀，饮食少思，足三阴虚症悉见。朝用六君加桔梗、升麻、麦冬、五味，补脾土以生肺金；夕用八味丸，补命门火以生脾土，诸症悉愈。经云：不能治其虚，安问其余？此脾土虚不能生肺金，而金病复作。用前药而反助其火，吾不得而知也。

又治张克明咳嗽，用二陈、芩、连、枳壳。胸满气喘，侵晨吐痰，加苏子、杏仁。口出痰涎，口干作渴。薛曰：侵晨吐痰，脾虚不能消化饮食。胸满气喘，脾虚不能生肺金。涎沫自出，脾虚不能收摄。口干作渴，脾虚不能生津液。遂用六君加炮姜、肉果温补脾肾，更用八味丸以补土母而愈。

江应宿治周三者，年近三十，潮热咳嗽咽哑，诊之六脉弦数。周故以酒豪，先年因酒后呕血，是年又复呕血数升，遂咳不止，百治不应，饮食递减，烦躁喘满。江与四物汤换生地，加贝母、丹皮、阿胶、麦冬、五味煎服，加生蔗汁一小酒杯，姜汁少许，嗽渐止。食少，再加白术、茯苓、人参，食渐进。夜噙太平丸，晨服六味丸加枸杞、人参、麦冬、五味为丸。两月咳嗽全止，半年肥白如初。

生生子治闵蜃楼，患虚损咳嗽，昼轻夜重。孙曰：此症咳嗽由肺火未清，误服参、术太过而然。但为清肺利肺，咳可立止。止后以补心安神之剂养之，则万全矣。麦门冬、桑白皮、白药子、贝母、桔梗、甘草、黄芩、枳壳十贴，咳嗽全止，惟心血不足，神不固精，以枣仁、远志、麦冬、莲花心、丹参调养百日，果能出户。

李士材治张饮光，虚损发热干咳，呼吸喘急。始用苏子降气，不应，乃服八味丸，喘益急，李视两颊赤，六脉数大，此肺肝蕴热也。以逍遥散，用牡丹皮一两，苡仁五钱，兰叶三钱，连进两剂，喘吸顿止。以地黄丸一料，用麦冬、五味煎膏，及龟胶为丸，至十斤而康。

咳嗽例方

杏子汤　治咳嗽，不问外感风寒，内伤生冷，及虚劳咯血，痰饮停积者，皆治疗之。

人参　半夏　茯苓　细辛一半　白芍　甘草　干姜一半　五味子　桂枝等分一半

上咬咀。每服四钱，水一盏半。杏仁去皮尖剉，五枚；生姜三片煎服。感冒加麻黄。脾胃实者加御米壳、乌梅一个。呕逆恶心者不可服。若年久咳嗽，气虚喘急者去杏仁、人参，倍加麻黄，芍药、干姜、五味子各增一半。一名小青龙汤。

六安煎新方 治风寒咳嗽，及非风初感，痰滞气逆等症。

陈皮一钱五分　半夏二三钱　茯苓二钱　甘草一钱　杏仁一钱　白芥子五七分　生姜三片

外感风邪，咳嗽而寒气盛者，多不易散，宜加细辛七分或一钱。若冬月严寒邪甚者，加麻黄、桂枝亦可。若风胜而邪不甚者，加防风、苏叶。若头痛鼻塞加川芎、白芷、蔓荆子。若兼寒热，加柴胡、苏叶。风邪咳嗽不止而兼肺胃之火者，加黄芩，甚者加知母、石膏。凡风寒咳嗽，痰不利者，加当归，老年者尤宜。若气血不足者，当以金水六君煎。

金水六君煎新方 治肺肾虚寒，水泛为痰。或年迈阴虚，血气不足，外受风寒，咳嗽呕恶，多痰喘急等症。

当归三钱　熟地三五钱　陈皮一钱五分　半夏二钱　茯苓二钱甘草一钱　生姜三片

如大便不实而多湿者，去当归，加山药。如痰盛气滞胸胁不快者，加白芥子七八分。如阴寒甚而嗽不愈者，加细辛五七分。兼表邪寒热者，加柴胡一钱。

琼玉膏 治气虚久嗽，气散失音，干咳无痰，或见血线。

地黄四斤　茯苓十二两　人参六两　白蜜二斤

先将地黄熬汁去渣，入蜜炼稠，再将参、苓为末和入磁罐封，水煮半日，白汤化服。

汪讱菴曰：有声无痰，谓之干咳。脾有湿则生痰，病不由于脾，故无痰，肺中有火则咳，病本于肺。火盛津枯，故干咳。地黄滋阴生水，水能制火；白蜜甘凉性润，润能去燥。气为水母，土为金母，故用参、苓补土生金。盖人参益肺气而泻火，茯苓清肺热而生津也。

润肺汤 治上盛下虚，脾肺湿热，远年近日气喘咳嗽痰盛，心胸气闷，不思饮食，或往来寒热，或感冒风寒，喘嗽气急，五劳七伤吐血等症，并皆治。

知母二钱　紫菀五钱五分　栀子　麻黄　荆芥　马兜铃各五分
赤芍　甘草各一钱　前胡　赤苓　黄芩各二钱　桑白皮二钱五分
半夏三钱　杏仁五钱

此药，如妇人加当归、川芎、生地、丹皮各一钱。

每服一两四钱五分，用水二钟，生姜五片。初感风寒，加葱白三根。久患咳嗽，加大枣二枚，不用葱白，临卧将身右卧，用绢帛顶住右软肋，次用竹筒缓缓吸药热，不言语呼唤。切忌房劳。

润肺丸

诃子　五味子　五倍子　甘草

右为末，蜜丸，噙化。

新宁膏　治咳嗽属火炎热郁，气衰不足者。

生地　麦冬各十两　龙眼肉　苡仁各八两　橘红三两　桔梗
甘草　贝母各二两　薄荷叶五钱

煎成膏，将苡仁、贝母、薄荷为末调入。

紫菀汤海藏　治肺伤气极，劳热久嗽，吐痰吐血，肺痿肺痈。

紫菀　阿胶　贝母各一钱　五味子十二粒　桔梗　甘草　人参　茯苓　知母各五分　一方加莲肉一钱

良方紫菀汤　治子嗽

紫菀　天冬各一钱　桔梗　甘草　桑皮　杏仁各三分　竹茹二分

入蜜温服。

桔梗汤　治脏发咳。

桔梗三钱　甘草六钱

水煎温服。

宁嗽化痰汤　治感冒风寒，咳嗽鼻塞。

桔梗　枳壳　半夏　陈皮　前胡　干葛　茯苓各一钱　紫苏一钱二分　麻黄　杏仁　桑皮各一钱　甘草四分

人参清肺汤　治肺胃虚热，咳嗽喘急，坐卧不安，年久劳嗽吐痰。

人参　杏仁　阿胶各一钱　粟壳　甘草　桑皮　知母　地骨皮　乌梅肉各五分　大枣一枚

含化丸　治肺热久嗽吐痰，内有白泡，当于肺泻火。

枇杷叶　木通　款冬花　杏仁　桑白皮　紫苑　大黄

蜜丸如樱桃大，夜卧或食后含化一丸。

枇杷叶散　治劳嗽，降肺气。

枇杷叶　苡仁　麦冬　橘红等分

一味百部膏　治三十年久嗽。

用百部捣汁，煎如饴糖，服一二匙。一加白蜜，一加饴糖。

清咽宁嗽汤　治热壅肺气，声哑咳嗽。

桔梗二钱　栀子　黄芩　桑皮　甘草　前胡　知母　贝母各一钱

本事方　治十六般咳嗽。

阿胶　马兜铃　甘草　半夏　人参　杏仁

上为末，每服一钱，看引下。心嗽面赤或汗流，加干葛。肝嗽泪出，加乌梅、大米。脾嗽不思饮食或恶心，加生姜。胆嗽不睡，加茯神。胃嗽吐逆酸水，加蛤粉。劳嗽加秦艽。膈嗽出痰如圆块，加生姜汁调药下。热嗽夜甚，加蜜。暴嗽涕唾稠粘，加生姜、乌梅。哮嗽如拽锯，加半夏。血嗽连顿不住，加当归、大枣。气嗽肚痛胀满，加青皮。肾嗽加饴糖、黄芪。产嗽背胛痛，加甘草、黄蜡。

姜蜜方　治聚咳不止。

姜汁、白蜜和匀服。

紫苑散　治咳中有血，虚劳肺痿。

人参　紫苑　茯苓　知母　桔梗　阿胶　贝母　五味子　甘草

宁肺汤　治荣卫俱虚，咳嗽发热自汗，肺气喘急，咳嗽痰涎。

人参　当归　白术　熟地　川芎　白芍　五味子　麦冬　桑皮　茯苓　甘草各一钱　阿胶　生姜三片

贝母散　治暴发咳嗽，多日不愈。

贝母　杏仁　桑白皮各二钱　五味子　知母　甘草各一钱　款冬花一钱五分　生姜三片

麻黄射干汤　治咳而上气，喉中水鸡声。

射干　麻黄　生姜　细辛　紫苑　款冬花　五味　半夏

用水一斗二升，先煮麻黄二沸，去上沫，纳诸药煮取三升，分温三服。

痰嗽方　治肺胃心胸之间有痰涎壅塞，气逆而咳嗽。

茯苓一钱五分　橘红　半夏各一钱　甘草　桔梗各五分　杏仁七枚　枳壳四分　生姜一片

若风热之痰初起，加前胡、荆芥、苏叶各一钱。

虚火咳嗽方　元气亏损，三焦之火炎上，刑克肺金。

麦冬三钱　生地二钱　紫苑　茯苓各一钱　牛膝　车前各五分　知母一钱

虚加人参一钱。

肺胀咳嗽方　气虚不能宣布于外，而反逆归本经，诸窍闭塞不通而发胀，左右不得眠。胀则云门、中府两胁之经络皆不能利，所以气高，似喘非喘，咳嗽。

紫苑三钱　贝母二钱　桑皮　苏子各一钱五分　橘红　车前各一钱

虚加人参。有火加麦冬、知母。

肺虚咳嗽方 肺气自虚，腠理不密，无风畏风，不寒怯寒，气怯息短，力弱神虚咳嗽。

枣仁三钱　人参　黄芪各一钱五分　白术　茯苓各一钱　桑皮五分　炙甘草二分　陈皮三分

润肺止嗽方 喉干声哑，水亏金燥，火盛刑金。

松子肉三钱　贝母　紫苑各一钱五分　知母　牛膝各一钱　枇杷叶　菊花各三分

睡时温服。

痨嗽方 痨嗽因热郁生虫，初起即治易愈。

百部一钱五分　贝母三钱　蛤蚧二钱　知母一钱　薄荷　橘红各五分　地骨皮一钱　甘草三分

煎服。三更时煎二钟，于五更时分服，至黎明服青蒿鳖甲丸。

痿嗽方 肺金失润泽之性，而精津血液耗竭，以致肺叶虚痿咳嗽。

麦冬三钱　生地二钱　知母　人参一钱　贝母　玉竹　紫苑天冬各一钱

或煎膏，噙化亦好。

凤髓汤 治咳嗽，大能润肺。

牛髓一斤　白蜜十斤　山药　杏仁各四两　胡桃仁四两

上将牛髓、白蜜用沙锅熬沸，以绢滤去渣，盛磁瓶内，将杏仁等三味同入瓶内，以纸密封瓶口，重汤煮一日夜，取出冷定。每空心以白汤服一二匙。

二母散

知母　贝母

等分，生姜三片煎，温服。

阿胶散 治一切咳嗽。老人、虚人皆可服。

阿胶　马兜铃各一两　五灵脂　桑白皮各一钱　甘草二钱五分

为末，夜卧煎服。

又方 治咳嗽喘急，或咳而硬气，喉中有声。

阿胶一两　牛蒡子二钱五分　炙甘草一钱　马兜铃五钱，炒
杏仁七枚　糯米一两

紫苑茸汤 治饮食过度，或食煎煿，邪热伤肺，咳嗽咽痒，
痰多唾血，喘急胁痛不得卧。

紫苑　款冬花　百合　杏仁　阿胶　桑白皮经霜　贝母　蒲
黄　半夏各一两　犀角镑　甘草　人参各五钱

上㕮咀。每服四钱。水盏半，姜五片，煎八分，食后温服。

肺火夜咳方秘抄

苡仁一合　山药二钱　竹叶十三片　雪梨三片

水二碗煎，八分，当茶吃。

声哑咳嗽方

杏仁　桔梗　紫苑　甘草　白前　五味子　瓜蒌仁　生姜
款冬花　半夏曲　通草

干咳午热方 自验得效。

桔梗　青黛各八分　枳壳六分　瓜蒌仁一钱　贝母　杏仁各八
分　黄柏　胆星各五分

加竹沥半杯。

噙化丸 润肺止嗽。

诃子　五味子　五倍子　粟壳

上药蜜丸，噙化。

久嗽神膏

萝卜一斤捣汁　生姜五钱　大贝母二两

三味熬膏，入蜜二两，饴糖半斤，熬成膏，不时服。

玄霜膏 治吐血虚嗽神效。祖传

乌梅汁六两　姜汁一两　萝卜汁　梨汁各四两　款冬花二两

白蜜　柿霜各四两　紫苑二两

以上药听用。另以白茯苓八两为末，用乳汁三斤，将茯苓末拌匀入内，取出晒干，又浸又拌，乳尽为度。却将紫苑、款冬末入蜜四两，同前柿霜、白糖并各汁作一处，入沙锅慢火熬膏，如弹子大。临睡时嚼化一丸。

琼珠散　不问远年近日咳嗽，其效如神。

桑白皮　五味子　甘草　陈皮　粟壳一斤，去蒂膜，醋浸三日，晒干

上为末，炼蜜丸。

紫苑散

紫苑　款冬花各二两

为末，米饮调服一钱，日三次。

一方加百部，乌梅汤下。喘加杏仁，汤加乌梅，气逆加橘红，头疼加细辛、甘草，气脱加御米壳。

百部饮　治久嗽

桔梗八分　甘草三分　茯苓七分　大贝母　百部各一钱　玉竹三钱　沙参　麦冬各一钱　苏梗三分

人参应梦散

甘草六两　人参　桔梗　青皮　白芷　甘葛　白术各三两干姜五钱五分　生姜三片　大枣二枚

观音应梦散

人参一寸，用官拣者　胡桃二枚，去壳不去皮　生姜五片　大枣二枚

此方人参定喘，胡桃敛肺也。

安眠散　治喘嗽久而不止。

款冬花　麦冬　乌梅肉　佛耳草各四分　橘红五分　甘草三

分　粟壳一钱，蜜炙

上为末，水一钟煎八分，入黄蜡如枣核许，煎化，卧服。

三妙汤　治久嗽。

乌梅肉三个　北枣三枚　粟壳四两，蜜炙

水煎，温服。

百花膏　治咳嗽不已，或痰中有血。

百合蒸，焙干　款冬花各等分

右蜜丸龙眼大，姜汤下。

鹿茸丸　治酒色过度，咳嗽吐血。

枇杷叶　紫苑　款冬花　杏仁　鹿茸　桑皮　木通　大黄

上为末，炼蜜丸，嚼化。

止嗽散　诸般咳嗽。

桔梗　荆芥　紫苑　百部　白前各二斤　甘草十二两　陈皮
一斤

上为末，每服三钱。

团鱼丸　久咳不止。

贝母　知母　前胡　柴胡　杏仁各四钱　大团鱼一个，重十
二两

上药与团鱼同煮熟，取肉连汁食之；将药渣焙干为末，用鱼
骨煮汁一盏，和药为丸，如梧桐子大。每服二十丸，麦冬煎汤送
下。

鳖甲丸　治劳嗽虚症，及鼻流清涕，耳作蝉声，眼见黑花，
一切虚症。

五味子二两　鳖甲　地骨皮各三两

为末，蜜丸，空心下。

柴胡散　治虚羸瘦，面黄无力，减食盗汗，咳嗽不止。

柴胡　知母　鳖甲各一两　五味子五钱　地骨皮一两五钱

上为末，每服三钱。乌梅二个，青蒿五叶，水煎。

九仙散　治一切咳嗽不已。

人参　款冬花　桔梗　桑皮　五味子　阿胶　贝母　乌梅各五分　御米壳二钱，蜜炙　生姜一片　大枣二枚

劫嗽丸　治久嗽失气、失音者，宜此敛之。新咳不宜用。

诃子肉　百药煎　荆芥穗等分

为细末，蜜丸，噙化。

官青方　治咳嗽吐血不止，痰黄气结。

苏梗一钱　杏仁　苏子　郁金各三钱　前胡二钱　薄荷　栀子　连翘各一钱　半夏二钱　海石一钱　瓜蒌三钱

贝母丸　消痰热，润肺止嗽，乃治标之妙剂。

贝母一两为末，用砂糖或蜜和丸龙眼大，或噙化，或嚼服之。若欲劫止久嗽，每贝母一两，宜加百药煎、蓬砂、天竺黄各一钱，佐之尤妙。如无百药煎，即醋炒文蛤一钱亦可，或粟壳亦可酌用。

六味地黄丸　四君子汤　四物汤俱见秦越人治法　人参固本丸见遗精　保和汤见《十药神书》　八味丸见《金匮》治法　六君子汤见痰　八味地黄汤　六味地黄汤见血症　大补元煎　左归丸　右归丸　左归饮　右归饮　一阴煎　四阴煎　五福饮俱见张景岳治法　越婢加半夏汤　三拗汤　小青龙汤　桂枝汤　麻黄附子细辛汤　神术散俱见下集寒门　小柴胡汤　凉膈散　柴陈煎　金沸草散　升麻汤俱见风热　芍药甘草汤　黄芩加半夏生姜汤　茯苓甘草汤俱见痰门　竹叶石膏汤　香茹饮　黄连解毒汤　人参白虎汤俱见下集暑门　白术汤　白术酒俱见下集湿门　逍遥散　四七汤俱见郁门　栀子仁汤见下集积热　当归散　活血饮俱见下集瘀血　厚朴汤见下集食积　理阴煎　参苏饮俱见下集痿散　乌梅丸　四满丸俱见下集外虫　异功散　赤石脂禹余粮汤　猪苓分水散俱见泄泻　生料鹿茸丸　安肾丸俱见喘门　清音丸　橄榄丸俱见声哑　瓜蒌丸见下集痰积　知母茯苓汤见肺痿　蛤蚧散见嗽血　大兔丝子丸见膝冷　柴陈

解托汤　柴苓解托汤　和中解托汤　清里解托汤　葛根解托汤
升麻拔陷汤以上见师朗治法

不居上集卷之十五终

不居上集卷之十六目录

身前热

胸背热

四肢热

五心烦热

肘前热

真寒假热

阴症似阳热

阳陷阴中热

虚劳厥热

水亏夜热

阴虚潮热

阳虚潮热

阳虚火浮潮热

午前潮热

午后潮热

病后潮热

虚劳烦热

往来寒热

虚劳寒热

外邪不解寒热

虚劳客热

痰积发热

瘀血发热

食积发热

劳倦发热

肺虚劳热

虚中夹邪发热

阳虚夹邪发热

薛氏加味龙胆泻肝汤

正气饮

滋肾丸

千金地黄丸

石韦散

清金丸

三物黄芩汤

茯苓补心汤

地骨皮散

清神甘露丸

黄芪膏子

除烦宁燥汤

方见各门

四物汤　天王补心丹　六味地黄丸　人参养荣汤　八珍汤　黄芪建中汤　八味肾气丸　补中益气汤　大补阴丸　二阴煎　一阴煎　加减一阴煎　保阴煎　五福饮　大补元煎　二母散　黄芪当归养血汤　归脾汤　当归六黄汤　加味逍遥散　三才封髓丹　补阴益气煎　理阴煎　益荣内托散　和中解托汤　柴苓解托汤　理脾阴正方　培土养阴汤　双补内托散　助卫内托散　黄芪鳖甲散　一味黄芩汤　白术除湿汤　人参清肌散　人参柴胡散　桂枝汤　桂枝麻黄汤　温胃饮　白虎汤　玉泉散　人参白虎汤　导赤散　当归芦荟丸　徙薪饮　三承气汤　凉膈散　四顺清凉饮　小柴胡汤

不居上集卷之十六

歙岭南吴澄师朗著辑　休阳程芝云　芝华同校刊

热症全书

经旨

帝曰：阳虚生外寒，奈何？曰：阳受气于上焦，以温皮肤分肉之间。寒气在外，则上焦不通。上焦不通，则寒气独留于外，故寒慄。

帝曰：阴虚生内热，奈何？曰：有所劳倦，形气衰少，谷气不顺，上焦不行，下脘不通，胃气热，热气熏胸中，故内热。

帝曰：阳盛生外热，奈何？曰：上焦不通利，则皮肤致密，腠理闭塞，玄府不通，荣卫不得泻越，故外热。

帝曰：阴盛生内寒，奈何？曰：厥气上逆，寒气积于胸中而不泄，则温气去，寒气独留，则血凝泣，则脉不通，其脉盛大以泣，故中寒。

《素问》曰：阴胜则阳病，阳胜则阴病。阳胜则热，阴胜则寒。

又曰：诸寒之而热者，取之阴；诸热之而寒者，取之阳，所谓各求其属也。

脉法

浮大无力为虚热。沉实有力为实热。病热有火者生，心脉洪大是也；无火者死，心脉沉细是也。

脉虚弦数清弱芤缓皆主热。

《脉诀》曰：骨蒸劳热，脉数为虚。弱而涩小，必损其躯。劳极诸虚，浮软微弱。土败双弦。火炎则数。

凡身有热，脉涩静者，皆难治。

真寒之脉，必迟弱无神。真热之脉，必滑实有力。

阴阳寒热总论

张景岳曰：寒热者，阴阳之化也。阴不足则阳乘之，其变为热。阳不足则阴乘之，其变为寒。故阴胜则阳病，阴胜为寒也；阳胜则阴病，阳胜为热也。热极则生寒，热之甚也；寒极则生热，寒之甚也。阳虚则外寒，寒必伤阳也；阴虚则内热，热必伤阴也。阳盛则外热，阳归阳分也；阴盛则内寒，阴归阴分也。寒则伤形，形言表也；热则伤气，气言里也。故火旺之时，阳有余而热病生。水旺之令，阳不足而寒病起。人事之病由于内，气交之病由于外，欲识寒热之表里，当知寒热之虚实也。

阴阳偏胜

病有寒热者，由阴阳之有偏胜也。凡阳胜则热，以阴之衰也。凡阴胜则寒，以阳之衰也。故曰发热恶寒者，发于阳也；无热恶寒者，发于阴也。此寒热之病有不同，而阴阳之不可不察也。又若外来之寒热，由风寒外感；内伤之寒热，由脏气内伤。此因寒热之因有不同，而表里之不可不察也。虽曰阳症多热，阴症多寒，然极热者反有寒症，此又真假之不可不察也。虽曰外入之邪多有余，内出之邪多不足，然阳盛生外热，阳虚生外寒，阴盛生内寒，阴虚生内热，此又虚实之不可不察也。诸如此者，有症可据，有脉可诊，有因可问，以此参求其理，则可尽悉其要，而自无难矣。

华元化论

人之寒热往来者，其病何也？此乃阴阳相胜也。阳不足则先寒后热，阴不足则先热后寒。又上盛则发热，下盛则发寒。皮寒而燥者阳不足，皮热而燥者阴不足。皮寒而寒者阴盛也，皮热而热者阳盛也。热发于下，则阴中之阳邪也。热发于上，则阳中之阳邪也。寒起于上，则阳中之阴邪也。寒起于下，则阴中之阴邪也。颊赤多言而寒者，阳中之阴邪也。面青多言而热者，阴中之阳邪也。面青多言而寒者，阴中之阴邪也。若不言者，不可治也。阴中之阴中者，一生九死；阳中之阳中者，九生一死。阴病难治，阳病易医。诊气脉候，滑实在上，则阳中之阳也；滑实在下，则阴中之阳也。微弱在上，则阳中之阴也；微弱在下，则阴中之阴也。滑实在中则中热，微弱在中则中寒。寒因热取，热因寒攻，顺逆之法，从乎天地，本乎阴阳也。从之者生，逆之者死。《金匮大要论》曰：夜发寒者从，夜发热者逆；昼发热者从，昼发寒者逆。逆从之道，亦在乎审明。

热 症

卦象比拟

吴澄曰：发热一症，幽显难明，真假莫测，苟不详辨明析，则生死立判，杀人反掌矣。惟虚损之热，不似外感，更难详究。其中阴阳寒热虚实，非参晓《易》义，洞悉卦象，则不能通晓。于是以乾兑离震巽坎艮坤八卦爻画，窃为比拟，使人知阴中有阳，阳中有阴，太少刚柔，阴阳动静，可悟而通。故曰：病治脉药，须识静中有动，声色气味，当明柔里藏刚。《易》曰：知柔知刚，知微知彰，万病之状，莫逃乎此矣。

乾☰ 纯阳

乾为天，阳卦也。在《易》曰：乾在人身，则为阳分之热。阳主外，则为外感之热。阳主腑，则为六腑之热。阳主气，则为气分之热。阳主刚，为翕翕之热。阳主动，则为阳烦之热。阳主日，则为昼热，又为平旦之热。乾为首，则为头热之热。阳主上，则为上身之热。

坤☷ 纯阴

坤为地，阴卦也。在《易》曰：坤在人身，则为阴分之热。阴主内，则为内伤之热。阴主脏，则为五脏之热。阴主血，则为血分之热。阴主柔，则为蒸蒸之热。阴主静，则为似热之热。阴主夜，则为夜热之热，又为晡热之热。坤为腹，则为腹中之热。阴主下，则为下身之热。

坎☵ 阳内阴外

坎者水也，正北方之卦也。润万物者莫润乎水，则为水亏之热。一阳在于二阴之间，则为阳陷阴中之热。外阴而内阳，则为外寒内热之热。水流湿，则为湿蒸之热，又为心病，则为五心烦热之热。坎为血卦，则为失血之热。劳乎坎，则为劳倦之热。

离☲ 内阴外阳

离者火也，正南方之卦也。燥万物者莫熯乎火，则为阳亢之热。一阴在于二阳之间，则为真寒假热之热。外阳而内阴，则为内寒外热之热。火就燥，则为躁热之热。离为日，则为暑热之热。离中虚，则为虚热之热。

震☳ 一阳在下

震者动也，动万物者莫疾乎雷。在人身则为乍寒乍热，时寒时热之热。又为木，则为肝郁之热。为雷又为龙，则为龙雷上泛之热。震为足，则为足心之热，又为下焦之热。

巽☴ 一阴在下

巽者入也，挠万物者莫疾乎风。在人身则为风热之热，为进退，则为往来寒热之热。为燥卦，则为狂越之热。为长为高，则为上焦之热。一阴在二阳之下，则下寒上热之热。为长女，则为妇人胎产经闭之热。

艮☳ 一阳在上

艮者土也，终万物、始万物者莫盛乎艮。在人身则为脾胃之热。艮为背，则为背心之热。艮为手，则为掌中之热。成言乎，艮则为出阴入阳之热。为少男，则为童子惊疳之热。

兑☱ 一阴在上

兑者金也，说万物者莫说乎泽，在人身则为皮毛之热。兑为口舌，则为口舌燥裂之热。一柔附于二刚，则为骨髓之热，又为痨瘵之热。为少女，为经闭不调之热。

吴澄曰：发热多端，头绪浩繁，窃取八卦爻画比拟诸热，岂能尽概其蕴。然其中阴阳动静刚柔悔吝，借此类推，不必一一拘泥，是亦不居之意也。

发 热

论治诸热大法

诸热分而言之，则有气血、表里、上下、五脏之异。合而言之，则气热、表热，上焦热、心肺热皆属阳，而治法相类。血热、里热、下焦热、肝肾热皆属阴，而治法亦相类。至于中焦与脾热，治亦相同。

辨虚实热

胸闷而恶心，引饮便实者，实热也。胸爽而少食，自汗短气者，虚热也。

辨表里热

有表症而身热者，外感表热也。无表症而身热者，内伤里热也。

辨手背热手心热

东垣曰：外感手背热，手心不热。内伤手心热，手背不热。其辨大要如此。

澄按：有内伤而无外感者，有外感而无内伤者，以此辨之，则判然矣。若夫内伤外感相兼而发热者，则其脉症互见，须当轻重权衡。若显内症多者，则是内伤重而外感轻，宜以补养为先。若现外症多者，则是外感重而内伤轻，宜以发散为急。此东垣未言之意也。

五脏发热

肺经之热

肺热者，轻手乃得，微按全无，瞥瞥然见于皮毛上，为肺主皮毛故也。日西尤甚，乃皮毛之热也。其症必见喘咳，洒淅寒热。轻者泻白散，重者凉膈散之类治之，及地黄地骨皮散，加减一阴煎，正传麦冬汤，一物黄芩汤。

心经之热

心热者，心主血脉。微按至皮肤之下，肌肉之上，轻手乃得。微按至皮毛之下则热少，加力按之则全不热，是热在血脉也。日中火甚，乃心之热也。其症烦心心痛，掌中热而哕。以黄连泻心汤、导赤散、朱砂丸、安神丸、清凉散之类治之。二阴煎、天王补心丹、门冬丸。

脾经之热

脾热者，轻手扪之不热，重按至筋骨又不热，不轻不重，在轻手重手之间，乃热在肌肉，遇夜尤甚。其症心烦，怠惰嗜卧，四肢不收，无气以动。以泻黄散、调胃承气汤，治实热用之。人参黄芪散、补中益气汤，治中虚热者用之。白虎汤、玉泉散、黄芪芍药汤、清化饮、大清饮。

肝经之热

肝热者，按之肌肉之下，至骨之上，乃肝之热，寅卯间尤甚，其脉弦。其症四肢满闷，便难转筋，多怒多惊，四肢困热，筋痿不能起于床。泻青丸、柴胡饮之类主之。两手脉弦者，或寅中时发者，皆肝热也。俱宜回金丸、左金丸、化肝煎、保阴煎、芍药清肝散、七正散、加味龙胆泻肝汤。

肾经之热

肾热者，轻按之不热，重按之至骨乃热。其热蒸手，如火如炙，其人骨酥酥然如虫食，其骨困热不任，亦不能起于床。滋肾丸、六味地黄丸主之。一阴煎、正气汤、大补阴丸。

恶热非热

阴虚则发热。夫阳在外为阴之卫，阴在内为阳之守。精神外驰，嗜欲无节，阴气耗散，阳无所附，遂致浮数于肌肉之间，而恶热实非热也。当作阴虚治之，而用补养之法。

澄按：外感恶热与此不同。邪自外入，当作伤寒治。

虚热

王海藏云：凡病人骨痿肉燥，筋缓血枯，皮聚毛落，阴不足而有热疾，是谓虚热。

李东垣曰：不能食而热，自汗气短者，虚热也。以甘寒之剂泻热补气。经云：治热以寒，温而行之，脉虚弱无力者是也。

妇人肌热，大渴引饮，目赤面红，昼夜不息。其脉洪大而虚，重按全无。《内经》曰：脉虚血虚，脉实血实。又云：血虚发热是也。症象白虎，惟脉不长，实难辨也。误服白虎必死，此病得于饥困劳役。

阴分发热

阴虚者，血虚也。六脉虚数无力，热在午后子前，饮食有味，不头疼，不恶寒，神彩焕发，唇红烦渴。

有劳心好色，内伤真阴。阴血既伤，阳气独盛，发热不止，向晚独盛，或饮食如常，头胀时作，脉洪数无力，视其舌大而色赤者，阴虚也。当滋阴，宜地黄汤。若久而盗汗遗精，咳嗽毛枯，宜三才丸，补水以配火，是亦壮水之主以镇阳光之义。若挟外邪，益荣内托散。

阳分发热

阳虚者，元气虚也。六脉空大无力；微热自汗，热在子午之分，交阴即止；恶风怯寒，神色虚萎，头不痛，饮食无味。

有肾虚水冷，火不归经，游行于外而发热者。自汗不任风寒，烦渴引饮，不能下咽，面目俱赤，舌生芒刺，两唇干燥，喉间如干，足心如烙，痰涎壅盛，喘嗽不宁，脉浮洪大，按之微弱。宜用八味丸导龙入海，所谓踞其窟宅而招之，即益火之源以消阴翳也。若挟外邪，助卫内托散。

阴虚发热

丹溪云：痨瘵主乎阴虚者，盖自子至巳属阳，自午至亥属阴，阴则热在午后子前也。寤属阳，寐属阴，阴虚则汗从寐中盗出也。升属阳，降属阴，阴虚则脉浮之洪大，沉之空虚也。此皆阴虚之症。又曰：阴虚发热者，四物汤加黄柏、知母。兼气虚者加参、芪、术。

血虚发热

一切吐衄、产后、崩漏、便血，血虚不能配阳，阳亢发热者，治宜养血。然亦有阳虚而阴走，不可徒事滋阴。所有血脱益气，阳生阴长之法，无形生出有形来，此千古心传之法。尝见庸流专执四物以争长，此未明大《易》之义也。

失血大热

血后大发热，古方立当归补血汤，用黄芪一两，当归六钱。名曰补血，而以黄芪为君，阳旺能生阴血也。如丹溪治产后发热，用参、芪、归、芎，黑姜以佐之。或问曰：干姜辛热，何以用之？曰：姜味辛，能引血药入气分而生新血，神而明之。若不明之理，见其大热而用发散，或白虎，立见其殆矣。

外寒内热

阳虚生外寒，阴虚生内热。

若手足厥冷，恶寒发热，肢节酸疼，内则口渴饮水，舌上微胎者，宜和中解托汤。

仲景云：病人身大寒，反不欲近衣者，寒在皮肤，热在骨髓也。《活人》云：先与白虎加人参汤治热，次与桂枝加麻黄汤以解其外。

外热内寒

阳盛生外热，阴盛生内寒。

若热重寒轻者，宜柴芩和解汤。

仲景云：病人身大热，反欲得近衣者，热在皮肤，寒在骨髓也。《活人》云：先与桂枝汤治寒，次与小柴胡治热也。

上寒下热

《脉经》云：热病所谓阳附阴者，腰以下至足热，腰以上寒。阴气下争，还心腹满者死。

《灵枢经》曰：上寒下热，先刺其项太阳，久留之，已刺则熨项与肩背胛，令热下合乃止。此所谓推而上之也。

上热下寒

《脉经》云：所谓阴附阳者，腰以上至头热，腰以下寒。阴气上争，还得汗者生。

《灵枢经》曰：上热下寒，视其脉虚而陷之于经络者取之，气下乃止。此所谓引而下之也。

治法

李东垣云：阴病在阳，当从阳引阴，必须先由络脉经隧之血。若阴中火旺，上腾于天，致六阳反不衰而上充者，先去五脏之血络，引而下行，天气降下，则下寒之病自去矣，慎勿独泻其六阳。此病阳亢，乃阴火之邪滋之，只去阴火，只损血络经隧之邪，勿误也。圣人以上热下寒，自有春夏而无秋冬也，当从天外引阳下降入地中。此症乃上天群阴火炽，而反助六阳不能衰退。先于六阳中决血络出血，使气下降，三阴虽力微，能逐六阳下行，以阴血自降故也，亦可谓老阳变阴之象也。故经云：上热下寒，视其虚脉下陷于经络者取之。此所谓引而下之也，但言络脉皆是也。病大者，三棱针决血，出阳中之热。热者，手太阳小肠中留火热之邪致此。老阳不肯退化为阴而下，故先决去手太阴之热血，使三阴得时之用而下降，以行秋令，奉收道下，入地中而举藏也。乃泻老阳不肯退化行阴道者也。

乍寒乍热

虚劳乍寒乍热者，郁热于内，而肌表如故，或时有乍寒乍热之症也。其始必因微邪，热在经络血脉之中。日久失调，遂成内热，销烁真阴，与血虚内热相并，则变为痨瘵。

若寒重热轻者，柴陈解托汤。若热重寒轻者，柴苓解托汤。若往来似疟者，葛根解托汤。若邪陷入不出，致乍寒乍热者，升柴拔陷汤。

时寒时热

虚损发热，多属阴虚，或因积热，然必有内症相应，其来也渐。盖阴虚必伤精，伤精者必连脏。故其在脏而连肺者，必为喘急咳嗽。在中而连脾者，或减饮食，或生懊憹，或为烦躁焦渴。在下而连肾者，或精血遗淋，或二便失调。然必倏然往来，时作时止，或气怯声微，是皆阴虚之症也。若兼外邪，宜用解托、补托二法，可选用之。

昼则发热

昼则发热，夜则安静，是阳气旺于阳分也。

夜则发热

夜则发热，昼则安静，是阳气陷入阴中也。

昼夜发热

昼则发热烦躁，夜亦发热烦躁，是重阳无阴，亟当泻其阳，峻补其阴。

平旦发热

平旦发热，热在行阳之分，肺气主之。

日晡发热

日晡发热，热在行阴之分，肾气主之。

三焦发热

热在上焦者，因咳为肺痿。热在中焦者，为坚否。热在下焦者，为尿血，亦令淋闭不通。上焦热，栀子、黄芩。中焦热，黄连、芍药。下焦热，黄柏、大黄。

两胁热

肝胆居胁，肝胆热则两胁亦热。热在两胁者，寅卯时甚，多惊多怒，肝经所主。当归龙荟丸、回金丸、左金丸。

两腰热

肾居腰，肾热则腰亦热。热在腰有兼痛者，滋肾丸。

脐上热

胃居脐上，胃热则脐以上热。

胃中热

胃中热则消谷，令人悬心善饥，脐上皮热。

脐下热

肠居脐下，故肠热则脐以下热。

肠中热

肠中热则出黄如糜，脐以下皮热。

手掌中热

掌中劳宫穴也，手厥阴心包所主。是经少气而多血，是动则病掌中热。

澄按：胃实膈烦掌心亦热。四顺饮、三承气汤。

血脉热

热在血脉，日午烦甚，手掌中亦热，属心所主。宜千金地黄丸。

足心热

足心如烙者，虚火烁阴，涌泉涸竭也。

澄按：足少阴，其脉斜从小指趋至足心，出于然骨，循内踝入跟，为涌泉穴。此经原多气而少血。今虚劳之人，真阴不足，则涌泉渐干涸，故如火之烙，或足跟作痛，此水不制火之故也。然脉之所过，金水二脏，每多相应为病，观其直脉，从肾贯肝膈入肺，所以见咳嗽。肾主唾，肾损又见失血，肾气上奔，故作喘，善恐。观其挟舌本，循喉咙，故见咽痛口干，舌疮喉癣。

肤中热

热在皮肤，日西甚，喘咳，属肺。泻白散。

手独热

大小便闭涩，血滞，属下热。石韦散、青金丸。

身前热

胃足阳明之脉，气甚则身以前皆热。

胸背热

肺居胸背，肺热则胸背亦热。

四肢热

黄帝曰：人有四肢热，逢风寒如炙如火者，何也？岐伯曰：是人者，阴气虚阳气盛。四肢者阳也，两阳相得，而阴气虚少，少水不能灭盛火，而阳独治。独治者不能生长也，独胜而止耳，逢风如炙如火者，是人当肉烁也。三物黄芩汤。

五心烦热

火郁于地中，四肢土也。心火下陷在脾土之中。宜升发火郁，以火郁治。若四肢烦热，亦火郁也。宜六郁汤。

肘前热

肘前热者，腰以上热。手前热者，腰以下热。肘前独热者，膺前热。肘后独热者，肩背热。臂中独热者，腰腹热。肘后以下三四寸热者，肠中有虫。掌中热者，腹中亦热。桔梗汤。

真寒假热

赵养葵曰：实热真寒，人所易知。至于烦扰狂越，不欲近衣，欲卧坐于泥水中者，属假热之症。甚者烦扰发燥，渴饮不绝，舌如芒刺，口唇燥裂，面若涂朱，身如焚燎，足心如烙，吐痰如涌，大便闭结，小便淋沥，三部脉洪大而无伦。当是时也，却似承气，承气入口即死；却似白虎，白虎下咽则亡。急以八味丸料一斤，内用肉桂二两作汤，冰冷与饮，诸症自退。

阴症似阳热

脉从病，反阴症似阳者，脉亦从症，似阳而其病反是寒也；症似阴者，脉亦从症，似阴而其病反是热也，故皆反其脉症施治。如身热微热，烦躁面赤，其脉沉而微者，阴症似阳也。身热者，里寒故也。烦躁者，阴盛故也。面戴阳者，下虚故也。若医者不知脉，误为实热，反与凉药，则气消成大病矣。

《外台秘要》云：阴盛发躁，名曰阴燥。欲坐井中，宜以热药治之。故仲景云：少阴症面赤者，四逆汤加葱白治之。

东垣云：寒凉之药入腹，周身之火得水则升走，阴躁之极。故欲坐井中，是阴已先亡，医尤不悟，复认为热，重以寒药投之，其死也何疑焉。

启玄子云：热不得寒是无水也，寒不得热是无火也。寒之不寒，责其无水；热之不热，责其无火。经云：滋其化源。源既已绝，药之假，焉能滋其真水火也。

阳陷阴中热

饮食失节，寒温不适，则脾胃乃伤。喜怒忧恐，损耗元气，脾胃气衰，元气不足，而心火独盛。心火者阴火也，起于下焦，其系系于心，心不主令，相火代之。相火胞络之火，元气之贼也。火与元气不两立，一胜则一负，脾胃气虚则下流肝肾，阴火得以乘其土位。故脾症始得，则气高而喘，身热而烦，其脉洪大而头痛，或渴不止，其皮肤不任风寒而生寒热。盖阴火上冲则气高，喘而烦热，为头痛为渴而脉洪。脾胃之气下流，使谷气不得升浮，是春生之令不行，则无阳以护其营卫，不任风寒，乃生寒热，此皆脾胃之气不足所致也。然与外感风寒之症颇同而实异。内伤脾胃，乃伤其气；外感风寒，乃伤其形。伤其外则有余，有余者泻之；伤其内则不足，不足者补之。汗之、吐之、克之之类皆泻也；温之、和之、调之、养之之类皆补也。内伤不足之病，苟误认作外感之症，而反泻之，则虚其虚也。实实虚虚，如此死者，医杀之耳。治法见李东垣治虚损法。

澄按：阳陷阴中发热，亦有阴阳二者之分。东垣发补中益气之论，用参、芪之药，大补其气，而提其下陷，此阳邪陷于阴中之阳也。景岳发补阴益气煎，用归、地大补其血，而提其下陷，此治阳邪陷于阴中之阴也。

虚劳厥热

气虚则发厥，血虚则发热，厥者手足冷也。气属阳，阳虚则阴凑之，故厥。血者阴也，血虚则阳凑之，故发热也。气虚发厥者，当用温药；血虚发热者，不宜用凉药，当用温养气血之药以补之，黄芪建中汤之属是也。

又有一种病实热者，热极而手足厥冷，所谓热深厥亦深。此当用凉药，乃实热症，而非虚损也，须以脉辨之。若差之毫厘，则害人性命。戒之！

水亏夜热

虚损三阴不足，至午后或晚夜发热，夜半后即退，或喜冷便实者，此皆阴虚生内热，水不制火之象，宜养真阴。

盗汗不止，水亏夜热者，当归六黄汤。阴虚血热，崩淋不止而夜热者，保阴煎。若挟外邪者，益荣内托散。若病久夜热者，宜理脾益荣汤，或培土养阴汤。

肾水亏竭，夜热昼寒是也。此等病若认作阳症治之，则口渴而热益炽，必致削尽阴水，吐痰如絮，咳嗽不止，声哑声嘶，变成痨瘵。法当峻补其阴，是阴水足而火陷自消，骨髓清泰，上热余火俱归乌有矣。方用熟地一两，山萸五钱，麦冬五钱，北五味五钱，元参三钱，地骨皮三钱，丹皮一钱，沙参五钱，白芥子一钱，芡实五钱，车前子一钱，桑叶七片，水煎服。此方妙在全用纯阴之品，一直竟进肾宫，滋其匮乏，则焦急之形，不上焰于口舌皮毛之际。又加元参、丹皮、沙参、地骨皮之品，少清其骨髓中之内热，自然阴长阳消，不治阳而自安也。又何必更加柴胡以散之，而邪始去哉？

阴虚潮热

阴虚潮热者，乃阴血自伤，不能制火，以致阳气升腾而为潮热也，脉必数而无力。六味地黄汤、培土养阴汤。

阳虚潮热

阳虚潮热者，多在子午之时不爽，其期如潮水之有期也。外感则潮热无时，内伤则不差时刻。阳虚潮热乃阳气自伤，不能升达降下阴分而潮热也。脉必大而无力。

澄按：潮热虽有阴虚、阳虚之分，而总不过七情、饮食、色欲之所致也。治当培其根本，养血健脾，兼以清心降火，不可妄用苦寒，致败乃事。

阳虚火浮潮热

凡男妇小儿，脾胃受伤，阴虚火浮，潮热夜热者，必用理阴煎，或温胃饮、大补元煎之类，方可保全。

午前潮热

午前潮热，阳虚而阴火乘之也。故见气虚无汗，火燥热郁故也。人参清肌散。

午后潮热

午后潮热，热在阴分，阳陷阴中也。其症见背恶风，四肢沉困，小便色黄。白术除湿汤。

病后潮热

凡人大病之后，气血两虚，遂成劳怯，潮热往来，盗汗自汗，或无汗燥热，世俗便以柴胡、地骨皮治之，往往不效，其病愈剧。故男子血虚，有汗潮热者，以人参养荣汤；气虚有汗潮热者，以茯苓补心汤；气虚无汗潮热者，以人参生肌散。女子血虚，有汗潮热者，以八物汤；气虚有汗潮热者，以人参柴胡汤；血虚无汗潮热者，以茯苓补心汤；气虚无汗潮热者，逍遥散。其咳嗽咯血，以人参五味子散；骨蒸者清骨散。以上皆治劳热之圣药也。

若病后挟有外邪，血虚潮热者，益荣内托散。气虚潮热者，益卫内托散。气血两虚，双补内托散。成房劳、七情，则补托之法，皆可选用之。

虚劳烦热

烦热者，烦躁不宁也。心不宁为烦，身不宁为躁，良由血少液枯，肾衰水涸。故见内热口渴，神昏燥安，皆由劳烦过度，忧虑伤神。脉必虚数无力。宜除湿宁躁汤。若有外邪，宜补真内托散。

若心经蕴热，火在阳分，而烦热往来者，宜二阴煎。肝火不清，时多郁怒而烦热者，宜徙薪饮。三阴亏损，血虚火盛而烦热者，宜地骨皮膏、三才封髓丹。

往来寒热

阴虚阳胜，或阴阳俱虚，而为寒热往来者，此以真阴不足，总属虚损之病也。然其阴阳微甚，亦所当辨，如昼则热而夜则静者，此阳邪王于阳分，阳有余也。昼则静而夜则热者，此阳陷入阴中，阴不足也。其有昼夜俱热，或兼烦躁多汗，而本非外感者，此症虽曰重阳，而实则阴虚之极也。又有下见溏泻，或上见呕恶，而潮热夜热者，此元气无根，阳虚之病也。大都阳实者，宜泻其阳，泻阳者宜用苦寒。阴虚者宜补其阴，补阴者宜用甘凉。惟阳虚一症，则身虽有热，大忌寒凉，此则人多不识也。然阴虚则病热，而阴气未竭者，治之犹易。阳虚则病寒，而阳气未竭者，治之亦易。若孤阳无阴而寒之不可，孤阴无阳而热之不可，斯所谓两死之症也，无能为力矣。

若阳气或阴气虚而寒热往来，或夜热不止者，加减一阴煎，或培土养阴汤。若妇人多郁多怒，而寒热不止者，宜畅郁汤。

虚劳寒热

病之有寒也，半成于外来之邪，然亦有无邪而身发寒热者，不可不知。无邪而身发寒热，乃肝气郁而不得宣，胆气亦随之而郁。木之气既郁滞，而心之气自然不舒。心肝胆三经皆郁，则脾胃之气不化，肺金无养，其金不刚，上少清肃之气下行而木寡于畏，土欲发泄而不能，于是作寒作热，似疟非疟而不能止。倘用祛邪之药，则其势更甚，惟有舒其木气，而寒热自除矣。逍遥散加白芍、畅郁汤。若外邪未清，宜葛根解托汤。

外邪不解寒热

寒邪郁伏经络，而为寒为热，此似疟非疟之类也。治法虽宜表散，然邪气得以久留者，必其元气之虚，而正不胜邪也。故凡治此者，皆当以兼补气血为主。若血分原虚，形气又不足，而邪有不解者，宜益荣内托散。若外邪里郁，内热而不解者，宜和中解托汤。若因劳倦，或体气本弱，或肝脾不足，而邪有不尽者，宜葛根解托汤、升补中和汤。若阳邪陷入阴分，微兼内热，而邪有不解者，宜补阴益气煎，或升补中和汤。若脾胃阳气不健，中气不暖而邪有不解者，温胃饮。若病久元气大虚，而寒热不退者，但当单培元气，不必兼散。宜五福饮、归脾汤，或大补元煎、理阴煎之类。察其阴阳，择而用之。若果阳虚，非用温补不可。

虚劳客热

虚劳客热，肌肉消瘦，四肢倦怠，五心烦热，口燥咽干，颊赤心忪，夜有盗汗，咳唾稠粘，有时脓血。黄芪鳖甲散。

澄按：虚劳客热，极多方论，俱详下集风劳门。

痰积发热，瘀血发热，食积发热。以上见下集各门。

劳倦发热

劳倦内伤发热，六脉微弱，或右手三倍于左手，按之无力，懒言自汗，浑身酸软，甚至肌肤壮热，目赤面红，谵语烦渴，日夜不息，不恶寒。此血虚发热，症似白虎，误服白虎必死。但脉不长，实为异耳，宜当归养血汤。

轻者头眩倦惰，饮食无味，恶寒发热，时作时止，下午乃发，手心热而手背不热，此阳虚下陷发热也。轻者一发即止，俗称劳发是也。宜用补中益气汤加减，或升补中和汤加秦艽、续断亦可。

肺虚劳热

火旺烁金，肺虚劳热，能受温补者易治，不能受温补者难治。盖肺虚挟火，至咳嗽发热，阴亏已甚，再服补阳之药，则火益亢而金愈亏，只宜二母散。故虽病虚劳，而势有不能服补药者也。

虚中夹邪发热

阴虚发热，丹溪用四物汤加黄柏、知母，或用六味地黄汤加麦冬、五味子，盖无外邪也。若兼挟外邪，则荣不能荣之人，虚邪客入，难以疏散，宜益荣内托散。

阳虚夹邪发热

阳虚发热，丹溪用四物汤加人参、黄芪、白术，或用八味、四君，亦无外邪也。若兼挟外邪，则卫不能卫，邪气乘虚袭入，而不能托出者，宜助卫内托散。

阴阳两虚夹邪发热

阴阳两虚者，气血俱衰，不能拒邪，邪正相并，合而发热者，双补内托散主之。

七情内伤兼夹邪发热

外感六淫，内伤情志，内外合邪，发热无休者，宁志内托散主之。

房劳兼夹邪发热

房劳之后，兼感外邪，今人都以房劳后得病，不分阴阳脉症，辄命曰阴症，可笑之甚。盖阴经不发热，惟少阴症有发热。房劳得病，乃挟虚感，当以培补精神，托邪外出，宜用补真内托散主之。

劳心太过夹邪发热

食少事烦，劳心太过，风寒不谨，荣卫受伤，寒热交作者，宜宁神内托散。

劳力太过夹邪发热

劳伤筋骨，气损血耗，最易受邪，遍身筋骨疼痛而发热者，理劳神功散主之。

虚劳蒸热

蒸热者，血虚劳倦，五心烦热，两颊赤，盗汗，营卫不和，痰嗽，肌体羸瘦。盖火炎则水干，真阴销烁，故肌肉之间蒸蒸而热。

凡骨蒸热，热深在里，一切轻扬之药，真不可用。用之反引热势外出，而增其炽，灼干津液，肌肉枯槁，再求其止在内里时蒸时退，且不可得，安望除热止病乎？

劳热之病，不尽属阴虚，亦有阳邪入里，传为骨蒸者，令人先寒后热，渐成羸瘦。宜用解托、补托二法。

澄按：骨蒸热有内外二种。阳邪陷入阴中，必用轻扬之剂而热方退，若误滋阴，热必愈甚。若火炎水涸，必用滋阴之剂而热方退，若误轻扬，热必愈甚。总察其有邪无邪，以分辨耳。骨蒸又与蒸热不同，蒸热热在肌肉，骨蒸热在骨髓，当分轻重。先蒸热而后变骨蒸者有之，是骨蒸重而蒸热轻也，若痨瘵则又更重矣。

骨蒸痨热

骨蒸者，乃病人自觉骨髓中蒸热，扪之皮肤肌肉则无热也。以其火伏于水，燔烁真阴，煎熬骨髓，是以有此。然病固火之所为，而其治亦不可直折，惟滋阴益阳、补水制火之剂，若用苦寒则伤胃矣。

痨瘵髓热

骨髓热者，热在骨髓，是为痨瘵热也。本肾经虚损，水竭精枯之候。所以有咳嗽痰红，肌肉销瘦，色痿唇红颧赤，暮然朝凉，遗精淋带，梦与鬼交，脉虚弦数，或涩弱芤数。若弱涩细不治。

瘵痨发热，乘其初起，胃气尚可胜药，急以峻剂加人参导血开囊，退热行瘀，全生保命，所关甚重。若迟则其人胃虚气馁，羸瘠不堪，即医有良法，亦何为哉！补天丸、清神甘露丸。

治案

虞恒德治东阳一人，发大汗战栗鼓掉，片时许发燥热，身如火焚，又片时许出大汗如雨，身若冰冷，就发寒战如前。寒后又热，热复汗，三病继作，昼夜不息。庠生卢明，夫与作疟治不效，召虞诊。右手阳脉数而浮洪无力，阴脉略沉小而虚，左三部比右差，小亦浮濡。虞曰：此阳气虚也。用补中益气汤，倍参、芪，减升、柴一半，加尿浸附子一钱五分，炒黄柏三分，干姜、薄桂各五分，大枣一枚，同煎服。一服病减三之一，二服减半，四服寒热止，而身尚有微汗，减去桂、附、干姜一半，服二贴全愈。

薛立斋治王以道元气素弱，复以科场岁考，积劳致疾，至十二月病大作。大热泪出随凝，目赤露胸，气息沉沉欲绝，脉洪大鼓指，按之如无，舌干如刺，此内真寒而外假热也。遂先服十全大补汤。薛曰：服此药脉当收敛为善，少顷熟睡，觉而恶寒增衣，脉顿微细如丝，此虚寒之真象也。以人参一两，加熟附子三钱，水煎炖服而安。夜间脉复脱，乃以人参二两，熟附子五钱，仍愈。后以大剂参、术、归身、炙草等药调理而安。

生生子治合溪，年当八旬，春初偶为寒袭，发热咳嗽。医与芎苏散，即汗出不止，呃呃连声，勺粒不入，昏愦经旬，汗日加，呃日甚。脉六部浮大无力，重按三五不调，六七至或一止，右关近滑。孙曰：由劳倦表虚感邪，脉故浮大无力，法当从东垣补中益气汤，一二剂可瘳也。医乃妄为表散，致汗漏神疲，昏愦发呃，高年值此，宁不殆乎？即可侥幸图安，亦不过千日养耳。即以六君子汤加竹茹、柿蒂以止呃，再酸枣仁、石斛以敛汗。一进热退呃定，再进汗止食入，三进霈霈然精神长矣。乃减去竹茹、柿蒂，加当归半月全愈。

李士材治顾隣初，丙辰年患发热困倦，目昏耳鸣，脚软不能行，大便燥结，手足麻痹，腰胯疼痛。李诊曰：肾虚不能上交，心虚不能下济，且尺脉迟软。力勉其用八味丸、十全大补汤，加圆眼三十枚。五十余日，精神渐旺，肌肉渐充。

又治汪望洋之孙，年方舞象，发热咳嗽，羸弱头眩。二冬、二母、知、柏、芩、连，不啻百剂，病势转增。诊其脉，右脉虚软，乃知脾肺气虚，火不生土之候也。遂用补中益气加五味子、薏仁、姜、桂至三钱。十剂而减，两月乃安。春初又发，令其服补中丸一年，诸症永不再作矣。

薛己治大尹沈用之不时发热，日饮冰水数碗，寒药二剂，热渴益甚，形体日瘦，尺脉洪大而数，时或无方①。王太仆曰：热之不热，责无火也；寒之不寒，责其无水。又云：攸热往来，是无火也；时作时止，是无水也。法当补肾，用加减八味丸，不月而愈。

热症例方

五蒸汤　各随经虚实，内外浅深加减。

茯苓　甘草　人参　竹叶　生地　干葛　知母　黄芩　石膏　粳米　小麦二合

忌海藻、白菜、芜荑、醋。

气分虚热加乌梅、秦艽、柴胡。血分虚热加青蒿、鳖甲、小麦、蛤蚧、紫苑。气血实热加黄芩、黄连、黄柏、大黄。肺经蒸热，鼻干，加乌梅、天冬、麦冬、紫苑。大肠蒸热，右鼻孔干痛，加大黄、芒硝。皮上蒸热，舌白吐血，加石膏、桑皮。肤上

---

① 方：按文义，当作"力"。

蒸热，昏昧嗜卧，加丹皮。肺气蒸热，鼻干喘促，遍身气热，加人参、黄芩、山栀。心经蒸热，舌干，加黄连、生地。小肠蒸热，下唇焦，加赤苓、生地、木通。血中蒸热，毛发枯焦，加生地、当归、肉桂、童便。脉中蒸热，唾白，浪语，脉络溢，脉缓急不调，加生地、当归。脾经蒸热，唇口上焦，加白芍、木瓜、苦参。胃经蒸热，舌下痛，加石膏、粳米、大黄、芒硝、干葛。肉分蒸热，食无味而呕，烦躁不安，加白芍。肝经蒸热，眼黑，加川芎、当归、前胡。胆经蒸热，眼色白，加柴胡、瓜蒌仁。筋分蒸热，甲焦，加当归、川芎。三焦蒸热，乍寒乍热，加石膏、竹叶。肾经蒸热，两耳焦，加生地、石膏、知母、寒水石。膀胱蒸热，右耳焦，加泽泻、茯苓、滑石。脑上蒸热，头眩热闷，加生地、防风、羌活。髓中蒸热，髓枯骨中热，加生地、当归、天门冬。骨中蒸热，齿黑，腰痛，足逆冷，疳虫食脏，加鳖甲、地骨、丹皮、生地、当归。臀上蒸热，肢细铁肿，脏腑皆热，加石膏、黄柏。胞中蒸热，小便黄赤，加泽泻、茯苓、生地、沉香、滑石。

地骨膏　滋阴降火，养血清热。

鲜生地以十斤为则，捣汁和众药汁同煎　当归身一斤　芍药半斤　枸杞半斤　天门冬　麦门冬各六两　川芎　丹皮各二两　莲肉四两　知母　地骨皮各三两　人参　甘草各一两

上将众药用水二斗煎一斗，去渣净，和生地黄汁同熬成膏，服之。

《正传》麦门冬汤　治病后火热乘肺，咳嗽有血，胸胁胀满，上气喘急，五心烦热而渴。

天冬　麦冬　桑白皮　紫苑茸　贝母各六分　桔梗　甘草各五分　淡竹叶　生地各一钱　五味子九粒

水一钟半，枣一枚，煎服。

泻白散　治肺火，大肠火，喘急等症。

甘草一钱　桑白皮　地骨皮各二钱

上为末，水调服。

季楚重曰：火热伤气，救肺之法有三：伤寒邪热侮肺，用白虎汤除烦，此治其标；内症虚火烁阴，用生脉散益阴，此治其本；若夫正气不伤，郁火又甚，则泻白散之清肺调中，标本同治，其又补二方之不及也。

泻心汤　治心火，退热。

用川黄连去须，为极细末。每服一钱，或五分或一字。或汤或散。临卧服。

清凉引子

大黄蒸　甘草炙　当归洗　白芍各等分

上㕮咀，每服五钱。薄荷水同煎。

又方

柴胡　白芍　黄芩　半夏　人参　生草　淡竹叶　生姜二片

桔梗汤　治身热脉洪，无汗多渴，热在上焦。

桔梗　连翘　山栀　薄荷　黄芩　甘草

等分为粗末，竹叶白水煎，温服。

清化饮　治阴亏火不清。

白芍　麦冬各二钱　丹皮　茯苓　黄芩　生地各三钱　石斛一钱

一加地骨皮，兼外邪热不退，加柴胡一二钱。

大清饮

知母　石斛　木通各一钱五分　石膏生用，五七钱

一方加麦冬。

黄芩芍药汤　治阴虚内热，衄吐血。

黄芩　白芍各二钱　甘草一钱

水一钟半煎，温服。

泻黄散　治脾火，退热。

栀子一两　石膏五钱　藿香七钱　防风五钱　甘草

上㕮咀，蜜、酒拌，略炒香为细末，每服二钱。

泻青丸　治肝胆火，退热。

龙胆草　当归　川芎　防风　羌活　栀子　大黄等分

炼蜜丸桐子大，每服五十丸。

柴胡饮　治外邪兼内火。

柴胡　陈皮　甘草　黄芩　生地　白芍

回金丸　伐肝经火，审虚实用。

黄连六两　吴萸一两

为末，粥丸。

佐金丸　佐肺金以伐肝木之邪。

黄芩六两　吴萸一两

为末，蒸饼丸。

芍药清肝饮　药味与防风通圣散相类，改用栀子清肝饮。

栀子　柴胡　丹皮各一钱　当归　川芎　白芍　牛蒡子炒

茯苓　白术一方除去　甘草各五分

七正散

车前子　赤茯苓　栀子　木通　龙胆草　萹蓄　生甘草

加灯心、竹叶。

薛氏加味龙胆泻肝汤　治肝经湿热。

龙胆草　车前子　归尾　木通　泽泻　甘草　黄芩　生地

栀子

正气饮　治阴分有火，盗汗。

黄柏炒　知母炒，各二钱　炙甘草六分

滋肾丸

黄柏二两，洗焙　知母二两，洗焙　肉桂二钱

为末，熟水为丸，如鸡头米大，每服百丸。

柯韵伯曰：水为肾之体，火为肾之用。人知肾中有水始能制

火，不知肾中有火始能制水耳。盖天一生水，一者阳气也，即火也。气为水母，阳为阴根，必火有所归，斯水有所主，故反佐以桂之甘温，引知、柏入肾而奏其功。此相须之殷，亦承制之理耳。

千金地黄丸　治心热。

黄连四两，为粗末　生地生地半斤研，取汁连渣，并二味拌匀，晒干

上为末，炼蜜丸。

石韦散　治膀胱热。

石韦　木通　滑石　王不留行　甘草各一两　当归　白术　瞿麦　白芍　葵子各三两　黄芪二两

清金丸　伐脾肺火。

黄芩

为末，粥丸。

泻肺中血分之火。泻白散泻肺中气分之火。

三物黄芩汤　治四肢烦热。

黄芩一两　苦参二两　地黄四两

上三味，以水八升煮二升，温服一升。多吐下虫。

茯苓补心汤　治血虚面无颜色，无汗咳嗽潮热。

人参　茯苓　陈皮　枳壳　前胡　川芎　当归　白芍　地黄　半夏　紫苏　葛根　生姜三片　大枣一枚

地骨皮散　治热渴。

地骨皮　茯苓　甘草　柴胡　人参　知母　半夏等分

水煎服。

清神甘露丸　治男子妇人虚劳不起，大骨枯，大肉陷。

生地汁　白莲藕汁　生乳汁生用

上三味等分，用砂石器内，以文武火熬成膏，用后药。

人参　白术　黄连　黄芪　五味子　胡黄连

黄芪膏子

人参　白术　柴胡　黄芩　白芷　知母　甘草　鳖甲　黄芪八两，熬膏

又加蜜一两，饴糖一两，同黄芪膏入药末为丸。

除烦宁躁汤

生地二钱　麦冬三钱　枣仁二钱　人参一钱　茯神一钱　知母一钱五分　五味子三分

麦冬、五味、人参，生脉散也。生津液而补接元气，同知母以清金水之化源。烦热者则神不宁，心血必亏，以生地、麦冬、枣仁、茯神，补血安神。

四物汤　天王补心丹　六味地黄丸　人参养荣汤　八珍汤见秦越人治法　黄芪建中汤　八味肾气丸见仲景治法　补中益气汤见东垣治法　大补阴丸见丹溪治法　二阴煎　一阴煎　加减一阴煎　保阴煎　五福饮　大补元煎见景岳治法　二母散　黄芪当归养血汤　归脾汤见血　当归六黄汤见汗　加味逍遥散见郁　三才封髓丹见梦遗　补阴益气煎　理阴煎见虚损　益荣内托散　和中解托汤　柴芩解托汤　理脾阴正方　培土养阴汤　双补内托散　助卫内托散见师朗治法　黄芪鳖甲散　一味黄芩汤　白术除湿汤　人参清肌散　人参柴胡散见风劳　桂枝汤　桂枝麻黄汤　温胃饮见寒　白虎汤　玉泉散　人参白虎汤见暑　导赤散见湿　当归芦荟丸　徙薪饮　三承气汤　凉膈散　四顺清凉饮见积热　小柴胡汤见风热

不居上集卷之十六终

不居上集卷之十七目录

朱砂消痰饮

五饮汤

白术丸

川芎丸

防风丸

利金汤

润肺汤

桂枝甘术汤

化痰丸

神术丸

六合汤

倍术丸

乌巴丸

猪肺汤

火土丹

补阴丸

消饮丸

玉壶丸

玉粉丸

玉液丸

千缗汤

导痰汤

方见各门

八味丸　六味丸　人参理中汤　胡椒理中汤　姜桂丸　大清龙汤　栀子金花丸　大黄汤　小黄丸　生脉散　十枣汤　五苓散　泽泻汤　防己丸　保和丸　定喘汤　归脾汤　二母汤　阿胶散　宁嗽汤　凤髓汤　知母茯苓汤　观音应梦散　补中益气汤　滚痰丸　小陷胸汤　人参半夏汤　左归饮　右归饮　四阴煎　一阴煎　人参逍遥饮　越鞠丸　四七汤　理阴煎　天冬丸　百合固金汤

不居上集卷之十七

歙岭南吴澄师朗著辑　休阳程芝云　芝华同校刊

痰症扼要

经旨

《内经》数条司天运气太过，湿土为害，只有积饮之说，而无痰症之名。

澄按：百病之源，皆生于痰，其源不一，必究其痰之为病。病之为痰，痰从何生，病从何起？然总不外内伤七情，外感六淫，饮食积瘀所致。《内经》不立痰名目，欲人知所自也。至汉张仲景始立五饮，内有痰饮一条，遂开后世痰症之门，各方杂集，而专以治痰为事矣。殊不知脏腑平和，阴阳不乖，各循常度，则水谷之精微化精化液，以奉生身，何痰之有？惟不善调摄，脏腑不和平，阴阳多乖错，则气血凝滞，为痰为饮。百病皆由此而生，气血皆由此而损，所以虚损一症，未有无痰者也。然虚损之痰，与杂症不同。杂症有阴阳表里虚实寒热之分，而虚损之痰，总不离脾、肺、肾三经之不足也。盖肺主气，肺金受伤，则气滞而为痰。脾主湿，脾土不运，则湿动而为痰。肾主水，肾水不足，则水泛而为痰。故痰之来也，无不在于肺。而痰之化也，无不在于脾。若论痰之本，又无不在于肾。故主此三法，以统痰之要也。若因积痰为患，渐变虚损者，则在外损积痰门中，另有治法。

脉法

左右关滑者，膈上有痰。右关脉洪者，痰随火动。关脉伏者，痰因气滞。若痰脉涩者，卒难得开，必费调理。肝脉软而散，色滞者病溢饮。脉偏弦为饮。饮脉皆弦微沉滑。关脉伏者，痰因气滞；关脉洪者，痰随火动。病人百药不效，关上脉伏而大者，痰也。眼皮及眼下如烟灰黑者，痰也。

三法统要

吴澄曰：虚损之人，未有无痰者也，然五痰五饮，症各不同，治亦迥别。至于虚损之痰，有虚无实，有补无攻。论其脏，不出脾、肺、肾三经。论其治，不出理脾、保肺、滋阴三法。故各症虽多，而三法实统其要焉。盖痰之生也多由于脾，而虚损之人，未有脾气不虚者也。脾气虚则不能致精微于肺，以化其津液也。故宜先健脾，脾健则复其运化之常，而痰自不生矣。痰之来也，多由于肺，而虚损之人，肺气未有不虚者也。肺气虚则不能水精四布，而浊瘀凝聚也。故宜先利肺，肺利则气化，浊行而复为津液矣。痰之本也，多在于肾，而虚损之人，肾水未有不亏者也。肾亏则真阳不足而泛滥，真阴不足而沸腾，一则痰色清稀，一则痰色稠浊，而皆本于先天之真阴、真阳不足也。故宜先补肾，肾足则水无泛滥之虞，而端本澄源矣。

治痰三法

肺虚有痰，宜保肺以滋其津液

肺气虚弱，不能清化，或失血后，中有郁热，阴虚咳嗽者，忌用燥剂，当保肺金。如麦冬、贝母之类。

有阴水不足，阴火上升，肺受火邪，不得清肃之令下行。由是津液凝浊生痰，不生血者，当此以润剂。如麦冬、生地黄、枸杞之属滋其阴，使上逆之火得返其宅，则痰自清矣。生脉散、琼玉膏、凤髓汤。

痰之外出者，为咳为咯，皆属于肺，为嗽为吐者，皆属于脾。从脾来者为湿痰，可温可燥。从肺来者为燥痰，因肺为燥金，喜清润而恶温燥，故二母、二冬、桔梗为要药。二者易治，鲜不危矣。

吴澄曰：肺者皮毛之合也。风寒外入，肺先受邪。肺气不清，必兼咳嗽，吊动脾涎，挟火则为燥痰，挟寒则为冷痰。此外感之痰，原非内伤，其本在肺，其末在脾，而与肾绝不相干。如华盖散、温肺汤，以散寒利肺，而不及于肾也。若虚损之痰，其本在肾，其次在脾。盖肾气一伤，脾湿不化，津液凝聚，积贮为痰。金不生水，不能灌溉五脏。子病及母，金体日枯，喉干咽痒，是外感之痰，不关及于肾。而内伤之痰，无不及于肺也。所以今之虚损咳嗽生痰者甚多，考之方书，润肺化痰者甚少。盖其痰原非自肺而生，故其治不专责在肺也明矣。如利金汤、润肺汤，治肺经之邪，而不治肺经之痰。如二母散、阿胶散、天门冬丸，清火止嗽；百合固金汤、宁肺汤，定喘止嗽，而亦不治肺经之痰。其有治痰者，必兼金水二脏，生脉合六味汤，或脾肺两家，则生脉合异功散者是也。故虚损之痰，初起专在脾肾二经，而未及于肺者为治易，则崇土壮水，而无反顾之忧。若水涸金伤，喉干咽痒者为治难，则畏尾畏首，而难奏十全之效。是故无嗽者治其痰也，治痰而不治其肺也；有嗽者治其嗽也；治嗽而亦不治其痰也。故曰痰之本在肾，其末在肺也。

脾虚有痰者，宜培脾以化其痰涎

虚损之人，脾虚不运，清浊停留，津液凝滞，变而为痰为饮。其痰清晨愈多，其色稀白，其味亦淡。宜实脾养胃，使脾胃调和，饮食运化，而痰自不生。故治痰不理脾，失其治也。

痰之与饮，虽曰同类，而实有不同也。盖饮为水液之属。凡呕吐清水，及胸腹膨满，吞酸嗳腐，渥渥有声等症，此皆水谷之余，停积不行，是即所谓饮也。若痰有不同于饮者，饮清彻而痰稠浊，饮惟停积肠胃，而痰则无处不到。水谷不化而停为饮者，其病全由脾胃。无处不到而化为痰者，凡五脏之伤，皆能致之。故治此者，当知其所辨，而不可不察其本也。

脾胃之痰，有虚有实。凡脾土湿胜，或饮食过度，别无虚症而生痰者，此皆脾家本病。但去其湿滞，而痰自清。

劳倦本以伤脾，而疲极又伤肝肾。脾气伤则饮食减少，或见恶心。肝肾伤则水液妄行，或痰饮起自脐下，直冲而上。此脾肾俱伤，命门土母之病也。虽八味丸乃其正治，然无如理阴煎，其效更如神也。或加白术、陈皮亦可。

王节斋云：津液者血之余，行乎脉外，流通一身，如天之清露。若血浊则凝聚而为痰，痰乃津液之变，如天之露也。故遍身上下，无处不到，盖即津液之在周身者。津生于脾胃，水谷所成，浊即为痰，故痰生于脾土也。

徐东皋曰：脾胃为仓廪，所以纳谷。因脾弱不能运行，致血气失于滋养，故不周流气道，壅滞中焦，不能腐谷，遂停滞而为痰为饮。其变为寒为热，为喘为咳，为呕吐，为反胃，为肿满，为眩逆，为风痫，为嗳气，为吞酸嘈杂，为噎膈，为怔忡，为头痛之类，不可尽状。是皆痰之变病，而其源则出于脾湿不流，水谷津液停滞之所致也。

脾胃不虚，则虽生痰饮，不过微有留滞，亦必不多，且无大害。惟脾虚饮食不能消化，而变作痰者，其痰最多。但当调理脾胃，使其气强，则自无食积之患。而痰饮皆气血矣，若脾气微虚，不能治湿，或不能运而为痰者，其症必食减神倦，或兼痞闷等症。宜六君子汤，或五味异功散、金水六君煎之类。

薛氏曰：凡痰症饮食少思，或胸膈不利者，中气虚也，宜用补中益气为主。中气既健，其痰自运化。亦有因脾胃亏损，中焦气虚，不能运化而为痰者。亦有因峻厉过度，脾气愈虚，不能运化津液，凝滞而为痰者。凡此皆当健脾胃为主。

又曰：脾气亏损，痰客中焦，闭塞清道，以致四肢百骸发为诸病者，理宜壮脾气为主，兼佐以治痰，则中气健，而痰涎自化。若倒仓之后，而痰反盛，此脾气愈虚，则津液反为痰者，理宜补中益气，非参术二陈之类不能治。最忌行气化痰，及倒仓之法。

又曰：痰者脾胃之津液，或为饮食所伤，或七情、六淫所扰，故气壅痰聚。盖脾为统血行气之经，气血俱盛，何痰之有？皆由过思与饮食所伤，损其经络。脾血既虚，胃气独盛，是以湿因气化，故多痰也。游行周身，无所不至，痰气既盛，客不胜主，或夺于脾之大络之气，则攸然仆地者，此痰厥也。升于肺，则急喘咳嗽；迷于心，则恍惚怔忡；走于肝，则眩晕不仁，胁肋胀痛；关于肾，不咯而多痰；留于胃脘，则呕泻而作寒热；注于胸，则咽膈不利，眉棱骨痛；入于肠，则漉漉有声。散则有声，聚则不利。

凡治结痰，有因脾经郁结，而伤阴血者；有因肾水亏损，而阴火上炎者；有因脾肺火郁，而生痰者。治法若因七情郁结，痰涎滞于喉间者，先用《局方》四七汤调和滞气，后用归脾汤调补脾血。脾火伤血，用加味归脾汤。肾水亏损，用六味地黄丸。肺经郁火，用知母茯苓汤。脾气虚弱，不能消湿，宜用补中益气汤加茯苓、半夏。胃气虚弱，寒痰凝滞者，宜用人参理中汤。若脾虚不能运化，而痰滞气逆者，宜用六君子汤加木香。若脾胃虚弱，而肝木乘侮，宜用六君子加柴胡。若中气虚弱，不能运化而生痰者，宜用六君加柴胡、钩藤。脾气虚微，或食少神倦，或兼痞闷，宜用六君、五味、异功之类，金水六君亦妙。

吴澄曰：痰之未病，即身中之真阴，火之未病，即身中之真阳。惟虚损之人不能平调，七情六欲交相为害。偏胜浮越，痰得火而沸腾，火得痰而煽炽，咳嗽吐痰，饮食短少。治之之法，欲清其标，必先顾其本，使脾胃不伤，能生气生血，调和中土之盛衰，而痰火相安于无事矣。

附 火论

火在天地之间，为真阳之气，天非此火不能生物，人非此火不能有生。故凡熟腐五谷，化精化气养神，皆赖此真阳之火也。所以虚损之人，虽咳嗽吐痰，全凭中土健运，上保肺金，下安肾水，而犹幸以保无恙者，以真火犹存也。若治痰清肺，只清其标，不顾其本，则真火日亡，是速其死耳。

肾虚有痰者，宜补肾以引其归脏

痰之源出于肾，故劳损之人，肾中火衰，不能收摄，邪水冷痰上泛者，宜益火之原。或肾热阴虚，不能配制阳火，咸痰上溢者，宜壮水之主。

庞安常云：有阴水不足，阴火上升，肺受火邪，不得清肃下行，由是津液凝浊生痰而不生血者，此当以润剂。如麦冬、地黄、枸杞、当归之属，滋其真阴，使上逆之火得返其宅，则痰自清矣。投以二陈立见其殆。有肾虚不能纳气归原，原出而不纳则积，积不散则痰生焉，八味丸主之。

夫痰即水也，其本在肾，其标在脾。在肾者以水不归原，水泛为痰也。在脾者以饮食不化，土不制水也。不观之强壮之人，任其多饮多食，则随食随化，未见其为痰也。唯是不能食者，反能生痰，此以脾虚不能化食，而食即为痰也。故凡病虚劳者，其痰必多，而病至垂危，其痰益甚。正以脾气愈虚，则全不能化，而水液尽为痰也。然痰之与病，病由痰乎，痰由病乎，岂非痰必由于虚乎？可见天下之实痰无几，而痰之宜伐者亦无几。故治痰者，必先温脾强肾，以治痰之本，使根本渐充，则痰将不治而自去矣。

肾经之痰，水泛为痰者也。虚损乃水亏金涸，精不化气，气不化精而然。使不养阴以济阳，则水气不充，痰终不化，水不归原，痰必不宁。宜以左右二归、六味、八味等丸，酌其寒热而用之。若阴火乘肺，津液干涸，或喉痛或烦热，或喜冷或便实，必察其真有火邪而痰嗽不已者，宜四阴煎、一阴煎之类加减主之。若火本非真，则但宜纯补，庶保万全也。

有火之痰，阴虚火动，则水沸腾。动于肾者，犹龙火之出于海，龙升而水附。动于肝者，犹雷火之出于地，疾风暴雨，随波涌而为痰，是有火也。故用六味以配火。

无火之痰，肾虚不能制水，则水不归原。如水逆行，洪水泛滥而为痰，是无火也。故用八味以补火。

脾虚不能制湿，肾虚不能约水，皆能为痰，此即寒痰之属也。或以脾阴干烁，而液化为胶，或以金水偏枯，而痰本乎血，此即热痰之属也。凡此二者，于痰症中十居八九，是皆虚痰之不可攻者也。又或有过用峻利，以致痰反日甚者，亦皆脾肾受伤之候。治不求本，济者鲜矣。

若肾气亏损，津液难降，败浊为痰者，乃真阴之病，宜用六味地黄丸为主。肾气既壮，津液清化，而何痰之有哉？

脾肾虚寒，不能运化而为痰者，不必兼治痰气，只宜温补根本。若中气虚者，理中汤或温胃饮。阴不足者，理阴煎之类最妙。

吴澄曰：虚损之人，未有无痰者也。消之不尽，除之又生。病已危剧，而喉中仍辘辘有痰声者，盖不知治其本也。虚损之人，素禀先天不足，或酒色过度，元精暗伤。精不化气，气不化精，则水谷之精微皆不能化为津液，而尽化为痰涎。计一日饮食之所生，不过一日痰涎之所耗。惟大补真元，察其肾中之阴阳而施治之。若肾中阴虚者，壮水之主；阳虚者，益火之源。如是则阴阳相济，水充而痰自化，火足而痰自宁，不治痰而痰自不生矣。

附：杂症各种痰

中脘停痰

《活人书》云：中脘有痰，令人增寒壮热，恶风自汗，胸膈痞满。类伤寒，但不头痛、项强为异。五饮汤。

脾经湿痰

脉缓面黄，肢体沉重，嗜卧不休，腹胀食滞，其痰滑而易出。二陈汤、六君子汤、白术丸。

肺经燥痰

脉涩面白，上气喘促，洒淅寒热，悲愁不乐，其痰涩而难出。利金汤、润肺饮、人参逍遥散、观音应梦散。

肝经风痰

脉弦面青，四肢满闷，便溺闭涩，时有躁怒，其痰清而多泡。水煮金花丸、防风丸、川芎丸。

心经热痰

脉洪面赤，烦热心痛，口干唇燥，时多喜笑，其痰坚而成块。小黄丸、大黄汤、小柴胡加半夏汤。

肾经寒痰

脉沉面黑，小便急痛，足寒而逆，心多恐怖，其痰有黑点而多稀。姜桂丸、八味丸、胡桃理中汤。

痰饮

痰饮积于肠胃之间，空隙之地，中下二焦。其人素肥今瘦，水走肠间，漉漉有声，心中极冷，以温药和之，宜桂苓甘术汤。

悬饮

悬饮虚悬，流走不定，随气上下出入，饮后水流在胁下，咳唾引痛。十枣汤。

溢饮

饮积胸中，不能久留，满而必溢，饮水流于四肢。当汗不汗，四肢沉重，身体疼痛。大青龙汤汗之。

支饮

咳逆倚息，短气不得卧，其形如肿，分干分支，而旁流曲引，别渗腰背胸胁。五苓散、泽泻汤利之。

伏饮

伏于膜原经络骨节之地，膈满呕吐，喘咳寒热，腰背痛，目泪出。其人振振恶寒，身瞤惕。倍术丸。

清痰

生于脾，多腹痛，或二便不通。

湿痰

亦脾之所生，四肢倦怠，或久泻积垢，或淋浊白淫。

食痰

食积之所化，或挟瘀血，内成窠囊癖块，外为痞满坚硬。保和丸主之。

郁痰

疾留胃脘，吞酸嘈杂，呕吐食少，噎膈嗳气。越鞠丸。又方僵蚕、瓜蒌、诃子、贝母、五倍子。

火痰

上冲头面烘热，或眉棱、鼻、额作痛。用茯苓、五味、半夏、甘草、细辛、干姜、大黄。

酒痰

饮酒太过，干呕嗳气，腹痛作泻。白龙丸。

伏痰

略有感冒，便发哮嗽，呀呷有声。乌巴丸。

燥痰

咽干鼻燥，咳嗽喉痛。清化丸、化痰丸。

老痰

凝结胸膈，稠粘难咯。滚痰丸。

气痰

七情过多，痰滞咽喉，咯之不出，咽之不下，胸膈痞闷。四七汤、六合汤。

惊痰

或迷心窍，心痛惊悸，怔忡恍惚，梦寐奇怪，妄言见鬼，癫狂痫喑。朱砂消痰饮。

风痰

眩晕头风，眼目瞤动，耳轮搔痒，左瘫右痪，麻木疲倦。用白附、天麻、雄黄、牛黄、僵蚕、皂角。

饮痰

停于膈上，一臂不遂，时复转移一臂，蓄于胁下，胁痛干呕，往来寒热。指迷茯苓丸。

虚痰

胫膝酸软，腰背强痛，骨节冷痹，牵连隐痛，又多寒热。若气虚寒痰，用人参、茯苓、苡仁、半夏、陈皮、甘草、肉桂。若气虚热痰，用麦冬、花粉、甘草、陈皮、白芥子、神曲、白芍、茯苓、当归。

新痰

新起之痰，其症轻，其形色青白稀薄，其气味亦淡。初起头痛发热，类外感伤寒。半夏、陈皮、花粉、茯苓、甘草、苏子。

久痰

久远之痰，其根深，其症重，其形色黄浊稠粘凝结，渐成恶味，甚则潮热咳嗽，有似内伤阴火。熟地、茯苓、山药、苡仁、芡实、萸肉、五味、车前、益智。

稠痰

饮食衣褥过厚，火蒸津液，成痰稠浊。又有火郁于心肺。海石、瓜蒌、半夏、诃子、杏仁、贝母、五倍子。

暑痰

暑热伤肺，多有痰涎，神志不清。宜清时令之火，则金清而木有制。开郁结之痰，则神安而气自宁。

喘痰

虚喘者气乏身凉，痰冷如冰。实者气胀胸满，身热便硬，喘动有痰而有声。定喘汤。

虚弱人痰

虚弱人中焦有痰，胃气亦赖所养，不可尽攻，攻尽则愈虚而愈剧。不可纯补脾胃之土，而当兼补命门之火。火土丹。

沫痰

人有坐处，卒吐痰涎满地，其痰不甚稠粘，此气虚不摄而吐沫也。不可用利药，六君子汤加益智仁以摄之。

阴火痰

面有红光者，乃阴火上炎。又当用滋阴药，地黄汤加麦门冬、五味子。

块痰

凡人身上有块，不痒不痛，或作麻木，乃败痰失道，宜随处用药消之。

拂郁痰

痰挟瘀血，结成窠囊，膈间胀闷。又胃脘之血为痰浊所滞，日积月累，渐成噎膈反胃。若用燥剂其结愈甚，惟竹沥、韭汁、姜汁可以治之。进三五杯后，用养血健脾药。一法神术丸大效。

治案

朱丹溪治一老人，头目昏眩而重，手足无力，吐痰相续，脉左散大而缓，右缓大不及左，重按皆无力，饮食略减而微渴，大便四日始一行。医投风药。朱曰：若是至春必死，此大虚症，宜大补之。以参、芪、归、芍、白术、陈皮浓煎，下连柏丸三十粒，服一剂后而精力如丁年。连柏丸姜汁炒，姜糊为丸。冬加干姜少许。

薛立斋治一富商，饮食起居失宜，大便干结。服润肠等丸后，胸腹不利，饮食不甘，口干体倦，发热吐痰。服二陈黄连之类，前症益甚，小便滴沥，大便泄泻，腹胀少食。服五苓瞿麦之类，小便不通，体肿喘嗽。用金匮肾气丸、补中益气汤而愈。

又治一人，咳嗽吐痰。用二陈、芩、连、枳壳，胸满气喘，侵晨吐痰。加苏子、杏仁之类，口渴作热。薛曰：侵晨吐痰，脾虚不能运化；胸满气喘，脾虚不能生金；涎沫自出，脾虚不能收摄；口干作渴，脾虚不能生津。以六君子汤加炮姜，温补脾胃。更用八味丸，以补土母而安。

生生子治一人，心血不足，胃中有痰，下元阳气不充，脉六部皆弱，惟右关滑。以远志、枸杞子各四两，巴戟、兔丝子、破故纸、山茱萸各二两，五味子、白茯神、人参各一两，炼蜜为丸，空心服，淡盐汤送下三钱。外以固阳锁金丹助之，龙齿、益智仁各一两，黄柏二两，辰砂、甘草、莲花心各五钱，芡实粉打糊为丸，梧桐子大。每夜灯心汤送下一钱五分，极能固精。

痰症例方

二陈汤　治痰饮呕恶，风寒咳嗽，脾胃不和。

陈皮　半夏各三钱　茯苓二钱　甘草一钱

水二钟，姜三片。

加丁香，治呕吐吞酸，胃脘痛。加苍术，治呕吐清水如注。加黄芩，治热痰。加桂、附，治寒痰、痰疟厥冷。

李士材曰：肥人多湿，湿挟热而生痰，火载气而逆上。半夏之辛利二便而去湿，陈皮之辛通三焦而理气，茯苓佐半夏共成燥湿之功，甘草佐陈皮同致调和之力。

六君子汤　治一切中气虚弱生痰。

人参　白术　茯苓　甘草各一钱　陈皮　半夏各一钱五分

加木香、砂仁，名香砂六君子汤。

柯韵伯曰：经曰：壮者气行则愈，怯者著而为病。盖人在气交之中，因气而生，而生气总以胃气为本。食入于阴，长气于阳，昼夜循环，周于内外。一息不运，便有积聚，或胀满不食，或生痰饮，因而肌肤消瘦，喘咳呕哕，诸症蜂起，而神机化绝矣。四君气分之总方也。人参致冲和之气，白术培中宫，茯苓清治节，甘草调五脏。诸气既治，病安从来。然拨乱反正，又不能无为而治，必举夫行气之品以辅之，则补品不至泥而不行。故加陈皮以利肺金之逆气，半夏以疏脾土之湿气，而痰饮可除也。加木香以行三焦之滞气，缩砂以通脾肾之元气，而膹郁可开也。四君得四辅而补力培宣，四辅有四君而元气大振，相须而益彰者乎。

茯苓汤

茯苓　白术各五钱，炒

一方有白芍，名白术散。

茯苓指迷丸　治中脘留伏痰饮，臂痛难举，手足不得转移。

半夏二两　茯苓一两　枳壳五钱　风化硝二钱五分

上为末，姜汁为丸。每服三十丸，姜汤下。

朱砂消痰饮

胆星五钱　朱砂二钱，另研　麝香二分，另研

上为末，临卧姜汤调下。

五饮汤　治五饮最效。

旋覆花　人参　橘红　枳实　白术　茯苓　厚朴　半夏　泽泻　猪苓　前胡　桂心　白芍　甘草各等分

每两分二服，姜十片，水二钟煎服。因酒成饮，加葛花、砂仁。

白术丸　治湿痰咳嗽。

南星　半夏各一两　白术一两五钱

蒸饼为丸，姜汤下四钱。

川芎丸　消风化痰，清利上膈。

川芎　薄荷各七两　桔梗十两　甘草三两五钱　防风二钱五分
细辛五钱

上为细末，蜜丸，每丸重三分。每服一丸，临卧细茶下。

防风丸　治一切痰。

防风　川芎　天麻　甘草各二两　朱砂五钱

上为末，炼蜜丸，每丸重一钱，朱砂为衣。每服一丸，荆芥
汤下。

利金汤　治气壅之痰。

桔梗　贝母　陈皮各三钱　枳壳一钱五分　茯苓二钱　甘草
五分

水二钟，姜五片，不拘时服。

润肺汤

贝母二钱　桔梗一钱　花粉二钱　甘草五分　麦冬　茯苓　橘
红各一钱五分　生地二钱五分　知母七分　生姜三片

桂枝甘术汤　治心下有痰饮，胸胁支满，目眩。

茯苓四两　桂枝　白术　甘草各三两

上四味，以水六升，煮取三升，分温三服。

赵以德曰：《灵枢》谓心胞络之脉动，则病胸胁之支满者，
谓痰饮积于心胞。其病则必若是目眩者，痰饮阻其胸中之阳，不
能布水精于上也。茯苓治痰饮，伐肾邪，渗水道，故用以为君。
桂枝通阳气，和营卫，开经络，痰水得温则行，故以为臣。白术
治风眩，燥痰水，除胀满，故以佐茯苓。然中满者勿食甘，此用
甘草何也？盖桂枝之辛，得甘则佐其发散，复益土以制水，且得
茯苓则不资满而反泄满。《本草》云：甘草能下气，治烦满，故
用之也。夫短气有微饮，此水饮停畜，呼吸不利而然也。《金
匮》并出二方，妙义益彰。呼气之短，用桂苓甘术汤之轻清以
通其阳，阳气化则小便能出矣。吸气之短，用肾气丸之重降以通
其阴，肾气通，则关门自利矣。

化痰丸

半夏　陈皮　干姜　白术各一两

姜汁为丸，姜汤下二十丸。

神术丸

苍术一斤，去皮，切末用之　白芝麻五钱，取汁

水二盏，大枣十五枚，煮烂去皮核，研以麻汁成稀膏，和入搜匀杵臼，熟丸如梧桐子大。每日空心白汤吞五七十丸，一日服二三次。忌桃李雀鸽。初服时膈间必微嗽，且以苍术制之，觉燥甚再进栀子散一服，久之自不燥也。

六合汤　治七情气郁，结成痰涎，状如破絮，或如梅核，咯不出咽不下，呕逆恶心。

陈皮　半夏　茯苓　厚朴　香附　紫苏等分　每服四钱，姜三片煎服。

倍术丸　治五饮。

干姜　肉桂各半斤　白术一斤

上为末，蜜丸小豆大，每服二三十丸，米饮下。

乌巴丸　治胸膈久为顽痰所害，面色青白浮肿，不思饮食，遍身疼痛，夜间气壅不得睡，往来寒热，手足冷痛，不得转侧。屡用痰药坠之不下，取之不出，此是顽痰坚滞，宜此药利下之则愈，未利再服。

乌梅肉二两　巴霜五粒，去油

上用水二碗，砂锅内将乌梅肉煮烂，候水少干入巴豆，将竹片搅如稠糊，取出捣为丸，桐子大。每服七丸至十五丸止，姜汤下，不拘时。

猪肺汤　治肺经燥痰。

猪肺一个　卜子五钱　白芥子一两

五味调和，饭后食之。

上焦之痰，汤药不能愈者，久留于肺，而尽消其膈膜之痰，此亦治之，最巧者也。

火土丹　治虚弱人痰。

人参　白术　茯苓　苡仁　芡实　白芥子　橘红　熟地　山萸　五味　肉桂　砂仁　益智

上为末，蜜丸。

补阴丸　治阴虚有痰，膈上不清者。

龟版一两五钱　黄柏一两五钱　牛膝二两　干姜二钱　陈皮五钱

姜汁糊丸。

消饮丸　治停饮胸满呕逆，腹中水声，不思饮食。

白术二两，炒　茯苓五钱　枳实炒　干姜炮，各七钱

上为细末，蜜丸桐子大。温水下三十丸。

玉壶丸　治风痰头痛，亦治诸痰。

南星生　半夏生，各一两　天麻五钱　白面三两

每服三十丸，姜汤下。

一方用南星、半夏各二两，俱制，天麻、白矾各五钱，共为末，姜汁丸如胡椒大。每服三十丸。

玉粉丸　治气痰咳嗽。

南星　半夏　橘红

蒸饼丸，人参汤下。

玉液丸　治风热痰涎壅盛，利咽膈，清头目，止咳嗽，除烦热。

半夏　枯矾　寒水石

上研匀，面糊丸，姜汤下三十丸。

千缗汤　治痰迷心窍，怔忡不止。

陈皮　半夏　茯苓　茯神　麦冬各一钱五分　沉香　甘草各五分

导痰汤　治一切痰涎壅盛，或胸膈留饮，痞塞不通。

陈皮　半夏　茯苓　甘草　南星　枳壳

加生姜五片，煎服。

八味丸见仲景治法　六味丸见秦越人治法　人参理中汤　胡椒理中汤　姜桂丸　大青龙汤以上见下集外寒　栀子金花丸　大黄汤　小黄丸以上见下集积热　生脉散见下集外暑　十枣汤　五苓散　泽泻汤　防己丸以上见下集湿门　保和丸见下集食积　定喘汤见喘　归脾汤见血　二母散　阿胶散　宁嗽汤　凤髓汤　观音应梦散以上见咳嗽　知母茯苓汤见肺痿　补中益气汤见东垣治法　滚痰丸　小陷胸汤　人参半夏汤以上见下集外痰　左归饮　右归饮　四阴煎　一阴煎以上见景岳治法　人参逍遥饮　越鞠丸　四七汤以上见郁　理阴煎见下集屡散　天冬丸　百合固金汤以上见血

不居上集卷之十七终

不居集上集卷之十七

不居集

不居上集卷之十八目录

不居集上集卷之十八

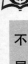

神香散

火郁汤

又方

柴胡升阳汤

升阳益胃汤

补脾胃泻阴火升阳汤

四神散

栀子汤

畅卫舒中汤

加减补中益气汤

越鞠汤

畅中汤

畅卫豁痰汤

和中畅卫汤

方见各门

五味异攻散　五君子汤　四物汤　大补元煎　大营煎　五福饮　一阴煎　七福饮　四阴煎　六君子汤　二陈汤　温胆汤　黄连解毒汤　寿脾煎　秘元煎　固阴煎　保阴煎　温胃饮　保和丸　启脾丸　理中汤　消风散　升阳除湿汤

不居上集卷之十八

歙岭南吴澄师朗著辑　休阳程芝云 芝华同校刊

七情内郁

经旨

《刚柔篇》曰：忧恐忿怒伤气。气伤脏，乃病脏。忧愁思虑即伤心。恚怒气逆，上而不下即伤肝。愁忧恐惧即伤心。形寒寒饮则伤肺。

《本神篇》曰：心怵惕思虑则伤神，神伤则恐惧自失。破䐃脱肉，毛悴色夭，死于冬。脾忧愁而不解则伤意，意伤则悗乱，四肢不举，毛悴色夭，死于春。肝悲哀动中则伤魂，魂伤则狂忘不精，当人阴缩而筋挛，两胁骨不举，毛悴色夭，死于秋。肺喜乐无极则伤魄，魄伤则狂，皮革焦，毛悴色夭，死于夏。肾盛怒而不止则伤志，志伤则喜忘其前言，腰脊不可以俯仰屈伸，毛悴色夭，死于季夏。恐惧而不解则伤精，精伤则骨酸痿厥，精时自下。

《疏五过论》曰：尝贵后贱，虽不中邪，病从内生，名曰脱营。尝富后贫，名曰失精，五气留连，病有所并。暴乐暴苦，始乐后苦，皆伤精气，精气竭绝，形体毁沮。暴怒伤阴，暴喜伤阳，厥逆上行，脉满去形。故贵脱势，虽不中邪，精神内伤，身必败亡。始富后贫，虽不伤邪，皮焦筋屈，痿躄为挛。

脉法

郁脉多沉浮，郁在上则见于寸，郁在中则见于关，郁在下则见于尺。左右皆然。

郁脉或促或结或涩。

景岳曰：凡郁之脉，在古人皆以结促止节为郁脉，使必待结促止节而后为郁，则郁症不多见矣。故凡郁症，但见气血不顺，而脉不和平者，其中皆有郁也。惟情志之郁，则如弦紧、沉涩、迟细、短数之类，皆能为之。至若结、促之脉，虽为郁病所常有，然病郁者未必皆促、结也。惟气血内亏，则脉多间断，若平素不结，而因病忽结者，此以不相接续，尤属内虚。故凡辨结、促者，又当以有神无神辨之，其或来去有力，犹可郁论。若以无力之结、促，而悉认为气逆痰滞，妄行消散，则十误其九矣。

郁论

吴澄曰：百病皆生于郁。故凡病之属郁者，十常八九有本气自郁而病者，有别脏所乘而郁者。《内经》所论，只言五行胜复之理，故有五气之郁。丹溪推而广之，则有气、血、痰、火、湿、食之六郁。赵氏又推而广之，凡伤风、伤寒、温暑、时疫、外感等症，皆作郁看。余又推而广之，凡七情、五志、劳伤、积食，各病皆属于郁。盖情志拂抑，无不关于心，郁者心病也。童男、室女、师尼、寡妇，所欲不得，或先富后贫，先贵后贱，名利场中荣辱所关，或衣食牵累，利害切身，因而抑郁成劳损者，不知凡几，皆心之郁以致之也。赵氏以木气一郁，而五气相因皆郁，主以逍遥散。予谓心气一郁，而百病相因皆郁，宜用赵敬斋补心丸并归脾汤。盖心藏神而生血，心郁则不能生血而血少，血少则怔忡、健忘、惊悸、盗汗、遗精之虚症生矣。心郁则不能生脾土，脾伤则不能统血，不能统血则吐衄、不眠、食少、肠红、崩漏、体倦、神疲之虚症生矣，故主以归脾汤。归脾者，治劳伤心脾之圣药也。心者君主之官，五脏系皆通于心，一有不平，心即应之。补心之方，前哲不少，然未能贯乎五脏。惟赵敬斋补心丸一方，极其缜密，能安养心神，治心气不足也。经曰：二阳之病发心脾，有不得隐曲，则女子不月。有不得隐曲者，盖指忧心悄悄，抑郁不伸，有无可如何之状，生气日削，神气日丧，而在女子则为不月也。呜呼！天不满东南，地缺陷西北，则天地亦无全功，而人生朝露，寄居尘世，气运不齐，机缘难凑，岂尽十全。从心所欲，惟居命以俟之。素富贵行乎富贵，素贫贱行乎贫贱，素患难行乎患难，故无人而不自得焉。孔圣饭疏食饮水，曲肱而枕之，药亦在其中矣。颜氏一箪食，一瓢饮在陋巷，人不堪其忧，回也不改其乐。孟子曰：莫非命也，顺受其正。此皆治郁之真诠，却病之妙谛。然非有根基上智之人，襟怀旷达之士，终久摆脱不开，必愈病而愈郁，愈郁而愈病，惟有待毙而已。虽千百剂逍遥、归脾何益也？

郁症

《内经》曰：木郁达之，火郁发之，土郁夺之，金郁泄之，水郁折之。然调其气，过者折之，以其畏也，所谓泄之。

澄按：金木水火土，各有其性，所愿不遂，则郁生焉。达之、发之、夺之、泄之、折之，不过顺其自然之性而已。丹溪云：气血冲和，百病不生，一有拂郁，百病生焉。是郁之为病，非独六气使然。《内经》五法，不得不借五气以发明其精妙，其中意义无穷，不可执一而论也。古方越鞠丸、四磨汤、四七汤、七气汤，皆以行气开郁化痰为主。若病初起，气滞郁结不开，宜顺其自然之性而开之则可矣。若久病虚损之人，情志不遂，所愿不得，劳心焦思，忧愁百结，神消气阻，精血暗伤，不知培补真元，而仍日以行气化痰开郁为事，其不危者几希。况今时之人，适意者恒少，拂意者恒多，虚损之因皆从此起。惟能顺其自然之性，从其心之所欲，则心境渐开，兴趣日起，此即达之、发之、夺之、泄之、折之之法，而非逍遥郁金等药所可疗也。

论情志三郁

一曰怒郁

怒郁者，大怒气逆之时，则实邪在肝，故见气满腹胀，所当平也。及其怒后，而逆气已去，惟中气受伤矣。既无胀满疼痛等症，而或为倦怠，或为气逆，或为少食，此以木邪克土，损在脾矣。是可不知培养，而仍加消伐，则所伐者其谁乎？此怒郁之有先后，有虚实，所当辨也。

怒郁之治，暴怒伤肝，逆气未解，而为胀满，或疼痛者，宜解肝煎、神香散、六郁汤、越鞠丸。若怒气伤肝，因而动火，以致烦热胁痛胀满，或动血者，宜化肝煎。若怒郁不解，或生痰者，宜温胆汤。若怒后逆气既散，肝脾受伤，而致倦怠食少者，宜五味异攻散，或五君子煎、大营煎、归脾汤之类。若血虚有火，而兼抑郁不开者，宜畅郁汤。

一曰思郁

思郁者，惟旷女嫠妇，及灯窗困厄，积疑在怨者皆有之。思则气结，结于心而伤于脾也，及其既甚，则上连肺胃，而为咳喘，为失血，为膈噎，为呕吐；下连肝肾，则为带浊，为崩淋，为不月，为劳损。若初病气结而为滞者，宜顺宜开。久病而损及中气者，宜修宜补。然以情病者，非情不解。其在女子，必得愿遂而后可释，或以怒胜思，亦可暂解。其在男子，非有能屈能伸，达观上智者，终不易解也。若病既成，损伤必甚，而再行消伐，其不明亦甚矣。

思郁之治，若初有郁结，滞逆不开者，宜和胃煎加减治之，或二陈汤，或启脾丸、沉香降气散。凡妇人思郁不解，致伤冲任之源，而气血日亏，渐致经脉不调，或短少渐闭者，宜逍遥饮、大营煎。若思忆不遂，以致遗精带浊，病在心脾不摄者，宜秘元煎。若思虑过度，以致遗精滑泄，及经脉错乱，病在肝肾不固者，宜固阴煎。若思郁动火，以致崩淋失血，赤带内热，经脉错乱者，宜保阴煎。若思郁动火，阴虚肺热，烦渴咳嗽见血，或骨蒸夜热者，宜四阴煎、一阴煎。若儒生蹇厄，思结枯肠，及任劳任怨，心脾受伤，以致怔忡健忘，倦怠少食，渐至消瘦，或为膈噎呕吐者，宜寿脾煎、七福饮。若心膈气有不顺，或微见疼痛者，宜归脾汤，或加砂仁、白蔻、丁香之类，以微顺之。若思虑太过，致伤心脾者，宜资成汤。

一曰忧郁

忧郁者，全属大虚，本无实邪，此多以衣食之累，利害之牵，及悲忧惊恐而致郁者，总皆忧郁之类。盖悲则气消，忧则气沉，必伤脾肺；惊则气乱，恐则气下，必伤肝肾。此其戚戚悒悒，但有消索，神志不振，心脾日以耗伤。凡此之辈，皆阳消症也，尚何实邪？使不知培养真元，而再加解散，其与鹭鸶脚上割股者何异焉？是不可不加审察也。

忧郁之治，若初郁不开，未至内伤而胸膈痞闷者，宜二陈汤、平胃散，或和胃煎、六君子汤之类。若忧郁伤脾，而吞酸呕恶者，宜温胃饮、神香散。若忧郁伤脾肺，而困倦怔忡，倦怠食少者，宜温脾汤、寿脾煎。若忧思伤心脾，以致气血日消，饮食日减，肌肉日削，宜五福饮、七福饮，甚者大补元煎。

澄按：五气之郁，自外而入，故郁在六经。七情之郁，自内而生，故郁在五脏。五脏之中，又以心经为主，以其有脉络相通，故郁者实乃心病也。虽曰情志忧思怒三郁，而喜悲惊恐，亦无不在其中，皆可圆活融贯。惟思虑成郁用归脾汤，恚怒成郁用逍遥散，俱加山栀。盖郁则气涩血耗，故用当归随参补血，白芍随术解郁，复用炒黑山栀，取其味清气浮，能升能降，以解五脏热，益少阴血。若不早治，痨瘵之由也。若肝气不伸，下侮脾土者，宜升补中和汤。血虚有火者，宜畅郁汤。

失精脱营症

饮食居处，暴乐暴苦，始乐后苦，皆伤精气，病从内生。先富后贫，病曰失精。先贵后贱，病曰脱营。外身渐瘦，内无精神，非药可治。

又有郁结在脾，不思饮食，午后发热，酉戌时退，或烦闷渴呕，或坐卧如痴，喜向暗处。妇人经少，男子溺涩，皆郁病也。

更有失名利之士，有志恢图，过于劳倦，形气衰少，谷气不盛，上焦不行，下脘不通，胃气热，热气熏胸中，因而内热，亦郁病也。宜归脾汤加栀子，随症调摄。

诸郁症治

木郁

胠胁胀满，目赤暴痛，此木郁也。治宜达之，达者通畅之义也。

火郁

咳嗽痰喘，风疹潮热，此火郁也。治宜发之，发者汗之也，升举之也。

土郁

食滞中焦，痰凝脾脏，热壅肠胃，皆土郁也。治宜夺之，夺者攻下也，劫而衰之也。

金郁

癃闭气喘，胀满不眠，皆金郁也。治宜泄之，泄者渗泄而利小便，疏通其气也。

水郁

水肿胀满，二便阻隔，皆水郁也。治宜折之，折者制御也，伐而挫之也，渐杀其势也。

澄按：五郁之治，各存其法，然邪气之客，正气必损，故必调平正气，以复其常。于治郁之后，苟调其气，而尚未平复，则当益其所不胜以制之。如木郁不已，当清肺金；火郁不已，当滋肾水；水郁不已，当补脾土；金郁不已，当引火归源；土郁不已，当养肝调气，此皆以其所畏而治之，即过者折之之理也。

心郁

神气昏昧，心胸微闷，主事健忘。治宜肉桂、黄连、石膏、菖蒲之类。

肝郁

两胁膨胀，嗳气连连有声。治宜青皮、川芎、吴茱之类。

脾郁

中脘微满，生涎少食，四肢无力。宜陈皮、半夏、苍术之类。

肺郁

皮毛燥而不润，欲嗽而无痰。治宜桔梗、麻黄、豆豉之类。

肾郁

小腹坚硬，精髓乏少，或浊或淋，不能久立。治宜肉桂、茯苓、小茴之类。

胆郁

口苦，身微潮热往来，惕惕然如人将捕之状。治宜柴胡、竹

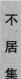
茹、干姜之类。

气郁

胸满胁痛，脉沉而涩。宜二陈汤加苍术、川芎、香附，或分气饮、四七汤，木香、沉香、砂仁、槟榔之类。

血郁

四肢无力，能食便血，脉沉涩而芤。宜四物汤加桃仁、红花、川芎、香附、丹皮，或越鞠丸，肉桂、五灵脂、大黄、朴硝之类。

痰郁

动则喘，寸口脉沉而滑。宜二陈汤加南星、海石、枳壳、香附、瓜蒌，或化痰丸。

食郁

嗳酸胸满，腹胀不能食，或呕酸水，恶闻食气。宜二陈汤合保和丸，枳实、三棱、山楂、蓬术、卜子之类。

火郁

瞀闷小便赤涩而数，骨髓中热，肌痹热扪之烙手。宜二陈汤加黄连、青黛、贝母、苍术、栀子、川芎，或火郁汤，黄芩、花粉、栀子、石膏、童便、绿豆之类。

湿郁

周身肿痛，脉沉而细。宜白芷、二术、茯苓、川芎、香附子，或升阳除湿汤。或湿流关节，遇阴则发疼痛，宜羌活、独活、二术、苓、泻之类。

风郁

头目皆痛，项背拘急，鼻嚏声重，皮肤顽麻，瘾疹瘙痒，或恶寒壮热。宜消风散，或麻黄、桂枝、柴、葛、荆、防、生姜、薄荷之类。

寒郁

寒多而呕，腹痛粪溏，脉沉无力，厥冷拘急。宜理中汤，干姜、桂、附、吴茱、荜拔、胡椒之类。

热郁

大热干呕，错语不眠，口燥咽干，狂躁心烦。宜黄连解毒汤，栀子、石膏、龙胆草、知母、连翘、犀角、元参之类。

治案

钱渐川幼攻文勤苦，久之抱郁成疾，上焦苦咽闭，中焦苦膈噎，下焦苦遗浊，极而呕血几殆。医罔效。顾爱杏分治之，上焦用药，清火解毒，食饱服；中焦用药，开郁除烦，食后服；下焦用药，升降水火，空心服。品不过三四，剂不过五六，病若失。

吴茭山治一女子，瘦弱性急，因思过度，耗伤心血，遂得失志颠疾，或笑或哭，或裸体而走，或闭户而多言。父母忧疑，诸疗罔效。吴诊其脉浮而涩，思虑过伤，神不守也。用河车二具，漂洗如法，煮烂如猪肚，切片任意啖之，二次即愈。后服定志丸一料，日煎补心汤一服，调理一月，日后乃毕婚，次年生一子，身肥壮。

一女许嫁后，夫经商二年不归，因不食，困卧如痴，无他病，多向里床坐。朱诊其肝脉弦，出寸口。曰：此思想气结也。药难独治，得喜可解，不然则伤脾。脾主思，过思则脾气结而不食。怒属肝木，木能克土，怒则气升发而冲开脾气矣。今激之大怒，而哭至三时许，令解慰之，与药一服，即索粥食矣。朱曰：思气虽解，必得喜则庶不再结，乃诈以夫有书，旦夕且归。后三月夫果归而愈。

外郁

吴澄曰：内郁者，七情之郁也；外郁者，六气之郁也。六气伤人，皆由传变，由轻及重。惟外郁之症，只在本经聚而不散，有失升降变化之权，胶结不开，厌厌有似虚损痨瘵之症。

外郁类虚损

素有阴虚火症，外为风寒水湿所感，皮毛闭塞即为郁。郁则火不得泄，血随火而妄行。郁于经络则从鼻出，郁于胃脘则从口出。凡系郁，其脉必涩，其人必恶风恶寒，不知者便以为虚，而补之误矣。视其面色必滞，喜呕，或口苦，或吐酸，审有如是症，必当舒郁为主。

澄按：此外郁之类损者。盖气血充和，脉络贯通，百病不生。今为六淫所伤，气血抑室，则有寒热吐衄之患。虽年深月久，郁有不开，不兼舒郁，治必不效。

火郁类虚损

男妇四肢发热，肌肉筋痹，骨髓皆热如火燎，扪之令人亦热。四肢属脾，脾者土也。热伏地中，此病多因血虚而得。又因胃虚，过食生冷冰水无度，遏阳气于脾土之中，宜以火郁发之。

澄按：六郁之症，惟火最多。所以东垣之法，有火郁汤、升阳益胃汤，升阳散火，补脾胃泻阴火升阳等汤。

病多兼郁

郁者，结聚而不得发越也。当升不升，当降不降，当变化不变化，失其常度，而郁病作矣。大抵诸病，多有兼郁者，或久郁而生病，或病久而生郁。故凡治病，必以郁法参而治之。

澄按：病生郁，郁生病，内外相因而为郁者也。更有一种汤药杂乱，滋补妄投，病无增减，心中愦愦无可如何之状，因药不合症，郁上加郁，固结弥深，有成药郁者。

———— 342 ————

治案

江少微治方信川子，年二十余，因劳役失饥，渐得热疾，六脉弦数，宛然类瘵。但日出气暄则热，天色阴雨夜凉则否，暄盛则增剧，稍晦则热减，已逾二年。江曰：内伤脾胃，阴炽而阳郁耳。以补中益气加丹皮、地骨皮，咳嗽喘急，再加阿胶、麦冬、五味子而愈。

虞恒德治一妇人，年四十余，夜间发热早晨退，五心烦热无休止时。半年后，虞诊六脉，皆数伏而且牢，浮取全不应。与东垣散火汤四贴，热减大半，胸中觉清快胜前，再与二贴，热息悉退。后以四物，知母、黄柏，少佐以炒干姜，服之而愈。

朱丹溪治一妇，年四十，外则觉冷，内则觉热，身疼头痛倦怠，脉虚微涩。以川芎、白芍、柴胡各五分，羌活、炒柏、炙甘草三分，南星一钱，姜二片。

一室女因事忤意，郁结在脾，半年不食。但日食熟菱、枣数枚，遇喜亦食馒头弹子大，深恶粥饭。予思脾气实非枳实不能散，以温胆汤去竹茹与之，数十贴而安。

郁症例方

逍遥散　血虚肝燥，骨蒸劳热，咳嗽潮热，往来寒热，口干便涩，月经不调。

柴胡　当归　白芍　白术　茯苓各一钱　甘草五分

加煨姜、薄荷煎。

赵羽皇曰：肝苦急，急食甘以缓之。盖肝性急善怒，其气上行则顺，下行则郁，郁则火动而诸症生矣。发于上则头眩耳鸣，而或为目赤。发于中则胸满胁痛，而或作吞酸。发于下则少腹疼疝，而或溲溺不利。发于外则寒热往来，似疟非疟。凡此诸症，何莫非肝郁之象乎？而肝木之所以郁者，其说有二，一为血少不能养肝也。盖肝为木气，全赖土以滋培，水以灌溉。若中气虚，则九地不升，而木因之郁，阴血少则木无水润，而肝遂以枯，方用白术、茯苓者，助土气以升木也；当归、白芍者，益荣血以养肝也；丹皮解热于中；栀子清火于下；独柴胡一味，一以厥阴报使，一以生发诸阳。经云：木郁达之。柴胡其要矣。

加味归脾汤　即归脾加丹皮、栀子。

补心丸　能养心神，又治心气不足，可与归脾、寿脾功用相当，以治七情内伤之郁，不但补心，兼补五脏，无偏胜之弊。

人参　川归　牛膝　黄芪　木通　麦冬　远志　石菖蒲　香附　天冬　花粉　白术　贝母　熟地　茯神　地骨皮

上为细末，大枣肉为丸。酒或圆眼汤送下五七十丸。

分气饮

木通　青皮　半夏　陈皮　茯苓　甘草　肉桂　桑皮　腹皮　羌活　紫苏　生姜　灯草　大枣

水煎服。

七情交感丹

香附童便浸七日，晒干，醋炒黄，一斤　茯神去心皮，人乳浸，日晒夜露七日夜，四两

上为末，炼蜜丸弹子大，空心滚汤细嚼一丸。

越鞠丸　统治诸郁。

香附　苍术　川芎　山栀　神曲

为末，水泛成丸，如绿豆大，白汤下百丸。

四磨汤　治七情气逆，上气喘急，妨闷不食。

人参　乌药　沉香　槟榔

等分浓磨，煎三四沸，温服。

一方去人参，加枳实、木香，名五磨饮子，治气厥。

七气汤　治七情气郁。

半夏　厚朴　茯苓　紫苏

加姜、枣煎。

四七汤　治七情气郁。

人参　官桂　半夏　甘草

加姜煎。心腹疼加玄胡索。

化肝煎　治怒气伤肝，因而气逆动火，致为烦热、胁痛胀满、动血等症。

青皮　陈皮　白芍各二钱　丹皮　栀子　泽泻各一钱五分　土贝母二三钱

寒热加柴胡；下血加地榆。

逍遥饮　治思郁过度，致伤心脾冲任之源，气血日枯。

当归二三钱　白芍一钱五分　熟地三五钱　枣仁二钱　茯神一钱五分　远志三五分　陈皮八分　炙草一钱

气虚加人参。

解肝煎　治暴怒伤肝，气逆胀满，阴滞等症。

陈皮　半夏　厚朴　茯苓各一钱五分　苏叶　白芍各一钱　砂仁七分　姜三五片

沉香降气散　阴阳壅滞，气不升降，胸膈痞塞，或留吞酸，胁下妨闷。

沉香二钱二分　砂仁七钱五分　香附子去毛，咸水炒，六两二钱五分　甘草一钱五分

神香散　胸膈胃脘逆气难解，疼痛，呕哕胀满，痰饮，膈噎。

丁香　白豆蔻或砂仁亦可

二味等分为末，清汤调下五七分，甚者一钱。

火郁汤　火郁于中，四肢发热，五心烦闷，皮肤尽赤。

连翘　薄荷　黄芩　栀子　葛根　白芍　升麻　柴胡

又方　治五心烦热，升散火郁，手足心热。

升麻　葛根　防风　柴胡根　炙甘草　白芍各五钱

柴胡升阳汤

升麻　葛根　独活　羌活各五钱　防风一钱五分　甘草二钱
柴胡五钱　炙甘草二钱　人参五钱　白芍五钱

升阳益胃汤

治脾胃虚弱，怠惰嗜卧，时值秋燥令行，湿热方退，体重节痛，口苦舌干，心不思食，食不治味，大便不调，小便频数。兼见肺病，洒淅恶寒，惨惨不乐，乃阳气不升也。

黄芪二两　人参　炙甘草　半夏一两　白芍炒　羌活　独活
陈皮　防风五钱，以其秋旺，故以辛温防风泻之　白术土炒　茯苓
小便利、不渴者勿用　泽泻不淋勿用　柴胡三钱　黄连二钱

每服三钱，姜、枣煎。

补脾胃泻阴火升阳汤

治饮食伤胃，劳倦伤脾，火邪乘之而生大热，右关脉缓弱，或弦或浮数。

黄芪　苍术泔浸，炒　甘草炙　羌活一两　升麻八钱　柴胡一两五钱　黄连五钱　黄芩七钱　人参七钱　石膏少许，长夏微用，过时去之

每服三钱或五钱。

四神散

香附一钱　乌药一钱　苏梗五分　甘草三分　川芎三分　白芷五分

一方加当归二分，白术三分，神曲三分，水煎服。

栀子汤

山栀仁姜汁浸一宿，晒干炒黑色

研极细末，用人参二分，麦冬一钱，乌梅二个，冲汤，调栀仁末二茶匙服。

畅卫舒中汤

香附醋炒，八分　苏梗五分　苍术泔浸，八分　贝母八分　连翘去心，五分　川芎六分　神曲炒，一钱　沙参一钱　桔梗四分　南

木香五厘

大剂煎，徐徐呷之。

加减补中益气汤

人参一钱　黄芪八分　归身八分　陈皮六分　白术八分　甘草五分　泽泻六分　黄柏五分　丹皮六分

越鞠汤

香附醋炒，一钱　苏梗六分　连翘六分　苍术八分　黄芩八分　甘草三分　桔梗四分　枳壳五分　神曲一钱　栀子六分　川芎六分

水煎服。

畅中汤

香附八分　苍术一钱　神曲三钱五分　川芎七分　黄芩八分　枳壳三分　苏梗五分　甘草三分

姜一片，枣二枚，水煎服。

畅卫豁痰汤

苏梗四分　桔梗四分　香附五分　连翘三分　前胡六分　川芎六分　赤芍六分　贝母五分　苍术四分

水煎服。

和中畅卫汤

苏梗五分　香附醋炒，一钱　川芎八分　桔梗六分　苍术　神曲炒，一钱　贝母八分　连翘去子尖，六分　砂仁研碎，三分

姜三片，水煎服。

五味异攻散　五君子汤见泄泻　四物汤见秦越人治法　大补元煎　大营煎　五福饮　一阴煎　七福饮　四阴煎以上见景岳治法　六君子汤　二陈汤以上见痰症　温胆汤见不眠　黄连解毒汤见积热

寿脾煎见下血　秘元煎　固阴煎以上见遗精　保阴煎见怔忡　温胃饮见寒　保和丸见食积　启脾丸见饮食不甘　理中汤见寒　消风散见风热　升阳除湿汤见湿

　　　　　　　　　　　不居上集卷之十八终

不居上集卷之十九目录

神芎丸

萆薢分清饮

秘元煎

鹿茸益精丸

大分清饮

小和中饮

三才封髓丹

小兔丝子丸

茯苓汤

山药丸

固阴煎

秘真丸

家韭子丸

赤脚道人龙骨丸

保精汤

瑞莲丸

遗滑方

珍珠母丸

金锁玉关丸

白华玉丹

方见各门

八味丸　桂枝龙骨牡蛎汤　六味丸　八物汤　十全大补汤　左归饮　右归饮　二阴煎　五福饮　补中益气汤　六味汤　八味汤　归脾汤　寿脾煎　温胆汤　逍遥散　二陈汤　导赤散　四苓散

不居上集卷之十九

歙岭南吴澄师朗著辑　休阳程芝云 芝华同校刊

遗精白浊

经旨

《六节藏象论》曰：心者生之本，神之变也。肾者主蛰，封藏之本，精之处也。

《痿论》曰：思想无穷，所愿不遂，意淫于外，入房太甚，宗筋弛纵，发为筋痿，及为白淫。

《经脉篇》曰：人始生，先成精，精成而脑髓生。

《本藏篇》曰：人之气血精神者，所以奉生而周于性命者也。

脉法

遗精之脉，当验于尺。结芤动紧，二症之的。微涩阴伤，洪数火迫，弦则为寒，芤则为虚。虚寒相搏，此名曰革，男子亡血失精，女人半产漏下。

遗精白浊

吴澄曰：经言肾者主蛰，封藏之本，精之处也。盖肾受五脏六腑之精，受而藏之。气盛之人，输泻有常，随泄随生。虚劳之人，精不化气，气不化精，脏气已亏，邪气乘之，则藏不固，或遗精，或赤白浊而漏失无常也。愈虚则精浊愈甚，精浊愈甚则令人愈虚。非比外来之邪，湿热为患，真元未伤者，同日语也。其症必少腹强急，阴头寒，目痛发落。其脉数而散，扎动微紧，日渐羸瘁者是也。

梦遗精滑不同

因梦而出精者，谓之梦遗。不因梦而精自出者，谓之精滑。梦遗者，有情有火，有虚有溢，有因情动而梦者，有因精动而梦者。情动者当清其心，精动者当固其肾。滑精者，无非肾气不守而然。若暴滑而兼痛者，则当从赤白浊论。

精气神相因为用

精生气，气生神，神又生精，生生不息。若思虑伤神，神耗则气必先散，气散则精不能固而日离。若房劳过欲则伤精，精败则神枯，神枯则气散。若劳伤竭力则伤气，气伤则精绝，精绝则精不能独藏而自耗矣。

神为气主，神动则气随。气为水母，气聚则水生。故人之一身，贪心动则津出，哀心动则泪出，愧心动则汗出，欲心动则精出。

五脏遗精

五脏各有精，肾则受而藏之。故遗精之病，五脏皆有，非独肾也。如心病而遗者，必血脉空虚，本纵不收。肺病而遗者，必皮革毛焦，喘急不利。脾病而遗者，必色黄肉痿，四肢怠惰。肝病而遗者，色青筋痿。肾病而遗者，色黑水枯。更当以六脉参详，昭然可辨。若肾脏自病，专治其肾。如他脏移病于肾者，则与他脏两治之。

安心定神固精

凡病精泄不禁，自汗头眩虚极，或寒或热，用补涩之药不效，其脉浮软而散，盖非虚也，亦非房室过度。此无他，心有所观，因有所慕，意有所乐，欲想方兴，不遂所欲，而致斯疾。既以药补，且固不效，将何以治之？缘心有所爱，则神不归；意有所想，则志不宁。当先和营卫，营卫和则心安；次调其脾，脾气和则志定。心肾交媾，精神内守，其病自愈。其法用人参三钱，当归一钱，洗焙为末，作三服，糯米饮调下，服毕自汗出而寒热退。若头眩未除，用川芎三钱，人参一钱，焙为末，作三服，沸汤调下。头眩瘥而精不禁者，用白芍五钱，丁香三钱，锉散，每服用生姜五片，枣二枚，以水同煎，空心服，即心安神定，精固神悦。

三阴亏损梦遗

肾气不足，用益智汤、金锁正元丹。肝肾虚热者，用六味丸、加味逍遥散。脾虚热者，用六味丸、补中益气汤。凡此悉属不足之症，宜用十全大补汤，或用萆薢分清饮。思虑伤脾者，兼用归脾汤加山萸、山药。肝肾亏损者，六味丸。真阳虚败者，八味丸。心肾不交，萆薢分清饮。心气虚热者，清心莲子饮。

梦遗自遗小便后精出

梦遗因心经有火，神思不宁，所以梦与人交而精泄。治当用清心安神、温胆等剂，加黄连、生地、人参、远志、茯神、枣仁、羚羊角之类。

有自遗者，乃气血虚而下脱。有因热而流通者，当分虚实。须用八物汤加龙骨、牡蛎、樗根皮之类。

有小便后精出不可禁，或不小便而自出者，或茎中出而痒痛，常欲如小便者。并宜先服辰砂妙香散，或威喜丸，或分清饮，别以绵里龙骨同煎，或加五倍子、牡蛎、白茯苓、五味子之属煎服。

梦遗多属郁滞

凡梦遗白浊，与涩清药益甚者，知其郁滞，改用导赤散大剂服之，遗浊皆止。或用猪苓丸、神芎丸。

白浊有精窍溺窍之不同

白浊症，有浊在溺者，其色白如泔浆。凡肥甘酒醴，辛热煿炙之物，用之过当，皆能致浊，此湿热之由内生者也。又有炎热湿蒸，主客时令之气侵及脏腑者，亦能致浊，此湿热之由外入者也。然自外而入者少，自内而生者多。总之必有热症热脉，方是火症，清去其火，则浊无不愈矣。

有浊在精者，必由相火妄动，淫欲逆精，以致精离其位，不能闭藏，则源流相继，淫溢而下，移热膀胱，则溺孔涩痛，清浊并至，此皆白浊之热症也。及其久也，则有脾气下陷，土不制湿，而水道不清者；有相火已息，心肾不交，精滑不固，而遗浊不止者，此皆白浊之无热症也。有热者，当辨心肾之热而清治。无热者，当求脾肾而固之举之。治浊之法，无出此矣。

白浊有血分气分之不同

血虚而热甚者，则为赤浊，心与小肠主之。气虚而热微者，则为白浊，肺与大肠主之。

白浊有虚有实之不同

大约窍端结盖者，为多火；不结盖者，为兼湿。小水赤涩而痛，或浊涩，带赤者，为小肠湿热；小水不涩不痛，而所下白色，或渗利转甚者，为脾气下陷。茎中痛痒而发寒热，或有结痛者，为邪毒所侵。

梦遗属君相二火

梦遗精滑，总皆失精之病，虽其症有不同，而所致之本则一。盖遗精之始，无不病由乎心。正以心为君火，肾为相火，心有所动，肾必应之。故凡以少年多欲之人，或心有妄思，或外有妄遇，以致君火摇于上，相火炽于下，则水不能藏，而精随以泄。初泄者不以为意，至再三渐至不已，及其久而精道滑，则随触皆遗，欲遏不能矣。斯时也，精竭则阴虚，阴虚则无气，以致为劳为损，去死不远，可无畏乎？盖精之藏制虽在肾，而精之主宰则在心，故精之蓄泄，无非听命于心。凡少年初省人事，精道未实者，苟知惜命，先须惜精，苟欲惜精，先宜净心。但见伶俐乖巧之人，多有此病，而田野愚鲁之夫，多无此病，其故何也？亦总由心之动静而已，此少年未病之前所当知也。及其既病而求治，则尤当以持心为先，然后随症调理，自无不愈。使不知求本之道，全恃药饵而欲望成功者，盖亦幾希矣。

阴虚挟火梦遗

肾虚惯于失精者，脉得诸芤动微紧。男子阴虚挟火则失精，女子阴虚挟火则梦交。仲景主以桂枝龙骨牡蛎汤者，盖阴虚之人，大概当助肾。故以桂枝、芍药通阳固阴，甘草、姜、枣和中上焦之营卫，使阳能生阴，而以安肾之龙骨、牡蛎为补阴之主。

澄按：梦遗之症，久则玉关不闭，精尽而亡矣。世人往往用涩精之药，所以不救。宜服保精汤，补气补精之药，不必止梦而梦自无，不必止精而精自固，何至于玉关不闭而夭亡哉？

梦遗属心肝肾三经

昼之所思，夜之所梦。凡男女性淫者，则心肝与肾之相火，无时不动。故劳怯之症，多梦鬼交。盖心藏神，肝藏魂，梦中所主之心即心之神，所见之形即肝之魂也，所泄之精即肾中之精也。所以寐则神游于外，魂化为形，神魂相感，俾君相二火，吸撮三焦之气，尽趋阴窍而泄出。故治此病，当先求其心。非君不能动其相，非相不能使其精，故宁心益肾为要药也。若寡欲之人亦患此者，当作脾湿治。

精神注念

有所系恋，惓惓在心，以致夜梦者，此精为神动也，其因在心。二阴煎、苓术兔丝丸、柏子养心丸。

欲事不遂

目之所见，虚拟揣摹，阳事妄举，精已离宫，或有一点真精滴出。其因在肾。加味逍遥散、猪肚丸、固精丸。

劳倦即遗

有所劳倦，竭力辛苦，夜即梦遗，此筋力有所不胜，肝脾之气弱也。寿脾煎、归脾汤、苓术兔丝丸。

心思过度

用心太过，思索过度，夜睡辄遗者，此中气不足，心脾之虚陷也。秘元煎、兔丝煎。

湿热下流

湿热下流，则相火妄动，多有梦遗者，此肝肾之火不清也。二陈汤、二妙散加升麻、柴胡，四苓散、大分清饮、小分清饮。

无故精滑

命门元气虚弱，故精自滑出而不能禁者，此先天元气之单薄也。左归饮、右归饮、六味丸、八味丸、五福饮、固精煎、兔丝煎、秘真丹。

冷利药误

久服冷利等剂，以致元阳失守，而滑泄者也。此药误之所致也。

精满而溢

壮年气盛，久节房劳，精满溢出，有余之症，去者自去，生者自生，势出自然，无足为意。

虚热而遗

禀受偏阳，阴水不足，肾经虚热，暖则流通。珍珠粉丸。

虚寒而遗

禀受偏阴，真阳不足，肾经虚寒，不能固摄。内补鹿茸丸。

相火妄动

相火妄动，易多烦躁，水不制火。当补真阴，兼水陆二仙丹。

肝火妄动

入房太甚，疏泄太过而遗精者，加味逍遥散。

脾虚气陷

精气不统，脾元失陷，宜补中益气汤。

肾气虚脱

肾气不固，虚滑精脱，腰体痛瘦，目暗耳鸣而遗精者，山药丸。

子午不交

心虚神弱，不能摄肾，以致梦遗。妙香散。

膏粱太过

膏粱厚味，奉养太过，致生痰热而遗精者，二陈汤。

欲火太甚

欲火太甚，君火不清，神摇于上，则遗精于下，茯苓汤。

鬼交梦遗

鬼魅相感，不欲见人，独坐独语，或哭或笑，脉来乍大乍小，颜色不常。苏合丸，或朱砂、雄黄、麝香、虎骨之属。

溺白症

溺白者，溺出如泔如浆，亦多属膀胱水道之热，宜导赤散、徙薪饮之类以清之。若无内热而溺白者，多由饮食湿滞，宜小分清饮，或芩术二陈汤减干姜，以燥之利之。大都湿在肠胃，或在膀胱者，宜二陈汤，或半夏丸，或固元丹之类，皆可择用。若胞气不固，而液浊不清者，此亦败精之类也。宜秘元煎、水陆二仙丹以固之。

精浊症

精浊者，因败精流于溺窍，滞而难出，故注中如刀割火灼，而溺自清，窍端时有秽物，如疮脓、目眵、淋漓不断，与便溺绝不相混。此心肾二经火起精溢，故败精流出而为浊。虚滑者，血不及变而为赤浊，宜滋阴药中加牛膝、冬葵子、草薢去其败精，然后分治。挟寒者脉迟无力，溺色清白；挟热者口渴面黄，脉滑数有力。寒者草薢分清饮；热者清心莲子汤。

治案 白浊

丹溪治一妇人，气血两虚有痰，痛风时作，阴火间起，小便白浊，或赤带下。用青黛、蛤粉、樗皮、滑石、干姜、黄柏为末，神曲糊丸。仍用燥药。

南安太守松江张汝弼，曾患渴疾白浊，久服补肾药，皆不效。一日遇一道人，俾服酒蒸黄连丸，其疾顿瘳。其制法以宣黄连一斤，去须煮，酒浸一宿，置甑上累蒸，至黑取出，晒干为细末，蜜丸桐子大，日午临卧酒吞三十丸。脏毒下血者亦治。

汪石山治一男子，小便日数十次，如稠米泔，色亦白，神思恍惚，疲瘁食减，以女劳得之。服桑螵蛸散，未终剂寻愈。安神魂，定心志，治健忘，小便数，补心气。其方螵蛸、远志、菖蒲、龙骨、人参、茯神、当归、龟板，以上各一两为末。每服二钱，夜卧人参汤调下。

生生子治一人，患白浊，精淫淫下，医药三年不效。癸酉冬孙诊之，其脉两寸短弱，两关滑，两尺洪滑。孙曰：此疾易愈，待来春之仲，一剂可瘳，而今时不可。《素问》有云：升降浮沉必顺之。又曰：天时不可伐。其脉为湿痰下流症也。经曰：治痰必先理气。而脉书亦谓洪大而见于尺部者，阳乘阴也，法当从阴引阳。今冬令为闭藏之候，冬之闭藏，实为来春发生根本，天人一理，若不顾天时，而强用升提之法，是逆天时而泄元气。根本既竭，来春何以发生？故《素问》曰：必先岁气，无伐天和，必养必和，待其来复。公病本小，而历治三年不效者，良由诸医不知脉，不识病，不按时也。至春以白螺蛳壳火煅四两为君，牡蛎二两为臣，半夏、葛根、柴胡、苦参各一两为佐，黄柏一两为使，面糊为丸，名曰端本丸。令早晚服之，不终剂而全愈。

又治周刍玉，豪放不拘，人言有晋人风，酒后益恣而好男色，因患白浊。医有以用补中益气汤升提者，有以用六味地黄丸补阴者，有以用五苓散、六一散渗利者，有为降火者，有为温补者，皆不效。又以草头药乱进之，肌瘦如削，膝软如痿，患有年。所以诊其脉，寸关皆数，皆由酒后不检所致也。中宫多湿多痰，积而为热，流于下部，故浊物淫淫而下，久不愈矣。与以加味端本丸，服之而瘳。白螺蛳壳四两，牡蛎、苦参、葛根、黄柏各二两，陈皮、半夏、茯苓各一两，甘草五钱，面为丸，令早晚白汤下三钱。

李士材治李易斋患白浊，服五苓散数剂无功。诊之两尺大而涩，是龙火虚炎，精瘀窍道。用牛膝、茯苓、黄柏、麦门冬、山药、远志、细辛、甘草，十剂而安。

又治吴伯玉闭精，时有文字之劳，患白浊，茎中痛如刀割。自服降火疏利之药，不效，改服补肾之药，又不效。李曰：精败久蓄，已足为害，况劳心之余，水火不交，坎离顺用也。用萆薢分清饮加茯苓、远志、肉桂、黄连，四剂即效，兼补中益气、六味地黄丸，半月而安。后因劳复发，但服补中益气一二剂即愈。

治案遗精

丹溪治一人虚损盗汗，遗精白浊，用四物加参、术、黄芪、知母、黄柏、牡蛎、牛膝、杜仲、五味，煎服寻愈。

一人虚损，小便中常出精血，以四物汤加山栀、参、术、麦冬、黄柏、木通、车前子、茯苓。

东垣治一人，年三十余，病脚膝痿弱，脐下尻臀皆冷，阴汗臊臭，精滑不固。群医治以茸热之药，罔效。李诊之，脉沉数有力。曰：此因醇酒膏粱，滋火于内，逼阴于外，复投热药，反泻其阴，而补其阳，真所谓实实虚虚也。以滋肾丸，黄柏、知母各一两，肉桂五钱，丸如桐子大，汤下百丸。大苦寒之剂，制之以急。寒因热用，引入下焦，适其病所，以泻命门火。再服而愈。

虞恒德治一人，病遗精潮热，卧榻三月矣。虞诊之，左右寸关皆浮虚无力，两尺洪大而软。投补中益气加熟地、知母、黄柏、地骨皮，煎下珍珠粉。外做小篦笼一个，以笼阴器，勿使搭肉。服药三十余贴寻愈。

吴球治一男子，因病后用心过度，遂成梦遗之患，多痰瘦削。群医以清心莲子饮，久服无效。吴诊其脉紧涩，知冷药利水之剂太过，致使肾冷精遗，而肾气独降，故病益剧。乃以升提之法，升坎水以济离火，降阳气而养血滋阴，次用鹿角胶、人乳填补精血，不逾月而愈。

盛启东永乐戊子夏治郁文质遗精，形体羸弱，兼痰嗽交作，日夕不能休，群医视之转剧。盛视之曰：此阳脱也。急治则生，缓则死，非大料重剂则不能疗。于是以附子、天雄，佐以参、苓、白术，日加数服，夜则减半，自秋至冬，所服附子约百余枚，厥疾乃瘳。

汪石山治一人，年四十余泄精，久之神不守舍，梦乱心跳，用清心莲子饮，罔效。《袖珍方》治小便出髓，条药服之，又服小兔丝丸，又服四物加黄柏，亦罔效。汪诊之，一日间其脉或浮濡而驶，或沉弱而缓。曰：脉之不常，虚之故也。其症初因肾水有亏，以致心火亢极乘金，木寡于畏，而侮其脾，此心脾肾三经之病也。理宜补脾为主，兼之滋肾养心，病可疗也。方用人参为君，白术、茯苓、麦冬、枣仁、山栀子、生甘草为佐，莲肉、山楂、黄柏、陈皮为使，其他牡蛎、龙骨、川芎、白芍、熟地之类，随其变症而出入之。且曰：必待人参加至五钱病脱。其人未信。服二十余日，人参每服三钱，溲精减半矣。又月余，人参加至五钱寻愈。

江篁南治一壮年患遗精，医用滋阴降火剂罔效。一医用龙骨、牡蛎等止涩药，其精愈泄。又服芩、连、知、柏等药百五十余贴，兼服小便二百余碗。又或作痰火治，或作湿热治，俱罔效，盖经年余矣。二月间请江诊视，左脉浮濡无力，右寸浮散近驶，两尺尤弱不任寻按。其人头晕，筋骨酸痛，腰痛畏风，小便黄，腹中时鸣。以熟地、远志为君，当归身、桑螵蛸、人参为臣，石莲子肉、白茯苓为佐，石菖蒲、甘草为使。十余贴服后精固，惟筋骨犹酸，小便犹黄，腹或至晚犹鸣。煎剂再加黄柏，兼服补阴丸加人参、鹿茸、兔丝子、桑螵蛸、茯神之类，两月而愈。

生生子治胡少泉令郎，年弱冠患梦遗，百治不应，体倦而气弱，食少而汗多，四肢酸软，头眩肌热，将成瘵疾。诊其脉两寸短，左寸尤甚，余部滑数。曰：脉之心气大弱。盖心者神之舍，神者精之主，神旺始能固精。今遗不禁，由神弱不能固摄其精，致多妄泄。时近端阳，诸症丛集，乃兼注夏病也。法当养心安神，庶不成瘵。前医每为滋阴降火，多不见功，徒见损脾减食。今主以养神，乃与人参、黄芪、石莲子、酸枣仁、莲花心、石菖蒲、远志、当归，补心安神为君，俾精固汗敛。经曰：汗者心之液，汗多则心血愈虚，故佐以甘草、黄柏、白术、麦门冬、五味子，兼治注夏，使饮食加而四肢壮，缓而图之，可万全矣。药进甚妥，竟以此方调理，果精固神全，肌热尽退。

又治曹宜岗，常多梦遗。孙曰：此神志不足也。又有疝气，近加嘈杂，食硬物喉中梗作痛。孙曰：病有缓急，则治有先后，咽喉之症，非急先而何？初为清肃上焦，次为补养神志，俾神旺而精有主，可不妄遗。然后以下部之剂治其疝。清肃上焦，用六君子汤加滑石、酒连、枇杷叶、芦柴根、香附、吴茱萸，四贴嘈杂止，喉中宽舒。再以猪肚丸补其神志，远志、石菖蒲、石莲子、韭菜子、黄连、贝母各二两，白术五两，枸杞子、白茯苓各一两，为末，入雄猪肚内，饭中蒸熟捣为丸，梧桐子大，朱砂为衣，每晚灯心汤送下二钱。治疝丸：橘核、昆布各四两，川椒、山栀子、山楂核各二两，柴胡、小茴香各一两，哺鸡子壳煅三两，面糊为丸。空心白汤或酒送下三钱，不终剂而瘳。

李士材治顾以功科试劳神，即患精滑，小便后及梦寐间俱有遗失，自服金樱膏子，经月不验，问治于李。李曰：气虚而神动，非远志丸不可。服十日而减半，一月而愈。

又治钱用宾色欲过度，梦遗精滑。先服清相火之剂不效，继服固涩之剂又无效。李以玉华白丹，浓煎人参汤送下二钱，两服后稍固，兼进六味地黄丸加莲须、芡实、五味子、远志，凡一月而愈。

遗精白浊例方

益智汤　治肾经亏损，遗精白浊，四肢烦倦，时发蒸热等症。

鹿茸酥炙　巴戟肉　枸杞子　熟地　苁蓉酒浸　牛膝酒浸

附子制　桂心不见火　山萸肉　白芍　炙甘草　防风

上姜一片，各等分，水一盏，盐少许，每用三钱煎服。

金锁正元丹　治真气不足，遗精盗汗，目暗耳鸣，呼吸短气，四肢酸倦，一切虚损等症。

补骨脂三两　苁蓉　巴戟　葫芦巴炒，各一斤　文蛤八两　茯苓去皮，六两　龙骨三两　朱砂三两，另研

上为细末，酒糊为丸，每服二十丸，酒或盐汤下。

莲子清心饮　治热在气分，口干作渴，小便淋浊，口舌生疮，咽疼烦躁。

黄芩　麦冬　地骨皮　车前子炒　甘草各一钱五分　人参　黄芪　石莲子　柴胡　茯苓各一钱

上每服五钱，水煎服。

苓术兔丝丸　治脾肾虚损，不能收摄，以致梦遗精滑，困倦等症。

白茯苓　白术　莲肉去心，四两　五味子二两　山药炒，二两　杜仲酒炒，三两　炙甘草五钱　兔丝饼十两

上为末，用山药末以陈酒煮糊为丸，下百余丸。

柏子养心丸　治心劳太过，神不守舍，合眼即梦，遗泄不常。

柏子仁鲜白不油者，以纸包压去油　茯神　枣仁　生地　当归各二两　五味子　辰砂研细　犀角　甘草各五钱

上为末，炼蜜丸如芡实大，金箔为衣，午后临卧津嚼一丸。

荆公妙香散　安神闭精，定心气。

人参　龙骨　益智各一两　茯神　茯苓　远志　炙草各五钱　朱砂飞，二钱五分

上为末，每服二钱，空心临卧服，酒调下。

水陆二仙丹　治精脱肾虚，梦遗白浊等症，与补阴药同用，甚有奇效。

金樱膏一斤

用金樱子不拘多少，入粗麻布袋内，擦去毛刺，捣烂入缸，以水没头浸一二宿，滤去粗渣，取汁以绵滤二三次，却入铜锅，用桑柴文火熬成膏，取起以磁瓶收贮，听用。

芡实一斤，一加龙骨、白莲蕊。

上二味和匀，丸如桐子大，每服二三百丸。

威喜丸 治元阳虚惫，精滑白浊遗尿，及妇人血海久冷，带淫梦泄等症。

白茯苓去皮，四两

切块，同猪苓二钱五分入瓷器内，煮二十余沸，取出晒干，去猪苓；用黄蜡净四两，以茯苓末熔黄蜡，拌和为丸，如弹子大。每空心细嚼，满口生津，徐徐咽服，以小便清利为效。思米醋，惟糠醋可用，尤治怒气动性。

猪肚丸 治小便频数。

莲子一斤

以猪肚一个同煮，一周日取出，去皮心，焙干为末。

固精丸 治肾虚有火，精滑心神不安。

黄柏酒炒 知母酒炒，各二两 牡蛎煅 龙骨煅 莲蕊 芡实 山萸 远志甘草制 茯苓各三钱

上为末，山药糊丸，每服五十丸。

猪苓丸 此方以行为止，治湿郁热滞，小水频数，梦遗精滑。

半夏一两

将半夏破如豆粒，用猪苓为末二两，先将一两炒半夏色黄，勿令焦，出火毒，取半夏为末，糊丸桐子大，候干；用前猪苓末一半，又同炒微裂，入磁瓶内养之。空心温酒三四十丸。

神芎丸 胸膈不利，二便闭塞，一切风热。见下集

萆薢分清饮 治真元不足，下焦虚寒，或服寒凉药过多，小

便白浊，频数无度，澄如膏糊等症。

益智仁　川萆薢　石菖蒲　乌药各等分

上㕮咀，每服五六钱。

秘元煎　治遗精带浊等症，此方专主心脾。

远志八分　山药二钱，炒　芡实二钱，炒　枣仁捣碎，二钱，炒

白术炒　茯苓各一钱五分　炙甘草一钱　人参一二钱　五味子十四粒　金樱子二钱，去核

鹿茸益精丸　治心肾虚冷，漏精白浊。

鹿茸　桑螵蛸　苁蓉　巴戟　兔丝子　杜仲　益智仁　禹余粮　川楝子　当归　韭子　补骨脂　山萸　赤石脂　龙骨　乳香

上为末，酒煮，糯米糊为丸，桐子大，每服七十丸。

大分清饮　腹痛淋闭等症。

茯苓　泽泻　木通各二钱　猪苓　栀子　枳壳　车前子各一钱

小和中饮　治小水不利，湿滞肿胀，不能受补等症。

茯苓　泽泻　猪苓各三钱　苡仁二钱　枳壳　厚朴各一钱

水一钟半，煎七八分服。

三才封髓丹　降心火，益肾水，滋阴养血，润而不燥。

天冬　熟地黄各二两　人参一两　黄柏三两，酒炒　砂仁五钱　甘草炙，七钱五分

面糊为丸。

喻嘉言曰：加黄柏以入肾滋阴，砂仁以入脾行滞，甘草以少变天冬、黄柏之苦，俾合人参建立中气，以伸参两之权，殊非好为增益成方之比也。

小兔丝子丸　治肾气虚损，目眩耳鸣，四肢倦怠，夜梦遗精。

兔丝子五两　石莲肉二两　茯苓二两　山药炒，二两，分一半作糊

用山药糊为丸，每服五十丸。

茯苓汤　治欲火甚，梦遗。

茯苓　白术炒，各五钱

用水煎服。一方加白芍等分。

山药丸　治诸虚百损，梦失精滑。

赤石脂煅　茯神去皮　山萸去核　熟地酒制　巴戟去心　牛膝酒浸　泽泻各一两　杜仲去皮，姜汁炒　兔丝子酒浸　山药各三两五味子六两　肉苁蓉酒浸，四两

上为末，蜜丸桐子大。每服三钱，盐汤下。

固阴煎　治阴虚滑泄，带浊淋遗，及经水因虚不固等症。

人参随宜　熟地三五钱　山药炒，二钱　山萸一钱五分　远志七分，炒　炙甘草一钱　五味子十四粒　兔丝子炒，二钱

秘真丸　治肾虚遗精，梦泄白浊等症。

兔丝子制　韭子　破故纸炒　杜仲姜汁炒　干姜各一两　龙骨牡蛎　山萸　赤石脂各五钱　远志　覆盆子　巴戟天　枸杞子山药各七钱五分　鹿角胶一两五钱　柏子仁一两　金樱子取黄者，去刺核，焙净肉，二两

蜜丸桐子大，空心姜、盐汤下百丸。

家韭子丸　治少长遗溺，及男子虚剧，阳气衰败，小便白浊，夜梦遗精。此药补养元气，进美饮食，此方除去石斛，倍用兔丝子尤效。

家韭子炒，六两　鹿茸酥炙，一对　肉苁蓉酒浸　牛膝酒浸熟地　当归各二两　兔丝饼　巴戟一两五钱　杜仲炒　石斛　桂心干姜炮，各一两

酒糊丸桐子大，每服五七十丸，加至百余丸，食前酒下。

赤脚道人龙骨丸　治白浊。

龙骨　牡蛎各五钱

上研为末，入鲫鱼腹内，湿纸衰，入火内炮熟，取出去纸，将药同鱼肉丸如桐子大。每服三十丸。

不居集

一方加茯苓、远志尤佳。

保精汤　梦遗精滑。

芡实　山药各一两　莲肉　茯神各五钱　枣仁二钱　人参一钱

瑞莲丸　治思虑伤心，赤白二浊。

茯苓去皮　石莲肉去心，炒　龙骨生用　天冬去皮　麦冬去心　柏子仁炒，研用　紫石英火煅，研细　枣仁炒　远志甘草水泡，去心　当归酒洗　龙齿各一两　乳香五钱，另研

上为细末，蜜丸桐子大，朱砂为衣，每服七十丸。

遗滑方

枣仁　人参　黄芪　茯神　山药　远志　五味子

吞送固精丸尤妙。

珍珠母丸　治虚热遗精。

黄柏瓦上炒　真蛤粉各一两

为末，滴水丸，温酒下。

金锁玉关丸　治遗精白浊，心虚不宁。

芡实　莲肉　莲须　藕节　茯苓　茯神　山药

等分为末，金樱子煎膏为丸，桐子大，每服三钱。

白华玉丹　清上实下，助养本元。

钟乳粉一两，炼　白石脂五钱，煅红水飞　阳起石五钱，煅，酒淬，干　左顾牡蛎七钱，韭汁，盐泥固，济火烧取白

上四味各研令极细，拌和作一处，研一二日，以糯米粉煮粥为丸，芡实大，入地坑出火毒一宿。每服一粒，空心人参汤下。

八味丸　桂枝龙骨牡蛎汤以上见仲景治法　六味丸　八物汤　十全大补汤以上见秦越人治法　左归饮　右归饮　二阴煎　五福饮以上见景岳治法　补中益气汤见东垣治法　六味汤　八味汤　归脾汤以上见血　寿脾煎见便血　温胆汤见不眠　逍遥散见郁　二陈汤见痰　导赤散　四苓散见下集湿

不居上集卷之十九终

不居上集卷之二十目录

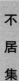

不居上集卷之二十

歙岭南吴澄师朗著辑　休阳程芝云 芝华同校刊

自汗盗汗

经旨

《阴阳别论》曰：阳加于阴，谓之汗。

《评热病论》曰：阴虚者阳必凑之，故少气时，热而汗出也。

《决气篇》曰：津脱者，腠理开，汗大泄。

《荣卫生会篇》曰：血之与气，异名同类焉。故夺血者无汗，夺汗者无血。

《举痛论》曰：劳则喘息汗出，内外皆越，故气耗矣。

脉法

尺涩脉滑，谓之多汗。尺肤涩而脉滑，主阴伤也。

肺脉软而散者，当病灌汗，脉缓甚为多汗。

脉浮而濡者为汗，在寸为自汗，在尺为盗汗。自汗之脉微而弱，为阳衰。盗汗之脉细而涩，为阴弱。

自汗盗汗

自汗者濈濈然，无时而自出，动作则益甚。盗汗者，寐中通身汗出，觉来即收。古法云：自汗者属阳虚，腠理不固，卫气之所司也。人以卫气固其表，卫气不固，则表虚自汗，而津液为之发泄也。治宜实表补阳。盗汗者属阴虚，阴虚者阳必凑之，故阳蒸阴分则血热，血热则液泄而为盗汗也。治宜清火补阴，此其大法，不可不知也。然自汗亦有阴虚，盗汗亦有阳虚，何也？如遇烦劳大热之类，最多自汗，或以饮食之火起于胃，劳倦之火起于脾，色酒制火起于肾，皆能令人自汗。若此者，谓非阳盛阴衰而何？又若人之寤寐，总由卫气之出入。卫气者阳气也，人于寐时，则卫气入于阴分，此其时非阳虚于表者而何？所以自汗盗汗，亦各有阴阳之症，不得谓自汗必属阳虚，盗汗必属阴虚也。然则阴阳有异，何以辨之？曰：但察其有火无火，则或阴或阳，自可见矣。盖火盛而汗出者，以火烁阴，阴虚可知也。无火而汗出者，以表气不固，阳虚可知也。知斯二者，则汗出之要无余义，而治之之法亦可得其纲领矣。

吴澄曰：汗者人身之血液也。经言：夺汗者无血，夺血者无汗。故血之与气，异名同类焉。虚劳之人，阳气外亏，阴气内竭，腠理空疏，皮毛不固，心气亏虚，荣卫不调，故多自汗、盗汗之症。盖本真气不摄，津液外亡，日久不止，则精神顿损，肌肉消瘁，而变为羸瘠劳怯矣。

五脏出汗

自汗者，卫气不固，荣血渗泄。饮食饱甚，汗出于胃。惊而精夺，汗出于心。持重远行，汗出于肾。疾走恐惧，汗出于肝。摇体劳倦，汗出于脾。

荣卫气血

汗由血液，本乎阴也。《经》曰：阳之汗，以天地之雨名之，其义可知矣。然汗发于阴，而出于阳。此其根本则由阴中之营气，而启闭则由阳中之卫气。故凡欲疏汗而不知营卫之盛衰，欲禁汗而不知橐籥之牝牡，吾知其不败不已也。

冷汗热汗

汗症有阴阳，阳汗者热汗也，阴汗者冷汗也。人但知热能致汗，而不知寒亦致汗。所谓寒者，非曰外寒，正以阳气内虚，则寒生于中，而阴中无阳。阴中无阳，则阴无所主，而汗随气泄。故凡大惊大恐大惧，皆能令人汗出，是皆阳气顿消，真元失守之兆。至其甚者，则如病后、产后，或大吐、大泻、失血、吐泻之后，必多有汗出者，是岂非气去而然乎？故经曰：阴胜则身寒，汗出身常清，数栗而寒，寒则厥，厥则腹满死。仲景曰：寒极反汗出，身必冷如冰，是皆阴汗之谓也。故凡治阴汗者，但当察气虚之微甚。微虚者，略扶正气，其汗自收。甚虚者，非速救元气不可，即桂、附、干姜之属，必所当用。

治法

肺虚者护其皮毛

阳虚自汗宜补肺。然有扶阳而不愈者，乃表虚而汗无以外卫也，当养血以调之。

脾虚者壮其中气

汗出于脾，湿气胜也，当燥之。然有补脾胜湿而不愈者，乃火气蒸腾也，当先清其热。

肾虚者固其封藏

汗出于肾，阳加阴也，当清之。然有养血凉血而不愈者，乃相火作汗也，当滋其阴。

肝虚者禁其疏泄

肝主疏泄，而自汗者，当调血清火。

澄按：虚劳盗汗，与伤寒盗汗不同。伤寒盗汗，邪在半表半里，故以和表为主。虚劳属阴虚不足，当以补阴为主。心脾不足，思虑太过，而自汗、盗汗者，宜资成汤。若脾阴血少发热，自汗、盗汗者，宜理脾益荣汤。若脾虚不摄汗多者，宜理脾阴正方。若兼外邪者，宜宁神内托散。

肝血不足肝气有余盗汗

汗本心之液，其出入关乎肝肺。营分开合肝司之，卫分开合肺司之，顾营卫各有所虚，则各有所汗。阳虚汗责于营，然必相须为用；卫气不固于外，由阴气之不藏；营气失守于中，由阳气之不密。故治盗汗之法有二：一由肝血不足，木不生火，而心亦虚，酸枣仁汤补肝，即以补心也；一以肝气有余，木反侮金，而肺亦虚，当归六黄汤治肝，即以治肺也；更有阴虚无气者，津脱液亡，又当以生脉、六味，固阴阳之根为主。若用连、芩、知、柏苦寒伤胃，使金水益虚，木火益旺，则有措手不及之虞矣。

阳症自汗盗汗

脉症有火，或夜热烦渴，或便热喜冷之属，皆阳盛阴虚也。宜当归六黄汤、保阴煎。

阴分微有火而不甚者，宜一阴煎、加减一阴煎。

心火不宁，烦躁出汗，宜朱砂安神丸、天王补心丹、生脉饮之类主之。

有本非阴虚，止因内火熏蒸，血热而多汗者，宜正气汤，或黄芩芍药汤之类。

阴经自汗盗汗

症无火邪，内无火脉，便是气虚阴症，不可妄用凉药，以败阳气。若只因气虚而火未衰者，宜三阴煎、参归汤、人参建中汤、味补饮。

若睡中盗汗而无火者，宜参苓散、独参汤。

阳气俱虚者，宜参附汤、大建中汤。

气虚火衰之甚者，宜大补元煎、六味回阳饮。

吐血衄血汗

虚劳吐衄，气血已伤，复又自汗盗汗，血液益竭，不可专治其血，而不敛其汗。宜麦门冬饮子、柔脾汤。

阴虚潮热汗

阴虚阳必凑之，故阳蒸阴分则血热，血热则液泄而为盗汗也。宜益阴肾气丸、味补饮。

阳虚厥热汗

阳虚阴必走，气不固，宜补气以固阳，且阳能统阴，气为水母，甘温化气，阴液渐敛，宜大补黄芪汤。

遗精盗汗

肾水不交心火，怔忡恍惚，夜多盗汗，便赤遗精，心肾丸、资成汤。

食少发热盗汗

脾肾虚寒，饮食少思，发热盗汗，真气亏损，肌体瘦弱，宜还少丹。

虚风多汗

饮食则汗出如洗，少气痿弱，不治必成消渴，宜牡蛎白术散。

食少作泻自汗

脾肺俱虚，恶寒发热，肢体瘦倦，食少作泻，口干，心悸，自汗，宜人参养荣汤。

漏风多汗

饮酒中风汗多，食则汗出如洗，久而不治，必成消渴，宜牡蛎白术汤。

心忡气短盗汗

肾气虚损，真阴中之阳气不足，不能固摄，小便频多。水不济火，心忡气短，故多盗汗，大兔丝子丸。

目暗耳鸣盗汗

一切虚损，既有遗精，又兼盗汗，走散真气，倦怠日甚，宜金锁正元丹。

心气虚而汗

汗为血液。五脏六腑之阳皆心主之，以行其变化，以随其阳气之所在而生津，亦随其气之所在而固摄。若气虚不能固摄，泄而为汗，急宜止之，养心汤、神效麦麸汤。

咳嗽自汗

咳而加汗，不治之症也。若肺气不通，新久咳嗽自汗，此肺气虚而不能收摄也。宁肺汤、保金汤。

小便不禁自汗

内虚里寒，自汗时出，小便不禁，秘元丹。

治案

虞恒德治一人，得内伤虚症，发热自汗，如雨不止，服补中益气汤十数贴不效。虞以前方加减，每贴用蜜制黄芪一钱五分，人参一钱，白术、甘草、陈皮各七分，当归、白芍各一钱，升麻、柴胡各三分，加桂枝三分，麻黄根七分，浮小麦一撮，炮附子三分。三贴而汗止，热亦退寻安。

生生子治祝宏吾，素有阴阳之患，子午潮热，咳嗽痰多，汗流不止，胸膈不畅，大便燥结，动作喘乏口渴。以贝母、知母、瓜蒌仁、桑白皮各一钱，枳壳、黄连、麦门冬各八分，桔梗、柴胡、前胡各五分，甘草三分，五味子十一粒。服下，五更微汗，热退十之七。惟痰嗽喘乏，改用瓜蒌仁二钱，余如前外，以七制化痰丸夜服，热尽退。据脉弦数不减，恐防作疟。半月后果报疟作，咳嗽转加，所出皆黄粘老痰。曰：书云，无痰不作疟。仍用前方，倍加柴胡、贝母为君，乌梅一个，四剂而愈。

江篁南治一妇人，以恼怒患痰嗽，潮热自汗，肌体瘦损，屡药罔效。脉浑浑如泉涌，右寸散乱，数而且紧。以参、芪、归、术、茯苓、陈皮、甘草、白芍、半、曲、香附、圆眼肉四贴，自汗十愈八九，起立觉有力，痰嗽减半。惟口内干热，前方半夏换贝母，出入调理寻愈。

江应宿治一妇人，年四十三岁，寡居。恶寒头痛，恶心呕吐，多汗，易感风寒。诊其脉，两尺沉细无力，乃命门火衰。人肥而多郁，脾肺虚寒。以人参、白术、柴胡、半夏、陈皮、香附、青皮、枳实、干姜、紫苏，二剂痰清，寒热少止。继以八味丸愈。

一人患盗汗，每夜湿被数重，开帐时如雾上蒸。以当归六黄汤加减，数十剂略减二三分，未全愈。诊六脉沉伏，乃虚之极也。加人参七分，黄芪加至三倍，复以童便煮附子三分，一服热退，汗止一半，再服全愈。

汗症例方

当归六黄汤　治盗汗之圣药。

当归　黄芪蜜炙，各一钱二分　生地　熟地　黄连　黄芩　黄柏各一钱水二钟，煎服。

正气汤　治阴分有火，盗汗。

黄柏　知母炒，各二钱　炙甘草六分

秘传酸枣仁汤　治心肾水火不交，精血虚耗，痰饮内搐，怔忡恍惚，夜卧不安。

枣仁炒　远志　黄芪　白茯苓　莲肉　当归　人参　茯神各一钱　陈皮　炙甘草

水一钟，加姜三片，枣一枚，煎七分。日一服，临卧一服。

大补黄芪汤　治虚弱自汗。

人参　白茯苓　肉苁蓉　熟地各一钱　黄芪　白术　当归　山萸　防风各八分　炙甘草　肉桂各四分　五味子十一粒

水一钟半，加姜三片，枣一枚。

参归汤　治心虚盗汗。

人参　当归等分。

上先用猪心一枚，破作数片，煎汤澄取清汁，煎药服。

三附汤　治阳虚自汗，寒湿沉痼，阳虚阴虚。

黄芪一两　附子五钱　名芪附汤　白术一两　附子五钱　名术附汤　人参一两　附子五钱　名参附汤

喻嘉言曰：卫外之阳不固而自汗，则用芪附；膻中之阳遏郁而自汗，则用术附；肾中之阳浮游而自汗，则用参附。凡属阳虚自汗，不能舍三方为治，然三方之用大矣。芪附可以治虚风，术附可以治寒湿，参附可以壮元神，三者亦交相为用。若用其所当用，功效若神，诚足贵也。以黄芪、人参为君，其长驾远驭。附子固不足以自恣，术虽不足以制附，然遇阳虚阴盛，寒湿成痼，即生附在所必用，何取制伏为邪？《金匮》白术附子汤中，加甘草一味，以治痹症，岂非节制之师乎？急症用其全力，即不可制，缓症用其半力，即不可不制。至于急中之缓，缓中之急，不制而制，制而不制，妙不能言。

六味回阳饮　治阴阳将脱等症。

人参一二两或数钱　制附子二三钱　炮姜二三钱　炙甘草一钱
熟地五钱或一两　当归身三钱，如泄泻或血动者，以冬术代之，
多多益善。

水二钟，煎七八分，温服。

神效麦麸汤　治心虚盗汗。

麦麸炒黄色，一钱　防风　白术炒　牡蛎煅，醋淬　黄芪炙，
一钱五分

水一钟半，枣二枚，煎八分，调辰砂妙香散极妙。

秘元丹　治内虚里寒，自汗时出，小便不禁。

白龙骨三两　诃子肉　砂仁各一两　灵砂二两

上为末，煮糯米粥为丸，桐子大。每服五十丸，空心盐
汤下。

大兔丝子丸　治肾气虚损，五劳七伤，脚膝酸疼，面色痿黄
黎黑，目眩耳鸣，心忡气短，时有盗汗，小便滑数等症。

兔丝子酒制　鹿茸酥炙　肉桂　石龙肉去土　附子泡　泽泻
各一两　熟地　牛膝酒浸一宿，焙干　山萸肉　杜仲　茯苓　肉苁
蓉酒浸，切焙　续断　石斛　防风　补骨脂酒炒　川芎　五味子
桑螵蛸　覆盆子各五钱

上为末，酒煮，面糊丸如桐子大。每服三五十丸，空心盐
汤、温酒任下。

牡蛎散　治诸虚不足，及大病后，体虚津液不固，常常
自汗。

黄芪蜜炙　麻黄根　牡蛎煅，淬醋中，各二钱五分

水一钟，加小麦百粒，煎八分，食远温服。

牡蛎白术散　治漏风症，以饮酒中风汗多，食则汗出如洗，
久而不治必成消渴。

牡蛎煅，一钱　白术炒　防风各二钱

六味地黄丸　天王补心丹　还少丹　人参养荣汤以上见秦越人治法　独参汤　麦门冬饮　柔脾汤以上见血　人参建中汤见仲景治法　参苓白术散见饮食不甘　宁肺汤见嗽　朱砂安神丸　六味回阳饮见下集寒　生脉散见下集暑　保阴煎　一阴煎　加减一阴煎　三阴煎　大补元煎以上见景岳治法　味补饮　资成汤　保金汤以上见师朗治法

不居上集卷之二十终

不居上集卷之二十一目录

干姜附子汤

椒附丸

人参固本丸

附子理中汤

四神丸薛氏

五味子散

五味子丸

香砂枳术丸

胃关煎

胃苓汤

一炁丹

九炁丹

方见各门

承气汤　升阳除湿汤　升阳渗湿汤　猪苓分水散　补中益气汤　六君子汤　六味丸　四君子汤　八味丸　建中汤　参苓白术散　理中汤　升阳中和汤　中和理阴汤　理脾阴正方　资成汤

不居上集卷之二十一

歙岭南吴澄师朗著辑　休阳程芝云 芝华同校刊

泄泻

经旨

《经》曰：脾病者，虚则腹满肠鸣，飧泄食不化。

《阴阳应象大论》曰：清气在下，则生飧泄。

《太阴阳明论》曰：饮食不节，起居不时者，阴受之，则入五脏，入五脏则䐜满闭塞，下为飧泄，久为肠澼。

《标本病传论》曰：先病后泄者治其本，先泄而后生他病者治其标。

《脉要精微论》曰：仓廪不藏者，是门户不要也。水泉不止者，是膀胱不藏也。得守者生，失守者死。

《经脉篇》曰：脾所生病，心下急痛，溏瘕泄。

脉法

尺脉寒细，谓之后泄。脉细，皮寒，气少，泄利前后，饮食不入，此谓五虚。

泻脉自沉，沉迟寒侵，沉数火热，沉缓湿邪，沉虚滑脱。凡泄泻脉，沉缓弱小者生，浮大弦数者死。

泄泻

吴澄曰：虚劳而至于泄泻，则难为力矣。盖脾与胃合主腐熟水谷，外营肌肉，此后天之根本也。而其源未有不由于先天，何也？经曰：肾主二便，肾开窍于二阴。命门火衰，则阴寒独盛；丹田不暖，则尾闾不固，二便之开合，惟肾是司。虚劳泄泻多由脾肾两亏，真阴真阳不足所致也。其症多见咳嗽吐痰，潮热失血，而治者不察，或自阴以损其脾，或寒凉以伤其胃，则肾中之真阳益弱，本不泄泻者亦多泄泻矣，既泄泻则难为力矣。

论脾胃为泄泻之本

泄泻之本，无不由于脾胃。盖胃为水谷之海，而脾主健运，使脾健胃和，则水谷腐熟，而化气化血，以行荣卫。若饮食失节，起居不时，以致脾胃受伤，则水反为湿，谷反为滞，清华之气不能输化，乃致含污下降而泄泻矣。脾强者滞去则愈，此强者之宜清宜利，可逐可攻也。脾弱者因虚所以易泻，因泻所以愈虚。盖关门不固，则气随泻去，气去则阳衰，阳衰则寒从中生，故不必外受风寒而始谓之寒也。且阴寒性降，下必及肾，故泻多必亡阴，谓亡其阴中之阳耳。所以泄泻不愈，必自太阴传于少阴而为肠澼。肠澼者，岂非降泄之甚，而阳气不升，脏气不固之病乎？凡脾胃气虚，而有不升不固者，若复以寒之逐之，无有不致败者。

真阴不足泄泻

真阴不足而泄泻者，则或多脐下之痛，或于寅卯时为甚，或食入已久，反多不化，而为呕恶溏泄，或泻不甚臭，而多见完谷等症。盖因丹田不暖，所以尾闾不固；阴中少火，所以中焦易寒，此其咎在下焦。故曰真阴不足也，本与中焦无涉，故非利所及也。惟胃关煎一剂，乃为最上之乘，且人之患此者最多，勿谓其新病而不可用也，勿谓其年少而未宜用也。觉有是症，即宜是药，剂少功多，攸利非小。但知者见其先，昧者见其后。见其后，恐见其迟矣。

真阳不足泄泻

肾乃胃之关，开窍于二阴，所以二便之开闭，皆肾脏之所主。今肾中阳气不足，则命门火衰，而阴寒独盛。故于子丑五更之后，当阳气未复，阴气极盛之时，令人泄泻不止也。椒附丸、五味子散、四神丸，皆治此之良方。若必欲阳生于阴，而肾气充足，则又惟八味丸为宜。新方特制胃关煎、一炁丹、九炁丹、复阳丹之属，斯得其济者多矣。

阳虚泄泻

阳虚之人，脾虚不能胜湿，而湿胜则能生寒，阳气因寒，所以日败；胃气因湿，所以日虚。其症则形容日羸，饮食渐减，或脉息见弦细，或日体常怯寒，或脐腹常有隐痛，或眩晕常多困倦，或不安于五鼓，或加甚于秋冬。但无热症可据，而常多飧泄者，则总属虚寒也。凡若此者，不速培阳气，必致渐衰而日危矣。

清气在下则生飧泄

脾虚下陷，胃气不能上腾，则注下泄泻。宜升举脾胃之气，而泻自止。

脾湿泄泻

土德无惭，水邪不滥。故泻多成于土湿，湿皆本于脾虚。仓廪得职，水谷善分；虚而不培，湿淫转甚。经云：虚者补之是也。

郁结泄泻

忧思太过，脾气结而不开，肝气不舒，下凌脾土，虚损症多有之。宜开郁舒结。

郁热泄泻

虚损有种肺气关锢，肺金不清，咳嗽胸满，肺中郁热，回奔大肠而泻者，当先清肺金，然后和脾。

郁怒泄泻

虚损之人，每多善怒，怒气未除，便进饮食，怒气挟食，致伤脾胃。脾胃一伤，即发泄泻，不可消食，致脾气益弱。亦不可利气疏解，使肝益虚。大法补脾之虚，而利肝之气。故患此必须切戒恼怒为主。

脾肾两虚泄泻

虚损泄泻，由多脾肾两虚，何也？盖肾气不能摄，脾弱不能运。脾气虚则阑门之气亦虚，是以不能泌别清浊，致水液渣滓混入大肠，或溏而或泻也。当补土实水清金，金实则脾气实，而自能健运；水壮则肾气实，而自能收摄；清金则清浊分，而自能施化矣。

药误泄泻

虚损之人，多有阴亏火泛，而治之之法，首以保护脾胃为主。昧者不察，专以滋阴降火，甚则芩、连、知、柏损伤脾胃，而泄泻由是作矣。

食忌泄泻

虚损之人，津液不足，口内无味，思盐想淡。盖其虚火内灼，又喜食水果清润之物，或油腻、生冷并食杂进，脾不能胜，由此而泄泻者甚多。故凡患虚症，脾胃不可不慎。

澄按：虚损泄泻一症，最不可忽略，何也？盖亡阴脱液之肇端，实劳怯之大忌，如经霜之败叶，鲜有不凋者也。既虚火动，而复又下多亡阴，则清肠之气益陷，相火之焰益炎，下而窘迫，上而咽疼。当此之际，欲实脾土，则防肺金；欲清肺金，则防脾土，惟补脾阴正方最宜。或虚损未甚，偶因他因而暂时一泻者，此属标症，犹可图治。若脾肾之气俱已损伤，而泄泻不止者，此症已极，仙丹何益？所以明者见机未萌，略见便溏，预先提防著意，不使后天脾气损坏，致先天之真元难复也。

治法

薛氏曰：凡伤食泻黄，若饮食已消，而泄泻未止，此脾胃之气伤也，宜用五味异攻散。若泄泻而腹中重坠者，此脾气下陷也，宜补中益气汤。若服克伐之剂，而腹中窄狭，此脾气虚也，宜六君子汤。

张景岳曰：脾虚者，四君子汤、参术汤、参苓白术散为宜。若病在下焦，肾气虚而为热者，六味地黄汤。微寒者，八味地黄汤，或胃关煎。若久泻元气下陷，大肠虚滑不收者，须于补剂中加乌梅、五味子、粟谷之属以固之。

吴澄曰：若中气虚陷者，升补中和汤。中气不足者，中和理阴汤。脾阴不足者，理脾阴正方。心脾两虚者，资成汤。

泄泻总录

寒泻

小便清白，不渴，腹中冷，完谷不化亦不变，变亦白色，身懒动作，饮食不下，手足清冷。

热泻

小便赤涩，烦渴，肛门热，谷食腐化，或虽不化而色焦黄，身能动作，手足温暖。

暴泻久泻

暴注下迫是无水也。溏泄日久，止发无恒，是无火也。

胃泻

饮食不化，色黄。

脾泻

腹胀满泄注，食即呕吐。建中汤、理中汤。

大肠泄

食已窘迫，大便色白，肠鸣切痛。干姜附子汤。

小肠泄

溲而便脓血，小腹痛。承气汤。

大瘕泄

大瘕泄，里急后重，数至圊而不能便，茎中痛。承气汤。

五更溏泄

有肾虚失闭藏之职，五味子丸。亦有食积，香砂枳术丸。寒积，理中汤。酒积，葛花解醒汤。

鹜泄

中寒，糟粕不化如鸭溏，澄澈清冷，小便清白。附子理中汤。

飧泄

水谷不化而完出也。风邪干胃，木来贼土，清气在下。升阳除湿汤。

洞泄

泄下多清水，肠鸣身重，胃苓汤。水液去多，甚而转筋，血伤故筋急也。升阳除湿汤。

肠垢泄

湿兼暑也。稠粘垢秽，小水赤涩。

滑泄

气虚湿胜也。故所下不禁，大孔如竹筒，直出不止。

食积泄

泄下腐臭，噫气作醋。

痰泄

或多或少，胸闷泻沫。

虚泄

困倦无力，食减微溏，必兼体瘦。

火泄

暴注下迫，焦黄秽臭。

气泄

腹常满闷，去不通泰。

瀼泄

停蓄饮食，数日一泄，必兼腹胀。

肾泄

五更腹痛，微响乃泄，必兼足冷。

肝泄

忿怒所伤，厥而面青，必兼胁满。

交肠泄

大小便易位而出。

直肠泄

饮食入口，少顷即出。

霍乱泄

腹中绞痛，暴泄烦渴。

气食泄

腹痛下无休时，去如蟹渤者，气食交并而作泄也。

酒积泄

饮酒太多，清晨作泄，或五更腹痛，泄下黄赤。此酒湿入脏所致，非肾虚者比也。

积瘀泄

内有积瘀，胸胁腹痛，泄下光亮，如黑漆退光色者是也。

暑泄

夏月暴注水泄，宜香茹饮、益元散。

相应泄

饮食自倍，肠胃乃伤，以致泄泻，人所易知也。其有饱食之后，偶有所感触，或内伤七情，外感六淫，跌打损坠，忽尔作泻。此亦食滞与病相因而为泄泻，实与本症绝无相干。当调和脾土，再治本症。

澄按：以上各种泄泻，虽非虚损之比，然亦有因泄泻日久，而泛用消食利水之剂，损其真阴，元气不能主持，致脾胃日亏，饮食日减，真气日消，而成虚损者有之。故并录此。

治案

东垣治一人，大便三四次，溏而不多，有时作泻，腹中鸣，小便黄。以黄芪、柴胡、归身、益智、陈皮各三分，升麻六分，炙甘草二钱，红花少许作服，名曰黄芪补胃汤。水二盏煎一盏，稍热服，食前服之。

薛立斋治一人，患肝木克脾土，面赤生风，大脏燥结，炎火冲上，久之遂致脏毒下血，肠鸣溏泻，腹胀喘急，驯至绝谷频殆。诸送方以枳实、黄连之剂投之，展转增剧。薛诊曰：此脾肾两虚，内真寒而外虚热，法当温补。遂以人参、白术为君，山药、黄芪、肉果、姜、附为臣，茱萸、骨脂、五味、归、苓为佐，十剂俾以次服。诸医皆曰，此火病也，以火济火可乎？服之浃旬，尽剂而血止。

江应宿治一人，患脾肾泄十余年，五鼓初必腹痛，数如厕，至辰刻共四度，巳午腹微痛而泄，凡七八度，日以为常，食少倦怠嗜卧。诊得右关滑数，左尺微弦无力，此肾虚而脾中有积热病也。投黄连枳术丸腹痛除，渐至天明而起，更与四神丸、八味丸，滋其化源，半年饮食倍进，而泄愈矣。

李士材治姚岱芝，吐痰泄泻，见食则恶，面色痿黄，精神困倦。自秋及春，无剂弗投，经久不愈。诊之口不能言，亟以补中益气去当归，加肉果二钱，熟附一钱，炮姜一钱，半夏二钱，人参四钱，日进二剂，四日而泻止，但痰不减耳。李曰：肾虚水泛为痰，非八味丸不可应，与补中汤并进。凡四十日，服人参一斤，饮食大进，痰亦不吐，又半月而酬对如常矣。

生生子治张怀赤，每早晨肠鸣泻一二度，晚间一度，尺寸短弱，右关滑大。此中焦有湿痰，君相二火皆不足，故有此症。以六君子汤加补骨脂、桂心、益智仁、肉豆蔻，煎服，泻遂减半。又以煎药加杜仲为丸，服之而愈。

又治吴仲峰，仲秋，六部皆沉微而左犹甚，隐隐如蛛丝之细，原以肠风去血，过服寒凉，致伤脾胃，自春至秋，脾泻不愈，日夜十二三行，色黄白带青，两颐浮肿，四肢亦浮，小水不能独利，利必与大便并行，肠鸣四肢冷，口不渴，饮食大减，口唇龈肉皆白。其为人也多忧思，夫四肢者脾之所主，清冷则阳气不充。两颐乃肾经部位，浮肿益见肾气之虚也。脉沉微与面色黄肿，皆属于湿。经云：诸湿肿满，皆属于脾土。合脉症观之，由脾虚不运，积湿而然，虚寒明矣。病至此势亦甚危，第形症相符，色脉相应，又能受补，庶几可生也。法当大温补升提，以东垣益胃升阳渗湿汤加减调理。人参三钱，白术五钱，黄芪二钱，茯苓、益智、苍术各一钱，大附子五分，泽泻、炮姜、炙甘草、升麻、防风各五分。连服八贴，诸症悉减。病虽暂愈，宜戒生冷、忧思。庶服药有效，切勿轻犯，犯之非药石可生也。

泄泻例方

五味异攻散 治脾胃虚寒，饮食少思，呕吐泄泻，久患咳嗽，面浮气逆，腹满等症。

人参　白术炒　茯苓　炙甘草　陈皮各一钱

干姜附子汤 治自利呕吐，烦躁，手足冷，鼻尖冷，身体重痛，舌上生胎。

大附子一枚制，分四服

上每服加炮姜二钱，同煎温服。热甚者冷服。

椒附丸 治小肠虚冷，小腹痛，小便频而清白。

椒红炒　附子炮　龙骨　桑螵蛸　山萸肉　鹿茸酒蒸，焙，各等分

上为末，酒糊丸梧桐子大。每服六十丸，空心盐汤下。

人参固本丸 治脾虚烦热，金水不足，及肺虚烦热，作渴作嗽，或小便短少赤色，涩滞如淋，大便燥结。此阴虚有火之圣药也。

人参　天冬　麦冬　生地　熟地

蜜丸桐子大，每服五六十丸，温酒或盐汤下。中寒之人不

可服。

附子理中汤　治中气虚寒，腹痛泄泻。

人参　白术　炮姜　炙甘草各三钱　制附子三钱

四神丸薛氏　治脾肾泻，清晨泻。

补骨脂炒，四两　肉豆蔻煨　五味子各二两　吴茱萸汤浸，一两

上为末，用大枣百枚，同姜八两煮烂取肉，捣丸桐子大。每服七八十丸，空心淡盐汤下。

程郊倩曰：命门无火，不能为中宫腐熟水谷，脏寒在肾，谁复司其闭藏？故水气才萌，不疏泄而亦疏泄，虽是木邪干土，实肾之脾胃虚也。此际补脾不如补肾，补骨脂有温中暖下之能，五味子有酸收固涩之性，吴茱萸散邪补土，肉豆蔻涩滑益脾。暖肾而使气蒸，破滞而使气壮，补肾仍是补脾矣。

五味子散　治肾泄在清晨，及五更作泻，饮食不进，不时去后。

五味子炒，二两　吴茱萸炒，一钱

上为末，每服二钱，白汤调下。为丸尤妙。

五味子丸　治下元虚寒，火不生土，以致命门不暖，关门不闭，名曰肾泄。亦治脾肾泄。

人参　白术炒　五味子炒　破故纸炒，各三两　山药炒　茯苓各一两五钱　吴茱萸汤泡，炒　川巴戟去心，炒　肉果面煨　龙骨各一两

上为末，酒糊丸桐子大。每服百余丸，食前白汤下。

香砂枳术丸　破滞气，开胃进食。

木香　砂仁各五钱　枳实麸炒　白术米泔浸，炒，二两

胃关煎　治脾肾虚寒作泻，或甚至久泄，腹痛不止，冷痢等症。

熟地三五钱　山药炒　扁豆炒，各二钱　炙甘草一二钱　炮姜

二三钱　吴茱萸制，五七分　白术炒，二三钱

水二钟，煎七分，食远温服。甚者加肉果一二钱。

胃苓汤　治脾湿太过，泄泻不止。

陈皮　白术　甘草　苍术　厚朴　茯苓　泽泻　猪苓　肉桂各等分

姜五片，枣三枚，煎服。

一炁丹　治脾肾虚，不时易泻，腹痛阳痿，怯寒等症。此即参附之变方也。

人参　制附子各等分

炼白蜜丸如绿豆大，每用滚水送下三五分。

九炁丹　治脾肾虚寒。

熟地八两　制附子四两　肉豆蔻面煨，二两　炮姜　吴茱萸补骨脂酒炒　荜茇炒　五味子炒，各二两　粉甘草

炼蜜丸，或山药糊丸，如桐子大。每服六七十丸。

承气汤见下集积热　升阳除湿汤　升阳渗湿汤　猪苓分水散以上见下集湿　补中益气汤见东垣治法　六君子汤见痰　六味丸　四君子汤以上见秦越人治法　八味丸　建中汤以上见仲景治法　参苓白术散见饮食不甘　理中汤见下集寒　升补中和汤　中和理阴汤　理脾阴正方　资成汤以上见吴师朗治法

不居上集卷之二十一终

不居上集卷之二十二目录

---

① "失志"后原书脱页，目录据正文补。

大圣枕中丹

寿星丸

简要济众方

远志丸

养荣汤

姜术汤

方见各门　柏子养心汤　酸枣仁汤　归脾汤　半夏汤　六君子汤　导痰汤　朱砂消痰饮　加味四七汤　逍遥饮　柏子养心丸　七福饮　大补元煎　左归饮　右归饮　大营煎　理阴煎　二阴煎　加减一阴煎　中和理阴汤　理脾阴正方　资成汤　畅郁汤　升补中和汤　理脾益营汤　培土养阴汤

不居上集卷之二十二

歙岭南吴澄师朗著辑　休阳程芝云　芝华同校刊

怔忡惊悸健忘善怒善恐不眠

经旨

《阴阳应象大论》曰：心在志为喜，肝在志为怒，脾在志为思，肺在志为忧，肾在志为恐。

《脉解篇》曰：阳明所谓甚则厥，恶人与火，闻木音则惕然而惊者，阳气与阴气相薄，水火相恶，故惕然而惊也。

《本神篇》曰：恐惧者，神荡惮而不收。

《五脏生成篇》曰：肝气虚则恐，实则怒。

《调经论》曰：血有余则怒，不足则恐。

脉法

寸口脉动而弱，动为惊，弱为悸。惊者其脉止而复来，其人目睛不转，不能呼气。

怔忡惊悸等症

吴澄曰：心者身之主，神之舍也。心血不足，多为痰火扰动，心神不宁，多有惊悸怔忡诸症。惟虚损之人，阴亏于下，元海无根，气浮于上，撼振胸臆，是心不能下交于肾，肾不能上交于心，则筑筑心动，惕惕恐畏，为怔忡惊悸者有之。心为事扰，神动不安，精气耗散，而不寐者有之。子午不交，神明浊乱，精气伏而健忘者有之。心动神摇，志歉精却，神无所依，善于惊恐者有之。木本水源，子病及母，水不养木，而善怒者有之。盖神之不安其舍者，多由于心血之不足，而心血之不足，多由于肾之虚衰，不能上下交通而成水火既济也。

怔忡惊悸恐

心为一身之主，人身之血，生于心，藏于肝，统于脾，布于肺，而施化于肾者也。苟心血一虚，神气耗散，则宅舍空虚，痰因以客之，此怔忡之所由作也。惊者因有所触，而畏怖不安也。悸者心中惕惕然跳，筑筑然动，不能自安，如人捕获之状，本无所恐，而心自不宁也。惊则安其神，悸则定其志。心主神，肾主志，水火既济，须在阴精上奉，则其神安；阳气下藏，则其志定。但其中有气虚、血虚、停饮之不同，须分治之。

虚损怔忡

怔忡之病，心胸筑筑振动，惶惶惕惕，无时得宁者是也。此症惟阴虚劳损之症恒有之。盖阴虚于下，则宗气无根，而气不归源，所以在上则浮撼于胸臆，在下则振动于脐旁。虚微者动亦微，虚甚者动亦甚。凡患此者，速宜节欲节劳，切戒酒色。凡治此者，速宜养气养精，滋培根本。若或误认为痰火，而妄施清利，则速其危矣。

气虚惊悸

阳气内虚，心下空豁，状若惊悸，右脉大而无力者是也。

血虚心悸

阴气内虚，虚火妄动，体瘦心悸，五心烦热，面赤唇燥，左脉微弱，或大而无力者是也。

肝胆心虚

或因怒伤肝，或因惊入胆，母令子虚，而心血为之不足。或富贵汲汲，贫贱戚戚，忧思过度，或遇事烦冗，则心君亦为之不宁，皆致惊悸怔忡之症，其脉弦者是也。

阴火怔忡

有阴火上冲，头晕眼花，耳鸣齿落，或腹中作声，怔忡。不宜滋阴抑火及养心之剂。久服不愈，为无根失守之火，脉必空虚。

气郁怔忡

失意之人，怀抱抑郁，气生痰涎，涎与气搏，心神不宁，脉必沉结，或弦者是也。

痰郁心悸

或耳闻大声，目见异物，遇险临危，触事丧心，大惊大恐，以致心为之忤，停积痰涎，使人有惕惕不宁之状，甚则心跳欲厥，其脉滑大者是也。

怔忡治法

心脾血气虚而怔忡，宜七福饮、大补元煎。命门水亏，真阴不足，而怔忡不已者，左归饮。命门火亏，真阳不足，而怔忡不已者，右归饮。三阴精血亏损，阴中之阳不足而怔忡，大营煎、理阴煎。水亏火盛，烦躁热渴而怔忡者，二阴煎、加减一阴煎。思郁过度，耗伤心血而怔忡者，逍遥饮、益营煎、畅郁汤。寒痰停蓄心下而怔忡者，保阴煎、姜术汤、资成汤、平补镇心丹、宁志丸。

惊悸治法

心虚血少，神志不宁而惊悸者，养心汤、宁志丸、十四友丸。因惊失志而神不宁者，宁志膏、远志丸。心血不足，肝火不清，血热多惊者，朱砂安神丸。心神虚怯，微兼痰火而惊悸者，八物定志丸。心气郁滞，多痰而惊者，加味四七汤。痰迷心窍悸者，温胆汤、茯苓饮子、朱砂消痰饮。风热生痰，上乘心膈而惊悸者，简要济众方。若大恐大惧，以致损伤心脾肾气而神消精却，饮食日减者，必用七福饮、理阴煎、大营煎、大补元煎之类，酌宜治之。然必洗心涤虑，尽释病根，庶可保全。

若劳心过度，兼有外邪者，宜宁神内托散。心脾两虚而惊悸者，宜资成汤。

健忘

《灵枢经》曰：人之善忘者，何气使然？岐伯曰：上气不足，下气有余，肠胃实而心气虚，虚则荣卫留于下，久之不以时，善忘也。精神短少，神气不交，为事而有始无终，言谈不知首尾。心不下交于肾，浊火乱其神明；肾不上交于心，精气伏而不用。火居上则抟而为痰，水居下则因而生燥，故补肾而使之时上，养心而使之时下。治之之法，当养心血，调脾土，佐以宁神定志。如思虑过度，病在心脾者，归脾汤。精神短少者，人参养荣汤。痰迷心窍者，导痰汤送寿星丸。心神不交，神志不宁者，朱雀丸。禀赋不足，神志虚扰者，孔圣枕中丹。

虚劳悸慄

胸中痞塞，不欲饮食；心中常有所慊，爱居暗室，或倚门见人即惊避无地，似失志状，此为悸慄之病。由心血不足者，人参养荣汤。脾胃不和者，六君子汤加益智仁、远志肉。

失志

有所求不遂，或过纵自悔，嘘嗟夜语，若有所失。宜温胆汤加人参、柏子仁为丸，辰砂为衣，日进三次。

善怒

怒者，阳为阴遏，不得伸也。经云：阴出之阳则怒。又云：

血并于上，气并于下，心烦冤，善怒。

肝病善怒

肝病者，两胁下痛，令人善怒；虚则目慌慌无所见，善怒如人将捕之状。

面青善怒

青者肝之色，面青善怒，肝胆之气大过。治法益金制木，此五行胜复之理，用药亦当识此意。

澄按：虚损之人，未有不善怒者也。盖五志怒本属肝，而他脏亦多兼之，何也？如怒盛伤肝，令人呕血，此本脏自病也。如怒气填胸，不惜身命，此土木相干，侮所不胜也。怒则气上，气粗喘急，畏其所胜也。怒动于心，肝从而炽，此木火相生也。肾盛则怒不止，此木本水源，子病及母也。虽各症亦多兼怒为患，而未有若虚劳之甚者也。盖缘真阴不足，虚火易炎，肝木失其所养；真阴不足，水不制火，上刑肺金，木寡于畏，而肝胆益炽，或稍有不如意，则怫然见于其面矣。经言善怒者，盖本无可怒之事，而辄生嗔怒，火退之时，亦自知懊悔谨戒，未几复又怒忿如前，有不知其然而然也。由是而咳嗽不止，由是而呕血成盆，由是而气胀填胸，由是而胁痛，左右不得眠；由是而饮食渐减，或由是而食滞难消。总之皆怒气之为害也。故曰：怒是尔猛虎，欲是尔深坑，尔若不谨焉，能尔免病者？其戒诸。

善恐

惊因内动其心，心动则神摇。恐因内歉其志，志歉则精却。惊则心无所依，神无所归，虑无所定，则气乱矣。恐则精却，却则上焦闭，闭则气不还，则下焦胀，则气不行矣。治之之法，惊则安其神，恐则定其志。心以神为主，阳为用。肾以志为主，阴为用。阳则气也火也；阴则精也水也。及乎水火既济，全在阴精上奉，以安其神，阳气下藏，以定其志。

不得眠

《灵枢经》曰：病而不得眠者，何气使然？岐伯曰：卫气不得入于阴，常留于阳，留于阳则阳气滞；不得入于阴，则阴气虚，故目不瞑矣。

帝曰：人有卧而有所不安者，何也？岐伯曰：脏有所伤，及心有所之寄则安，故人不能悬其病也。

论不得眠

左右者，阴阳之道路也。肝生于左，肺藏于右。所以左属肝，肝藏血。肝阳也，血阴也，乃外阳而内阴也。右属肺，肺主气。肺阴也，气阳也，外阴而内阳也。由阴阳互藏，左胁多兼留血，右胁多兼积痰。虚损多由积痰、留血之病。左不能贴席眠者，肝也，血也。右不能贴席眠者，肺也，气也。此痰挟瘀血，凝滞阻塞道路。宜养血以流动乎气，降火以清乎痰。四物加桃仁、诃子、青皮、竹沥之类，此治虚损未成之左右不得眠也。若病久形脱，左不眠为肝胀，右不眠为肺胀，不治之症。

有种金被火伤，遂成郁遏不得眠之症。宜以诃子、青黛、桃仁，取其味酸苦有收敛之功，加以海石、瓜蒌、香附、半曲、姜，蜜丸噙化。

房劳过多，肾虚羸怯之人，胸膈之间多有积痰、留瘀，碍滞道路，皆由肾虚不能约气，气虚不能生血之故。气犹水也，盛则流畅，少则壅滞，虚损之人，不眠之时，则左右之阴阳气血道路相通，眠则道路阻塞，是以不得眠也。宜补肾和血，地黄、牛膝、石斛、木瓜、苡仁、桃仁、芎、归、参、芪之属。

《难经》曰：老人寤而不寐，少壮寐而不寤。少壮者血气盛，肌肉滑，气道通，营卫之行，不失其常，故昼日精，夜不寤。老人血气衰，肌肉不滑，营卫之道涩，故昼日不能精，夜不寐也。宜用八珍加枣仁、远志。

不寐

惊悸健忘，怔忡失志，心风不寐，皆是痰涎沃心，以致心气不足。若凉心太过，则心火愈微，痰涎愈盛，惟以理痰顺气为第一义。宜导痰汤、温胆汤。

阴虚目不瞑，补其不足，益其有余，调其虚实，以通其道，而去其邪，饮以半夏汤一剂，阴阳已通，其卧立至。

凡无外邪而不寐者，必营气之不足也。营主血，血虚无以养心，心虚则神不守舍。故或为惊惕，或为恐畏，或若有所系恋，或无因而偏多忘想，以致终夜不寐，及忽寐忽醒，而为神魂不安者，皆以养营气为主。

凡精血虚耗，思虑太过，神魂无主，所以不寐，即有微痰微火，皆不必顾，只宜培养气血，血气复，诸症自退。若兼顾而杂治之，病必难愈，渐至元神俱竭，不可救矣。

怔忡不寐

劳伤心脾，思虑太过，则惊悸怔忡，气虚精陷而不成寐者，宜资成汤。

恐怖不寐

血气耗损，惊惧恐畏，精亏气弱，神无所依而不寐者，宜中和理阴汤，或培土养阴汤。

昼夜不寐

荣卫不足，气血大坏，精神失守，神魂无主而昼夜不寐者，宜十全大补汤，或理脾益荣汤合中和理阴汤。

夹邪不寐

劳伤心脾，中气不足，升阳不升，兼挟外邪，而为寒为热不寐者，宜升补中和汤。

烦热不寐

思虑太盛，心血渐亏，或兼烦热不寐者，宜资成汤，或培土养阴汤。

热渴不寐

劳心焦思，耗血损气，致动心火，而为烦热不寐干渴者，宜天王补心丹，或资成汤。

怔忡不寐

心虚火盛，烦热内热，怔忡不寐者，宜理脾益营汤，或古方安神丸。

痰涎不寐

精血虚耗，痰涎内蓄，而为怔忡，夜卧不安者，宜资成汤合中和理阴汤。

忿怒不寐

忿怒太过，肝气上逆，内邪留滞，烦扰不寐者，宜畅郁汤，或逍遥散、解肝煎、化肝煎俱可。

饮浓茶不寐

茶性阴寒，心气被伐，元气受伤，神志消索而不寐者，宜养阴中之阳。宜理脾益荣汤、理脾阴正方。

心事烦扰不寐

心为事扰，神动不安，精气耗散而不寐者，人参养荣汤，或培土养阴汤。

产后不寐

凡病后及妇人产后不得眠者，皆气血虚，而心脾二脏不足也。虽有痰火，不宜过于攻治，仍当以补养为君，佐以清痰降火之药。其不因病后而不寐者，虽以痰火处治，亦必佐以养血补虚之药，方为当也。

澄按：虚损多由失血太多，或自汗盗汗、遗精之后，多有怔忡惊悸，健忘恍惚不寐之症，皆因心气不足，心神不安，殊非气郁痰涎为患。速宜养其气血，救其根本，此脱运之机也。宜养心汤、酸枣仁汤、加减茯苓补心汤。

治案

滑伯仁治一人，病怔忡善忘，口淡舌燥，多汗，四肢疲软，发热，小便白而浊。众医以内伤不足，拟进茸、附等药未决，脉之虚大而数。曰是由思虑过度，厥阴之火为害耳。夫君火以名，相火以位，相火代君火行事者也。相火一扰，能为百病，百端之起，皆由心生。越人云：忧愁思虑则伤心，其人平生志大心高，所谋不遂，抑郁积久，久则内伤也。服补中益气汤、朱砂安神丸，空心进小坎离丸，月余而安。

汪石山治一女子，年十五病悸，如常有人捕之，欲避而无所，其母抱之于怀，数婢护之于外，犹恐然不能安寐。医以为心病，用安神丸、镇心丸俱不效。汪诊之，脉细弱而缓，以温胆汤服之而安。

罗谦甫治一人，患神气不宁，卧则梦飞扬，身虽在床而神魂离体，惊悸多魇，通宵不寐，诸医不效。罗诊视之，问曰：医作何病治之？曰：众皆以为心病。罗曰：以脉言之，肝经受邪，非心病也。以珍珠母为君，龙齿佐之，便以他药治之而愈。

一人忽觉自形作两人并卧，不别真假，乃离魂也。用朱砂、人参、茯苓，煎服而愈。

钱少卿夜多恶梦，就枕便成，通夕不寐，后因赴官，经汉上与胡推官同宿，因言近多梦，虑非吉。胡曰：昔常如此，惧甚，有道士教戴丹砂。初任辰州，推官得此戴之，不涉旬验，四五年不复有，至今秘惜。因解髻中一绛纱囊遗之，即夕无梦，神魂安矣。丹砂辟恶果然。

张景岳治省中周公者，山左人也，年逾四旬，因案牍劳神，致成羸疾，神困食减，时多恐惧，自冬春达夏，通宵不寐者，凡半年有余。而上焦无渴，不嗜汤水，或有少饮，则沃而不行，然每夜必去溺二三升，莫知所从来，且半皆如膏浊，尫羸日甚，自分必死。张诊之，喜其脉犹带缓，肉亦未脱，知其胃气尚存，慰以无虑，乃用归脾汤去木香，及大补元煎之类，一以养阳，一以养阴，出入间用至三百余剂，计人参二十斤，乃得全愈。此神消于上，精消于下之症也。

怔忡惊悸健忘善怒善恐不眠例方

平补镇心丹 治心血不足，时或怔忡，夜多乱梦，如堕崖谷。常服安心肾，益荣血。

人参 龙齿各二两五钱 白茯苓 茯神 麦冬 五味子各一两二钱五分 车前子 远志制 天冬 山药姜汁炒 熟地酒蒸，各一两五钱 枣仁炒，三钱 朱砂一两五钱

炼蜜丸桐子大，朱砂为衣。每服八九十丸，早晚米饮或温酒下。

一方加肉桂一两二钱五分。一方加当归、柏子仁、石菖蒲。

宁志丸 治怔忡，惊悸，癫痫。

人参 枣仁酒浸 茯苓 柏子仁 当归 远志酒浸 茯神 石菖蒲 琥珀各五钱 乳香 朱砂各三钱

上为末，炼蜜丸桐子大。每服三五十丸，食后枣汤下。

宁志膏 治因惊失志。

人参 枣仁泡，去皮，炒 朱砂各五钱 滴乳香一钱，另研

上为末，炼蜜丸弹子大。每服十丸，薄荷汤下。

人参丸　宁心益智，安神固精。

人参　茯神　茯苓　枣仁炒　远志　益智　牡蛎各五钱　朱砂二钱五分

上为末，枣肉丸。

琥珀多寐丸　治健忘恍惚，神虚不寐。

真琥珀　羚羊角细镑　人参　白茯神　远志　甘草等分

上为末，用猪心血和蜜为丸，如芡实大，金箔为衣。每服一丸，灯心汤嚼。

十四友丸　治惊悸，怔忡。

人参　黄芪　当归　生地　远志　茯神　枣仁炒　茯苓　阿胶　龙脑　紫石英　薄荷　朱砂各一两

上为末，炼蜜丸桐子大，每服五七十丸。

八物定志丸　补心神，安魂魄，去热除痰。

人参五钱　石菖蒲　茯神　远志制，各一两　麦冬　白术各五钱　朱砂一钱　牛黄二钱，另研

上为末，炼蜜丸桐子大，朱砂为衣。每服五十丸，米饮下。

温胆汤　治气郁生涎，梦寐不宁，怔忡惊悸，心虚胆怯，变生诸症。

半夏汤泡　枳实　竹茹各一两　陈皮一两五钱　茯苓七钱　炙甘草四钱

每服五钱，生姜七片，枣一枚，水一钟半，煎七分，食远温服。

一方加人参、柏子仁，为丸，朱砂为衣。

罗东逸曰：胆为中正之官，清静之府，喜宁谧，恶烦扰；喜柔和，不喜壅郁。盖东方木德，少阳之温和气也。若大病后，或久病，或寒热甫退，胸膈之余热未尽，必致伤少阳之和气。故虚烦惊悸者，中正之官以熵蒸而不宁也。热呕吐苦者，清静之府以郁炙而谧也。痰气上逆者，土家湿热反乘而木不得升也。如是

者，首当清热及解利三焦。方中以竹茹清胃脘①之阳；而臣以甘草、生姜，调胃以安其正；佐以二陈下，以枳实除三焦之痰壅；以茯苓淡渗，致中焦之清气，且以驱邪，且以养正。三焦平而少阳平，三焦正而少阳正，胆家有不清宁而和者乎？和即温也，温之者实凉之也。若胆家真畏寒而怯，属命门火衰，当与乙癸同源而治矣。

茯苓饮子　治痰迷心窍，怔忡不止。

陈皮　半夏　茯苓　茯神　麦冬各一钱五分　沉香　甘草各五分

加姜五片，煎七分服。

朱砂安神丸　治梦中惊悸，心神不安，怔忡等症。

朱砂五钱，水飞，另研　黄连六钱　生地一钱五分　甘草　当归各三钱

吴鹤皋曰：梦中惊悸者，心血虚而火袭之也。是方也，朱砂之重，可以安神；黄连之苦，可以泻火；生地之凉，可使清热；当归之辛，可使养血。乃甘草者，一可以缓其炎炎之焰，一可以养气而生神也。

朱雀丸　治惊气怔忡，并治心肾不交，健忘。

白茯神二两　沉香五钱

上为末，蜜丸，朱砂为衣。每服三钱。

大圣枕中丹

败龟甲酥炙　龙骨研末，入鸡腹中煮一宿　远志去心苗　九节菖蒲去毛

各等分为末。每服一钱。酒调下，日三服。

宏格曰：是方出于孙真人之《千金方》，其来必有所自。但曰孔子大圣之方，则未敢是非也。

---

① 脘：原作"腕"据民国铅印本改

寿星丸　治怔忡，健忘。

南星一斤，掘坑深二尺，炭五斤，坑内烧，扫净，酒浇，南星下坑，急盖密一宿，焙　琥珀四两，另研　朱砂一两，水飞，一半为衣

猪心血三个，生姜汁打面糊，丸如梧桐子大，每服三钱。人参汤送下三钱，日三服。

简要济众方　治心气不宁，怔忡惊悸，清上膈风热痰饮。

白石英　朱砂各等分

上为细末，每服五分，金银汤调下。

远志丸　治心神恍惚不宁，梦泄遗精。

人参　茯神　白茯苓　龙齿　远志姜汁浸，炒　石菖蒲各二两

上为末，蜜丸桐子大，朱砂为衣，每服七八十丸。

益荣汤　治思虑过度，心血耗伤，怔忡恍惚不寐。

人参　白芍　当归　枣仁　柏子仁各五分　黄芪　茯神各一钱　紫石英五分　远志　木香　甘草各三分

水一钟，姜三片，枣一枚。

姜术汤　治心下停饮，怔忡。

白术　白姜　茯苓　半夏曲各一钱　官桂三分　甘草五分

枣三枚，煎服。

柏子养心汤见秦越人治法　酸枣仁汤见张仲景治法　归脾汤见血　半夏汤　六君子汤　导痰汤　朱砂消痰饮以上见痰　加味四七汤　逍遥饮以上见郁　柏子养心丸见梦遗　七福饮　大补元煎　左归饮　右归饮　大营煎　理阴煎　二阴煎　加减一阴煎以上见景岳治法　中和理阴汤　理脾阴正方　资成汤　畅郁汤　升补中和汤　理脾益营汤　培土养阴汤以上见师朗治法

　　　　　　　　　　　　不居上集卷之二十二终

不居集

不居上集卷之二十三目录

不居上集卷之二十三

歙岭南吴澄师朗著辑　休阳程芝云 芝华同校刊

咽喉症

经旨

经曰：咽喉者，水谷之道路也。喉咙者，气之所以上下也。会厌者，声音之门户也。口鼻者，声音之扇也。悬雍垂者，声音之关也。颃颡者，分气之所泄也。横骨者，神气所使，主发舌者也。故人之鼻洞，涕出不收者，颃颡不开，分气泄也。是故厌小而疾薄，则发气疾，其开合利，其出气易。其厌大而厚，则开合难，其出气迟，故重言也。

脉法

或弦或大，大而无力为阳虚，甚则脉细弦而无力为阴虚，甚则脉数。又大者易治，气血未衰，可敛而止。弦则难治，气血已耗，滋补殊难也。若弦细数三脉悉具，则不治矣。

尺脉洪大，阴衰火旺，左脉微细，右脉劲紧，为正虚邪甚，必死。两寸浮洪而溢者，喉痹也。两尺微细无力者，虚炎也。若微甚而伏者死，浮大而涩者死。

咽喉诸症

吴澄曰：咽喉诸症，人皆以为其病在上，而不知其根则在下也。人皆以为多实火，而不知虚劳则虚火也。盖少阴之脉，循喉咙，络舌本，肾中之真水不足，则肾中之真火上炎，克制肺金，上冲关隘，不得直泄，而乃为喉疮、喉癣、乳蛾，喉干疼痛声哑，不能饮食等症矣。盖真阴失守，孤阳无根，浮游于上，虚劳至此。初起而形色未惫者，犹可按法引之归原，若累久而有此，则非药饵所能疗也。

声哑

喑哑声不出者，由肾气之竭。盖声出于喉，而根于肾。经曰：内夺而厥，则为喑俳，此肾虚也。

声哑，粪门生瘘者，不治之症也。肺与大肠相为表里，虚劳久咳，肺气受伤，火盛金衰，渐变声哑；肺气受伤，阳气下陷，阴火下乘，则粪门生瘘。虚而至于生瘘，则伤之极矣，所以不治也。

失音一症非一，宜从其类而治之。惟虚损声嘶则与各症异，何也？以水涸火炎，蒸烁肺窍，金被火伤而损，由是声哑声嘶见焉。治法非苦寒降火、温燥消痰可复，惟益水清金则善矣。

澄按：言者心之声，声音肺之韵。肺体清虚，以气之鼓迫则鸣，犹钟磬之悬架，其内空虚，击之则鸣。若污浊壅窒其中，击之则声哑，此乃痰邪实症。去其填塞之污浊，何患其声之不响亮哉？若夫水亏火炎，金伤声啐者，则犹钟磬之破损，此乃肺经之枯竭。虽日从事于顺气消痰，止嗽清火，徒伤元气，有何益乎？欲其如故，须复铸之可也。所以虚损至于音哑声嘶，喉癣喉痹，则症之外现者也。病至于此，非有虚凝静定之功，炼息归根之法，而惟责成于草木汤液之味，不亦难乎？

声哑治法

金实不鸣，初起即声哑。金虚不鸣，久病方声哑。

凡病人久嗽声哑者，必由元气大伤，肺肾俱败，但宜补肺气，滋肾水，养金润燥，其声自出。或略加诃子、百药煎之类，

—— 414 ——

兼收敛以治其标，务宜先本后末，庶可保全。若见其假热而过用寒凉，或见其痰甚而妄行消耗，则未有能免者矣。通声煎。痨瘵痰嗽挟火者，竹衣麦冬汤。肺气虚者，保金汤。津液竭者，味补饮。虚损色欲伤阴，病在肾者，六味丸、八味丸、左归丸、右归饮、人参平肺汤、大补元煎、一阴煎、四阴煎、人参固本丸。酒色过度，欲火燔烁，以致阴亏而盗气于阳，精竭而移槁于肺，肺燥而嗽，嗽久而喑者，此枯涸之病也。味补饮。

喉干咽痛

喉干咽痛者，真水下亏，虚火上炎也。

咽之所以咽物，喉之所以候气，虽居上焦阳分，而有太阴、少阴之脉络焉。夫人之一身，水升火降，无壅无滞，则咽自利，而喉自畅也。若夫土衰水涸，则相火蒸炎，致津液枯竭，由是而咽喉干燥、疼痛等症作矣。虚损至此，不亦危乎？盖真阴失守，孤阳无根，冲浮于上，而乃至此，所谓龙雷之火不可水伏，惟滋水降火，抑阳扶阴，使水升火降，津液复回，而后可止。若以苦寒正治，则阴火愈炽，而脾土败矣。

澄按：咽喉各症，除少阴伏邪一症外，属风热者十居八九，误治即能杀人。然当危急，亦有刺少商，拔顶发，吹鼻，搅吐，烟熏各法，以治其外；服清凉散火之剂，以治其内，虽当危急，挽回者亦多。惟虚损之咽干喉痛，决非初起即甚，必渐渐日深，各症悉具，至于极处，乃有此症，何也？必脏腑先败，及于脉络，是根本枯而后槁及于枝叶，可能复茂如前乎？盖阴火浮游，进退莫测，或痛或止，殊非苦寒之品可遏。近世不明其理，见初医有用冰、硼、硃、麝辛香走窜之吹药，并进以苦寒直折之药味，则阴火益炽，有不立见其倾危者乎？

咽痛治法

丹溪云：咽痛必用荆芥，阴虚火炎上者，必用玄参。气虚人参加竹沥，血虚四物加竹沥，阴气大虚，阳气飞越，痰结在上，遂成咽痛，脉必浮大，重取必涩，去死为近。宜补阴敛阳，人参一味浓煎，细细饮之。

有热嗽咽痛失声，服冷药而声愈哑者，宜以生姜汁调消风散少少进之，或止一味姜汁亦好，冷热嗽后失音尤宜。咳嗽失声，非独热症有之，宜审其虚实用药，佐以橄榄丸含化，仍浓煎独味枇杷叶汤热服，或紫苑汤、味补饮亦可。海藏云：甘桔汤。

喉癣口疮

虚损咳嗽，若因六淫之邪，以致缠绵不止，而渐成虚损者，是类虚损之症。若本水亏火炽，金脏被伤，上息生化之源，下绝渊注之液，则相火日旺，肺金日燥，金水二脏俱伤，鲜不危殆，故见咳嗽声哑，咽喉疼痛喉癣之症。治当益肾水以保肺金，而肝脾二脏又不可不急为调理。斯时也，五脏已病其二，所可望惟肝脾二经而已。然金既受火伤，则木必寡畏，若不制肝健脾，宁无木贼土败之虑乎？

喉癣口疮，乃真阴亏竭，虚阳上泛所致。劳症至此，多属难起。当以六味滋肾为主，或以味补饮饮之。

口疮服凉药不愈者，乃中气不足，虚火泛上无制，用理中汤反治之。

喉癣症，凡阴虚劳损之人，多有此病。其症则满喉生疮，红痛久不能愈，此实水亏虚火症也。滋阴八味煎、加减一阴煎、六味地黄汤、一阴煎。思虑焦劳，兼动心火者，二阴煎。若多咳嗽肺热者，四阴煎。满口生疮，破烂而痛者，牛黄益金散吹之，内服滋补真阴之剂，或味补饮最妙。

单方有用石络和醋漱喉，则癣一层脱出而愈。又有用桑根白皮为小圆球，带线入喉，抽出而愈。皆非治虚损之喉癣，故不录。

乳蛾

乳蛾之症，乃肾水亏乏，火不能藏于下，乃飞越于上，而喉中关隘，火不得直泄，乃结而成，似蛾非蛾也。早晨痛轻，下午痛重，至黄昏而痛更甚。得热则快，得寒则加，其症之重者，滴水不能下喉。若作外感治之，鲜不危殆，惟有壮水，或用引火归原之法，则痛顿释矣。熟地、附子、车前、麦冬、五味、山萸。

凡人咽喉重痛，或生单蛾、双蛾，实火可治，虚火难医。盖虚火乃肾火不藏于命门，浮游于咽喉之间，其症亦类实火。但实火口燥，舌干而开裂，虚火口不甚渴，舌滑而不开裂也。不但不可以寒凉，亦并不可以发散。宜于水中补火，八味汤冷饮。

一法先用附子片含之，觉稍宽者，即是虚寒之症。或用附子一个，破故纸五钱，各研末调如糊，用布摊如茶钟口大，贴脚心中央，以火烘之一时辰，喉即觉宽而开一线路，可以服药。此治虚火之法。

治案

罗谦甫治梁济民，因膏粱而饮，又劳心过度，肺气有伤，以致气腥臭，唾涕稠粘，口舌干燥，以加减泻白散主之。《难经》云：心主五臭，入肺为腥臭，此其一也。方以桑白皮、桔梗各二钱，地骨皮、甘草各一钱五分，知母七分，麦门冬、黄芩各五分，五味子二十粒，煎，食后温服。忌酒面辛热之物，日进二服。

丹溪治一人遗精，误服参芪及升浮之剂，遂气壅于上焦，而暗声不出。乃用童便浸香附为末，调服而疏通上焦以治暗。又用蛤粉、青黛为君，黄柏、知母、香附佐之为丸，而填补下焦以治遗精。十余日良愈。

又治一人，患干咳嗽声哑，用人参、橘红各一钱五分，白术二钱五分，夏曲一钱，桑白皮、天冬各七分，甘草、青皮各三分。五贴后去青皮，加五味二十粒，知母、地骨皮、瓜蒌仁、桔梗各五分，作一贴，入姜煎。再加黄芩五分，仍与四物，入童便、竹沥、姜汁并炒黄柏。二药昼夜间服，两月声出而愈。

汪石山治一妇年五十，病舌尖痛三年，才劳喉中热痛，或额前一掌痛，早起头晕，饮食无味，胸膈痞闷。医用消导清热之药不效。汪诊右脉濡散无力而缓；左脉比右颇胜，亦近无力。十五年前哭子过甚，遂作忧思伤脾，哭泣伤气。从东垣劳倦伤脾之例，用人参、黄芪各一钱五分，白术、芍药、天麻各一钱，川芎、元参各七分，甘草、枳实各五分，黄柏、陈皮各六分，煎服愈。

张景岳治一女人，年近三旬，因患虚损，更兼喉癣疼痛，多医罔效。张诊其脉则数而无力，察其症则大便溏泄，问其治则皆退热清火之剂，然愈清火而喉愈痛。察之既确，知其本非实火，而且多用寒凉，以致肚腹不实，总亦格阳之类也。遂专用理阴煎及大补元煎之类出入加减，不半月而喉痛减，不半年而病全愈。

吴澄治休邑低山一人，虚损声哑，医皆云不治。余诊其右脉洪而有力，且咽未痛。遂以天冬、麦冬、沙参、橘红、贝母、玄参、花粉、桔梗、薄荷、甘草、细辛、海粉、竹茹，十余剂而愈。间以蜜拌槐花，九蒸九晒，睡时细嚼一片，随津液咽下，以味补饮不时服之而痊。

咽喉例方

金竹衣麦门冬汤　治一切痨瘵痰饮，声哑不出难治者，服之神效。

金竹衣取竹内衣膜，鲜者，一钱　竹茹弹子大一丸，即金竹青皮也，割取之　竹沥即取金竹者　麦冬二钱　甘草　橘红各五分　茯苓　桔梗各一钱　杏仁七粒，去皮尖，研上用水一钟半，加竹叶十四片，煎七分，入竹沥一杯和匀服。

通声膏　治咳嗽失音。

五味子　款冬花　通草各三分　人参　石菖蒲　细辛　桂心　竹茹　杏仁　白蜜　姜汁　酥　枣膏

水五升，微火煎三上三下，去渣纳姜汁一升，枣膏，酥五升，蜜煎合调和，酒服，如枣大二丸。

百合丸　治肺燥失音不语。

百合　百药煎　杏仁去皮尖　诃子　苡仁各等分

上为末，鸡子清和丸弹子大。卧噙化。

人参平补汤　治肾虚声哑不出。

人参　当归　熟地　白芍　茯苓　兔丝子制　杜仲炒　五味子　白术　巴戟去心　半夏曲　橘红各五钱　牛膝　破故纸　益智仁　葫芦巴炒　甘草各二钱五分　石菖蒲一钱五分

上咀，每服五钱。姜五片，枣二枚，煎七分，吞山药丸百粒。凡五更后肾气开时，不得咳唾言语，服之则功效倍常。

济世方　治失音及咯血。

槐花瓦上炒香，出火毒，三更后床上仰卧，随意吞之。

蛤蚧丸　治久咳失音，并肺间邪气，胸中积瘀作痛。

蛤蚧一对，去嘴足，温水浸去膜，刮去血脉，用酥炙　诃子煨　阿胶炒　生地　麦冬　细辛　甘草

为末，蜜丸枣子大。每食后噙化一丸。

出声音方

诃子炮，去核　木通各一两　甘草五钱

用水三升，煎一升半，生姜、地黄汁一合，再煎数沸放温，分六服。

澄按：诃子治逆气，破结气；木通利九窍，故能声音，借用治肺痈，亦甚妙。

牛黄益金散　治虚火炎上伤肺，喉癣咽疮破烂。

黄柏为末，蜜炙数次，以熟为度，另研为极细末　僵蚕净，一钱五分　白硼砂一钱五分　牛黄三分

一加冰片半分。

上用蜜调如稀糊，涂敷患处。或如龙眼大，含化咽之。

蜜附子　治格阳咽闭，吞吐不通，及脏寒闭塞等症。

大附子一枚，去皮脐，切作大片，用蜜涂炙令黄，含口中咽津。甘味尽再涂蜜炙用，或易之。

一方用桂含之。

紫苑汤　甘桔汤以上见咳嗽　六味地黄汤见血　滋阴八味丸见丹溪治法　理中汤见下集寒　一阴煎　二阴煎　四阴煎　五阴煎　左归饮　右归饮　大补元煎以上见景岳治法　味补饮见师朗治法

不居上集卷之二十三终

不居上集卷之二十四目录

二至丸

通经散

方见各门　六味地黄丸　无比山药丸　八味地黄丸　地黄饮子　煨肾丸　左归饮　右归饮　局方安肾丸

脊背痛方见各门　补髓丹　人参固本丸

腿痛方见各门　六味地黄汤　十全大补汤

不居上集卷之二十四

歙岭南吴澄师朗著辑　休阳程芝云　芝华同校刊

胁痛

经旨

经曰：肝病令人胁痛。肝有邪，其气流于两胁。

《脏气法时论》曰：心病者，胸中痛，胁支满，胁下痛。

《脉经》曰：胆足少阳也，是动则病口苦，善太息，心胁痛，不能转侧。

脉法

脉涩或芤。弦为痛、为食。涩、短、数，俱为痛。大为久痛。

胁痛

内伤虚损，胁肋疼痛者。凡房劳过度，肾虚羸弱之人，多有胸胁间隐隐作痛。此肝肾精虚，不能化气，气虚不能生血而然。凡人之气血，犹源泉也，盛则流畅，少则壅滞，故气血不虚则不滞，虚则无有不滞者。倘于此症，而不知培气血，而但知行滞通经，则愈行愈虚，鲜不殆矣。宜右归饮、小营煎、大补元煎。

虚劳之症，大抵多心下引胁俱痛。盖滞血不消，新血无以养之，尤宜用膏子加韭汁、桃仁泥。

忧思过度，耗伤心脾气血，病有如前者，宜逍遥饮、三阴煎、七福饮、归脾汤。

劳倦过伤肝脾气血，病如前者，大营煎、大补元煎。若肝脾血虚，或郁怒伤肝，寒热胁痛者，逍遥散。或肝肾亏损，胁肋作痛，头眩、心跳、身痛；或妇人经水不调，经后作痛者，宜补肝煎主之。

澄按：胁者，足少阳胆经所络之地。左统于肝，右属于脾，上与肺相近，下与肾相通。虽有食积痰火，血滞气郁之殊，而虚损之因，每多肝虚血少，躁暴善怒所致。盖本体既虚，水不养木，易于动怒，血宛于胸；又或逢不适意事，顿足捶胸，振动血络；又有读书作文，用心太过，以胸伏棹弦，尽力倚贴；又或少年子弟，游戏赌场，呼红喝绿，胸胁靠棹，暂不见伤，渐渐胁痛；或偶尔失红，急欲遏止，误服凉药，死血冰凝。此虚损中所以多见胁痛之症，其因气郁血瘀，多与杂症相同，而一虚一实之分，又与杂症绝不相类。盖杂症可消、可破、可温燥，而虚损惟有平肝养血，兼补兼活血而已。

治案

朱丹溪治一人，年三十六，虚损瘦甚，右胁下痛，四肢软弱。用二陈汤加白芥子、枳实、姜汁、炒黄连、竹沥，八十贴安。

汪石山治一人，年五十，两胁肋痛，医用小柴胡汤痛止，续后作，前方不效。汪诊之，脉皆弦细而弱，按之不足。曰：此心脾为酒所伤，肝肾为色所损，两胁胀痛，相火亢极，肝亦自焚。经曰：五脏已虚，六腑已极，九候虽调者死。此病之谓欤，寻卒。

薛立斋治一男子，房劳兼怒，风府胀闷，两胁胀痛。薛作色欲损肾，怒气伤肝，用六味地黄丸料加柴胡、当归，一剂而愈。

生生子治汪松岗令眷，左胁疼痛，咳嗽内热，每咳则胁下吊痛，寝食大减。与青皮、香附、甘草、芍药、诃子、山栀、贝母、茯苓、柴胡、桃仁、滑石、人参，水煎饮之，热除痛减。

又治万履菴夫人，右胁下疼，咳嗽喉干，间亦吐红或一碗或半碗，肠鸣泄泻。年六十外，原因头风坏目，性急躁，左脉弦数，右滑数。以瓜蒌仁二钱，黄连、前胡、桔梗、枳壳、橘红、贝母、白茯苓各八分，甘草五分，服之。次日红仍不止，惟胁疼减半，改用山栀子、牡丹皮、香附、贝母、甘草、瓜蒌、紫菀、滑石，水煎服。又方觅真郁金，磨取三分，用煎药饮之，两贴而红止痛瘳。

又治蒋近思令郎，胁痛气促，胸满喉疼，痰中有血屑，下午潮热，口渴头重，指梢冷。服滋阴降火之剂不效，且红愈多，痰咳不出。孙诊之，右寸关滑大，左尺亦大，此肺经有瘀血浊痰，壅而为热也。治当先清化源，不当先滋补。以瓜蒌仁三钱，红花、紫菀、丹皮、枳壳各一钱，滑石二钱，甘草五分，前胡、青蒿水煎，临服加童便一小酒杯。两服而热退血止，惟咳嗽未除，胸不宽，再以瓜蒌、陈皮、贝母、萝卜子、马兜铃、白茯苓、甘草、紫菀、滑石、杏仁，调理而愈。

江南仲治徐丹成发热，四肢热如火，胁左一点疼痛难当，五日不更衣，小便赤涩。医作伤寒治，服发散药不效。易医作疝治，投青皮、枳壳、茴香等药，病增剧。江诊左脉弦数，重按无力，右脉弦滑，气口紧实，倍于人迎。此非伤寒症，乃内伤。必醉饱强力，气竭肝伤病也。经云：损其肝者，缓其中。问其由乃中途覆舟，尽力救货。时冬寒忍饥行五十里，遇族人纵饮青楼，遂得此症。正合经云：此人必数醉，若饱以入房，气聚于脾中不得散，酒气与谷气相薄，热盛于中，故热遍于身，内热而溺赤也。酒气盛而慓悍，肾气日衰，阳气独胜，故手足为之热也。用参、术、枸杞、炙甘草，甘温缓中，神曲、枳壳、术、蜜、白芥子，化食行滞，一服病减，再服热退；用六味丸以补肝肾之亏损而愈。

吴澄治一人失红，脾虚泄泻，胸胁作痛。此肝脾两虚，木来侮土，仿薛氏用加味归脾，应手取效。

腰痛

经旨

《脉要精微论》曰：腰者肾之府，转摇不能，肾将惫矣。

《五癃津液别篇》曰：五谷之精液，和合而为膏者，内渗入于骨空，补益脑髓。而下流于阴股，阴阳不和，则使液溢而下流于阴，髓液皆减而下，下过度则虚，虚故腰背痛而胫酸。

脉法

腰痛之脉必沉。沉弦而紧者为寒，沉弦而浮者风，沉弦而濡细者湿，沉弦而急实为闪朒。濡涩者瘀血；滑伏者痰气；虚豁者肾虚。

腰痛

徐东皋云：腰者肾之外候，一身所持以转移开合者也。盖诸脉皆贯于肾，而络于腰脊，肾气一虚，腰必痛矣。除坠之外，不涉于虚。其于风寒湿热，虽有外邪，多有乘虚相犯，而驱邪之中，又当有以究其本也。举世之人，每每醉以入房，欲竭其精，耗散其真，务快心意，恬不知养，其不虚者几希。予见房室劳伤肾气，腰脊兼痛，久则髓减骨枯，发为骨痿者有矣。甫年少时常有腰痛，及闪挫之病，每服补肾汤、丸，仅得不甚而易愈，尚不知房室之害也。予禀性淡于欲事，自壬子来多游江湖间，欲渐稀而腰痛亦稀。至辛酉之后集此书，兼视病家，无暇而欲益寡，腰觉强健而绝无痛作之因，可见寡欲之功优于补剂。

腰为肾之腑，肾与膀胱相表里，故在经而属太阳，在脏则属肾气，而又为冲任、督、带之要会。所以凡病腰痛者，多由真阴之不足，最宜培补肾气为主。

腰痛之症，虚者十居八九。但察其既无表邪，又无湿热。而或以年衰，或以劳苦，或以酒色斫丧，或以七情忧郁所致者，则悉属真阴虚症。凡虚症之候，形色必清白，而或见鳖黑，脉息必和缓，而或见细微，或以行立不支而卧息少可，或以疲倦无力而劳动益甚。凡积而渐至者皆不足，暴而痛甚者多有余。内伤禀赋者多不足，外感邪实者多有余。

凡水亏真阴虚损，精血衰少而痛者，宜地黄饮子、左右二归丸为最。

凡腰痛或不甚虚者，如青蛾丸、煨肾散、补髓丹、二至丸之类。

凡腰痛少腹拘急，小便不利，皆肾家的病。然非失精等现症，此乃肾虚而痹，故以六味补其阴，以桂附壮其元阳。

吴澄曰：诸般腰痛皆属肾虚。有外邪须除其外邪，如无他邪，一于补肾而已。腰肢痿弱，身体疲倦，脚膝酸软，脉或大或细，痛亦隐隐而不甚，是其候也。须分寒热二症：脉细而无力，短气，溺清是为阳虚，宜八味、鹿茸、苁蓉、补骨脂、巴戟天、川椒、茴香、肉桂、附子之属；脉大无力，火炎便赤，是为阴虚，宜六味丸加知母、黄柏、龟板、白芍、当归、川芎、杜仲、丹参、续断之属。又有忧郁怒伤肝而腰痛，宜沉香、菖蒲、木瓜、枣仁、桂枝、当归、牛膝、姜、桂之类。

治案

韩懋治一人患腰痛，以胡桃仁佐破故纸，用盐水糊丸，服之而愈。

淳于意治济北王侍者韩女，病腰背痛寒热，众医皆以为寒热也。臣意诊脉曰：内寒月事不下也，即窜以旋下病已，病得之欲男子而不可得也。所以知韩女之病者，诊其时切之肾脉也，涩而不属。涩而不属者，其来难坚，故曰月事不下；肝脉弦出左口，故曰欲男子而不可得也。

戊戌年八月，淮南大水，城下浸灌者连月。楼自得脏腑不调，腹中如水吼，数日调治得愈。自此腰痛不可屈伸，虽洗面亦相妨，服遍药不效，如是凡三月。予后思之，此必水气阴盛，肾经感此而得，乃灸肾腧三七壮，服麋茸丸而瘥。

张子和治赵进道，病腰痛一年不愈，诊其两手，脉沉重有力。以通经散下五七行，次以杜仲去粗皮细切，炒断丝为末，每服三钱；猪腰子一枚，薄批五七片，先以椒盐淹去腥水，掺药在内，裹以荷叶、湿纸数重，文武火烧熟。临卧细嚼，温酒送下。每早以无比山药丸服，数日而愈。

骨痛

肾主骨，骨痛如折者，真阴败竭也。

澄按：房劳伤肾，真阴亏损，骨髓空虚，气血将绝。昼夜哀叫，遍身苦楚，骨痛如折，非药饵所能治也。

颈项痛

颈项强疼，邪客三阳居多，外有肾气上攻，背不能转侧。又有肝无血养，舟车之路不通，以致机关不利，宜六味加归、芍。

脊背痛

脊背乃督脉所贯，项连风府，俱太阳经也。其虚损作痛者，乃房欲过度，骨髓空虚所致。宜补髓丹、人参固本丸。

腿痛

腿居一身之下，众阴之所归。而其所以作痛者，足三阴经也。足太阴脾主肉，足厥阴肝主筋，足少阴肾主骨。三阴气血不足者，骨髓空虚，愈虚愈痛，必投以大补气血之剂，则气血充而无所苦矣。若兼风寒湿痹痛者，不在虚损之例，又当按病另治。

腿痛多属湿热，然亦有足三阴亏损，经络血脉空虚而酸痛者。药宜峻补真阴，不可赶风逐湿，致虚虚实实之戒。宜六味地黄汤、十全大补汤。

诸痛

吴澄曰：虚劳之人，精不化气，气不化精。先天之真元不足，则周身之道路不通，阻碍气血，不能荣养经络而为痛也。是故水不养木而胁痛，精血衰少而腰痛，真阴竭绝而骨痛，机关不利而颈痛，骨髓空虚而脊背痛，三阴亏损而腿膝痛。此皆非外邪有余，实由肝肾不足所致也。

胁痛例方

补肝煎　治肝肾二经气血亏损，胁胀作痛，或胁胀头晕，发寒发热，或遍身作痛。

熟地　白术炒，各一两　枣仁炒　独活各四两　当归　川芎　黄芪炒　山药　五味子　山萸肉　木瓜五钱

上咀，每服五钱，枣汤煎服。

逍遥饮　逍遥散以上见郁　归脾汤见血　大营煎　小营煎　大补元煎　七福饮　三阴煎以上见景岳治法

腰痛例方

青蛾丸　治肾虚腰痛，益精助阳，乌发壮脚力。妇人随症用引，吞送极效。

破故纸四两，炒　杜仲净八两，姜汁炒　胡桃肉十两

上为末，用蒜四两捣膏，和丸桐子大。每服三十丸，空心温酒送下。

一法不用蒜，以酒糊为丸，或蜜为丸更佳。一方加巴戟肉、

大茴香四两。

良方加味青蛾丸　治诸虚不足，滋益阴阳，美容颜，健腰膝，止腰痛，尤效。

破故纸炒　小茴香盐水炒　葫芦巴炒，各四两　杜仲三两，姜汁炒　胡桃肉二十五个　莲蕊一两　青盐煅，五钱　穿山甲酥炙，三钱五分

上为末，将胡桃捣烂，加酒煮，面糊为丸桐子大。每服三十丸，温酒下。

补髓丹　治肾伤腰痛，不可屈伸，亦治老人腰痛。

杜仲十两　鹿茸四两，浸去皮，酒炙　补骨脂十两，用芝麻五两同炒透，去芝麻不用

上为末，用胡桃肉三个浸，去皮，捣为膏，入面少许，煮烂，为丸桐子大。每服百丸，温酒盐汤下。

二至丸　治虚损腰痛，不可屈伸。

附子炮，去皮尖　肉桂　杜仲　补骨脂一两，炒　鹿角霜　鹿角屑　鹿茸　青盐另研，各五钱

上为末，酒煮糊丸桐子大。每服七十丸，空心，用胡桃肉细嚼，盐酒汤送下。畏服热药者，去附子加肉苁蓉。

通经散

陈皮　当归　甘遂

上为末，每服三钱，温酒下。

六味地黄丸　无比山药丸以上见秦越人治法　八味地黄丸见仲景治法　地黄饮子见血　煨肾丸见河间治法　左归饮　右归饮以上见景岳治法　局方安肾丸见喘　脊背痛方见各门　补髓丹见腰痛　人参固本丸见血　腿痛方见各门　六味地黄汤见血　十全大补汤见秦越人治法

不居上集卷之二十四终

不居上集卷之二十五目录

---

① 阴：原脱，据本卷正文补。

喘急例方

百合固金汤

人参胡桃汤

定喘汤

贞元饮

两仪膏

局方安肾丸

方见各门　生脉散　人参白虎汤　玉女煎　六味地黄汤　观音应梦散　宁肺汤　保金汤　味补饮　石刻安肾丸　小安肾丸

口渴例方

麦冬饮子

麦门冬饮子

地骨皮散

玉泉丸

方见各门　六味地黄汤　八味地黄汤　当归养血汤　味补饮　培土养阴汤　理脾益荣汤

烦躁方见各门　茯苓补心汤　当归补血汤　培土养阴汤　味补饮

足膝冷例方

石刻安肾丸

方见各门　八味丸　大兔丝子丸　局方安肾丸　小安肾丸

不居上集卷之二十五

歙岭南吴澄师朗著辑　休阳程芝云　芝华同校刊

喘急

经旨

《举痛论》曰：劳则喘息汗出，内外皆越，故气耗矣。

《经脉篇》曰：肺，手太阴也，是动则病肺胀，膨膨而喘咳。肾，足少阴也，是动则病饥不欲食，咳唾则有血，喝喝而喘。

脉法

脉滑手足温者生，脉涩四肢寒者死。脉宜浮迟，不宜急数。上气脉数，身热不得卧者死。上气面浮，脉浮大者死。

喘证

肺主气也，一呼一吸，上升下降，荣卫息数，往来流通，安有所谓喘。惟夫邪气伏藏，痰涎浮涌，呼不得呼，吸不得吸，于是上气促急，填塞肺脘，激乱争鸣，如鼎之沸，而喘之形状具矣。

虚损有阴虚，有阳虚，阳虚之症，虽类阴虚，而行动则气喘。治宜参芪之属。阴虚或热，或嗽，或痰多，饮食渐减；或失红，日渐羸瘦，而独不气喘。

气虚喘者，呼吸急促不能接续；阴虚喘者，气从脐下直冲精道。

脾肺气虚而喘者，不过在上中二焦，化源未亏，其病犹浅。若肝肾气虚，则病出下焦，而本末俱病，其病则深。此当速救其根，以接助真气，庶可回生。其有久病而加以喘者，或久服消痰散气等剂，而反加喘者；或上为喘咳，而下为泄泻者；或妇人产后亡血过多，则荣气暴绝，孤阳无依而为喘者，此名孤阳绝阴剥极之候，已为难治，更无蹈剥庐之戒也。

澄按：杂症之喘，有虚有实，而惟虚损之喘，则有虚无实也。若兼外邪，是为虚中挟实，亦不能作实症治。盖其本脏气虚，或阴虚火动，为孤阳飞越之状，虚劳至此，亦危甚矣。若初起而元气为亏，兼挟痰火者，犹可施治。若病久者，甚属可忧。

脾肺气虚，上焦微热、微渴而作喘者，宜生脉散、保金汤。或但以气虚而无热者，惟独参汤。若火烁肺金，上焦热甚，烦渴多汗而作喘者，宜人参白虎汤主之。若火在阴分，宜玉女煎，然惟夏月有此症。若阴虚，自小腹火气上冲而喘者，宜补阴降火，以六味地黄汤加黄柏、知母之类，或培土养阴汤。

治案

罗兼甫治一人六旬余，素有喘症，或唾血痰，平居时则不喘，稍行动则喘促急。以黄柏知母滋肾丸，空心服七八十丸，其症减。此坎离丸能泄冲脉之火者，故如此效。

汪石山治一妇人，年五十余，素有嗽病。忽一日大喘，痰出如泉，身汗如油，脉浮而洪，全似命绝之状。令速用麦冬四钱，人参二钱，五味子一钱五分，煎服。一贴喘定汗止，三贴后痰亦渐少。在于前方加瓜蒌实一钱五分，白术、当归、白芍、黄芩各一钱五分，服二十余贴而安。此生脉散之功也。

生生子治一妇人患喘嗽，夜分气壅不能卧，本体素弱，脉右滑大左细弱，每咳嗽必连连数十声，痰不易出，甚至作吐。以东垣人参平肺散加减治之，四日而愈。人参、桑白皮、地骨皮、青皮、茯苓、五味子、知母、滑石、麦芽、天麻、粳米、甘草，水煎服。夜与白丸子。

口渴

虚损多渴，内热阴虚，引水自救，非真渴也。宜六味地黄汤。

真水不足

水之本在肾，真水不竭，何渴之有？火炎上蒸，津液干枯，而渴病生焉。治宜补肾水，济身中津液，使道路散而不结，津液生而不枯，气血利而不漓。宜味补饮、六味地黄汤。

血渴

内伤劳役，精神耗散，胃气不升，或血后亡津，名曰血渴。当与甘温酸剂，以滋其阴，阴生渴止。宜理脾益荣汤、味补饮、当归养血汤。

治法

初病宜养肺清心，久病宜滋肾养脾。盖五脏津液皆本乎肾，故肾暖则气上升，而肺润，肾冷则气不升而肺枯。又五脏之精华，悉运乎脾，脾旺则心肾相交，脾健则津液自化。宜麦冬饮子、地骨皮散、理脾益荣汤。

治案

薛立斋治一男子，遇劳役，食少胸痞，发热头痛，吐痰作渴，脉浮大。薛曰：此脾胃血虚病也。脾为土、为至阴而生血，故曰阴虚。彼不信，服二陈，黄连、枳实、厚朴之类，诸症益甚。又服四物，黄柏、知母、麦冬，更腹痛作呕，脉洪数而无伦次。薛曰：先用六君加炮姜，痛呕渐愈，又用补中益气乃痊。

又治廷平张海言，胸膈作痞，饮食难化，服枳术丸。久而形体消瘦，发热口干，脉浮大而微，用补中益气加生姜，诸症悉退。惟见脾胃虚寒，遂用八味丸补命门火，一月而饮食进，三月而形充。此症若不用前丸，多变腹胀喘促，腿足浮肿，小便淋沥等症。急用济生加减肾气丸，亦有得生者。

又治一男子，发热烦渴，或时头痛，服发散药，反加喘急腹痛，其汗如水，昼夜谵语。此劳伤元气，误汗所致。其腹必喜手按，询之果然。遂与十全大补加附子一钱，服之熟睡而不醒，举家惊惶，及觉诸症悉退。属内真寒而外假热，故肚腹喜暖畏冷物。此乃形气病气俱不足，法当纯补元气为善。

烦躁

心中烦躁，津液不生，不思饮食，真阴不足也。

心肾不交

烦属乎心，躁属乎肾，心肾不交，则津液不生，而易于烦躁，宜培土养阴汤。

阴阳不和

虚损时多烦躁者，阳中无阴，柔不济刚也，味补饮主之。

澄按：云腾则雨施，故欲天气下降，必先地气上升。若水中无气，即坎中无阳，而云中之泽不胜，天地之气不交矣。虚损者阴亏也，人皆知之。而阴中之阳人多不讲。盖阴中无阳则为死阴，虽有肺金而不能生水，有肾精而不能生五液，有血而不能生津，有水而不能生木。下无上达之阳气，则绝竭生化之源源。因此痰多血少，蒸热，咳嗽，吐血，五脏枯涸。事无头绪，郁郁不乐，自生烦躁，甚则动怒，有不知其然而然者。肾中阴虚而阳不虚者，宜滋肾生津之法；肾中阴虚而阳又虚者，徒然滋肾则五液不生，徒然生津则津液不至。宜补肾中之阳，则阳生而阴长矣。宜茯苓补心汤。

治案

薛立斋治高光禄，脾胃素弱，因饮食劳倦，腹痛胸痞，误用大黄等药下之，谵语烦躁，头痛喘汗，吐泻频频，时或昏愦，脉大无伦。用六君加炮姜，四剂而安。但倦怠少食，口干发热，六脉浮数，欲用泄火之药。薛曰：不时发热是无火也，脉浮大是血虚也，脉浮虚是气虚也。此因胃虚，五脏亏损，虚症发见。服补胃之剂，诸症悉退。

汪石山治一人，年五十，过劳，倦怠烦闷，恶食不爽。汪诊之，脉浮小濡缓。曰：此劳倦伤脾也，冬春宜仿补中益气汤例，夏秋宜仿清暑益气汤例。依法受方，服之良愈。

江筐南治一人，症患耳聋烦躁，身热谵语。医曰：此伤寒少阳症也。服小柴胡不效，更医，投白虎汤亦不减，又兼唇干齿燥，舌干倦甚，神思愦愦，且备后事矣。江曰：此内伤症也。以生脉散加陈皮、甘草，一服舌稍津润，耳稍闻，神思略回。继加白术、柴胡等药出入而愈。

两颊赤

肾虚两颧红赤，或唇红者，阴虚于下，逼阳于上也。仲景曰：其面戴阳者，下虚故也。

真阴亏竭

肾者主骨，骨之所属者，肾也。肾实则寒，肾虚则热。凡骨蒸潮热，最忌两颧发赤。此乃龙火太旺，煎熬真阴，真阴亏竭，热无所容，流入于骨，故成骨蒸。骨蒸既久，上蒸于颧，颧赤面热，则不救矣。盖颧者，骨之本也。骨本一枯，则肾已竭。

论部位

看病必须察色。如两眉心肺也，两眼之中为明堂心也。明堂之下在鼻之中乃肝之位，肝之两旁胆也。鼻尖之上以候脾，鼻尖两旁以候胃。两颧之上以候肾，肾位之上以候大肠。鼻之两旁以候小肠。肺位之上为额，以候咽喉，额之上以候头面。心位之旁以候膻中。人中、承浆，以候膀胱。三焦无部位，上焦寄于肺，中焦寄于肝，下焦寄于肾、膀胱。其两颧者，肾之部位也。两颧红赤，肾水虚而真阳上泛也。若右颧红块大如拇指者，不治。

治案

李士材治张饮光，发热干咳，呼吸喘促，始为苏子降气汤，继投八味理中，均无当也。后视其两颊俱赤，六脉数而有力，金木两家蕴热不得越也。用逍遥散以秋石地黄丸济以龟胶，历岁不怠，乃克全功。

足膝冷

虚人膝以下冷者，命门衰绝，火不归源也。

澄按：病人不能节欲，以至命门火衰，肾中阴盛，龙火无藏身之位，故游于上而不归，是以上焦烦热咳嗽等症。善治者以温肾之药，从其性而引之归源，使行秋冬阳伏之令，而龙归大海也。宜八味丸。

治案

一人年逾三十，神色清减。初以伤寒过汗，嗣后两膝冷，身则恶寒，食则易饥，日见消瘦，频频梦遗，筋骨疼痛，久伏枕榻，医用滋阴降火罔效。汪视左脉浮虚而缓，右则浮弦而缓，此阳虚耳。病者曰：易饥、善食、梦遗，似属阴虚，若作阳虚而用参芪，恐益余病。汪曰：古人谓脉数而无力者阴虚也，脉缓而无力者阳虚也。今脉虚浮弦缓，则为阳虚可知。以症论之，病属阴虚，阴虚则热发午后。午后属阴，则午后当遍身发热，恶热揭胸露肘，蒸蒸热闷烦躁矣。兹患是症俱无，何以认为阴虚？夫阳虚则恶寒恶风，虽天暖日和，犹畏出门庭。今患两足膝冷，身多畏寒，皆阳虚之验，又汗多亡阳，非阳虚而何？食则易饥者，非阴虚火动也。盖脾胃以气为主，气属阳，脾胃之阳已虚，又泻以苦寒属阴之药，故阳愈虚而内空竭，须假谷气以扶助之，是以易饥而欲食，虽食亦不生肌肉也。经曰：饮食自倍，肠胃乃伤。又曰：饮食不为肌肤，其此之谓欤。梦遗亦非特阴虚。经曰：阳气者，精则养神，柔则养筋。今阳既虚，则阳之精气不能养神。心以藏神，神失所养，则浑身筋骨因以疼痛。魂亦不藏，故梦寐不宁，安得而不遗乎？经曰：气固精实。阳虚则不能固而精门失守，此遗之所以频而不禁也。经曰：肾者胃之关也。今若助阳以使其固，养胃以守其关，何虑遗之不止。乃以参芪各二钱，白术一钱，甘草五分，枳实、香附、山楂、韭子各五分，煎服半载，随时令寒暄生降，而易其佐使，疗理乃安。

一妇人年逾三十，形色脆白，久病虚弱。汪诊治十余年，不能尽去其疾。一日复诊之，左则似有似无，右则浮濡无力。汪曰：畴昔左脉不若是，今攸反常，深为可虑。越三日诊之，两手脉皆浮濡，惟右则略近于驶而已。乃知脉之昨今异状者，由虚然也。近患头眩目昏，四肢无力，两膝冷弱，或时气上冲胸，哽于喉中不得转动，则昏愦口噤，不省人事，内热口渴，鼻塞食减，经水渐少。汪用参三钱，归身、白术、麦冬各一钱，黄芪一钱五分，黄柏七分，枳实五分，甘草四分煎服。若缺药日久，则病复作，服之仍安。

喘急渴烦等症

吴澄曰：肺为气之主，肾为气之根。肾主精施而在下焦，真阴亏损，精不化气，则上下不交而为喘促，火炎上蒸而干渴，津液不足而烦躁，逼阳于上而面赤，火不归源而膝冷。此金水二脏俱伤，而上下皆受其病矣。岂同杂症中为痰为火，以有余实症概治乎。

喘急例方

百合固金汤 治肺伤咽痛，喘咳痰血。

生地二钱　熟地三钱　麦冬一钱五分　白芍炒　当归　贝母

甘草各一钱　元参八分　百合一钱　桔梗八分

人参胡桃汤 治喘急不得卧。

人参一钱五分　胡桃五枚

用姜三片，枣一枚，煎服。

定喘汤 治诸喘久不愈。

白果三七枚，去壳，研　款冬花　桑白皮　麻黄　半夏各三钱

苏子二钱　黄芩炒　杏仁各一钱五分

贞元饮 治气短似喘，呼吸急促，提不能升，咽不能降，气道噎塞，势剧垂危者。常人但知其为气急，其病在上，而不知元海无根，亏损肝肾，此子午不交，气脱症也。凡诊此症，脉必微细无神。若微而兼紧，尤为可畏。倘庸医不知，妄云痰逆气滞，用牛黄、苏合及青皮、枳壳破气等剂，则速其危矣。

熟地七八钱或一二两　炙甘草一二三钱　当归二三钱

气虚者加人参，肝肾阴虚，手足厥冷加肉桂。

两仪膏 治精气大亏，百药不应，或以克伐太过，耗损真阴。凡虚在阳分，而气不化精者，宜参术膏。若虚在阴分，而精不化者，莫妙于此。其未有至大病而素觉阴虚者，用以调元，尤称神奇。

人参八两或四两　大熟地一斤

上二味，用好甜水十五碗浸一宿，以桑柴文武火煎取浓汁。若味有未尽，再用水数碗，煎渣取汁，稍浓，乃入磁礶，重汤熬成膏，入真白蜜四两或半斤收之。每以白汤和服。

若劳损咳嗽多痰，加贝母四两。

局方安肾丸 治肾经积冷，下元衰惫，目暗耳鸣，四肢无力，夜梦遗精，小便频数，脐腹撮痛，食少体瘦，神困健忘。常服壮元阳，益肾水。

肉桂去粗皮，不见火　川乌焙，去皮脐，各一斤　白术　山药　茯苓　肉苁蓉酒浸，炙　巴戟去心　破故纸炒　草薢　桃仁面炒　石斛炙　白蒺藜炒，去脐，各三斤

上为末，炼蜜丸桐子大。每服三五十丸，温酒或盐汤下，空心食前服。疝气，茴香汤下。三因安肾丸无茯苓、肉桂二味。

生脉散　人参白虎汤　玉女煎以上见暑　六味地黄汤见血　观音应梦散　宁肺汤以上见嗽　保金汤　味补饮以上见师朗治法　石刻安肾丸见膝冷　小安肾丸见齿衄

口渴例方

麦冬饮子 生津止渴。

麦冬　黄芪各一钱　人参　当归　生地各五分　五味子十粒拔萃方加紫菀、五味子。五味子汤无当归、熟地、炙甘草。

麦门冬饮子 治膈消胸满心烦，气多血少，津液不足，为消渴。

麦冬　生地　人参　五味子　甘草　茯神　花粉　知母　葛根等分　竹叶十四片

地骨皮散

地骨皮　茯苓　甘草　柴胡　人参　知母　半夏

玉泉丸 治烦热口渴。

人参　麦冬　黄芪　茯苓　乌梅肉　甘草　花粉　葛根为末，蜜丸弹子大。每服一丸。温汤嚼下。

六味地黄汤　八味地黄汤见血　当归养血汤见东垣治法　味补

饮　培土养阴汤　理脾益荣汤以上见师朗治法　烦躁方见各门　茯苓补心汤见血　当归补血汤见东垣治法　培土养阴汤　味补饮以上见师朗治法

足膝冷例方

石刻安肾丸　治脚膝软弱，夜梦遗精，小便滑数。

附子　肉桂　川乌　川椒　兔丝子　巴戟　破故纸　远志　茯神　茯苓　苍术　山萸　杜仲　赤石脂　石斛　柏子仁　韭子　小茴　川楝　鹿茸各一两　肉苁蓉　青盐各四钱　山萸四两　葫芦巴二两

酒煮山药糊丸。

八味丸见仲景治法　大兔丝子丸见汗　局方安肾丸见喘　小安肾丸见齿衄

不居上集卷之二十五终

不居上集卷之二十六目录

不居上集卷之二十六

歙岭南吴澄师朗著辑　休阳程芝云 芝华同校刊

呕吐恶心吞酸嘈杂

呕吐

经曰：少阴所谓呕咳上气喘者，阴气在下，阳气在上。诸阳气浮，无所依从，故呕咳上气喘也。

虚中有实

凡虚损之人，胃气本虚，而或饮食停滞不行者，是又虚中有实也。不得不暂从清理，后再用培补。

无阴则呕

诸阳气浮，无所依从，呕咳上气。此阴虚成呕，不独胃气为病，所谓无阴则呕是也。宜地黄汤加石斛、沉香之属治之。

清浊相干

有虚劳之人，每咳嗽而痰与食俱呛出者，何也？盖饮食致肝气不利，而肺又有客邪。肺清道，肝浊道，清浊相干，以致呛出。宜二陈汤加木香、杏仁、细辛、枳壳。

恶心

一见饮食，便发畏恶，谓之恶心。

澄按：恶心实非心病，乃因胃口虚，而兼有热、有寒、有痰故也。

阴火恶心

胃口泛逆，兀兀不宁，欲吐不吐，如畏舟车之状。此阴虚血少，阳气下陷，阴火上腾也。或虚而兼痰，兼火者亦有之。

吐酸吞酸

酸者木之味，由火盛制金，不能平木，肝火日盛，故为酸也。脾胃虚弱生痰，或兼吞酸嗳腐，咳嗽恶心者，宜六君子汤随病加减。若肝木乘脾，脾土不舒，而吞酸吐酸者，宜逍遥散、畅郁汤。

治案

汪石山治一人，年三十，形瘦淡紫，每觉气壅，腹痛背胀则吐，腹中气块翻动嘈杂数日，乃吐黑水一盥盆，而作酸气。吐后嗳气，饮食不进，过一二日方食。大便二三日不通，小便一日一次。常时难向右卧，午后怕食，食则反饱胀痛，行立坐卧不安，日轻夜重。二年后汪诊之，脉皆浮弦细弱，此脾虚也。脾失健运，故气郁而为胀痛。吐黑水者，盖因土虚不能制水，故膀胱之邪乘虚而侮其脾土。经曰：以不胜侮其所胜是也。酸者木之所司，脾土既虚，水挟木邪而凌之焉。医作痰治，而用二陈刚剂，则脾血愈虚；又作血治，而用四物柔剂，则是以滞益滞；又作热治，而用黄连解毒，则过于苦寒；又作气治，而用丁香、藿香，则过于香燥，俱不中病。遂以人参三钱，黄芪一钱五分，归身一钱，香附、陈皮、神曲各七分，黄芩、甘草各五分，吴萸三分，煎服旬余。又犯油腻，病作如前而尤重。仍以前方加减，或汤或丸散，服至半年而愈。

又治阳山之内，素善怒，胸膈不利，吐痰甚多，吞酸嗳腐，饮食少思，手足发热，十余年矣。所服非芩、连、枳实，即槟椰、厚朴。左关弦洪，右关弦数，此属肝火血燥，木乘土位。朝用六味丸以滋养肝火，夕用六君加当归、白芍以补脾土，不月而愈。

薛立斋治一妇人，饮食少，非大便不实，必吞酸嗳腐。或用二陈、黄连，更加内热作呕。薛曰：东垣有云：邪热不杀谷，此脾胃虚弱，末传寒中。以六君加炮姜、木香，数剂胃气渐复，饮食渐进。又以补中益气加炮姜、木香、茯苓，数剂全愈。后怒，饮食顿少，元气顿怯，更加发热，脉洪大而虚，两尺如无。用益气汤、八味丸，诸症悉退而愈。

古有一人患恶心，凡恶心则吐虫数条，后乃频作，累治不效。每用杀虫药，则吐虫愈多。招孙尚先生诊之，曰：六脉皆细，非虫也。今虽吐虫，乃脏寒虫不能安，失居膈上，因而吐出。复用杀虫药，虫为药所苦，不能自安，所以虫吐愈多也。硫黄、附子一两为末，粳米糊丸，每服三十丸，下之。五服后再不吐虫，而恶心痛止。

嘈杂

嘈杂一症，或作或止，腹中空空若无一物，似饥非饥，似辣非辣，似痛非痛，而胸膈懊憹，莫可名状。

脾胃亏损，血少中虚，则烦杂不饥，脾弱则食不运化。

澄按：嘈杂之症，多属痰火。而虚损嘈杂多由中虚脾气不和，或服克伐太过，伤损脾元，致有此症。宜专养脾胃为主，或理脾阴正方、培土养阴汤，俱可选用之。

五更嘈杂

思虑伤血，血分受伤，宜补接真阴，不可纯用辛香燥烈之剂。

病后嘈杂

大病后，每于夜分心嘈如饥，殊难容忍。此阴虚血少，或阳气下陷，阴火沸腾，乃气血虚而兼有火之症。

治案

李士材治苏松道尊程九屏，嘈杂不宁者，五越月矣。曾进痰剂、凉剂，卒①无裨也。余往诊之，阳强而阴弱，病得之酒。且内以连理汤与加减八味丸并投，三月而胸中之楚尽释。

呕恶吞酸等症

吴澄曰：呕恶吞酸，皆由肝木乘脾土，气不舒，肝火日盛，痰与气逆而为患也。经曰：少阴所至为呕，盖无阴则呕。诸阳气浮，无所依归则呕恶，不独胃气为病，而亦由于肾虚也。吞酸非独金不平木，而亦出于水不养木也。嘈杂不独痰火，而亦由于真阴不接也。虚劳有此，无不关于肾，而不可专责之脾与肺也。

呕吐例方

益黄散　治脾土虚寒，寒水侮土，而呕吐不食，或肚腹作痛，或大便不实，手足逆冷等症。

陈皮　青皮　诃子肉炮，去皮　炙甘草　丁香

槟半丸　治兀兀欲吐，恶心欲倒。

半夏一两　槟榔　雄黄各三钱

姜汁丸。

二陈汤见痰　六味地黄汤见血　六君子汤见秦越人治法　逍遥散见郁　畅郁汤见师朗治法

不居上集卷之二十六终

---

① 卒：原脱，据民国铅印本补。

不居上集卷之二十七目录

虚损禁忌

虚损戒忌

戒房室

戒利欲

戒恼怒

戒多言

戒肥浓

戒风寒

虚损调摄

却妄

远色

贵达

调息

除烦

节食

酌饮

慎劳

惩忿

守口

防感

去疑

破拘

寡交

自贵

能断

不居上集卷之二十七

歙岭南吴澄师朗著辑　休阳程芝云　芝华同校刊

饮食不甘

经旨

《灵兰秘典》曰：脾胃者，仓廪之官，五味出焉。

《刺志论》曰：谷盛气盛，谷虚气虚，此其常也，反此者病。谷人多而气少，此谓反也。谷不入而气多，此谓反也。谷人多而气少者，得之有所脱血，湿居下也。谷人少而气多者，邪在胃及与肺也。

《本病论》曰：饮食劳倦则伤脾。

《玉版篇》曰：人之所受气者，谷也。谷之所注者，胃也。胃者，水谷气血之海也。海之所行云气者，天下也。胃之所出气血者，经隧也。经隧者，五脏六腑之大络也。

脉法

脾气受伤，脉浮大而无力。胃气受伤，脉沉弱而难寻。此皆不足之脉，易于寻按者也。更有脉大饱闷，有似食滞，误用克伐疏利，而郁闷转甚者。此乃脾虚而现假象，即洪大之脉阴必伤，坚强之脉胃必损也。

脉弱以滑，是有胃气。脉实以坚，谓之益甚。脉逆四时，为不可治。故无论浮、沉、迟、数，皆宜兼见缓滑，方是脉中之胃气。若见但弦、但钩、但毛、但石、但代，或强搏之极而全无和气，或微渺之极而全无神气，总云真脏脉见，无胃气也。

脾胃虚实论

徐东皋曰：百凡治病，胃气实者，攻之则疾去，而恒易愈。胃气虚者，攻之不去。盖以本虚，攻之则胃气益弱，反不能行其药力故也。若峻攻之，则元气伤而病益甚。若不见机，攻尽元气则死矣。如虚热者，服寒凉之药而热反甚，何也？经曰：服寒而反热者，奈何？岐伯曰：治其王气，是以反也。若胃气不虚，虽有病者，不攻自愈。故中医用药，亦常效焉。观夫藜藿野人之病，尝不药自愈可知矣。故曰：治病不察脾胃之虚实，不足以为大医。

虚损以调理脾胃为主

人之一身，脾胃为主。胃阳主气，脾阴主血。胃司受纳，脾司运化。一纳一运，化生精气，津液上升，糟粕下降，斯无病也。人惟饮食不节，起居不时，损伤脾胃。胃损则不能纳，脾损则不能化，脾胃俱损，纳化皆难。元气斯弱，百邪易侵，而饱闷痞积、关格吐逆、腹痛泻利等症作矣。故洁古制枳术丸，东垣发脾胃论，使人知以调理脾胃为主。后人称为医中王道，厥有旨哉。

脾胃补泻

脾附于胃之外，形如马刀，闻声则动，动则磨食，以健运为体。喜燥而恶湿，其味甘，其臭香，其色黄，其声歌，其液涎，脾之合肉也。损于脾则肌肉消瘦，饮食不甘，不能为肌肤。故宜调其饮食，适其寒温。脾欲缓，急食甘以缓之，以甘补之，以苦泻之。

脾虚升阳

阴精所奉其人寿，阳精所降其人夭。奉者脾胃和，谷气升，行春夏之令，故人寿；降者脾胃不和，谷气下流，行秋冬之令，故人夭。升降之理，所关甚钜。所以脾虚久病宜升阳，扶胃药中每寓生发之品。

脾虚补肾

脾肾交通，则水谷自化。若房劳过度，下焦阳虚，不能上蒸脾土，熟腐水谷，故饮食少进，胸膈痞塞，或不食而胀，或食而呕吐，或食而不化，大便溏泄。用补脾不效者，当责之少火不足，以火能生土也。其症必兼肾泄、遗精，宜八味丸、四神丸治之。

胃虚补心

有前富后贫，身心悲哭，或锐志功名，或劳神会计，气散血耗，皆令心主不足，无以生长胃气。由是饮食减少，肌肉瘦削，宜补养心脏。改脾为己土，以坎中之水为母；胃为戊土，以离宫之火为母，所以补胃必先补心。甚则每多惊悸怔忡，健忘不寐，宜归脾汤加益智仁。

胃气为本

经曰：人以胃气为本，故人绝水谷则死，脉无胃气亦死。所谓无胃气者，但得真脏脉，不得胃气也。

真阳不足

房劳过度，真阳衰弱，不能上蒸脾土，中州不运，以致饮食不甘，或胀闷痞塞，或痛滞不消，须知补肾。肾气若壮，丹田火盛，上蒸脾土，土气温和，中焦自治，膈能食矣。

胃气为行药之主

凡治病，必先藉胃气为行药之主。若胃气实者，攻之则去而疾常易愈，此以胃气强而药力易行也。胃气虚者，攻亦不去，此非药不去病也。以胃虚本弱，攻之则益弱，而药力愈不能行也。若久攻之，非药力不能行，必致元气败亡而已。

脾胃强弱

东垣云：脾胃之气，壮则多食而不伤，过时而不饥。若脾气虚弱，不能腐化者，宜培补之。若脾胃虚寒者，宜温养之。若命门火衰者，宜温补之。大凡食积痞块，证为有形。所谓邪气盛则实，真气夺则虚，惟当养正则积自除矣。虽云坚者削之，客者除之，若胃气未虚，元气尚实，乃可用也。或病久虚羸，或元气素弱者，亦当固本为主，而佐以消导。不然反致痞满不食，而益其病矣。

食后反饱

人有能食难化，而食后反饱者，乃脾气虚弱，不能腐化水谷也。若服清胃、平胃等剂，或加热渴呕吐，或腹胀泄泻等症者，乃是脾胃复伤。急用六君加白芍、木香、炮姜补之。亦有脾气郁结者，当解郁健脾。若用清凉降火，以致中气虚痞而不食，或食入而反出，又以为膈噎，用行气化痰者，必不救也。

饮食不甘论

吴澄曰：脾胃为后天之根本，饮食为万化之源头，盖人之所赖以生者，脾胃也。虚损之赖以可治者，亦脾胃也。脾胃旺则饮食自甘，脾胃亏则饮食无味。故凡察病者，必先察脾胃强弱；治病者，必先顾脾胃勇怯。脾胃无损，诸可无虑。若见饮食不甘，此必脾胃渐败，此将不食之机，岂但不甘而已哉。

吴又曰：饮食不甘，多因脾胃有亏。有药误伤，有生冷伤，有停滞伤，有恼怒伤，有火内格，有津液不足。药误伤者，脾胃喜温而恶凉，喜燥而恶湿。虚损之人阴虚多热，喜服滋阴降火之剂，病未降而脾胃先受其伤也。生冷伤者，素禀阴亏，内多虚热，喜食生冷瓜果，致伤胃气。此虚损之通弊，人多不察也。有停滞伤着，虚损之人脾阴不足，胃阳又亏，多食肥浓凝滞之物，以为补益，孰知停注难消，饮食渐减而伤食恶食也。有怒气伤肝，木旺乘土，脾胃受伤，致饮食不甘，此因善怒所致。一中气薄弱，肾水不足，虚火上泛，内格呕逆，食不得入，是为虚火。若呕而吐，食入反出，是为无火也。一胃中元气盛，津液足，则能食不伤，过时而不饥，无别故而饮食不甘者，乃胃弱津液少也。况今时之人，所愿不遂，禀气益薄，先天不足，日从事于劳役名利之场，甚至蹈水赴火，而不自知；躭于烟酒色欲之乐，甚至离魂丧魄而不自惜，废寝忘飧，靡有虚日。遂致脾气日伤，元气日削，绝谷而毙，终莫之救，悲哉！

治案

薛立斋治一妇人，年逾二十，不进饮食者二年矣。日饮清茶果品之类，面部微黄浮肿，形体如常，仍能履步，但体倦怠。肝脾之脉弦浮，按之微而结滞。薛用六君子加木香、吴萸，下痰积甚多，饮食顿进，形体始瘦，卧床月余，仍服六君之剂而安。

李士材治张七泽夫人，谷食不安，小便不禁。李曰：六脉沉迟，两尺益甚，水泉不藏，转输违度，是衰火不盛弱土也。投以理中汤与八味丸互进，再剂而验，十剂而瘳。

又治宋敬夫令爱，中气素虚，食少神倦，忽然喘急厥逆，不知人事，咸为立毙矣。李曰：气虚之极，土府违转输之职，金空失治节之权，非大温大补，奚以拯其积虚？人参一两，熟附子三钱，煎成，加醇酒进之，一剂即苏，十剂愈。

饮食不甘例方

资生丸　治妇人男子，调中养胃，饥能使饱，饱能使饥。

人参　白术各三两　茯苓　山药　陈皮　麦芽　神曲　莲肉

各二两　苡仁　茨实　扁豆　山楂各一两五钱　甘草　桔梗　藿香各一两　白豆蔻八钱　川连四钱

上十七味为细末，炼蜜丸弹子大。每服二丸，米汤下。

罗东逸曰：是方以参、术、苓、草、莲、茨、山药、扁豆、苡仁之甘平，以补脾元；陈皮、曲、麦、豆蔻、藿、桔之辛香，以调胃气；其有湿热，以黄连清之燥之。既无参苓白术散之滞，又无香砂六君之燥，能补能运，臻于至和，名之资生，信不诬矣。

养胃进食丸　治脾胃虚弱，心腹胀满，面色痿黄，肌肉消瘦，怠惰嗜卧，或不思食。常服滋养脾胃，进饮食，消痰涎，辟风寒湿冷邪气。

人参　茯苓　白术　厚朴姜炒，各二两　神曲二两五钱　麦芽橘红各五钱　甘草一两，炒　苍术米泔水浸，去皮，五两，炒

上为末，面糊丸桐子大。每服三十丸，食前米饮下。

大健脾丸　一名百谷丸。

人参　茯苓　陈皮各二两　枳实　青皮　半夏曲　山楂　白术各三两　谷芽　白豆蔻各五钱　川黄连一两六钱，同吴萸五钱浸，炒　木香五钱

上为末，用长流水煮，荷叶、老米粥捣丸绿豆大，每服百丸。

徐东皋曰：此方健脾养胃，滋谷气，除湿热，宽胸膈，去痞满，强中益气，百病不生。

张景岳曰：此方虽佳，但脾多畏寒，若非有火，当去黄连，加炮姜一二两，为妙。

和中丸　治久病厌厌不能食，而大便或闭或溏，此皆胃虚所致。常服之和中理气，消痰积，去积滞，厚肠胃，进饮食。

白术二两五钱　厚朴二两　陈皮一两六钱　半夏一两　槟榔枳实各五钱　甘草四钱　木香二钱

用生姜自然汁为丸，每服三十丸。

东垣和中丸用四君，干姜、木瓜、陈皮。

参苓白术散 治脾胃虚弱，饮食不进，呕吐泄泻，或久泻，或大病后调助脾胃。

人参　山药　扁豆去皮，姜汁炒　莲肉去心，各一斤半　白术二斤，米泔浸，炒　桔梗　砂仁　苡仁炒　茯苓去皮　甘草各一斤

上为细末，每服二钱，米汤调下，或加姜、枣水煎服。

吴鹤皋曰：土为万物之母，诸脏腑百骸受气于脾胃而后强。若脾胃一亏，则众体皆无以受气，故见羸弱矣。宜以脾胃为主，然脾胃喜甘而恶苦，喜香而恶秽，喜燥而恶湿，喜利而恶滞。是方也，人参、扁豆、甘草味之甘者也；白术、茯苓、山药、莲肉、苡仁，甘而微燥者也；砂仁辛香而燥，可以开胃醒脾；桔梗甘而微苦，甘则性缓，故为诸药之舟楫，苦则喜降，则能通天气于地道也。

八味丸见仲景治法　四神丸见泄泻　归脾汤见血　六君子汤见痰益黄散见呕吐

虚损禁忌

吴澄曰：虚损之人，有治而可愈者，有愈而且老且寿者，有缠绵数纪而终不可疗者，有一病即治竟不愈者，何也？盖人之既虚，如器物之损坏，必珍重爱惜，加意护持，乃能长久而不敝。若不爱惜而颠击之，宁有不坏乎？所以虚损之症，能守戒忌，则功过药之半矣。盖祛邪去病，固藉药饵之能，而变理调元，又非禁忌不可，何也？夫所谓禁忌者，欲患虚损之人，形如朽木，心如死灰。凡酒色财气，饮食起居，多言厚味，实病人生死关头。遵之则不药自愈，违之则终日服药无益也，惟病者自裁耳。

学山曰：饮食有节，脾土不泄。调息寡言，肺金自全。动静

以敬，心火自定。宠辱不惊，肝木以宁。恬然无欲，肾水自足。

又曰：心牵于事，火动于中，有动于心，必摇其精。心调则息自调，心静久则息自定，息机以养心，死心以养气。此调病之无上一乘也。

高子曰：人生孰不欲倚翠偎红，沉酣曲蘖，明眸皓齿，溺快衾裯。何知快乐之悦吾心，而祸害因之接踵矣。故庄生曰：人之大可畏者，衽席之间，不知戒者，过也。故养生之方，先节欲。欲且当节，况欲其欲而不知所以壮吾欲也，宁无损哉？夫肾为命门，为坎水。水热火寒，则灵台之焰，藉此以灭也。使水先枯竭，则木无以生，而肝病矣。木病则火无所制，而心困矣。火焰则土燥，而脾败矣。脾败则肺金无所资，五行受伤而大本已去，欲求长生，其可得乎？嗟夫，元气有限，人欲无穷，欲念一起，炽若炎火！人能于欲念初萌，即便咬钉嚼铁，强制未然。思淫逸之所，虎豹之墟也，幽冥之径也。身投爪牙，而形甘嚅啮，无云智者勿为，虽愚者亦知畏惧。故人于欲起心热之际，当思冰山在前，深渊将溺，即便他思他涉以遏其心，或行走治事以避其险，庶忍能戒心，则欲亦可免，此为达者言也。平居当熟究养生之理，守静之方，秉慧剑截断尘缘，举法眼看破幻影，无为死可以夺吾生。清静恬淡，悉屏俗好，无令生反速就其死，定性存诚，务归正道。俾仙不误我，而我不误身，久住长年，不为妄诞。然余之论人，孰不曰嚼过饭也。余亦知为熟谈，但人知为嚼过饭，而不知饭所当食。知此谈为熟奈何？熟此谈而不行，所以白日沉疴，经年枕席，芳华凋谢，早岁泉扃，皆由厌常谈而希平地可仙，薄浅近而务谈高远，于尔身心果何益哉？采录法言：觉彼色欲，死生关头，惟人自受。病知警戒，反得延寿。

《仙经》曰：无摇尔神，无劳尔精，毋使尔思虑营营。寡思虑以养神，寡嗜欲以养精，寡言语以养气。

人身元神，出入目中，五脏精华，上注于目，故机在目。经曰：不见可欲，而心不乱。是以内养之法，常要两目垂帘，返观内照，降心火于丹田，使神气相抱。故太玄养一曰：藏心于渊，美厥灵根。测曰：藏心于渊，神不外也。上士异床，中士异被，服药千朝，不如独宿。

凡人欲念一起，炽若火炎，水火相克，而水热火寒，则灵台之焰，藉此以灭矣。使水先枯竭，木则无养而肝病；火炎则土燥而脾败，脾败则肺金无资，而五行受伤，大本已去，欲求其生，岂可得乎？养生之家，首先节欲。嗟乎！元气有限，情欲无穷。《内经》曰：以酒为浆，以妄为常，醉以入房，以竭其精，此当戒也。然人之有欲，如树之有蠹，蠹甚则木折，欲炽则身亡。《仙经》曰：无劳尔形，无摇尔神，归心寂静，可以长生。识者鉴诸。

远行疲乏之人，入房为五劳虚损。

忿怒中尽力房事，精虚气怯，发为痈疽。

饱食过度，房事劳损。

恐惧中入房，阴阳偏虚发厥，自汗盗汗，积而成劳。

虚损戒忌

吴澄曰：近日虚损之症，百无一活。其故何也？盖由色欲劳倦之伤，七情五味之过，遂致肾元失守，精血日亏，虚阳上泛。初起之时，饮食如常，肌肉未槁，无难调治，而病者每多讳疾忌医，自谓无恙。及蔓延日久，真元耗散，气血败坏，呼天求救，不亦晚乎？此时必先救本培元，健脾养胃，缓缓投剂，或可少济，而无如病者求治太急，取效太速，朝暮更医，或遇庸贱之流，不顾人命，动用清火滋补之剂，暂舒目前之危，而罔识食少泄泻之弊。细思此等症候，惟病人坚心惜命，肯遵禁戒，或可挽回。漫述六条，因历治诸人，有遵禁忌而愈者，有不遵而致败者，可为明鉴。

戒房室

房室之戒多矣，而惟虚损为尤甚。盖肾水不足之人，相火易动，易犯房室，不必交接。或思想太过，或眼去眉来，亦能损人。纵朝夕服药，百般调理，何益于事。凡无病之人，贪欲无厌，尚且精竭髓枯，气匮力乏，而况于虚损之人乎？当此之时，宜保精以制火，益水以胜火，则服药有益，而病亦易愈。若心神浮越，虚阳妄动，自不能控制，复泄其精，只图一时之快意，惟有待死而已，复何药乎？曾见有失血者，自外路抬归，病非不治，而调补无功。察其形情，知犯房事之戒，劝之谆谆，彼云知命。及其既败，讵知抵家半月房事十有八次，临死遗腹生一女。如此等人，想亦不少。此欺人乎，自欺乎？可为虚损者戒之！

戒利欲

虚损之中，因财利损人者居多。盖人非财则无以治其生，而际遇之苦，钱财之艰，岂能皆如所愿也。谚云：财与命相连。即无病者，终日图谋不休，亦能致病，而况有病乎？但以轻重较之，则财又轻于命也。何则人病既久，势如累卵，善调则生，失调则死。必须清心寡欲，凝神定息，万累尽蠲。况钱财自有分定，难以强求，岂可因病身闲，千思百想，计日食之艰，又添药饵之费，辗转于怀，孜孜汲汲，犹独恐不及，而能当此病乎？此皆不知命者也。

戒恼怒

凡气之中惟怒为最，虚损之症最易生嗔。况肾水一亏，肝火易炽，怫然见于其面，有不知其然而然者矣。盖劳伤神志，心血亏乏，肾水枯竭，君火失令，相火司权，熏烁肺金，痰嗽失血，日甚一日，噫！一星之火而能致燎原之祸！知命者宁不自省乎？诸论详郁症中。

戒多言

气鼓喉而为声，情发心而为言。声者肺之韵，言者心之声。虚损之人，水亏火炽，肺易受伤，急宜省言语，寡思虑，戒应酬，凝神静坐，养气调息，则金旺水生，气不耗散矣。曾有友人虚怯羸弱不堪，参附服过数十斤，终无益处。后静坐调息不语，如是三年，精神倍加，体气健旺胜前。此寡言语之验也。

戒肥浓

虚损之症，百脉空虚，非肥浓粘腻之物不能填补。所以多方设计，强食肥甘滋润之品，借饮食之味以补其阴。但脾元未损，能胜肥浓者，固自有益。若脾土有亏，一见肥浓，便发畏恶，其敢食之乎？有种将亏未亏之辈，贪其补益，强食肥浓，宁无伤乎？上必吐而下必泻矣。盖土弱金伤，咳嗽多痰，再以粘腻之物滞脾，则痰必增而嗽益甚，食必减而热益加，惟甘淡爽脾之物，不妨脾土者，方合调理之法。曾治一友人虚损，咳嗽痰多，不食肥浓，甘于淡薄，惟淡食白豆腐一年而愈。

戒风寒

肺主皮毛，专司腠理。虚损之人，肺金易伤，治节失权，六淫易袭，轻则入于皮毛，喷嚏涕咳；重则散于经络，传变不测。虚劳之人，何能堪此？特立外损风劳各门，专为此种而设。惟愿病者起居当慎，勿犯风寒，自隳身命也。

以上六条首须痛戒，然犹不能尽其详。复采十六条，言近旨远，有仙人点化之妙。病者当抄一纸，置之座右，心体力行，触目警心，胜于僧道之流，诵经做佛事多多矣。

虚损调摄

吴澄曰：虚损一症，酷厉可畏。溯所自来，多因自致。不惜身命，夺精耗气，不遵禁忌，死期将至。爰采数条，以醒当世。病者能之，不须刀圭，小心翼翼，重可转轻。确守调摄，起死回生，危可立安，寒谷回春。胜于药石，过于金针，劝彼病人，自惜自珍。置之座右，永保遐龄。

却妄

彼妄想者，名为客尘。而我真神，原不妄行。倐忽八极，神飞杳冥，真元几何，堪此淫骋？

远色

脂干灯尽，汲频水竭，物理固然，匪云妄说。皓齿蛾眉，是吾勾牒，伐性斧斤，永宜简节。

贵达

静坐观空，皆为幻景，死生大事，蝶梦泡影。达者视之，千古一瞬，何与天真，日用凛凛？

调息

身中坎离，即在土釜，不拘天边，别寻子午。取彼铅龙，益成汞虎，炼气归神，还吾真府。

除烦

无明为障，莫大烦恼，种种多碍，自性明了。肝木上炎，如焚如燎，刜此沉疴，识之宜早。

节食

五经环列，土位中都，病从口入，昔有良谟。过饱脾怯，食多胃浮，不节则嗟，是则谁辜。

酌饮

曲台糟丘，滥肠狂药，无量不乱，至人斯乐。溺则精挠，酒则神索，知止弗殆，是在自酌。

慎劳

乾静则专，坤静故翕，人身二气，惟休乃逸。如彼劳薪，燃之犹急，筋骨日瘁，安有余息。

惩忿

怒气属肝，过并伤肺，冲冠裂眦，忽发难制。炎炎隆隆，肆口狂吠，克之弗力，胡以息气。

守口

古人有训，守口如瓶，匪第蓄德，亦以尊生。多言耗气，漫语摇心，渊然静默，抱寂凝真。

防感

邪气乘虚，风寒袭逆，荣卫稍疏，感辄易入。譬犹劲敌，有间则变，慎之慎之，宜固吾镝。

去疑

弓影非蛇，蕉梦岂鹿，境因疑生，致此成郁。忽二忽三，茫无定局，涣然冰消，乃慊幽独。

破拘

神圆则融，脉胶则括，抱此沉忧，天机宜活。潇然散步，洒然独乐，解挛释拘，生意灼灼。

寡交

伐木丁丁，友生是求，值此烦疴，艰厥应酬。静处一室，可以优游，何用往还，频如马牛。

自贵

吾性吾命，吾爱吾真，彼苍畀我，肩荷匪轻。百尔调摄，卫生有经，藐然桎梏，胡不自尊？

能断

我有慧剑，倚天耀雪，水可断蛟，陆可剚革。况此情缘，何难斩绝，一挥立碎，乃为俊杰。

不居上集卷之二十七终

不
居
集

不居上集卷之二十八目录

黄芪煮散

产宝方

又方

白茯苓散

黄雌鸡汤

母鸡汤

当归生姜羊肉汤

人参荆芥散

地黄煎

鹿肉汤

麋骨汤

血风劳方

琥珀散

牡丹丸

人参汤

方见各门　十全大补汤　八珍汤　四物汤　六味地黄汤　八味地黄汤　归脾汤　六君子汤　补中益气汤　黄芪建中汤　加味逍遥散　五福饮　补阴益气汤　理阴煎　五君子煎　大营煎　小营煎　三阴煎　五阴煎　理脾益营汤　升补中和汤　味补饮　培土养阴汤

不居上集卷之二十八

歙岭南吴澄师朗著辑　休阳程芝云 芝华同校刊

蓐劳

妇人产后虚损

吴澄曰：妇人之虚损多矣，而惟产后为犹甚。盖产后气血亏虚，无论分娩难易，总皆不足。若不慎起居，谨房室，节饮食，戒恼怒，调养得宜，气血平复，方保无虞。不然则伤后加伤，虚赢蓐劳之症作矣。古人以妇人病比男子十倍难治，不亦言之深乎。但各症虚损多与丈夫相同，惟产后蓐劳，男子无之，依源治疗可得而知已。

蓐劳

夫产后蓐劳者，此由生产日浅，血气虚弱，饮食未平复，不满日月，血气虚赢，将养失所，而风冷客之。风冷搏于气血，则不能温于肌肤，使人虚乏劳倦，乍卧乍起，颜容憔悴，饮食不消。风冷邪气而感于肺，肺受微寒故咳嗽口干，遂觉头昏，百节疼痛。荣卫受于风邪，流注脏腑，须臾频发，时有盗汗，寒热如疟，背膊烦闷，四肢不举，沉重著床，此则蓐劳之候也。

妇人因产，将理不顺，疲极筋力，忧劳心虑，致令虚赢喘乏，寒热如疟，头痛自汗，肢体倦怠，咳嗽痰逆，腹中绞刺。

薛立斋曰：前症当扶养正气为主，用六君子汤加当归。若脾肺气虚，而咳嗽口干，用补中益气加麦冬、五味。若因中气虚，而口干头晕，用补中益气加蔓荆子。若肝经血虚，而肢体作痛，用四物，参、术。若因肝肾虚弱，而自汗盗汗，寒热往来者，用六味丸加五味子。若因脾虚血弱，肚腹作痛，月经不调，用八珍汤倍加白术。若因脾虚血燥，皮肤瘙痒，用加味逍遥散。大抵此症多因脾胃虚弱，饮食减少，以致诸经疲惫而作，当补脾胃。饮食一进，精气生化，诸脏有所倚赖，其病自愈矣。

产后蓐劳

产后将理失宜，或七情四气所侵，或日内房室所致，令人寒热头眩身痛，痰嗽潮热，乍卧乍起，饮食少进，渐致虚羸，名曰蓐劳。人参鳖甲散主之。

产后虚损

产后未满百日，体中虚损，血气尚弱，失于将理，或劳动损伤，致成蓐劳。其状虚羸，乍起乍卧，饮食不消，时有咳嗽，头目昏痛，发热无常，夜有盗汗，寒热如疟，背膊拘急，沉困在床。人参鳖甲散主之。

蓐劳寒热

产后蓐劳，缘生产日浅，久坐多语，运动用力，头目四肢疼痛，寒热如疟。白茯苓散主之。

蓐劳羸瘦

产后虚羸，发热自汗，欲变蓐劳，或血气所搏，经候不调，或寒热羸瘦。胡氏牡丹皮散主之。

蓐劳憎寒壮热

产后蓐劳，肌肤黄瘦，面无颜色，或憎寒壮热，四肢酸疼，心烦头痛。宜黄芪煮散。

蓐劳饮食不下

云岐治产后虚损，饮食不下，用四物汤加人参、白术、茯苓主之。

产后劳倦

蓐草，荐也。产后坐草艰难，以致过劳心力，故曰蓐劳。此即产后劳倦也。其症或为寒热如疟，或头疼自汗，或眩晕昏沉，或百节疼痛，或倦怠喘促，或饮食不甘，形体虚羸，皆其症也。悉当培补元气为主。

气血空虚

产后气血空虚，真元未复，有所作劳，则寒热食少，头目四肢胀痛，名曰蓐劳，最为难治。大法阳虚则恶寒，阴虚则发热，清气不升则头痛，血气不充则四肢痛。宜用大剂八珍以补之。若脾虚食少，即用六君子加炮姜温补之，诸症自退。凡产后调治之法，或补养气血，或温补脾土，虽有他症，以末治之，此一定之法也。

产后虚羸

产后虚羸者，由产后亏损气血所致。须当慎起居，节饮食、六淫、七情，调养百日，庶可无病。若中年及难产者，毋论日期，必须调养平复，方可视事。否则气血复伤，虚羸之症作矣。

治法

若初产蓐劳困倦者，猪腰汤、黄雌鸡汤、白茯苓散。若虚汗不止者，母鸡汤。若兼脏寒者，羊肉汤。若气血俱虚者，十全大补汤、五福饮。若挟外邪者，升补中和汤、补中益气汤、补阴益气汤。兼恶寒者，理阴煎。若兼阳虚者，五君子煎。若阳盛阴虚兼内热者，五福饮、增损柴胡汤、味补饮、猪腰粥、黄芪建中汤、六君子汤、四物汤、补中益气汤、六味丸、八珍汤、加味逍遥散、理脾益荣汤。

虚冷劳

产后血气劳伤，脏腑虚弱，而风冷客之。冷搏于气血，气血不能温于皮肤，使人虚乏疲顿，致成羸损不能平复。若久不平复，风冷入于自脏，则胞脏冷，使人无子。

薛立斋曰：血气虚弱，用八珍汤。血气虚寒，用十全大补汤。胃气虚弱，用补中益气汤。脾气虚弱，用六君子汤。命门火衰，用八味。肝脾血虚，用加味逍遥散。肝脾郁怒，用加味归脾汤。

血风劳

妇人血风劳症，因气血素虚，经候不调，或外伤风邪，内挟宿冷，致使阴阳不和，经络痞涩，腹中坚痛，四肢酸疼，月水或断或来，面色痿黄羸瘦。又有因产未满百日，不谨将护，脏腑虚损，百脉枯竭，遂致劳损。久不瘥则变寒热，休作有时，饮食减少，肌肤瘦瘁，遇经水当至，即头目昏眩，胸背拘急，四肢疼痛，身体烦热，足重面浮，或经水不通，故谓之血风劳气也。

血风劳者，血脉空虚，感受风邪，寒热盗汗，展转不已，乃成劳也。宜人参荆芥散。

蓐风

《千金》论曰：凡妇人非止临产须忧，至于产后大须将慎，危笃之至，其在于斯。勿以产时无他，乃纵心恣意，无所不犯。犯时微若秋毫，感病广于嵩岱。何则产后之病，难治于余病也？妇人产讫，五脏虚羸，惟得将补，不可转泻。若其有病，不须驶药。若行驶药，转更增虚。就中更虚，向生路远。所以产后百日以来，极须殷勤忧畏，勿纵心犯触，及即便行房。若有所犯，必身反强直，犹角弓反张，名曰蓐风，则是其犯候也。

附：产后发热

产后有阴虚发热者，必素禀脾肾不足，及产后气血俱虚，故多有之。其症则攸忽往来，时作时止，或昼或夜，进退不常，或精神困倦，怔忡恍惚。但察其外无表症，而脉见弦数，或浮弦豁大，或细微无力，其来也渐。非若他症之暴至者，即是阴虚之候。治当专补真阴，大、小营煎，三阴煎、五阴煎、理阴煎、理脾益荣汤、培土养阴汤。

大凡产后发热，皆因元气虚弱，内真寒而外假热也。但用六君子、补中益气，加炮姜，温补肝气，诸症自退。若四肢厥冷加附子。

治案

汪石山治一妇人，产后未满月，因怒气，血流如水，三日方止。随又劳苦，四肢无力，睡而汗出，日晡潮热，口干，五心如炙。诸医皆用柴、芩、薄荷之类，其热愈炽。诊其脉弦大无力，此蓐劳也。以四物一两，入胡连、秦艽、青蒿各五分，数服热退身凉。后以黄连八珍丸，一料而安。

又治王金宪宜人，产后因沐浴，发热呕恶，渴欲饮冷水瓜果，谵语若狂，饮食不进，体素丰厚不受补。医用清凉，热增剧，诊得六脉浮大洪数。汪曰：产后暴损气血，孤阳外浮，内真寒而外假热，宜大补气血。与八珍汤加炮姜八分，热减大半。病人以素不宜于参芪，不肯再服。一日复大热如火，复与前剂，潜加参、芪、炮姜，连进二三服，热退身凉而愈。

薛立斋治妇女痨瘵，十中二三。冲为血海，瘀积不行，及至血干经断，骨蒸潮热，夜梦鬼交，宜急导其血，加人参以行之，收功旦夕可也。若以丸药缓治，王道缓图，坐以待毙。

又治一产妇，朝吐痰，暮发热无寐，宜用清痰降火之药。机体日瘦，饮食日少。诊曰：早间吐痰，脾气虚也；夜间发热，肝血虚也；昼夜不寐，脾血耗也。通用六君加逍遥、归脾，以次调理而全愈。

李士材治一产妇，略闻声响，其汗如水而昏愦，诸药到口即呕。李以为脾气虚败。用参、附为细丸，时含三五粒，随液咽下，乃渐加至钱许，却服参汤而痊。

又治一产妇，盗汗不止，遂致废寐，神思疲甚，口干引饮。李谓：血虚有热，当用当归补血汤以代茶，又以当归六黄汤内黄芩、连、柏炒黑，倍加人参，二剂而愈。

又治一产妇，朝寒暮热，或不时寒热，久不愈。用六君、补中益气，百余剂而愈。

产后例方

人参荆芥散　治产后蓐劳，虚羸咳嗽，头目昏痛，发渴盗汗，寒热如疟，臂膊拘急。

人参　肉桂　桑寄生　当归　茯苓　白芍　桃仁　熟地　麦冬　甘草各五钱　续断二钱五分　牛膝七钱五分　鳖甲　黄芪各一两

上为细末，猪肾一对去膜脂，用水二盏，姜三片，枣三枚，煎一盏，入末药二钱，葱三寸，乌梅半个，荆芥五穗，水煎，空心服。

增损柴胡汤

柴胡　陈皮　人参　当归　白芍各一钱　山楂二钱　甘草四分　生姜三片　大枣一枚

猪腰汤　治产后蓐劳，寒热如疟，自汗无力，咳嗽头痛，腹痛，俱效。

猪腰一对　当归　白芍酒炒，各一两

用水三碗，煎至二碗，去滓。将腰切如骰子块，同晚米一合，香豉一钱，加葱、椒、盐煮粥。空心日服一次，神效。一方加人参更妙。

胡氏丹皮散　治产后蓐劳羸瘦。

白芍　当归　五加皮　地骨皮　人参各五钱　没药　桂心各二钱　牡丹皮三钱

上为细末，每服二钱，水酒各半煎。如不饮酒，只用水一盏，开元钱一枚，麻油蘸之，同煎七分，去渣。通口服。煎不得搅，吃不得吹。

黄芪煮散　蓐劳憎寒壮热。

鳖甲　黄芪　桂心　当归　桑寄生　茯苓　白芍　人参　熟地　麦冬　甘草各五钱　牛膝七钱五分

上为末，每服用猪肾子一对，去脂膜切破。先以水一盏，入姜半分，枣三枚，煎至七分，去肾子、姜、枣，却下药五钱，更煎四分服。

产宝方　治产后风，虚羸瘦弱，不生肌肉。

黄芪　当归　白芍　人参各三分　桂心　甘草　川芎　生姜各四分　大枣十二个

又方　治产后虚劳，骨节疼痛，头痛，汗出不止。

当归　人参　生姜各二两　黄芪三两　淡豆豉三合　猪腰一对　粳米三合　薤白三合

煎服如前法。

白茯苓散　治产后蓐劳，头目肢体疼痛，寒热如疟。

茯苓一两　人参　当归　黄芪　川芎　白芍　熟地　桂心各五钱　猪腰一对

上以水三盏，入猪腰并姜、枣各三事，煎二盏，去渣，入前药五钱，煎一盏服。

黄雌鸡汤　治产后虚羸腹痛。

当归　白术　熟地　黄芪　桂心　小黄雌鸡一只，去头、足、肠、翅，细切

用水七碗，先煎鸡至二、三碗。每用汁一碗，入药末四钱，煎服。

母鸡汤　治产后蓐劳，虚汗不止。

人参　黄芪　白术　茯苓　麻黄根　牡蛎各三钱

上用母鸡一只，去毛杂，净水六七碗，同药煮至三碗，任意服之。

当归生姜羊肉汤　治产后腹中疞痛寒痛，气血不足，虚弱甚者，及寒月生产，寒气入于子门，手不可犯，脐下切痛，此产后之寒症也。并治寒疝腹中痛，及胁痛里急。

精羖羊肉一斤　当归三两　生姜五两

上用水八升，煮取三升，加葱、椒、盐汤，温服七合。若痛而呕者，加橘皮、白术各一两。一方加川芎。

人参荆芥散　治妇人血虚，风劳发热，身体疼痛，头昏目涩，心忪烦倦，寒热盗汗，颊赤口干，痰嗽胸满，精神不爽；或月水不调，脐腹瘀痛，疙癖块痛；或时呕逆，饮食不进；或因产时将理失节，淹延瘦瘁，乍起乍卧，甚即著床。

人参　荆芥穗　生地　柴胡　鳖甲　枣仁　枳壳　羚羊角　白术各七钱五分　桂心　甘草　防风　川芎　当归

上为粗末，每服五钱，水一盏半，姜三片。

地黄煎　治妇人血风劳，心忪发热不退。

生地黄　熟地黄

上等分为末，用生姜自然汁和水打糊为丸，如桐子大，每服三十丸。

大概阴虚发热，地黄大能补阴。若服之脏腑觉虚冷，早间先服八味丸一服，不可谓地黄性冷，沮泃坏脾也。

鹿肉汤　治产后虚羸劳损补乏方。

鹿肉四斤　地黄　甘草　川芎　黄芪　白芍　麦冬　茯苓各二两　人参　当归　生姜各一两　半夏一升　大枣二十枚

以水二斗五升，煮肉取一斗三斤，去肉内药，煎取五升去滓。分四服，日三夜一。

鏖骨汤　治产后虚乏，五劳七伤，虚损不足，脏腑冷热不调。

鏖骨一具　远志　黄芪　白芍　干姜　防风　茯苓　厚朴各三两　橘皮　当归　甘草　独活　川芎各二两　桂心　生姜各四两

上十五味㕮咀，以水三斗，煮鏖骨取二斗，去骨内药，煎取五升，去滓，分五服。

血风劳方

丹皮　地骨皮　防风　甘草　黑豆　白芷　白芍各一两　荆芥穗二两　川芎二钱五分　生姜三片　葱白一寸　大枣一枚

琥珀散　治妇人血风劳气，脐腹疼痛，经脉不调，渐加羸瘦。

琥珀细研　白术　当归　桃仁去皮尖　赤芍各七钱　柴胡　鳖甲　元胡索　红花子　丹皮　桂心

上为散，姜一片，每服四钱，水煎服。

牡丹丸　治妇人血风劳气，气块攻心，日渐黄瘦，经脉不行。

丹皮　郁李仁各二两　白芍　当归　川芎　桂心　苦参　大黄醋炒，各一两　贝母五钱

上为末，炼蜜丸，如梧桐子大。每服三十丸，温酒下。

人参汤　治产后诸虚不足，发热盗汗，内热晡热等症。

人参　当归等分

上为末，先将猪腰子一枚切片，糯米半合，葱白二根，入水二钟，煎汁八分，再入药三钱煎服。

十全大补汤　八珍汤　四物汤见秦越人治法　六味地黄汤

八味地黄汤　归脾汤以上见血　六君子汤见痰　补中益气汤见东垣
治法　黄芪建中汤见仲景治法　加味逍遥散见郁　五福饮　补阴
益气汤　理阴煎　五君子煎　大营煎　小营煎　三阴煎　五阴煎
以上见景岳治法　理脾益营汤　升补中和汤　味补饮　培土养阴汤
以上见师朗治法

不居上集卷之二十八终

不居上集卷之二十九目录

加减大建中汤

人参鳖甲丸

人参丸

如圣散

筒骨煎

猪肚丸

河车丸

麦煎散

方见各门　归脾汤　逍遥散　补中益气汤　四物汤　十全大补汤　资成汤
理脾阴正方　理脾益营汤　畅郁汤　培土养阴汤　中和理阴汤　益荣内托散　助
卫内托散　宁志内托散　理劳神功散

不
居
集

不居上集卷之二十九

歙岭南吴澄师朗著辑　休阳程芝云 芝华同校刊

室女经闭成虚损

经旨

岐伯曰：女子七岁，肾气盛，齿更发长。二七而天癸至，任脉通，大冲脉盛，月事以时下。

脉法

尺脉常盛，右手脉大，皆其常也。若肾脉微涩与浮，或肝脉沉急，或尺脉滑而断绝不匀，皆经闭不调之候。

室女之脉，六部和平。独左关细数，尺脉虚沉细而结，则经闭。两尺滑大而浮洪，则为居经。六脉细数涩结，则为经闭。

室女经闭成虚损论

吴澄曰：女子月事，始于太冲，起于胞中，出于气街，前行于胸，伏行于背，上出颃颡，渗灌诸阳，下入于足。注诸路为十二经之海，其出入皆少阴经以行，故为血海，此经水之源也。若禀受素薄，先天不足，血气未满，即思男合，所愿不遂，或忧思伤脾，郁怒伤肝，则多气血错乱，经脉不行，变为痨瘵。不可不慎也。

月候

妇人以血为本，以气为用，在上为乳浆，在下为月水。养之得道，则荣卫流行而不乖；调之失理，则气血愆期而不应也。

室女经闭成劳

寇宗奭曰：夫人之生以气血为本。人之病未有不先伤其气血者。若室女童男，积想在心，思虑过度，多致劳损。男子则神色消散，女子则月水先闭。盖忧愁思虑则伤心而血逆竭，神色先散，月水先闭。且心病则不能养脾，故不嗜食，脾虚则金亏，故发嗽。肾水绝则木气不荣，而四肢干痿，故多怒，发鬓焦，筋骨痿，若五脏传变则死。自能改易心志，用药扶持，庶可保生。切不可用青蒿、虻虫，凉血行血。宜用柏子仁丸、泽兰汤，益阴血制虚火。

室女月水不通

论曰：夫冲任之脉，起于胞内，为经脉之海。手太阳小肠、手少阴心二经为表里。女子十四而天癸至，肾气全盛，冲任流通。经血既盈，应时而下，否则不通也。

褚氏精血论

男子精未满而御女以通其精，则五脏有不满之处，异日有难状之疾。阴已痿而思色，以降其精，则精不出内败，小便道涩而为淋。精已耗而复竭之，则大小便牵疼，愈疼即愈便，愈便即愈疼。女子天癸既至，逾十年无男子合，则不调。未逾十年思男子合，亦不调。不调则旧血不出，新血不生，或渍而入骨，或变而为肿，或难合而难子。合男子多，则沥枯虚人；产乳众，则血枯杀人。观其精血，思过半矣。

圣济总录

女子二七而天癸至，任脉通，月事以时而下。若禀受不足，或任脉为风寒所搏，致令风气凝结，不能应时而下，经久不治，则致瘵疾。不可行血破血猛性之药，宜通心气，行荣卫，滑经络。

妇人将理失宜

妇人将摄顺理，则气血调和，六淫不能为害。若劳伤血气，则风冷乘之。脾胃一伤，饮食渐少，荣卫日衰，肌肤黄瘦，面无光泽。若入大肠则下利，若入关元则绝嗣。故妇人病有三十六种，皆由冲任劳损而致。盖冲任之脉，为十二经之会海。其病皆见于少阴太阳之经，当于此候之。

经脉不通

经脉不通，日久非细事，实为重病。若是室女，初经因食咸酸之物，遂致血干涸，亦成劳疾。

经闭为死候

危氏曰：女子二七而天癸至，七七而天癸竭。行早性机巧，行迟性鲁钝，通行则阴阳和合，始能有子。若年十四至二十岁不行，命如风烛，朝不保暮，有病发则死；间有不死，百无一二，亦一生多病，或一生不循经度而行者，晚年有癖疾，则难治。

澄按：室女经闭成劳者，多由积想思虑在心。心主血脉，心伤则血逆竭，而月水先闭。心属火，火既受病，不能生脾土，以荣养其子，故不嗜食。脾既虚则土不能生金，而肺气亏，故发热咳嗽。金既亏则不能生水，而水气绝，故四肢干。水气不充，不能养木，故多怒发焦。传变五脏，比至成劳，亦难治矣。或有以为血热，用清凉等药。殊不知血热则行，血冷则凝。凡经水少，渐至不通，手足骨肉烦疼，渐至嬴瘦潮热，脉来细数。此阴虚血热，阳往乘之，水不制火，火灼液干，当养阴血。宜培土养阴汤、资成汤、理脾阴正方，选而用之。保其津液，益其血脉，调其荣卫，气血自通。非攻积、耗散、破坚之药所可治也。

月水不通

月水不通者，所致不一。有食味不化，血微不通；有前期太过，后期不通；有大病后热燥不通；有寒凝结滞不通；有积聚气结不通；有心气抑制不通。凡此所受不同，治之亦异。盖妇人假血为本，以气为用，血气稽留则涩而不行。其为病或寒或热，脐腹坚痛，肌肉消瘦，久则为痨瘵之症。

室女经闭与妇人不同

室女经闭，非本先天元气虚弱，血气未充，即是欲男子而不可得，所愿不遂，思虑伤心，抑郁伤肝，以致月水闭而成病。故凡寡妇、师尼犯经闭者，当同此法。

室女师尼寡妇论

昔宋褚澄疗师尼寡妇各制方，盖有谓也。此种人鳏居独阴，欲心萌而多不遂，是以阴阳交争，乍寒乍热，全类温疟，久则成劳。尝读《史记·仓公传》载，济北王侍人韩女，病腰背痛寒热，众皆以为寒热也。仓公曰：病得之欲男子不可得也。何以知欲男子而不得？诊其脉，肝脉弦出，是以知也。盖男子以精为主，妇人本经，故血结在内不通也。或曾经吐血致血枯，或醉以入房，劳伤肝脏，血竭于内，俱令月水不通。久则胃气虚，不能消化水谷，使津液不生血气，亦令月水不通。其候肠中鸣是也。但溢津液，则经血自下，久不通者，血竭为块。若脾胃虚弱，则变为水肿，土不胜水故也。其月水来而不断者，由劳伤经脉，冲任气虚，不能制经血也。

妇人经闭

妇人经闭，属于心事不足，思虑伤脾。盖心属阳而主血，脾里血以行气。若有月水不通，未必不由心事不足，思虑伤脾。有所劳倦，谷气不输，肺金失养，胃水无滋，经血枯涸，以致三五不调，渐致闭绝，虚损内热，骨蒸痨瘵之作，而率难以治。惟养心则血生，脾健则气布，二者和则气畅血行，而调经之要至矣。

血枯经闭

经云：有病胸胁满，妨于食，病至则先闻腥臊臭，出清液，先吐血，四肢清，目眩，时时前后血，病名曰血枯。此年少时，因大脱血，或醉而入房，亏损肝肾。盖肝藏血，受天一之气，以为滋荣。而胸膈满妨于食，则肝病传脾而闻腥臊臭，出清液。若以肝病而肺乘之，则吐血、四肢清、目眩、时时前后血出，皆肝血伤之症也。

二阳之病发心脾

妇人百病，皆自心生，如五志之火一起，则心火亦从而燔灼。经闭不通之症，先因心事不足，心血亏耗，故乏血以归肝，而出纳之用已竭。经曰：子能令母虚，是以脾不磨而食少，所谓二阳之病，发心脾者此也。因食少故肺气亦失所养，而气滞不行，则无以滋肾阴。况月水全赖肾水施化，肾水既竭，则经水易以干涸，或先或后，淋沥无时。若不早治，渐至闭塞不通，而成为劳极之症，不易治也。

澄按：经闭之症，所关甚重，殊非轻候，然亦有血枯、血滞二者之分。滞者冲任未亏，偶因气滞血凝，为病轻，可以活血行气。枯者冲任内匮，不因气滞，本无血凝，但当助胃壮气，则荣自生而经自行。所以妇人室女，一病而经断绝不至者，极重之候也。若女子崩漏潮热，经闭不通者，资成汤。食少脾虚经不至者，理脾阴正方。若兼腹痛，泄泻，气滞者，归脾汤。血虚有火，肝气上逆者，理脾益营汤或畅郁汤。若阴分不足，脾土又亏者，培土养阴汤。若食少痰多者，中和理阴汤。潮热气郁者，加味逍遥散。血虚兼发热者，益荣内托散。气虚兼外感发热者，宁志内托散。若劳伤兼外感发热，而月事不至者，理劳神功散。

治案

东垣治一夫人病寒热，月事不至者数年矣，又加喘嗽。医者悉以蛤蚧、桂、附等药投之。李曰：不然。夫人病阴为阳所搏，大忌温剂，以凉血和血之药服自愈。已而果然。

滑伯仁治一妇，暑月中病，经事沉滞，寒热自汗，咳嗽有痰，体瘦悴，腹脐刺痛。诊其脉弦数，六至有余。曰：此二阳病也。经云：二阳之病发心脾，女子得之则不月。二阳，阳明也，阳明为金、为燥化。今所以不月者，因其所遭也。阳明本为燥金，适遭于暑，暑火也，以火烁金，则愈燥矣。血者水类，金为化源，宜月事沉滞不来也。他医用燥热药，滑曰：夫血得寒则止，得温则行，得热则搏，搏则燥。复加燥剂，血益干而病必甚。以柴胡饮子清阳泻水，流湿润燥，三五进而经通，余病亦除。

汪石山治一妇，右脉缓濡而弱，左手无脉，再三寻之，动于腕臂外廉，阳溪偏历之分。乃语之曰：左脉离其部位，其病难以脉知。以右脉言之，仍属于脾胃不足也，尚当言其病焉。告曰：每遇经未行前咯血数口，心嘈不安，食少懒倦。汪以四君子加山栀、陈皮、麦冬、牡丹皮煎服，数贴而安。

薛立斋治一室女，年十七，疠久不愈，天癸未通，发热咳嗽，饮食少思，欲用通经丸。薛曰：此盖因禀气不足，阴血未充故耳。但养气血，益津液，其经自行。彼惑于速效，仍用之。薛曰：非其治也。此乃慓悍之剂，大助阳火，阴血得之则妄行，脾胃得之则愈虚。后经血妄行，饮食愈少，遂致不救。

杨元鼎女及笄，劳嗽发热体瘦，唾中有红，病甚危，百药不效。偶遇一名医，用劫劳散三十余剂，遂愈不发。

吕沧州治一室女，经闭五月，腹大如有孕。公诊之，面色乍白乍赤者，鬼也。非有异梦，则鬼祟所凭耳。乃以桃仁煎，下血如猪肝，五七枚而愈。

经闭例方

柏子仁丸

柏子仁炒研　牛膝　卷柏各五钱　泽兰一两

上为末，蜜丸，米饮下三十丸。

泽兰汤

泽兰叶二钱　当归　白芍各一钱　甘草五分

劫劳散　治劳嗽发热，盗汗体瘦，唾中有红，或成肺痿。

白芍一钱　黄芪　甘草　人参　五味　当归　半夏　阿胶
茯苓　熟地各五分

上加姜、枣，水煎，日三服。

加减大建中汤　治一切虚损，月水不调，腹脐疼痛，往来寒热，自汗口干烦渴。

白芍二两　当归　川芎　黄芪　肉桂各一两　甘草　白术各
七钱五分　生姜　大枣

人参鳖甲丸　治一切虚损，肌肉瘦瘁，盗汗心忪，咳嗽上气，经脉不调，或作寒热，不思饮食。

杏仁去皮尖　人参　当归　赤芍　甘草　柴胡　桔梗各一两
地骨皮　宣黄连　胡黄连各五七分　肉桂　木香各五钱　麝香五分，另研　鳖甲一枚，重二两，醋炙黄

上为末，用青蒿一斤，研烂绞汁，童子小便五升，酒五升，同熬至二升，入真酥三两，白沙蜜三两，再熬成膏。冷方下众药末，搜和匀为丸，如桐子大，每服五十丸。

人参丸　养阴生血补虚。

人参　鹿角胶炒　熟地　白芍　当归　白术　川芎各等分

上为末，炼蜜丸，如桐子大，每服三十丸。

如圣散　治禀受气血不足，不耐寒暑，易冒疾伤。月水不

调，久而心虚，状若心劳，四肢倦怠，筋骨少力，盗汗易惊，或时不宁，五心烦热，肌肤不长，间作头昏，饮食无味，胸膈不利。并妇人胎前产后，并可服之。

北柴胡　茯苓　甘草　熟地　人参　当归各一两　鳖甲　胡黄连　沉香　知母各五钱　桑寄生　干葛各七钱五分

上为细末，每服二钱。水一盏，乌梅一个，枣两枚，麦冬煎至八分，服无时。

筒骨煎　治诸虚疾，羸瘦乏力，腰背引痛，心烦喘嗽，唾脓呕血，顽涎壅盛，睡卧有妨，胸膈气促，夜多盗汗，发焦耳鸣，皮寒骨热，一切五劳七伤，骨蒸等症。

地骨皮　粉草　柴胡　前胡　乌药　麻黄不去节　葛根　青蒿　桔梗　知母　天仙藤　条芩各一两　人参　生地　秦艽　鳖甲　黄芪各五钱

上㕮咀，每服三钱。水一盏，酒一分，猪骨筒一茎炙焦，分为四服。桃、柳枝各七寸，杏仁五粒，去皮尖，槌碎，煎至七分，去渣温服。加乌梅半个尤妙。一方加当归、白芍。

猪肚丸　治劳热羸瘦。

北柴胡　赤茯苓　人参　黄芪各一两　黄连　地骨皮　木香各五钱　桃仁　鳖甲各一两五钱

上为细末，用好嫩猪肚一枚净洗，将药末入猪肚内，以线缝合，蒸令烂熟，于砂盆内研如膏，丸如梧桐子大。食前食后，米饮下三十丸。

河车丸　治劳嗽，一切瘰疬虚损骨蒸得效方。

河车一具，初生男子者尤佳。于长流水中荡洗血净，入磁器内，重汤煮烂入药　白茯苓五钱　人参一两　山药二两

上为末，入河车汁加面糊为丸，如梧桐子大，以少麝香末为衣。每服三十丸，米饮下。嗽甚者五味子汤下。

麦煎散　治少男室女骨蒸，妇人血风，攻注四肢，心胸烦壅

等症。

　　赤茯苓　当归　干漆　鳖甲　常山　大黄　北柴胡　白术
石膏　生地　甘草　小麦五十粒

　　上煎，食后服。有虚汗加麻黄根一两。

　　归脾汤见血　逍遥散见郁　补中益气汤见东垣治法　四物汤
十全大补汤以上见秦越人治法　资成汤　理脾阴正方　理脾益荣汤
　畅郁汤　培土养阴汤　中和理阴汤　益荣内托散　助卫内托散
　宁志内托散　理劳神功散以上见师朗治法

不居上集卷之二十九终

不居上集卷之三十目录

脾风方

露星膏

白附丸

木香丸

钱氏安神丸

秘旨安神丸

人参安神丸

补脾汤

惺惺散

银白散

附疳方

鳖甲散

猪肚丸

大胡连丸

五疳保童丸

大无肥儿丸

方见各门　四君子汤　四物汤　八物汤　六味地黄丸　五味异攻散　益黄散　补中益气汤　培土养阴汤　理脾益营汤

不居上集卷之三十

歙岭南吴澄师朗著辑　休阳程芝云　芝华同校刊

童子疳劳

经旨

孙思邈曰：小儿六岁以下，黄帝无说。中古巫妨始撰《颅囟经》，以占寿夭。自兹始有此方，则小儿方药，始于巫妨也。

脉法

小儿之脉，非比大人之多端，但察其强弱缓急四者之脉，即是小儿之肯綮。盖强弱可以见虚实，缓急可以见邪正。四者既明，则无论诸症，皆可类推。

童子疳劳论

吴澄曰：童子疳劳，即小儿疳积也。初起于脾，后传于肾。脾土一虚，不能摄五脏之气而成耳。盖小儿好食甘甜，胶滞腻积，脾胃受伤，不能消化，变而为疳，即大人之五劳也。幼科徒知用消积清热化疳，大苦大寒之剂，而不知五劳曲折，疳症虚实，脾胃强弱，一概施之。禀气实者可以获效，若肾气不足，脾元素亏者，惟有待死而已，其能愈乎？即大方中亦然，不独童子也。

疳劳

疳者，干也，因脾胃津液干涸而患，在小儿为五疳，在大人为五劳。总宜以调补胃气。

澄按：疳积一症，在小儿则为五疳，在大人又为五劳。又二十以下曰疳，二十以上曰劳。总由脾胃虚弱，津液枯涸。幼科治疗多用清凉，不审虚实，致令胃虚而亡其津液，内则发热，外则肌肉削瘦，一脏虚而脏脏皆虚，渐加脊瘦，久不能痊。必须大补气血，兼消疳清热杀虫之药，叠相间服。又有阴虚假热，脾败肾亏，又非温补不可，总以察其虚实为要。如气弱者，必须兼四君、异功、益气汤之类；血虚者，必兼四物、六味，培土养阴、理脾益荣汤之类，随症酌宜，勿执偏治。

五疳

二十岁以下曰疳，二十岁以上曰痨。皆由脾胃虚弱，血气枯滞，生积、生热、生痰，乘脏气之虚，传入为疳。间有热者，亦虚热耳。故治表不可妄表过凉，治虚不可峻温骤补。

心疳

心疳，虚热面黄，颊赤壮热惊啼，神志恍惚不宁。宜田氏安神丸。面黄颊赤，身壮热，当用钱氏补心安神丸主之。

肝疳

肝疳，白膜遮睛，筋疳泻血而瘦。当补肝地黄丸主之。

脾疳胃疳

脾疳，面黄腹大，喜食泥土。当补脾益黄散主之。胃疳，饮食不消多吐。

肺疳

肺疳，气喘，口鼻生疮。当补脾肺，益黄散主之。

肾疳

肾疳，羸弱极瘦，身有疮疥。当补肾地黄丸主之。

疳劳

疳劳，骨蒸，五心潮热，盗汗咳嗽，泄泻，腹硬如石，面色如银，断不可治。古方八物汤去白术，加黄芪、柴胡、陈皮、半夏、使君子、虾蟆灰、鳖甲各等分，姜枣煎服。或连胆丸、猪肚丸加虾蟆灰救之。气促者即死。

小儿尸疰

小儿尸疰，劳瘦或时寒热。方用鳖头一个，烧灰杵末，新涉水下五分七，立效。

小儿癖积

小儿病癖，由乳食不化，伏在腹中，乍凉乍热，饮水不止，或喘而嗽，与潮热相类。若不早治，必成劳疳。

无知斫丧

凡人色欲过度者，多成劳损，况童子乎？盖人自生以后，惟赖后天精气以为立命之本。故精强神亦强，神强必多寿；精虚气亦虚，气虚必多夭。其有先天所禀，原不甚弱者，但知自珍而培以后天，则必获寿。设禀赋本薄而恣情纵欲，再伐后天，必成虚损。

保养萌芽

有年将未冠，壬水方生，保养萌芽，正在此日。而无知孺子，遽摇女精，或伴非人，多端斫丧，苞蕚未成，而蜉蝣旦暮者多矣。良可悲也，此其责者不在孺子，而在父师。使不先有明诲，俾知保身之道，则彼童心岂识利害。而徒临期恳祷，呼号悲戚，何济于事哉。

脾胃弱易成疳

脾胃不和，用四君子加白术一倍，姜枣煎。脾困用四君加木香、砂仁、人参各五钱。脾胃弱，生气多困，四君子加炒半夏曲、没石子，等分为末，入冬瓜子少许。

疳劳潮热

疳劳者，潮热往来，五心烦热，盗汗骨蒸，嗽喘枯悴，渴泻饮水，肚硬如石，面色如银。

钱氏治法

钱氏曰：疳者皆脾胃病，亡津液之所作也。因大病或吐泻后，医又以药吐下，致脾胃虚弱，亡失津液。且小儿病疳，皆愚医之所坏病。假如潮热，是一脏虚一脏实，而内发虚热也。法当补母而泻本脏则愈。假令日中发潮热，是虚热也。肝为心母，宜先补肝母，肝实而后泻心，心得母气则内病而潮热自愈。医见潮热，妄谓其实，乃以大黄、芒硝辈诸冷药利之。利既多而不能禁，则津液内亡，渐成疳也。又如癖病发作寒热，饮水，胁下有形硬痛，法当用药渐消磨之。医反以巴豆、硇砂辈駃药，小儿易虚易实，下之既过，胃中津液耗损，渐成疳劳瘦。又有病伤寒，五六日间有下症，以冷药下之太过，致脾胃津液少，即使引饮不止而生热也。热气内耗，肌肉外消，他邪相干，变症多端，亦成疳病。又有吐泻久病，或医妄下之，其虚益甚，津液烦躁，亦成疳也。

夫妇亦贵有节

夫妇正也，然亦贵有节。若云正欲非淫，则家酿独不醉乎？且人终身疾病痨怯，从初婚时起者多。少年兴高力旺，往往恣情无度，多成痨怯，甚者夭亡，累妇孀苦。不思百年姻眷，终身相偶，何苦从一月内种却一生疾病祸根。前辈每遇子孙将婚，必谆谆告诫者以此。

治案

钱氏治冯承务子五岁，吐泻壮热，不思乳食，见儿目中黑睛少而白睛多，面色㿠白，此子必多病。面色㿠白者神怯也，黑睛少者肾虚也。黑睛属肾水，本怯而虚，故多病也。纵长成，肌肤不壮，不奈寒暑，易虚易实，脾胃亦怯，更不可纵恣酒欲。若不保养，不过壮年也。面上常精神光泽者，如妇人之失血也。今吐利不食，壮热伤食也。又虚怯不可下，下之愈虚。入肺则嗽，入心则惊，入脾则泻，入肾则益虚。但宜以消积丸磨化之，为微有食也。如伤甚则可下，不下则成癖也。若食在内，亦可下也。下毕补脾必愈，随其虚实无不效，宜白附丸。

又治一小儿疳积，其状渐黄瘦，拍背如鼓鸣，脊骨如锯，乃积而生热成疳也。宜服芦荟丸、露星膏。

汪石山治一小儿病多，因缺乳，食太早所致，或因久患，脏腑胃虚虫动，日渐羸瘦，腹大不能行，发竖发热无精神。用大无肥儿丸，一料而愈。

又治小儿冷疳，多渴好卧冷地，烦躁啼叫，饮食不进，渐成羸瘦。其候难明，有若热症，但大便滑泄，百药不效是也。因女子百药俱试，而俟偶中者，竟与钱氏木香丸，不数服而愈。

吴茭山治一童子，年十三岁，患咳嗽盗汗，遂请幼科治之，乃曰：小儿汗，不必服药。一月后两目顿赤，食少，痰中带血丝。吴诊其脉，左手微而无力，右手大而洪数，此怯症也。想已有外务，其父母力为分解。再三私询，乃曰：前学堂中隔壁窥见一女子，觉慕之，不遂，后得此疾。遂以当归、地黄、茯神、远志、丹皮、枣仁、白术、甘草、桔梗，数十剂全愈。

李士材治陈邃玄令朗，年十六岁，发尽脱落，无一茎存者，其脉数而大。李曰：肾之合骨也，其荣发也，多食甘则骨痛而发落，此《内经》之言也。揣其股髀间骨，果觉大痛。遂以还少丹加生地、当归作丸，日服一两，兼进清胃汤。半载之间，发尽出矣。

疳劳例方

六神散　治气不归原，发热不退。

人参　茯苓　山药　白术　扁豆　甘草各等分

上为末，每服一钱，姜、枣煎。此药用处甚多，治胃冷加附子，风症加天麻、防风，泄痢加粟壳。

脾风方

人参　冬瓜仁各五钱　南星切片，姜汁煮，存性，用一两

上为细末，用一钱，水煎服。

露星膏

黄芪　胡连　地骨皮　柴胡各等分

上为末，蜜丸芡实大。隔宿酒浸一宿，次日澄去酒，薄荷汤浸服之。

白附丸　治小儿咳嗽有痰，感冒发热吐泻，心神不安。

南星　半夏　白附子　白矾各一两

上为末，姜汁丸如桐子大，薄荷汤下。

木香丸　治疳痢。

黄连三钱　木香　厚朴　夜明砂纸炒，各二钱　诃子肉炒，一钱

上为末，饭丸麻子大，干艾、生姜汤下。

钱氏安神丸　治心疳，除火邪热渴，清心化痰。

麦冬　牙硝　茯苓　山药　寒水石　甘草各五钱　朱砂一两研　龙脑一字

上为细末，炼蜜丸如鸡头大。每服半丸，砂糖水下。

秘旨安神丸　治心疳，睡中惊悸，或受惊吓而作。

人参　枣仁　茯神　半夏各一钱　当归　白芍　橘红各七分
五味子五粒　炙甘草三分

上为末，姜汁糊为丸，芡实大，每服一丸。

人参安神丸

黄芪二钱　人参　陈皮各一钱　甘草　炙甘草五分　白芍七分
黄连少许　茯苓四分

上为粗末，每服水二盏，煎五沸服。

补脾汤　治小儿久病，面黄肌瘦，咬牙目劄，头发稀少，误
药所致。

人参　白术各一钱　白芍　茯苓各八分　川芎　陈皮各六分
炙甘草　黄芪　当归各四分　生姜一片

惺惺散

人参　白术　茯苓　甘草　北细辛　川芎　苏梗各等分
一方加防风、花粉、薄荷。

银白散　治胃虚吐泻。

糯米炒，二两　扁豆蒸，二两　白术炒，一两　甘草炙，三钱
丁香　藿香各二钱

上为末，紫苏米饮下。

《直指方》加炮姜、白附子、全蝎、木香、石莲子，姜
水煎。

附：疳方

鳖甲散　治疳劳骨蒸。

鳖甲九肋者佳，用童便炙　熟地五钱　黄芪　白芍各一两　地
骨皮　当归　人参

猪肚丸　治骨蒸疳劳，肢体黄瘦。

木香　黄连　生地　青皮　银柴胡　鳖甲各一两

上为末，猪肚一个，入药于内，以线缠之，于砂罐内悬肚，煮熟取出，细研猪肚为丸，如麻子大，米饮下。

大胡连丸　治一切惊疳，腹胀虫动，好吃泥土、生米，不思饮食，多睡吼哇，脏腑或泻或秘，肌肤黄瘦，饮水，五心烦热。能杀虫，进饮食，兼治疮癣，常服泻痢。

胡连　黄连　苦楝子各一两　无荑五钱　干蟾头研，一分　麝香一钱　青黛一钱五分　芦荟一分

上先用前四味，猪胆汁和为剂，每一丸如胡桃大，入巴豆仁一枚置其中，用油单纸一重裹之，同米一升许，蒸米熟为度；入后四味，少入面糊，丸如麻子大。每服与十丸，或十五丸，清米饮下。

五疳保童丸　治小儿乳食择冷热，好食肥腻，恣食甘咸，脏不和生疳。

青黛　苦楝树根　夜明砂　五倍子　芦荟　黄连　龙胆草白无荑各一分　麝香少许　蝉蜕去爪，一分　猪胆汁大者五个，拌诸药，焙干

上粟米煮糊为丸，如麻子大，一岁儿三丸。不拘时，米饮下，日三服。忌食猪肉。

大无肥儿丸

黄连　神曲各一两　麦芽五钱　木香二钱　槟榔三个　使君子肉果面煨，各五钱

上为末，糊丸，每服五十丸。

四君子汤　四物汤　八物汤　六味地黄丸以上见秦越人治法五味异攻散见泄泻　益黄散见呕吐　补中益气汤见东垣治法　培土养阴汤　理脾益营汤以上见师朗治法

不居上集卷之三十终

100种珍本古医籍校注集成

不 居 集

下 集

清·吴澄 著

刘从明 朱定华 魏 民 杜晓明 校注

中医古籍出版社

总目录（下集）

不居下集卷之首

歙岭南吴澄师朗著辑　休阳程芝华 芝华同校刊

外损

外损总旨

吴澄曰：元气不足者谓之虚，不能任劳者谓之怯，由是而五脏内伤谓之损，传尸虫疰谓之瘵。虚与怯非一，因损与瘵亦名别，故病有真有假，而用药有补有散。世之专用滋阴降火者，非故欲杀人也。其所见者偏也，所见偏则其所谓虚，虚其所虚，非吾所谓虚也。其所谓损，损其所损，非吾所谓损也。凡吾之所谓虚损者，合内外真假而言之也。不居之论也。世之所谓虚损者，去其外症而言之也。胶柱鼓瑟也。近日医不师古，相习成风，流毒斯世。其治虚损之法，不主于滋则主于补，不主于补则主于滋，出于彼必入于此，前医者倡之，后医者和之，病者喜之，旁人附之。噫！其欲持内外真假之说，其孰从而听之。老医者曰：丹溪诸公云云若此也。新医者亦曰：丹溪诸公云云若此也。病者习闻其说，乐其诞而不察也。亦曰：各名家诸公俱云云若此，不惟举之于口而又证之于书，虽有内外真假之说，其孰从而求之且甚矣。人之不智也，不求其端，不讯其末，惟滋补之是务。古之死于虚损者寡，今之死于虚损者多，古之治虚损也得宜，今之治虚损也非法。病无一定而概以补之，治非一法而概以滋之，奈之何？其病不危且殆也。且治之之法，其端亦甚多矣。阴虚者补阴，阳虚者补阳，有外邪焉而为之疏，有风邪焉而为之解，有寒邪焉而为之温，有暑邪焉而为之清，有湿邪焉而为之利，有火邪焉而为之凉，浊痰积瘀为之消，劳伤积损为之理。脾胃薄弱也而兼补之，龙雷上泛也而兼道之，将欲传经也而为之备，将欲变症也而为之防。今时之法，病者不死，滋降不止，食少泄泻犹不关心。呜呼！其亦不思而已矣。盖滋降之剂久必伤脾，人之所赖以生者脾胃也，脾胃虚衰，不能以升发药饵也，不能以饮食生气血也，不能温皮肤充腠理以御外邪也。何也？心者君主之官也，肺者相传之臣也，脾者输纳之职也。饮食入胃，流溢精气，上归于脾，脾气散精，上归于肺，通调水道，下输膀胱，生气生血，贯五脏，充百骸，调六腑皆脾胃为之也。今用滋降者曰：咳嗽可除也，喉养可止也，蒸热可退也，痰可逐也，瘀可消也，火可降也，虚可补也。求其脾胃之气相生相养之道，则有清净寂减者矣。呜呼！其幸而遇阳有余阴不足者，则滋阴也，降火也，皆药症相合也。其不幸而遇脾薄胃弱者，则滋阴也，降火也，适足以益其病也。非予之专以滋阴为雠也。内伤者补之，外感者散之，其治虽不同，其理则一也。夏葛而冬裘，渴饮而饥食，其事虽殊，其智则一也。今之医者，一见咳嗽、失血、吐痰、潮热等症即曰：曷不用滋阴降火之法。是亦责身之寒者曰：曷不为葛之之易也。责饥之食者，曷不为饮之之易也。《灵枢经》曰：百病之始生也，皆生于风。又曰：病之始期也，生于风寒暑湿，实发其端。故治之之法，欲补其虚必先去其外邪，欲治其真必先求其假，欲治其内必先察其外。凡用疏用散者，将欲为补计也。今则不然，不辨其外，不辨其内，不辨其风，不辨其寒，不辨其暑，不辨其湿，不辨其燥，不辨其火，不辨其痰，不辨其积，此吾所以著《不居集》之意也。遇内伤则内伤治之，遇外感则外感治之，遇滋则滋之，遇降则降之，温则温之，补则补之，消则消之，散则散之。斯法也，何法也，此吾所治虚怯痨瘵也，不敢以滋降之法而加于外损之上也。

风劳论

吴澄曰：风劳一症，求之《灵枢》未详明，求之《素问》惟评热论得风劳一节，隐隐若有，相合亦未究其根底，窃不自安，意均是人也。何以致伤风？何以不伤风？均是症也。何以致成劳？何以不成劳？均是治也。何以易治？何以难治？何以不治自愈？何以治之不愈？漫然渺然，茫无确据。于是再取《内经》读之，譬如嚼蜡，毫无一得，终日不辍，后始恍然，列之篇首，用质同志，或有以教我也。

论伤风不伤风

经曰：有人于此并行并立，其年之少长等也；衣之厚薄均也，卒然遇烈风暴雨，或病或不病，皆病皆不病，其故何也？少俞曰：春青风，夏伤风，秋凉风，冬寒风，凡此四时之风，其所病各不同。黄色薄皮弱肉者，不胜春之虚风；白色薄皮弱肉者，不胜夏之虚风；青色薄皮弱肉者，不胜秋之虚风；赤色薄皮弱肉者，不胜冬之虚风；黑色而皮厚肉坚者，不伤于四时之风。其皮薄而肉不坚，色不一者，长夏至而有虚风者，病矣。其皮厚而肌肉坚者，必重感于寒，外内皆然乃病。据此观之，人禀受各有一偏，皮肉厚薄各有不同，有能胜四时之虚风者，有不能胜四时之虚风者，则有伤风不伤风之别矣。

论伤风有成劳有不成劳

经曰：巨阳者诸阳之属也，其脉连于风府。凡风邪之伤人也，太阳必先受之，邪入太阳传入于里，善行数变或为寒热，或为寒中，或为热中，或为偏枯，或中五脏六腑，变化无方，乃为他病。而不成风劳其变风劳，何也？经曰：肺者皮毛之合也，皮毛先受邪气，邪气以从其合也。故不循他经而传变别症，则见气喘咳嗽，寒热痰壅，有似虚劳之症。盖风为阳邪，从太阳一路而来，则当仍从太阳旧路表散而出，从太阴皮毛一路而来，则当仍从皮毛旧路解托而出。昧者误用滋阴敛肺，降火清痰，止嗽退热寒凉之品，阻其风邪外出之路，则必由浅及深，痰血泄泻，其不成虚损者几希矣。

论风劳有易治，有难治，有不治自愈，有治之不愈。经曰：风者百病之始也，清净则肉腠闭拒。虽有大风苛毒，弗之能害。经言清净者，谓因循四时之序，养生调节之宜，不妄作劳，则起居有度，生气不竭，则永保康宁。风之初，入则在太阳皮毛，所伤则在太阴，究其根本则无不在肾也。肾者藏精之处也，人能清净，则肾能取五脏六腑之精受而藏之也。精生气，气旺则能肉腠闭，皮肤密，真正内拒虚邪不侵。惟不慎起居，不节饮食，外劳其形，内摇其精，肾原受伤，气因中馁，邪得以乘虚而入也。然金水二脏，子母恒相通，而肾与膀胱又表里相为配合，故少壮之人精旺气足，虚风不能侵，即偶感之不必用解散之药，而邪自无容身之地，故不治而自愈也。若精气虚衰，内不能振，即用表散之药提者自提，表者自表，正气愈虚，邪反陷入，终无出期，所以治之亦不愈也。若精气稍弱，邪亦留连，外有表药以挈提，内有精气以托送，则邪不敢羁迟而逐出，所以治之易愈也。若风邪未感之初，精气先已受伤，及风邪既感之后，邪必乘虚而内陷，内乏托送之能，外鲜提挈之力，所以治亦难愈也。然不独风劳一症惟然，即如伤寒、疟、痢、时行瘟疫等症，有可治有不可治，有难治有易治，皆是此理，所以脉与症相合而用药多有不能奏功者，不知其元气之盛衰故也。古人立方，六气门中如风症之小续命汤、侯氏黑散，寒症之参附汤、四逆加人参汤，暑症之生脉散、清暑益气汤，湿症之活人防己汤、中满分消汤，燥症之炙甘草汤、麦门冬汤，火症之人参白虎汤、半夏泻心汤、升阳散火汤，即如消剂中亦有山楂、麦芽与参同用者，枳实丸、消痞丸俱皆御参于其中，亦此意也。

伤风论

伤风表症也，其原则属于肾。经曰：皮薄肉弱者，不胜四时之虚风。此论先天禀质之偏，五行克制之理，而非概所论于伤风之症也。若乃肾精不足之人，无论四时风之虚实，最易感冒，皆曰表虚不固，而其所以不固者，不全责之表也。盖肾主精，精生气，肾不足之人，气不生血则营不能营，精不化气则卫不能卫，不必大风苛毒乃能为害，即些小微风而内亦不能拒，外亦不能御矣。《素问》曰：巨阳引精者三日，中年者五日，不精者七日，不出者则伤肺，伤肺则死矣。可见肾与膀胱相为表里，精盛者邪易引出，明征也。《难经》曰：肾中一点动气，名为守邪之神。可见肾精一足而外邪不敢侵，凡病皆然，非独伤风一症如是也。人但知肺主皮毛，太阳为周身之表，以表症而用表药，于理似乎不悖。殊不知人身有一日之虚实，亦有一时之虚实，实者用外感之法治之自无不愈，惟房劳、病后、遗精、胎产、老人、婴儿，此数种辈，精恒不足，气血亏，营卫空虚，最易感冒。邪陷难出，人多轻忽，不肯遄治，缠绵日久，终变虚劳。初以为小疾，而不知遗害之大有如此也。雍正丙午伤风大盛，时行咳嗽，自湖广传染江浙，治之不得其法，后变虚劳死者甚众。今乾隆甲子春王正月不见和暖，迟迟之春日而频遭凛凛苦雨之凄风，又复如前伤风更甚，沿门阖境交相传染，长幼相似有类时行，按少阴君火司天，阳明燥金在泉，初之气寒水加风木，阳气为寒淫所折，少阳生发之气不宣，正所谓非其时而有其气。症虽相类伤风，又有似乎伤寒，而其实则疫厉之属耳。详稽各家治法，无非芎苏饮、羌活汤、十神汤、败毒散等剂，感之轻者勿药自愈，重者无不应手取效。若肾气不足之人，当寓归地于羌葛柴前之中，驾参芪于芎半枳桔之内，汗和同行，托补兼施，庶邪易出。倘执呆法，专用辛温开发腠理治，非不善而无如，体弱遇之邪不惟不肯外出，反随元气缩入，发热咳嗽，缠绵不休，经年屡月终变虚损，故笔之以为前车之戒。

风劳初起原因

风劳初起咳嗽鼻塞，久则风邪传里，耗气损血，渐变成劳。在表令人自汗，在里令人内热，在肺令人咳嗽，在肝令人吐血，在肾令人遗精。此症载在《灵枢》，汉唐以来俱未论及，后世医工认为内伤积损辄投峻剂，闭住风邪，内热愈炽，以致不治。惟罗谦甫主以秦艽鳖甲散，吴参黄集柴前梅连散，二公可谓发前人之未发矣。

澄按：风劳一症，自古及未有全书，世之不明亦已久矣。其间或有一二高贤立论列于各症之中，譬如珠玉杂瓦砾之间，令人眼光不及采择。予故条分各门，细按条辨，简而出之。

论虚损传变

劳者劳于形气，伤者伤于形容。饥饱过度则伤脾，思虑过度则伤心，色欲过度则伤肾，起居过度则伤肝，喜怒忧愁过度则伤肺。又风寒暑湿则伤于外，饥饱劳役则伤于内。昼感之则病营，夜感之则病卫，营卫经行，内外交运而各从其昼夜。始劳于一，一起于二，二传于三，三通乎四，四干其五，五复犯一。一至于五，邪气乃深，其气自失，使人肌肉消，神气弱，饮食减，行步难，及其如此，虽有命不能生也。

澄按：古时虚损或三年，或五载，或数十年。何今人之虚损，轻则一年，重则不过数十日而殒，其故何耶？盖古时之症真虚损也，今人之病假虚损也，真则难医而药饵犹可调摄，假则易治而药多误施。譬诸梨枣水果之类，欲溃则自内达外一层一层渐渐烂出，方及于皮，有似内损之症，若郁闭器中，或感冰麝酒器则自外及内，不过一宿而皮肉俱腐矣。有似外损之症，所以为日无多，不似内损尚可迁延岁月也。而前贤立论，又皆以五劳、六极、七伤、真阴、真阳之说，著书行世而并无外损之名，时医不明而又专以滋阴降火治之，是何异于黎果而郁闭于器中耶？病者甚多，愈者甚少，死者甚众，今日之大弊也。不得不辨。

不居下集卷之首终

不居集下集卷之首

不居集卷之一目录

一味黄芩散

李士材治验方

秦艽鳖甲散

柴前梅连散

人参柴胡散

白术除湿汤

人参地骨皮散

人参散

参归散

参芪散

人参荆芥散

加味十全大补汤

地仙散

清骨散

枳壳地骨皮散

黄芪鳖甲散

秦艽扶羸汤

大无柴胡散

神验柴胡散

肺热久嗽

风劳咳嗽

风火刑肺

干咳无痰

河车如圣丹

地黄煎丸

百劳猪肚丸

全鳖丸

团鱼丸

全鸭丸
乌鸡丸
仙传神秘药肚子

不居下集卷之一

歙岭南吴澄师朗著辑　休阳程芝云 芝华同校刊

风劳

经旨

经曰：百病之始生也，皆生于风寒暑湿，阴阳喜怒，饮食居处。大惊卒恐，则血气分离，阴阳破散，经络厥绝，脉道不通。阴阳相逆，卫气稽留，经脉空虚，气血不次，乃失其常。

百病之始期也，必生于风雨寒暑，循毫毛而入腠理，或复还，或留止。

东方曰明庶风，东南曰清明风，南方曰景几，西南曰凉风，西方曰阊阖风，西北曰不周风，北方曰庶莫风，东北曰融风。

人之常有病也，亦因其骨节、皮肤、腠理不坚固者，邪之所舍也，故常为病。

风雨寒热不得虚邪，不能独伤人。卒然逢疾风暴雨而不病者，盖无虚不能独伤人，此必因虚邪之风与其身形两虚相得，乃客其形。

劳风法在肺下，其为病使人强上，冥视唾出若涕，恶风而振寒，此为劳风之病。巨阳引精者三日，中年者五日，不精者七日，咳出青黄涕，其状如脓，大如弹丸，从口中，若鼻中出。不出则伤肺，伤肺则死矣。

吴澄曰：风劳与伤寒不同，伤寒由表传里，而劳风法是肺下，在第五六椎之间也。风为阳邪，善行数变，熏蒸肺络，使人强上而不能俯仰，风热内盛使人冥视而羞明，津液暗灼，使人唾出稠粘而若涕。风客皮毛，使人恶风而振寒。所见在此，所因在彼，果在肾非由肺也。少壮之人水足以制火，则巨阳能引精，三日可愈；中年者精虽未匮，比少壮者不无精弱，故必五日；老年之人天癸将竭，真阴衰败，不能制火，故曰不精者七日。迹此观之，不必论人之少壮为病之重轻，而审其精之盛衰，以察邪气之出入。旺者出速，弱者稍迟，衰者日久。精亏气弱之人，内无托送，则终不出也。咳出青黄若涕是邪出之色也，如脓邪出之壮也。大如弹丸，邪出之征也，从口若鼻，邪出之路也。出则愈也，不出则伤肺，伤肺则死矣。

脉法

大凡无邪无热无积之症，其脉举按无力而弱。若脉细而弦似数非数，硬小而碍指，即有夹杂，不可作虚损治。

澄按：平人脉大为虚，浮大表虚，虚细微弱者盗汗，大而无力阳虚，数而无力阴虚，寸弱而软上虚，尺弱而涩下虚，尺涩而疾血虚，两关沉细为虚，此皆内损之脉也，并不见有弦急碍指紧数之象。盖元气既虚，脉安能实。凡见实脉必夹外邪，切不可从内损治。

《难经》曰：至脉从下而上，损脉从上而下也。一损损于皮毛，皮聚而毛落；二损损于血脉，血脉虚少不能荣养五脏六腑；三损损于肌肤，肌肉消瘦饮食不为肌肤；四损损于筋，筋缓不能自收持；五损损于骨，骨痿不能起于床，反此者至脉之病也。从上下者，骨痿不能起于床，死。从下上者，皮聚而毛落，死。然治损之法，损其肺者益其气，损其心者调其荣卫，损其脾者调其饮食适其寒温，损其肝者缓其中，损其肾者益其精，此治损之法也。不能治其虚，安问其余。故曰：实实虚虚损不足而益有余，此中工之所害也。

景岳先生曰：上损下之说，其义极精，然有未尽者，犹宜悉也。盖凡思虑、劳倦、外感等症则伤阳，伤于阳者，病必自上而下也。色欲、醉饱、内伤等症则伤阴，伤于阴者病必自下而上也。如经曰：二阳之病发心脾，有不得隐曲，女子不月之类，此即上而下者也。又曰：五脏主藏精者也，不可伤，伤则失守而阴虚，阴虚则无气，无气则死矣。此即自下而上也。盖自上而下者先伤乎气，故一损损于肺，则病在声息肤腠；二损损于心，则病在血脉颜色；三损损于胃，则病在饮食不调；四损损于肝，则病在癥瘕疼痛；五损损于肾，则病为骨痿二便不禁。此先伤于阳而后及乎阴，阳竭于下则孤阴无以独存，不可为也。自下而上者先伤乎精，故一损损于肾则病内为泉源干涸；二损损于肝则病为血动筋枯；三损损于脾是病痰涎涌盛；四损损于心则病为神魂失守；五损损于肺则病为喘急短气。此先伤乎阴而后及乎阳，阴竭于上则孤阳无以独生，不可为也。故曰心肺损而神衰，肝肾损而形敝，脾胃损而饮食不归气血。

澄按：外感之损自上而下，自下而上总不能过于脾胃虚劳之损。自一至五，五复犯一，日久乃深，所以外损与内损所伤不同，所传亦异。故内损有三年五载而外损不过数十日，究其传变亦有三经，何如是之速，盖时医不察，认症不明，妄以内损之法治之，如油入麵，如闭贼在家，如落井下石，虽欲不速，其可得乎？

总论

吴澄曰：风寒暑湿燥火，六气百病莫不由兹而生，惟风独为百病之长，故首重风劳，立此以为外损之枢纽。原考上古《素问》、《灵枢》，每言风之所生病者多而不及于劳，惟《评热论》篇有劳风之症，与后世之劳损干咳相类亦未明言。详取各家之书读之，其端绪或有或无亦多缺略，故每于外损风劳一症混入内伤虚损门中，相沿讹谬已非一日矣。因不揣鄙陋，上集撰有外感类内伤之辨，而又将类虚损各症细辨条分，各门畅发其旨，使千载暗昧一旦昭然，其于虚损之症不无小补云。

百病皆足以致虚损

百病皆足以致虚损劳瘵，治之者必究其因。是疾也，自古神良之医每难措手，所谓病已成而后药之，譬如渴而穿井，斗而铸兵，不亦晚乎？以故历朝医哲往往狃于隅见，大都未纯求其发理精确，可以为来学之准则者，盖无全书焉。

澄按：虚损之症，初病之时未曾传变，脏腑未伤，元气未惫，治之不难，往往医家病家都不在意，忽略轻视。日久月深，肌肉削瘦，元气大残，真病已成，呼天求救，不亦晚乎。《易》曰：损其疾使遄，有喜无咎。遄，速也。能遄治之，则有平复之喜也。

风为百病之长

风为阳邪百病之长，主疏泄万物，在表则表热令人汗出，在里则里热令人骨蒸，在肺令人咳嗽，在肝令人吐血，在肾令人遗精，附骨令人蒸热盗汗，蒸久令人肌肉消瘦。古人云：无风不作蒸，此至论也。自汉唐及宋元明诸家，皆未竟其说。

澄按：风邪所在传变脏腑经络，无一症不与虚损相同。但蒸时洒淅寒热，微汗则热退，退后又复热，不印定时候，与阳虚生外寒，阴虚生内热，印定时刻一日一发者迥别。

风邪变虚损之由

风，阳邪也，在表则表热，在里则里热，附骨则骨蒸，风火相搏则咳嗽，蒸久血枯则肌瘦，虚火上炎则两颊赤，睡而汗出。

澄按：肺主气也，风伤卫，太阳为周身之表，先受之令人表热；里，太阴也，与皮毛相合，若受之则入于肺，入于肺则气道不清，气道不清则郁热。又风，阳邪也；肺，阴脏也。以阳邪而入阴经，故竟传五脏，不干六腑，究其极，不至骨髓不止也。虽与伤寒传入三阴不同，然自外传内，由浅入深则一也。

宏格曰：以上论风邪传变，其所见症大都相类，而初起之原因与致病之根由，适足以相发明，开后学之声聩也。

劳热不尽属阴虚

劳热之症不尽属阴虚，亦有阳邪入里传为骨蒸，令人先寒后热渐成羸瘦，若不审的，不独用热药，是釜中无水而益进火也。过用寒凉，是釜下无火而又添水也。

澄按：劳热之症，世人尽以为阴虚而不知有阳邪传里之变。河间云：虚损之人寒热，因虚而感也。感寒则损阳，阳损则阴盛，是犹釜下无火之症而误施寒凉之药，是添水也。治之宜以辛甘淡，感则损阴，阴损则阳盛，是犹釜中无水之症而误施燥热之品，是益火也。治之宜以甘苦酸咸，然总以脾胃为主，过脾胃不治也。

肤腠不密易感风邪

肺主皮毛，形寒饮冷则伤肺，体既虚弱肤腠不密，风邪易入，由此咳嗽潮热，若以轻凉之剂投之，其热顿释而无如。时师皆以收敛肺气，助湿滞痰损脾之剂，不知风邪火热皆莫能散，所以愈投愈咳，愈进愈热也。

澄按：上古不言风劳者，无其症也。今何有之？药误耳。何误乎？尔清滋也。其清滋若何？盖风本不成劳，清滋则闭邪入里郁蒸不散，不散则传入经络而咳嗽、失血、潮热见矣。见则成劳矣。欲其不损，其可得乎。

体虚感邪易成外损

近世虚劳之症少，而风劳之症多，究其故，体虚之人易感风邪，或先微解，或微下，随其症而治之，则无此症。医者不察，见其咳嗽吐痰，潮热失血，遂误用滋补之剂，不知邪气未除便行滋补，邪气得补遂入经络，以致不治。如此死者何啻千万，不知皆系客邪，非真亏损也。

澄按：外邪所入传变经络，不止风劳一症，暑湿燥火寒热皆能为患，而近世之疾惟风劳最多。盖风之伤人也，其始甚微，体旺者感之即不服药亦自解散，体虚之辈元气不充，邪每留连，散亦不出，昧者不察，便行滋补闭拒不出。谚云：伤风不愈变成劳，若非药误，决变不出。

感冒宛类虚损

肺主皮毛腠理，凡感冒风寒，肺为邪气所鼓，其气不能四布，亦因之冲逆于脑，金津与脑液同降于下，则鼻流清涕；咽喉为肺之门户，肺窍为邪气所闭则为音哑声重；风寒内郁而化热，热极生痰则气火壅遏，闭塞气道则口燥咽干；喉养欲咳而痰嗽不清，肺气凝滞则清肃之令不行，津液结为痰涎。故冒风之症宛类虚损，若治之不善，则成虚损。

澄按：外感虽类虚损，而其实不类也。一自内生，一自外入，其症相似，其因不同。如声哑潮热，咳嗽喉痒同也，外感必兼声重，鼻流清涕，内损则无之，此同之中而又不同也。岂可一见发热遂认为火，一见咳嗽遂认为劳，不明表里，妄用滋降，内外合邪，留而不解，延绵日甚，虚弱之人何能堪此，不至成劳不已也。此实为庸医所误，不可不详审。

似损非损

凡似损非损之症，惟外感客邪者有之。盖以邪初感不为解表散，而误作内伤，或用清凉，或用消导，以致寒邪郁伏久留不散；或为寒热往来，或为潮热咳嗽，其症全似劳损。若用治损之法治之此症，滋阴等剂愈以留邪，热蒸既久，不损成损矣。欲辨此症，当详察表里而审其致病之由，盖虚损之症必有所因，而外感之邪其来必骤。若或身有疼痛而微汗则热退，无汗又复发热，或见大声咳嗽，脉虽弦紧而不甚数，或兼和缓等症，虽病至一二月，而邪有不解病终不退者，本非劳损，毋误治之。

澄按：风邪初感药用解疏则邪散，补托则易出，清凉则冰伏，滋降则入内，误治则变风劳。但虚劳咳嗽轻微不出也，而此则声重；虚劳之蒸热渐渐而甚也，而此则骤盛；虚劳之脉弦细数也，而此则弦紧。求其故而治之，思过半矣。

风寒久郁嗽热不止

凡人外感风寒，发热咳嗽者，时医不轻易表散，每用润肺退热药，间附秦艽、苏梗、柴前一二味，而羌、独、柴、前、防风等味绝不敢用。不知秦艽阳明药，柴胡少阴药，于太阳何涉乎？以致风寒久郁嗽热不止，变成虚损杀人多矣。

澄按：初感外邪，不行解散则邪留而不散，渐变风劳之症，徒知解散而解散之中不得其法，则邪亦留而不去，亦成风劳之症。盖肺主皮毛，传里郁久变而为热，又为华盖，五脏六腑火自内起，熏蒸灼变为难治之症，此皆初起治之误也。及病既成邪深入内，如油入面，又岂羌活、麻黄开发腠理之猛剂所能出耶？倘粗工不知而妄用之，是亦徒虚真元之气而已，于邪何与乎？

虚劳挟外感邪热

仲景云：虚劳挟外感邪热，致烁阴血涸者，不可用参芪甘温之药。

澄按：此虚劳而挟外感邪热，非因外感邪热而致虚劳也。此论为虚中夹邪之祖，盖仲景治虚劳之法，总以行阳固阴，补中安肾二大法，并不用滋阴之药。盖以肾为阴中之主，务交其心肾而精血自足；脾为阳中之主，补其中气而三阳自泰。立一建中汤以为万世法，恐有挟外感邪热者而亦误用之，则阴血益枯涸矣。故叮咛告戒，何其慎欤。后人不知此法而妄滋降，有不枉人生命乎？

虚劳当保护脾胃为主

治虚损吃紧工夫处，只在保护脾胃为上，如和解攻里二法，法所当用。虽老弱久病亦所不避，乃拨乱反正之意，惟要用舍得宜。有先攻而后补者，有先补而后攻者，有攻补并行者，毅然独断于里，当补则补，当泻则泻，幸无曰虚弱者，何敢弄险。须知有故无殒，设务姑息，而一惟调补是务，岂知邪正不两立也耶。

澄按：治虚损虽以脾胃为主，犹必以去邪为先。苟邪未去而徒滋之补之，非徒无益而又害之，虽然亦有说焉。脾为万物之母，若脾胃充盛，饮食如常，固当以去邪为急；倘脾胃有伤，恐元气下陷，不能鼓舞诸经，何能托邪外出？则又当以脾胃为急，候元气稍复，再议托邪，或以补益收功也。

论风劳用药

体虚最易感于邪，当先和解或微利微下之，从其缓而治之，次则调之。医者不知邪气加之于身而未除便行补剂，邪气得补，遂入经络，致死不治。如此误者何啻千万，良可悲哉。《内经》中本无风劳之说，而有曰劳者温之。此乃虚劳之劳，温者温存之义。不足者补之以味，谷肉菓菜百味珍馐，无非补也。今之医者不通其法，惟知大补之道，轻则当归、鹿茸、雄附，重则乳石、丹砂，加之以灼艾补燥其水，水得热愈涸。生火转甚，轻则痰嗽、失血、潮热、烦渴、喜冷，重则失音，断不可救。犹且峻补不已，如此死者医杀之耳。及遇良工治验而以清凉之剂，不合病人之情，反行责怪，及闻发表攻里之说，畏而不从。甘死于庸医之手，虽死不悔，深可悯也。

澄按：禀赋各有不同，脏腑阴阳亦多偏胜。此条所论与前数条大都相似，但虚劳之劳与风劳之劳病因不同，药亦各别。风劳之劳，当以去邪为急，而虚劳之劳必以补养为先，偏执温补，偏执清凉，皆非法也。凡人气血壮旺则外邪不侵，脾胃健运则饮食不滞，七情无过则气足神旺，百病从何而生。惟根本一虚，各症迭出。风劳一症，其中虚虚实实疑似难明，初起原在皮毛，疏之散之解之托之，邪自无容身之地。而昧者不察，误用温补寒凉酸敛滋阴降火之剂，妄为施治。酸敛则收束，寒凉则冰伏，温补则燥热，滋阴则入内，降火则闭塞，不虚而虚，不损而损矣。皮薄肉弱之人，不胜四方之虚风，当其初入，浅在经络时祛之，甚易上集治法，立有解托六方以治。不能大表大散者，如寒重热轻则柴陈解托汤，热重寒轻则用柴芩解托汤，邪郁内热则用和中解托汤，内邪蒸热则用清里解托汤，客邪寒热则用葛根解托汤，外邪内陷则用升柴拔陷汤。而犹有不能应手者，必其人平日劳伤太过，肾精不充，以致外邪内伏而不肯外出。又立补托七方以治正虚之人徒然解表无益者，如血分不足益荣内托散，气分不足助卫内托散，气血俱虚者双补内托散，七情过伤者宁志内托散，房劳太甚者补真内托散，劳心太过宁神内托散，劳力太过理劳神功散。

论风劳所致之由

吴澄曰：寒伤营，风伤卫，六经传变，仲景伤寒论极详，惜乎冒风不醒，日久成劳，未之及也。盖感冒初起原非重症，延绵日久杀人实多，约举数条以告当世，俾养生者知彻土绸缪，防微杜渐也。

轻易视病 凡有感冒视为轻易之症，每出己见，率意用药不按其法，汤药妄施，以致困惫日甚而成风劳之症。

不知天时 凡感冒不知天时，不顾元气，不肯服药，自用苏姜葱艾大碗煎服，以致大汗淋漓，元气先伤，邪仍不能而成风劳之症。洋糖胡桃汤同此。

自恃体旺 凡感冒自恃体旺，不肯服药，每用酸醋作汤，荤腥面食恣其饱啖，不知体气厚者邪在皮肤，借此涌解固亦甚多。

但人身有一日之强弱，岂可据此为常法乎？倘弱者效尤，则葱姜之辛不能逐去其邪，而荤腥之味适足以益其滞，加之酸醋敛其出路而成风劳之症。俗云猪头有发散之功同此。

邪出复入　凡感冒服疏散药，邪已外出肤腠必开，不慎起居，邪出复入，延绵不休，或旧邪未尽新邪旋入，病上加病而成风劳之症。

虚中夹邪　凡未感冒之先本体素虚，既冒之后邪气乘虚内陷，医者不知解托补托之法，误投汤药而成风劳之症。

劳倦内伤　凡劳倦内伤中气必虚，当风露卧以致风邪侵入，非托补不出，或误用表散，及用滋补而成风劳之症。

素禀质弱　凡禀质薄弱先天不足，性情多郁，又时有蒸热之患，或冒风邪闭塞不散，以致内外相合邪正并作，咳嗽吐痰，咯血潮热而成风劳之症。

房事不谨　凡少年轻浮，浅躁行房，不谨汗出当风，罔知护惜，感冒风邪直入三阴，传变经络散之不出，不知补托，以致失血、痰嗽、蒸热而成风劳之症。

劳心感冒　劳心之辈心血不足，中多火炎，或因渴而饮冷，或因燥而浴寒，或当风取凉，或露天久坐，以致风寒感入，内外相兼，咳嗽、失血、蒸热而成风劳之症。

劳力受邪　劳力之人负重疾走，损伤血络，胸膈胀痛已非一日，又感风邪闭火内逼，以致咳嗽、失血而成风劳之症。

性急躁暴　有素性躁暴，禀赋偏执，见理不明，无名妄动，或有感冒不耐病苦，朝暮更医，急欲取效，以致痰嗽失血，声哑潮热，肌肉尽脱而成风劳之症。

心思过度　有读书之士思索太过，劳心太甚，血不荣华于肌肤，面黄削瘦，或冒风邪妄行消散，以致吐血发热而成风劳之症。

童男室女　有童男室女嫁娶愆期，每多抑郁，所欲不遂，天癸不通，形神羸弱，偶冒风邪内热合并，痰嗽蒸热而成风劳之症。

寡妇师尼　有寡妇师尼积忿忧思，心相二火炽然日甚，偶冒风寒，内外蒸郁而成咳嗽吐血，蒸热风劳之症。

辛热煿炙　有好食热辛煿炙椒姜葱蒜，平日血分久为动摇，但未发出，偶有感冒误用升提燥烈之剂，必大失血而成咳嗽喉痹，声哑风劳之症。

好习拳棒　有子弟爱习拳棒，赌力好胜，欺瞒父兄暗中习学，劳伤筋骨，惊动脏腑，振动经络，久有积损，犹不自惜。或天寒霜雪裸体脱衣，或神庙冷屋不时习演，以致风寒侵入又不明言病，因医者不察以为虚劳，误行滋补而成风劳之症。

沉湎酒色　风流子弟花酒为缘，终日昏昏罔知自惜，湿热内蒸脾肾日惫，未冒之先已有虚损之根，既冒之后不知补托兼理劳伤之法，而成风劳之症。

游戏赌博　有种好赌之辈不惜身命，不知饱饿，不顾寒暑，贪痴成性，心力两劳，气血俱伤，一有感冒，犹不介意而成风劳之症。

经期产后　凡遇经期、产后气血俱亏，失于谨慎，为风所袭，邪入至阴烦渴内热。医者不察，或经未尽而寒凉，或于未清而补敛，虚热邪热相并而成风劳之症。

穷思妄想　凡穷思妄想心志不宁，名利场中忘食废寝，抑郁不舒心中如结，又或感冒风邪最难外出。医者不知舒郁解托，而误用清凉滋降之剂，内外并郁而成风劳之症。

悭吝刻苦　凡悭吝之士俭不中礼，爱惜银钱艰刻自苦，眉头不舒常常冻馁，内既先伤感冒极易，不知自惜而成风劳之症。以上数条，皆因伤风初起不知解托、补托，细究病因而例用发散，误行滋补，变成劳症。予历练有年，见其神色未枯，气血未惫，肌肉未脱，饮食未减，自能坚心惜命者，亦能十起七八。至于泄泻声哑，口吐白痰不休，身蒸寒热不止，喉疼咽疮，不能饮食，烦躁汗出，咳嗽痰血，气高息喘者，纵有神丹亦难治疗。

治案

生生子治一人，上年十月因伤风咳嗽即时声哑，继闻父丧过忧，右边不能贴席而睡，医以滋阴降火之剂治之半年，肌肉大消，大便溏泄，饮食减少，咳嗽声哑有加，喉且疼痛。迎孙诊治，六脉俱弦数，此犹伤肺思伤脾症也，危急甚矣。以白术、茯苓、陈皮、甘草、苡仁、柴胡、桑皮酒炒、白芍、泽泻、麦芽、山楂煎服，二日再以荆芥、桔梗、元参、甘草、茯苓、白芍、酒连、扁豆、山药、山楂、木通服此而右边可睡矣。改用参苓白术散加白芍、乌梅、诃子、酒连调理而愈。

予治休邑雁塘吴绳翁内侄媳，溪边村女也。感冒风寒，潮热咳嗽，吐痰咯血，诸医皆以滋阴降火，童便等剂调理半年不瘥，后迎予治。按其脉弦急且数，据其症憎寒壮热，干咳不起，此风邪不清，类虚损症也。因初起失于清解，以致热郁不彻，误用滋阴降火之剂，又加童便，收敛降下之品太过，以致风寒郁而不解，故热而干咳无痰也。先用地仙散除乌梅，加桑叶二剂以退其热，再以竹沥、胆星开痰利气之味以止其嗽，后以理脾药收功，改煎剂为丸调治而痊。止嗽方咳嗽见上集门。

李士材治吴门孝廉王征明，喘咳吐血十余年弗已，问治于李。李曰：脉浮而濡，是金脏既薄而风邪客之，为之处方两剂便效，三月而拔其根矣。方见后例方。

予治房侄感冒风邪，未经解散，明医遍治之不愈，遂变劳损。咳嗽吐红，下午潮热，痰涎壅甚，咽喉痛痒，梦遗泄泻，肌肉尽消。明家或滋或补，或寒或热，反加左肋胀痛不能侧卧，声音渐哑，饮食渐微。余归诊视，六脉弦细而数，检其所服之方，有用麻黄峻散者，有用桂附温补者，有用滋阴降火者，有用理脾保肺者，种种不效，哀哀求救。先以柴前梅连散不应，急以蒸脐之法温补下元，透邪外出，然后用药饵调治。再以双补内托散止汗退热，用鳗鱼霜清痰止嗽，甘露丸起其大肉，山药丸理脾，益营煎收其全功。是疾也人皆以为必死，而余幸治偶中，此亦百中之一也。

椒冲鲍三兄偶冒风寒，不忌荤酒，咳嗽失红，痰涎不止，下午潮热，误服滋补。余曰：午后发热，邪陷于阴也。先用葛根解托汤退其寒热，后以双荷散止其血，再以补真内托散调理而痊。

奕翁宗兄乃朗，向在汉口，感冒风邪，遂致咳嗽潮热，每早吐红一二口，诸医以滋补敛邪之剂不效，后归家饮食渐减，颜色渐悴，潮热不止，每早吐红如旧，委命待尽。奕翁忧之征治于余，余曰：此风寒未清，误投滋补以致此也。宜先用葛根解托汤退其邪热，后用枇杷叶、木通、款冬花、杏仁、桑皮、紫苑、大黄，蜜丸如樱桃大，夜卧噙化血止，再用保真汤、补髓丹调治如初。

竹林汪又鸿兄，喜食荤酒，又感风邪，咳嗽音哑，素有痰火，又外为风邪所乘不得发越，其性躁急。见声哑咳嗽喉痛，诸医皆以为劳损，欲用滋降，余急止之。曰：当润肺清热，化痰调气，以治其本，兼用解散外邪以治其标，庶乎喉痛可除，声音可开。若滋补则外邪愈束，而成风劳之症矣。先用畅郁汤，再以桔梗、甘草、瓜蒌霜、橘红、贝母、桑皮、地骨皮、葛根、山楂、前胡四贴，复以紫苑、款冬花、杏仁、桑皮、贝母、半夏、甘草两贴，而诸症顿除，声且哓哓矣。

风劳例方

清健方 治风劳咳嗽，失血痰黄，气结神验方。

桔梗三钱　杏仁三钱　苏子三钱或苏梗　玉金三钱　前胡二钱

薄荷一钱　栀子一钱　海石一钱　半夏一钱　瓜蒌霜三钱

一味黄芩散 风劳，肤如火燎，重按不热，日西更甚，喘嗽，洒淅寒热，目赤心烦。黄芩一两，浓煎服下。

李士材治验方 治验见前医按。

薄荷二钱五分　桔梗一钱　苏子一钱　甘草一钱　人参八分　橘红八分　茯苓八分　麦冬二钱

秦艽鳖甲散 治风劳骨蒸，午后状热，肌肉消瘦，咳嗽，舌红颊赤，盗汗目倦，脉来细数。

柴胡　秦艽　鳖甲　当归　青蒿　知母　乌梅　地骨皮　汗多加黄

柴前梅连散 治风劳骨蒸，久而不愈，咳嗽吐血，盗汗遗精，脉来弦数，此方主之。

柴胡　前胡　胡黄连各一钱　猪脊髓一条　乌梅一个　韭白　猪胆汁

按乌梅酸敛似非所宜，然引诸药入骨除蒸，加韭白以导，此亦补中有发，散中有收之意。

人参柴胡散 治邪客经络，午前发热痰嗽，五心烦躁，头目昏痛，夜有盗汗，及妇人虚劳骨蒸尤宜。即人参清肌散。

人参　白术　茯苓　甘草炙　当归　柴胡　干葛　赤芍药各等分

每服一钱，生姜三片，枣三枚，水煎乘热服。

许学士云：但有劳症皆可服，热退即止。大抵透骨葛根第一，柴胡次之。一方有黄芩五钱。

白术除湿汤 治午后发热，背恶风，四肢沉困，小便色黄。又治汗后发热。

人参　赤芩　甘草　柴胡一钱　白术一两　生地　地骨皮　知母　泽泻七钱

每服五钱。如有刺痛加当归七钱，小便利芩泻减半。

人参地骨皮散 治午后发热恶风，四肢沉困，小便色黄。又治汗后发热。

地骨皮　人参　柴胡　生地各一两五钱　茯苓五钱　知母
石膏各一两　生姜三片

脏中积冷中热，按之不足举之有余，阴不足而阳有余也。

人参散　治邪热客于经络，痰嗽烦热，头痛目昏，盗汗倦
怠，一切血热虚劳。

即人参柴胡散，每药一两，加黄芩五钱，每服三钱，加姜枣
煎服。

按喻嘉言云：此邪浅在经络，未深入脏腑，虽用柴葛之轻，
全藉芪参之力以达其邪。又恐邪入痰坠，用茯苓半夏兼动其痰，
合之归、芍、黄芩，并治其血中之热，止用三钱为剂。盖方成知
约，庶敢用柴葛耳。此叔微一种苦心，特为发之。

参归散　治风劳骨蒸。

人参　秦艽　柴胡　北细辛　鳖甲各五钱　前胡　当归　川
常山　茯苓　甘草各七钱五分　乌梅二个　地骨皮五钱

参芪散　治劳嗽气喘咯血，声哑潮热盗汗。

柴胡　阿胶　黄芪　茯苓　紫菀　当归　川芎　半夏　贝母
枳壳　桔梗　秦艽　甘草各五线　羌活　防风　五味子　人参
鳖甲各二钱五分　桑皮　款冬花各二钱五分

上为末，每服二钱五分，姜枣煎，食后服。

人参荆芥散　治血风劳。

人参　白术　熟地黄　酸枣仁炒　鳖甲童便炙　羚羊角　枳
壳　柴胡　荆芥各五分　防风　甘草炙　川芎　当归　桂心三分
加姜煎。

加味十全大补汤　治体虚挟外感发热，渐成痨瘵。

人参　白术　茯苓　甘草　当归　熟地　川芎　白芍　黄芪
肉桂　柴胡　鳖甲　青蒿　胡连

地仙散　凡患劳怯且不必补，只先退潮热，调理可愈。此方

退热如神。

地骨皮二钱　薄荷叶　北防风各一钱五分　甘草梢　乌梅肉七分五厘

水煎，午后炖服。

按前方皆用轻清和解，如柴胡、干葛、防风、秦艽、薄荷之品用之无不效验，但热退则止。若热邪热服之，热必愈甚，亦宜急止。

清骨散　治骨蒸劳热。

银柴胡一钱五分　胡黄连　秦艽　鳖甲　青蒿　地骨皮　知母各一钱　甘草五分

枳壳地骨皮散　治风劳骨蒸壮热，肌肉消瘦，少力多困盗汗。

地骨皮　秦艽　柴胡　枳壳　知母　当归　鳖甲　乌梅一个　桃柳头七个　生姜三片

按今时之弊，皆喜滋补，如此等方，置之不用，以致不起者甚众。若有一二明达者用之，不惟病家不合其意，即旁人亦多谤议。畏治不服，反行怨责，甘死不悔，良可悲哉。

黄芪鳖甲散　治男女客热，五心烦热，四肢怠惰，咳嗽咽干，自汗食少，或日晡发热。

黄芪　鳖甲　天冬五钱　秦艽　柴胡　茯苓　地骨皮三钱　知母　生地　甘草　桑白皮三钱五分　人参　桔梗　肉桂一钱五分

按：此方黄龙汤、紫菀汤、建中汤、地骨皮散四方，合而为一补虚，兼止嗽止汗，退热蒸之剂也。

秦艽扶羸汤　治肺痿骨蒸，或寒或热，或劳嗽声哑不出，体虚自汗，四肢怠惰。

秦艽　柴胡　鳖甲　人参　当归　紫菀　半夏　甘草　地骨皮　加姜枣煎

按：昔人云：热在骨髓非柴胡不除，取其升清宣畅之气，用之累效。今人概弃不用，嫌其升散，非虚家所宜。不知风邪误用滋补，浸入骨髓，蒸热不退，非此轻清之品何能透出，况又有扶羸之药，何害乎？

大无柴胡散　治虚劳羸瘦，面黄无力，食减盗汗，咳嗽不止。

柴胡　知母　鳖甲　地骨皮　五味子

上为每服三钱，乌梅二个，青蒿五叶，水煎调下。

神验柴胡散　治大人小儿骨蒸夜热如蒸甚者，不过十数日见效。

土柴胡不拘多少用银州者，去皮洗净，炙黄色不令太焦，亦不须上为末，每服二钱，水一盏，入地骨皮指面大二片，同煎至七分，食后温服。如虚损，但空心服补药后再食，后煎下数服，时时呷之。

薄荷二钱五分　人参三钱　麦冬三钱　桔梗一钱　苏子一钱
甘草一钱　橘红八分　茯苓八分

李士材治吴孝廉喘咳吐血十余年弗已，脉浮而濡，风邪客肺，两剂效，三月而拔其根。

肺热久嗽　痰内吐出有小白泡，当于肺中泻火。

枇杷叶　木通　紫菀　杏仁　款冬花　大黄减半　桑白皮等分

蜜丸如樱桃大，夜卧时或食后噙化一丸。

风劳咳嗽　风劳日久，咳嗽、吐痰、潮热，此方主之。

荆芥　秦艽　白前　桔梗　甘草　紫菀　百部　橘红　当归
赤芍　桑叶

风火刑肺　风邪久郁，火克肺金，咳嗽不止。

桔梗　苏梗　半夏　麦冬　紫菀　橘红　茯苓　甘草

干咳无痰　脉浮弦而数，干咳无痰，午后潮热，饮食减少，四肢倦怠，痰郁火邪之症。

桔梗　枳壳　贝母　杏仁　黄柏酒炒　青黛　瓜蒌仁　胆星　竹沥

以上三方，自验得效。

河车如圣丹

紫河车一具，酒洗净　青蒿一斗五升，入童便熬　童便三斗　熬童便减至二斗去青蒿，再熬至一斗，再入紫河车煮烂，莲粉收为丸如梧桐子大，每服五十丸。

按：杏林翁云：凡虚损中诸症，务要得紫河车取效甚速，入血药中则补血，入气药中则补气，入去热药中则退热。又治癫痫健忘，怔忡失志之症，及恍惚惊怖，神不守舍，多言不定。此药大能安心养血定神，又治骨蒸传尸数种。虚劳邪热，滋阴补阳，乃养寿之圣药也。予用此屡验。

地黄煎丸　透邪解劳，生肌活血。

生地汁　杏仁汁　藕汁　鹅梨汁　生姜汁　薄荷汁各一升　法酒　沙蜜四两　以上慢火熬膏，入后药：

柴胡　秦艽　桂枝二两　熟地四两　木香　枳壳　山药　茯苓　远志　人参　白术　柏子仁一两　麝香

上为末，丸如梧桐子大，甘草汤下。

百劳猪肚丸　治诸虚百损风劳极效。发热咳嗽吐痰，或饮食日减，或吐红，或肌肉化为痰，大肉消瘦。投以凉药，每至脾胃受伤而成泄泻不救之症；投以温剂，每至咳嗽不止而失音莫道，清之不可，补之不能，良医束手。此方不热不寒，调和五脏，辅正祛邪，使水火各安其位，如初起病时屡奏神效，服者称为灵丹。

真茅山苍术二十四两，米泔水浸七日夜，每夜换水一次，去皮切或二三分厚，晒干四两，取肥大者用　真广陈皮五两，去筋膜蒂，切成片，烘干四两　紫肥厚朴十二两，去粗皮，姜汁拌炒　真鲜肥仙茅四两清水浸，用竹刀刮去皮，铜刀切二分厚，米泔水浸去赤汁，烘干二两　不油

杏仁三两，去皮尖净，干二两　新鲜骨碎补三斤，用竹刀割去黄黑毛，铜刀切成二分厚，烘干二两

以上六味，分为四制，一用人乳，一用姜汁，一用童便，一用陈酒，拌过一宿，烘晒干为末，同入后药：

北五味二两　枸杞子八两　川贝母二两，去心　白果肉四两，煮熟去心　百劳花二两，水拌蒸捣

以上六味，干湿同捣为泥，烘晒，同前药为末，听用：

原枝大淮地四两，酒煮烂，捣如泥红枣肉一勺，临用煮熟，去皮核捣

核桃肉四两，临用捣极细末莲子肉一勺，打碎去心微炒，为末

用雄猪肚一具不见水，以刀刮一小孔倾去秽物，用酒洗净不闻秽气为度；将莲肉粉入内二三两，陈酒一斤入内将线缝好，再酒煮极烂为度。将前药共捣千槌如泥，若干加猪肚汤及枣肉，丸如梧桐子大，每早晚服三钱。

全鳖丸　治劳热吐血喘嗽。

柴胡二钱　川芎一两　当归　阿胶五钱　杏仁　知母　贝母三两

上为粗末，用活鳖一个生宰去头，用酒五升，并药与血同浸一宿，厚纸密封，次早慢火同煮极烂，候香熟取鳖肉，令病者随意食之。只留鳖甲并骨并药焙干为末，以浸药酒汁调米粉糊为丸如梧桐子大，每服七十丸，不时米饮下。

团鱼丸　治久嗽不止，渐成痨瘵。

贝母去心　知母　前胡　柴胡　杏仁去皮尖及双仁者，各四钱　大团鱼一个，重十二两以上者，去肠

上药与鱼同煮熟，取肉连汁食之。将药渣焙干为末，用鱼骨煮汁一盏，和药为丸如桐子大，每服二十丸，麦冬汤下，日三服。

全鸭丸　治男妇外邪不清，内伤积瘀，咳嗽蒸热，失血。

十大功劳十两　川地骨皮十两　六月雪根六两　白色百劳花六两，竹刀切碎，焙干为末，入鸭捣为丸　老鸭一只，七八九十年者佳，一二三四年者无用。认法：掌厚嘴多黑点，上腭层多，口边锯齿，平眼陷进

不用铜铁器杀，干钳毛不见水，酒洗挖去肚内等物，再以无油新砂锅，酒水煨极烂，取骨打碎，同药肉炙干，捣为丸。

乌鸡丸　治风劳，骨蒸劳热如神。

地骨皮　小青草珍珠草也　六月雪根　柴胡　胡黄连　苡仁米

上用乌骨鸡一支，挦毛酒洗净，将药塞肚内线缝，酒与水各半煮熟，任病者唻肉。其骨炒燥，和药磨细，炼蜜丸如梧桐子大，每未申时白水下三钱。

仙传神秘药肚子　治养胃清热补虚，透骨祛风并脾胃不足者，其效甚神，其功甚大。

用雄猪肚一个，不见水，酒洗净，用白马骨粗大根，不见水洗，以布拭净，木槌敲碎，装入肚内令满密缝，以淡砂锅盛之病人吃。酒三碗，水五碗置大锅内，隔水煮之，罐口用厚绵纸三层封固于纸上置粘米一撮，米烂肚亦熟矣。令病人坐于傍以闻其香气，若病人欲思食，除肚内药，以铜刀切碎，乘热带汤与食之，不喜食汤，听其所好，或一二次食完亦可。随魆地叫人，将白马骨悄悄埋土内，勿令人知之，埋后病人即思睡，任其自然。半年者食半个即愈，一年者食一个，二三年照数食之。倘半年喜食一个者听其所爱，不必执泥，如不能食者，胃气已损，并漏底之症，皆不治也。患人醒时要大便，另以净桶，解下如泥非泥，似血非血，秽恶异常，当以深坑埋之，勿令人感此恶毒。

忌椒蒜煎炒，鲜发生冷等物。

以上数方，皆取气血之属以培补吾身之真元，非纯靠草根树

皮之比，况又兼以透邪退热去瘀续劳，正所谓驱邪而不伤脾肺，补养而不致留邪，斯为两得之矣。

不居下集卷之一终

不居下集卷之二目录

菊花茶调饮

金沸草散

风热咳嗽方

补中益气汤

芎归汤

逍遥散

乐令建中汤

大青龙汤

柴陈煎

泻白散

凉膈散

小柴胡汤

苏子降气汤

芎苏饮

升麻汤

柴胡饮子

方见各门金水六君煎　百劳丸　益营内托散　补真内托散　清里内托散

不居下集卷之二

歙岭南吴澄师朗著辑　休阳程芝云　芝华同校刊

风热

经曰：虚风贼邪阳先受之。伤于风者，上先受之。

肉腠闭拒，虽有大风苛毒，弗之能害。

吴澄曰：天地之间，惟风无所不入，人受之者轻则为感冒，重则为伤，直入则为中，挟寒则寒，挟热则热；兼暑则为暑风，兼湿则为风湿，兼时令之暖气则为风热。然必其人真气先虚，营卫空疏，然后外邪乘虚而入。风能煽火，兼热则令人津液顿消，肌肉暴脱，有似虚劳之症。

《风论》曰：风气藏于皮肤之间，内不得通，外不得泄。风者善行而数变，腠理开则洒然，闭则热而闷。其寒也则衰饮食，其热也则消肌肉，故使人怢栗而不能食，名曰寒热。

按：风在皮肤之间，令人寒热，衰饮食，肌肉消，若入于肺则咳嗽失血，痰涎潮热，有似虚劳之症矣。

脉法

左寸关脉浮弦有力者伤风也。右寸关脉洪滑有力者风热也。右寸关脉濡弱无力者兼虚也。

浮数风热

按浮脉主表，数则为热，浮数相兼则为风热。

阳浮而阴弱，大概肺部见浮者多，以此为辨。

按：伤寒脉紧，伤风脉浮，兼热必数。

《平人气象论》曰：脉滑曰风。

总论

吴澄曰：风之伤人也，多在肩后头根大杼、风门、肺俞之穴，由兹达肺最近最捷。初起必兼咳嗽清痰，舌无苔膜，鼻流清涕，若挟风热则咳嗽稠痰，舌有红点，鼻流浊涕。故凡体薄气弱血气亏虚，素有痰热者最易犯之。内外合邪，二火相煽，治之不得其法，则津液顿亡，肌肉消烁，痰嗽失血，有不成虚劳者乎？

风热成虚损

凡受风热，必气壅则咳嗽而吐血者，皆风热使之然也。当用清凉轻扬发散之剂以治风热，风热清而咳嗽自止，何必印定咳血门中药饵做成虚损。

澄按：春温风，夏热风，秋凉风，冬寒风，此四时之风也。东边来者其风温，南方来者其风热，西方来者其风凉，北方来者其风冷，此四方之风也。有风送热来，热从风至，开发腠理，竭人津液，涸人精血，使人咳嗽痰涩，音哑失红而成虚劳之症者，皆风热误治之所致也。内外虚实更衣脱帽沐浴当风，皮毛之间卒然受邪，内舍于肺者，外因也。衣被过厚，上焦壅热，内热生风，似乎伤风者，内因也。肺家素有痰热，复受风邪，束缚内火，不得舒泄，谓之寒暄，此表里两因之实症也。有平昔元气虚弱，表疏腠松，各有不谨即显风症者，此表里两因之虚症也。

澄按：风乃天地浩荡之气，四时八方之变，未尝无也，人亦未尝悉伤也。盖肺主皮毛，脾主肌肉，气卫于外，风邪不能为害，惟脾虚而肌肉不充，肺虚而玄府不闭者，则风邪易乘之。实者不过芎苏散、金沸草散之类一服而解，惟表里两因之虚症当细辨之。一外感风寒风热，咳嗽痰多，火烁肺金，喘急气促者，益营内托散，或金水六君煎。一房劳过度，风热内炽，咳嗽痰多者，补真内托散。一气弱之人风热上攻者，宜清里解托汤。一时行风热，喘急多痰，邪不易解者，宜清里解托汤。一时行风热，喘急多痰，邪不易解者，宜金沸草散。一肺气实或素有痰为风热所壅者，宜泻白散，或加花粉、前胡。

风热论

罗大无曰：风寒热，诸病之始也。人之脏腑皆风之所起，火热阳之本也，曲直动摇风之关也，眩晕呕吐风之甚也。夫风热本于郁，风生于热，以热为本而以风为标，此言风者即风热病也。谓火热甚则制金，金衰则木旺，木旺则生风，或热微风甚则当治风，或风微热甚但治其热则风自消矣。河间本《内经》风淫于内，治以辛凉之旨，立防风通圣散，能治一切诸风，以其主消风解热散郁，闭开结滞而使气血宣通，怫热除而自愈矣。设使势甚者，非调养缓剂可治。

又曰：河间以此方加天水对停名双解散，煎葱发姜豉普解风热寒暑，饥饱劳逸，内外诸邪所伤，无问自汗无汗，汗后劳复，但觉不快便可通解得愈。或妇人产后诸疾，小儿惊风，积热疮诸症，不论日数远近，但服之周身血气宣通，百病皆除。治虐则加柴胡、桂枝。凡人衰老肾水不足，真阴亏损，风热燥郁，积血涸竭，宜常用此药扶补滋润，惟产生月水过多及泄泻者不宜，如治杂病无不可。

澄按：风热燥郁以致真元亏损，若不以辛凉解散之剂而惟以滋润补阴是务，则风必入内而躁益甚，双解散治风热之圣药也。但云老人肾水不足，妇人产后并杂病无不可，此亦言之过也。方中大黄、芒硝、麻黄、石膏，若禀受素弱无实症者，当斟酌加减用。

风热似虚损

三四月间天气暴热，或因饮食过醋，或远行疾走，重衣厚被脱著不常，以致冒风者，症多咽干鼻塞，痰嗽气阻，先宜清凉发散，倘不知而误用寒凉之剂，则邪愈闭肺窍阻塞，遂音哑声嘶，痰红咳血之症。

澄按：人之气与天地之气相通，天时之气热则吾身之气亦热矣。热则宣通，毫毛不闭，肤腠齐开，最易感冒。素有痰火易引外邪，内外交并则音哑声嘶，痰嗽失血，症似虚损，实由风邪外束火郁内炎，治用辛凉外发，甘苦内和则风散而火熄，若以苦寒施之，恐邪正不得伸而邪郁愈不解矣。

内邪招引

其人素有热痰壅过于太阴阳明之经，内有窠囊则风邪易于外束，若为之招引者，然所谓风乘火势，火借风盛，互相鼓煽也。治实之法，秋冬与之辛温，春夏与之辛凉，解其肌表从汗而散。治虚之法，固其卫气兼解其邪，若专与发散，或汗多亡阳，或屡痊屡发。若兼风热，当以辛凉解表，甘苦除热，不得误用辛热过于苦寒也。

澄按：有天禀性热阴虚血少之人，贪酒好色，肾水不升，心火不降，外邪乘之复壅虚热，新邪引出旧邪。内火相并，外火熏烁肺金，故见咳嗽，有似劳损；风能煽火，故见烦热有似阴虚；伤风畏风，有似阳微；热逼血络，有似内伤不足；呕吐稠痰，有似肾虚水泛。虽极相类而实则风热使之然也，由其血分不足，元气不充则托送无力，邪不易解，必兼清补解托，乃见神功。

热伤风

热伤风之症，咳嗽、喉疼、面热，此素有痰火郁热在内，热极生风，或为风寒所束，不得发越。此热为本，寒为标，治宜清热散寒。经曰：火郁发之。又曰：风寒外束者可发。

澄按：伤风小疾也。日久不治则入于肺，必成咳嗽壅滞经络发为蒸热，里气不清则吐稠痰，风郁为热则动血络，风热内炽消人肌肉，宛若虚损即费调理矣。

一云初起时忌服茯苓，以其味淡，善于渗泄。有表症服之，则引邪入于阴经也。如当用清用补用托，或消食，各随其症而施之，但忌辛温燥烈之剂。

余论

吴澄曰：伤风细小之疾，似乎无恙，而其中竟有成虚劳不治者，是岂一朝一夕之故哉？虽云治之不善，而亦病者有以自致之也。盖物必先腐也，而后虫生之；土必先溃也，而后水决之；木必先枯也，而后风摧之。夫物且然而况于人乎？经曰：邪之所凑，其气必虚。伤风小疾，岂能成虚损？亦人之自有虚损而借风热以成之耳。使其真元充足，精神完固，营卫调和，肤腠织密，虽有微邪将安人乎？惟其不戒暴怒，不节房劳，饥不辄食，寒不辄衣，嗜酒而好色，勤劳而忘身，争名夺利罔惜性命，以致真元耗亡，气血消尽，大经细络积虚已久。遇风则成风劳，遇寒则成寒劳，遇暑则成暑劳，遇湿则成湿劳。如此之类，难以枚举，皆因外邪陷入，元气不能托送，故成外损之症也。其有不被六淫所伤，而亦气血渐弱，非遇他症暴亡，亦必渐至虚损耳。

风热上壅与肺损皆令人嗽血

热壅于肺能嗽血，久嗽肺损亦能嗽血。壅于肺者易治，不过凉之而已；损于肺难治，渐以成劳也。热嗽有血，宜金沸草散加阿胶一钱，痰甚加瓜蒌仁、贝母。劳嗽有血，宜补肺汤加阿胶、白芨一钱。嗽血而气急者，补肺汤加阿胶、杏仁、桑白皮各一钱，吞养正丹或三妙丹，间进百花膏。亦可用七伤散、大阿胶丸。

治案

生生子治侄女，腹高于胸，发热面红咳嗽呕吐，甚则连血喷出，右关脉滑大有力，此风热羁绊于脾肺之间而然。以滑石三钱，枇杷叶一钱，麦芽、天麻、半夏曲各八分，枳实、枳壳、防风、青皮各五分，热退嗽定血止。

予治休邑霞瀛朱文载兄，内为劳倦所伤，外为风热所束。饮食减少，咳嗽吐痰，声音不亮，下午潮热，神色羸瘦。里医以羌活大剂散之，又以虚症治之，病益甚。予至以清轻和解之剂，用自制风热咳嗽之方治之，热退嗽止，惟饮食短少。后进以百劳猪肚丸，而饮食加，精神旺矣。

隆阜戴约文兄，风热壅塞，郁结不通，咳嗽吐痰，发热面赤声哑，昏不知人。诸医有认为中风者、中痰者、中气者，有认为时行者、痨瘵者。攻之补之，消之散之，病日转增，诸云不治。后迎予治，诊其脉浮之若无，重按搏指；察其症口燥舌焦，声哑昏厥，壮热不休，大便不行有七八日。余曰：此风热郁闭，壅塞三焦，津液凝聚为痰，气道不通，殊是实症，非虚候也。有老医黄松麓者曰：病已羸悴，至此补之不逮，何敢弄险？予曰：无伤也，脉实症实，看予治之。先以双解散，一进热退神清，大便解下结黑粪数枚，人事清，始能言。继以连翘饮子去大黄、芒硝，加麦冬、瓜蒌、贝母、生地，诸症悉解，后以调理之剂遂痊。

风热例方

消风散　治风热上攻，头目昏痛，项背拘急，鼻嚏声重。

荆芥　陈皮去白　厚朴姜汁炒　甘草五　防风　霍香　僵蚕洗　蝉退　川芎　茯苓　人参二两

上为末，每服三钱，茶汤下。

川芎茶调饮　治诸风上攻，升散风热。

薄荷八钱　川芎　荆芥四钱　羌活

每服三钱，食后茶调服。

轻扬彻表之剂

防风通圣散　治一切风热，以其主消风退热，散郁闭开结滞，使气血宣通，怫热除而诸病自愈矣。

防风　川芎　当归　芍药　薄荷　连翘五钱　黄芩　桔梗一两　滑石三两　甘草二两　荆芥　白术一钱　栀子一钱　麻黄五钱　石膏一两　大黄一钱　芒硝五钱

按：此方疏风解热，利水泻火，扶脾燥湿，上下分消，表里交治。而于散泻之中，犹寓温养之意，汗不伤表，下不伤里，最妙之方也。若症不甚实，则除后四味，随其症加减之，亦可统治百病。

双解散除去大黄、芒硝，予欲再除麻黄、石膏，不失立方之意乎？但南方腠理虚弱，不任麻黄，另拟四味代之，此亦一隅之见耳。

麻黄轻者葱、苏，重者羌活代之　石膏花粉代之　大黄　生地黄便结瓜蒌仁代之　芒硝食盐代之

天水散　又名双解散，普解风热一切之症，即益元散，对停防风通圣散。

滑石六两　甘草一两

辛凉解表之剂

连翘饮子　治一切风热壅滞，变生诸症。

连翘　大黄　薄荷　黄芩　甘草一两五钱　芒硝二钱五分　栀子一两五钱

哎咀，随病加减。

防风羌活汤　太阳风热上壅。

防风　羌活　秦艽　荆芥　薄荷　赤芍　连翘　栀子　滑石　甘草　玉竹

防风葛根汤　兼阳明风热上壅。

防风　葛根　白芷　花粉　薄荷　贝母　玉竹　知母　甘草

石膏

防风柴胡汤 兼少阳风热上壅。

柴胡　防风　玉竹　黄芩　栀子　薄荷　赤芍　连翘　荆芥
甘草　滑石

以上三方，自验增入。

辛平解表之剂

荆防败毒散 治风热时行感冒。

人参　羌活　独活　荆芥　防风　甘草　茯苓　枳壳　柴胡
前胡　川芎　薄荷

一加黄芩，一加连翘、银花

菊花茶调饮 治风热上攻。

菊花一钱　僵蚕三分　加入川芎茶调饮合服。

辛平发散之剂，总以消风败毒为主，再随其症而清之凉之。
或二方并用。

金沸草散 治风热上壅痰嗽。

旋覆花　前胡　细辛　荆芥　半夏　甘草　姜枣煎　一加柴
胡、黄芩。

风热咳嗽方 治风热内郁生痰，咳嗽吐血潮热，有似虚损。

荆芥　防风　白前　百部　紫苑　橘红　薄荷　桔梗　甘草
加陈茶、姜。

热壅于肺，吐痰咳嗽热甚则又嗽血矣。不宜十分清散，故自
制此方。

补中佐以解托

补中益气汤 遵东垣法加以和解之药，托邪外出。

黄芪一钱五分　白术五分　陈皮五分　当归五分　甘草一钱
人参一钱　升麻三分　柴胡三分　姜枣煎。

芎归汤 遵丹溪法加以和解之药，托邪外出。

川芎一钱　当归一钱　加姜、枣。

逍遥散

柴胡　白芍　当归　白术　茯苓一钱　甘草五分　薄荷　姜
枣煎　加味丹皮栀子。

以上三方，随症加解散之药，即为补托之法。如气分用补中
益气，血分用芎归汤，兼郁者用逍遥散。

乐令建中汤　治脏腑虚损，身体消瘦，自汗潮热，将成痨
瘵。此药大能退虚热，生气血。

前胡　细辛　黄芪　人参　桂枝　陈皮　当归　白芍　茯苓
麦冬　甘草　半夏

姜、枣煎。

大青龙汤　治太阳中风浮紧，身疼痛，发热恶寒，不汗出而
烦躁。

麻黄　桂枝　甘草　杏仁　石膏　生姜　大枣

先煮麻黄去沫，内诸药煎。

柴陈煎　治伤风咳嗽，发热痞满，多痰等症。

柴胡二三钱　陈皮一钱五分　半夏二钱　茯苓二钱　甘草一钱
生姜三五七片

水一钟半，煎七分服。

泻白散　治肺火皮肤蒸热，洒淅寒热，日晡尤甚，喘急。

桑白皮一钱　地骨皮一钱　甘草五分　粳米百粒

易老加黄连。

凉膈散　治心火上盛，中焦燥实，烦躁口渴，目赤头眩，口
疮唇裂，吐血衄血，大小便秘，诸风瘛瘲，胃热发斑发狂，及小
儿惊急，痘疮黑陷。

连翘四两　大黄酒浸　芒硝　甘草二两　栀子　黄芩　薄荷
一两

每服三钱，加竹叶，生蜜煎。

小柴胡汤　治伤寒中风，少阳症往来寒热呕，口苦，肋痛耳

聋，及春月时嗽。

柴胡八两　半夏　人参　甘草　黄芩三两　生姜　大枣

苏子降气汤　治虚阳上攻，气不升降，上盛下虚，痰涎壅盛，喘嗽呕血，大便不利。

苏子　半夏　前胡　厚朴　甘草　当归　橘红　肉桂　加姜、枣煎服。

芎苏饮　治伤风咳嗽，吐痰气壅。

紫苏　葛根　半夏　茯苓　陈皮　甘草　枳壳　桔梗

一加杏仁、桑皮治肺中有火，一加川芎、柴胡治肺实有热，一加人参、前胡、木香，治外感风寒，名为参苏饮。

升麻汤

升麻三钱　茯神　人参　防风　羌活　犀角　羚羊角各一钱　官桂三分

柴胡饮子　解表里阴阳交错。

柴胡　人参　黄芩　甘草　大黄　当归　白芍各五钱

用水煎，温服。

金水六君煎见景岳治法　百劳丸见风劳　益营内托散　补真内托散　清里内托散见师朗治法

　　　　　　　　　　　　不居下集卷之二终

不居下集卷之三目录

润肺汤

胡椒理中汤

神珠丹

再造散

大温中饮

补阴益气煎

归柴饮

六味回阳饮

温胃饮

姜桂丸

厚朴汤

三拗汤

甘草干姜汤

越婢加半夏汤

华盖散

小青龙汤

不
居
集

不居下集卷之三

歙岭南吴澄师朗著辑　休阳程芝云 芝华同校刊

风寒

经旨

经曰：风雨寒热不得虚邪，不能独伤人。

血气者喜温而恶寒，寒则泣不能流，温则消而去之。

人之病或同时而伤，或易已，或难已，其故何如？少俞曰：同时而伤，其身多热者易已，多寒者难已。

寒则真气去，去则虚，虚则寒搏于皮肤之间。

邪之所入，其气必虚，阴虚者阳必凑之。

澄按：《内经》之旨，因本元虚而伤于寒者有之，未有因感寒而变虚损者，然百病皆足以致虚损。今时之人，劳倦七情，色欲过度，一旦感冒虚风贼邪，其重者则为伤寒，轻者郁闭于经络，不能发越。见其恶寒疑为阳虚，见其发热疑为骨蒸，见其寒滞肺气而咳嗽则疑为火灼肺金，见其邪壅经络而失血，则疑为火炎上元，此皆似虚损之症也。或见不明而用滋补，或屡散不休耗损真元，气血日亏，竟有变为外损者。

脉法

《伤寒论》曰：脉有阴阳，何谓也？曰：凡脉浮大数动滑，皆阳也；沉微涩弦弱，皆阴也。

阳脉浮，阴脉弱者，为血虚。脉微弱恶寒者，阴阳俱虚，不可更发汗，更吐更下也。

景岳曰：伤寒之邪实无定体，或入阳经气分则太阳为首，或入阴经精分则少阴为先。其脉以浮紧而有力无力，可知表里之虚实；沉紧而有力无力，可知里之虚实；中而有力无力，可知阴阳之吉凶。诊之之法，当问证以知其外，察脉以知其内，先病为本，后病为标，能参合脉症而知缓急先后者，乃为上工。

总论

吴澄曰：虚劳之症，人皆以阴亏火泛，喜用滋阴降火之剂，而不知六气之中，亦有寒邪外束壅遏里热，以致寒热咳嗽失血，有似虚劳内损。古人用麻黄桂枝汤、人参芍药汤，皆治伤寒失血之症，有类乎虚损也。

感寒成劳

六淫中皆能致病，而惟风寒致者居多，何也？盖寒伤荣，风伤卫，自然之理。又太阳寒水，太阴肾水俱易以感邪，一有所受先入于肺，肺主皮毛，水冷金寒肺经先受，血亦水也。故经中之水与血一得寒气，皆凝滞而不行，咳嗽带痰而出，问其人必恶寒，切其脉必紧涩，视其血中间必有或紫或黑数点，此皆寒淫之验也。医家不详审其症，便以为阴虚火动而概用滋阴降火之剂，病日深而死日迫矣。宜麻黄桂枝汤。

澄按：感寒吐血，外邪束火也。外束愈甚则内火愈炽，内火愈炽则吐血愈甚，用滋阴降火者，惟恐其外束之不力而又更加束之也。辛温发表解其外束，而内火顿息矣，血安有不止乎？

一辛温发表，用之最难，辨症不的，为患最大。故辨之法，其症必恶寒，脉必紧涩，面色必惨黯，其吐出血中必有紫黑点，声如甕中出，两手必冷，腰背必曲。

又如要用桂附辛温之药，亦必察其血色带黑黯，面色必夭白，身必清凉。若上实下虚，阴盛格阳失血者，真阳失守，血随溢出，以致大吐大衄，六脉细脱，手足厥冷者，别有辨法，与辛温发表寒邪外束者迥别。

阳虚伤寒

阳虚者气虚也。气虚于中，安能达表，非补其气，肌能解乎？凡脉之微弱无力，两寸短小而多寒者，即其症也。

阴虚伤寒

阴虚者血虚也。血虚于里，安能化液，非补其精，汗能生乎？凡脉之浮芤不实，或两尺无根而多热者，即其症也。

澄按：今时之人，禀赋益薄，劳心劳力，名利场中踏水赴火而不知自惜。

沉溺酒色以竭其精，以耗散其真，其元久已内伤，一旦感冒风寒，而以猛勇攻击之剂以逐其邪，甚者当时立毙，轻则气血消磨，日久变为虚损之症。

寒劳与虚损上焦躁热则一

虚损之症皆下寒上热，所谓水火不交者也。其重感于寒者则下焦作痛，不感则不痛，至于上焦燥热则一也。上焦方苦热，初得寒凉则暂快，遂以为药之功，故喜服之，久而下注则下元愈寒，火热为寒逼而上行，使上焦复热愈甚，展转反覆，遂致沉痼而不可救，盖暗受其害而不觉也。然则治之奈何？曰补之以寒凉，佐之以温热，补三佐二，空心凉服，所谓热因寒用者也，久则精生热退而病愈矣。虽然虚损之疾起于过用，必慎房劳，简思虑，节饮食，服药有功，毋独恃药饵也。

澄按：真元不足之人，或因房劳之后，或因梦遗之中，过伤肾中之阳，则外邪乘虚陷入。又或虚火上炎，喜食生冷，或服凉药太过，或饮冷不谨，多有此症。

寒邪伤肺类虚损

经曰：人感于寒，受病微则为咳，甚则为泄为痛。凡咳嗽五脏六腑皆有之，惟肺先受邪。姜肺主气，合于皮毛，邪之初伤，先客皮毛，故咳为肺病。五脏则各以其时受邪，六腑则又为五脏所移。古人言肺病难愈而喜辛者，盖肺为娇脏，怕寒而恶热，故邪气易伤而难治。

澄按：伤寒传变始于太阳，终于胃腑，或间经，或越经，或本经自传。或三阳传入三阴，三阴传入胃腑，团聚一处，虽无外出之路，而通其大便自有内出之门。惟风寒入肺，始于皮毛，传于五脏，所入愈深，为患愈重，欲外了而无路，欲内出而无门，不能过脾胃一关，何也？盖膀胱者足太阳也，胃者足阳明也。阳经有出邪之路，故从阳经入者，复从阳经出。肺者手太阴也，脾者足太阴也。阴经无出邪之路，故从阴经入者，不能复从阴经出，所以不能过于脾而殒矣。当初起之时传变未深，兼解兼托仍从原路拔出，此予之刱论也。请质同志。

感寒呕吐脓血

孙真人治吐脓血，用麻黄、升麻之类及青龙汤，亦从伤寒而得也。内多用五味子，皆祖仲景法，无论伤寒伤风，皆可加五味子。

澄按：伤寒伤风，古剂中多加五味子，此乃补中有散，发中有收，立方之意也。世人不明其理而嫌其酸敛，此谨慎之过似也。以升发剂之酸敛尚不敢用，恶其闭邪而忽又恣用滋补，毫不顾忌，是何故也？

峻补托散

凡阳虚之人患伤寒，及一切四时劳倦、寒疫、阴暑之气，身虽躁热时犹畏寒，即在夏月亦欲衣被覆盖，或喜热饮，或兼呕恶泄泻，但六脉无力，肩背怯寒，邪气不能外达等症。此元阳大虚乃正不胜邪之候，若非峻补托散，则寒邪入深，必致不救。

温中自可散寒　大温中饮

澄按：伤寒之症有气虚不能托邪外出者，宜再造散。有血虚不能托邪外出者，宜大温中饮。一用参芪，一用归地，其中深意，有非浅见所能识者。人但知参芪敛汗，而不知参芪能发表，盖邪甚阳虚，有参芪在表药队中则不固肌表，而反托邪外出。人但知归地养血而不知归地能发汗，盖阳根于阴，汗出于液，有归地在表药队中则不滋补，而反托邪外出，此托补之大法，万世不易之理也。凡禀质薄弱者速用此法，自有云腾致雨之妙。

劳力感寒

凡劳力感寒，人皆以为服役辛苦之人为言，而不知凡为名利所牵，有不自揣，以致竭尽心力而患伤寒者，皆其类也。故凡有形劳而神不劳者，劳之轻者也。若既劳其神又劳其形，则神形俱困，斯为甚矣。今之病伤寒者率多此类，轻者和解，治宜如常法，重者速宜救本，庶乎有济。倘不知其所致之由而概施混治，但知攻邪则未有不误人者矣。

汉张仲景著《伤寒论》，专以外伤为法，其中顾盼脾胃元气之秘，世医鲜有知之者。观其少阳症小柴胡汤，用人参则防邪气之入三阴，或恐脾胃稍虚，邪乘而入，必用人参、甘草固脾胃以充中气，是外伤未尝不内因也。即如理中汤、附子汤、黄连汤、炙甘草汤、吴茱萸汤、茯苓四逆汤、桂枝人参汤、人参败毒散、人参白虎汤、阳毒升麻汤、大建中等汤，未尝不用参术以治外感。可见仲景公立方之神化莫测，或者谓外伤是其所长，而内伤非其所始，此诚不知公者也。

论人参

伤寒宜用人参，其辨不可不明。盖人受外感之邪，必先汗以驱之，惟元气旺者外邪始乘势以出，若素弱之人药虽外行，气从中馁，轻者半出不出，重者反随元气缩入，发热无休矣。所以虚弱之体，用人参三五七分入表药中，少助元气以为驱邪之主，使邪气得药一涌而出，全非补养衰弱之意也。即和解药中有人参之大力者，居间外邪自不争而退舍，否则邪气之从悍，安肯听命和解耶？不知者谓伤寒无补法，邪得补而弥炽，即痘疹、疟痢以及中风、中痰、中寒、中暑、痈疽、产后，初时概不敢用，而虚人之遇重病，可生之机悉置不理矣。古方表汗用五积散、参苏饮、败毒散、和解小柴胡汤、白虎汤、竹叶石膏汤，皆用人参领内邪外出，乃得速愈，奈何不察耶。外感体虚之人，汗之热不退，下之和之热亦不退，大热呻吟，津液烁尽，身如枯柴，医者技穷，正为元气已漓，药不应手耳。倘元气未漓，先用人参三五七分，领药深入驱邪，何至汗和不应耶？东垣治内伤外感，用补中益气汤，加表药一二味热服，而散外邪，有功千古。伤寒尚科从仲景至今，明贤方书无不用参，何为今日医家单除不用，全失相传宗旨，使体虚之人百无一治，曾不悟其害之也。盖不当用参而杀人者，是与芪归术姜桂附子等药同行温补之误，不谓羌独柴前芎半枳桔苓膏等药同行汗和之法所致也。安得视等砒毒耶？嘉靖己未江淮大疫，用败毒散倍人参去前胡独活，服者尽效。万历己卯大疫，用此方复效。崇祯辛巳、壬午大饥大疫，道馑相望，汗和药中惟加人参者多活。更有发斑一症最毒，惟加参于消斑药中用之，全活甚众。凡饥馑兵荒之余，饮食起居不节，致患时气者宜用此法。

澄按：人参生甘苦微寒，熟甘温，大补肺中元气，其药性功用如此，然用之之法亦无一定。得气药则补气，得血药则补血，消药则消，散药则散，行药则行，止药则止，用得其宜，无不应手。虽有肺热还伤肺之说，但肺中实热不宜，虚热者何害？又云：痛无补法，禁用参芪，久病虚痛，何曾拘此。由医家不分虚实脉症，误用害人，以致纷议不息。然究其弊大都有三，一则参价胜贵，比先年高加十数倍，寒素之家日给尚且不敷，安想食此，听命于天，坐以待毙一也。一则迟疑之辈，信之不深，见之不确，恐病难痊，用之无济，借端推却，意在惜费二也。又有相习成风，牢不可破，不管何症，视为砒毒，入口杀人，宁死不悟三也。医家乘此三弊，于中卖弄他人，毁谤邪说，申明服参不救，先发此言，后好诿祸。吁！岂其真有卓见如是耶？亦不过借此以诳惑愚人耳。然间有服之甚多而无功者，此乃死中求生之症，本来真气无存，故不应手，非谓人人症症皆如是也。然亦往往亦多有重用参而起死者，其亦曾知之耶。沙参、党参论见咳嗽门，珠参辨见师朗治法。

三时感寒

凡人初感寒邪，便腰痛色黯，淅淅恶寒，未即发热，自疑肾虚，不用发表，表邪内乘，内气不宣，激血上行，色必黑黯，此症必得大汗方解。盖汗亦血也，伤寒得衄血其病即解，正同此例。若服滋阴之剂，病必日增，久久不解，便成虚损。

治按

陶尚文治一人，伤寒四五日吐血不止，医以犀角地黄汤等剂治之反剧。陶切其脉浮紧而数，若不汗出，邪何由解，遂用麻黄汤一服，汗出而愈。

李士材治太学史明经，经年咳嗽，更医数十人，药不绝口而病反增剧，自谓必成虚劳。李曰：不然。脉不数不弦，惟右寸浮大而滑，是风寒未解，必多服酸收，故久而弥甚，用麻黄、杏仁、半夏、前胡、桔梗、甘草、橘红、苏子，五剂知，十剂已。

丹溪治一男子年十七，家贫而多劳，十一月得寒病，时吐三两口血，六脉紧涩，一日食减中痞，医投温胆汤、枳桔汤，三日后发微热，口干不渴，口中有痰，此感寒也。询知云十日前霜中曾渡三四次溪水，心下有悲泣事，腹亦饥，遂以小建中汤去芍药，加桔梗、陈皮、半夏，四贴而安。

一男子三十岁，因连夜劳倦不得睡，成一痰嗽，出白黄脓，嗽声不出。时初春大寒，医与青龙汤四贴，遂觉咽喉有血丝腥气逆上，两日后血腥气多，遂有血线一条自口中右边出直上，如此每昼夜十余次。诊其脉弦大而散弱，左大为甚，人倦而苦于嗽。予作劳倦感寒治之，若强以甘辛燥热之剂以动其血，恐成肺痿，遂与人参、黄芪、当归、白术、白芍、陈皮、炙生甘草不去节、麻黄煎熟，入藕汁与之，两日而痛减嗽止，却于前药去麻黄，又与之四日，而血亦除。脉之散大者未收敛，人亦倦甚，遂于前药中除藕汁，加黄芩、砂仁、半夏，至半月而安。

予治厚村一妇人病咳嗽吐痰，或时带红，恶寒发热，月事不至，诸医皆认为瘵，投以滋阴止嗽之剂，其病益甚。予细察其脉浮弦而紧，究其因乃因梦泄之后而起。予曰：此寒劳症也。先以建中汤去饴糖，加阿胶、附子，数剂小腹痛减，寒热亦除，月事亦至，再以神珠丹调治而痊。

予治万安镇胡思齐者，三十二岁，患咳嗽吐痰潮热，面色惨暗，脉弦紧失血。予曰：此感寒症也。投以桂枝汤二剂，其患顿减，后以脾胃收功而痊。

予一友人咳嗽，失血，潮热，自汗痰涎，医以六味加减治之益剧，自以为痨瘵，甚忧之。予曰：此非虚劳，乃外感未清，所以致此。但日久难以疏表，用丹参二钱，茯神一钱，桂枝三分，当归八分，甘草五分，二剂而血止嗽减，再以助卫内托散、资成汤调补而痊。

又方 用茯神一钱五分，白芍一钱二分，桂枝三分，甘草三分，橘红一钱，四剂后用六味。

风寒例方

麻黄汤 治寒伤营，发汗。

麻黄三两　桂枝二两　杏仁七十枚　甘草一两

麻黄桂枝汤 治虚劳恶寒，脉浮紧，血中有紫黑点。

人参三分　麦冬三分　五味子五粒　当归五分　甘草一钱　麻黄一钱　桂枝五分　白芍一钱　黄芪五分

桂枝汤 治伤风吐血，恶寒咳嗽，潮热吐痰，面色惨黯。

桂枝　白芍　甘草　姜枣　一加茯苓。

麻黄附子细辛汤 治发表攻里。

麻黄三两　细辛三两　附子一枚

先煮麻黄去沫。

理中汤 治感寒吐血。内有炮姜，最能清胃脘之血。

白术　炮姜　人参　甘草

理阴煎 温补阴分，托散表邪，使阴气渐充，则汗从阴达，邪不攻而自散。

熟地三五钱，一二两　当归三五七钱　甘草一二钱　干姜一二三钱

或加肉桂，亦可加桂枝。

润肺汤 治上盛下虚，脾肺湿热，远年近日气喘咳嗽痰盛，心胸气闷，不思饮食，或寒热往来，或感冒风寒，喘嗽气急，五劳七伤，吐血等症。

麻黄　荆芥　知母　贝母　紫苑　栀子　甘草　前胡　赤芍　桑皮　半夏　赤苓　杏仁　黄芩　马兜铃

感寒加葱白，久嗽加大枣二枚。

药煎好用绢缚住软肚，次用竹管缓缓吸药热服。不言语、呼唤。忌房劳。

胡椒理中汤　治肺胃虚寒，气不宣通，咳喘逆气，虚痞噎闷，胁腹满痛短气，不能饮食，呕吐痰水不止。

白术五两　干姜　炙甘草　胡椒　良姜　荜拨　陈皮　细辛　款冬花各四两　或蜜丸。

神珠丹　治下焦阳气虚乏，脐下冷痛，足胻冷。

杜仲三两　萆薢二两　诃子五两　龙骨一两　破故纸二两　巴戟三两　胡桃一百个　朱砂一两五钱　砂仁五钱。

上为末，酒糊丸如梧桐子大，朱砂为衣，每服三十丸，空心盐汤下。

再造散　阳虚不能作汗。

人参　黄芪　桂枝　甘草　附子　细辛　羌活　防风　川芎　姜枣

加炒白芍一撮，夏加黄芩、石膏。

大温中饮　阴虚不能作汗。

熟地　白术　当归　人参　甘草　柴胡　麻黄　肉桂　干姜

水二钟，煎七分，去浮沫，温服。

补阴益气煎　阴气不足，虚邪外侵，与补中益气相为表里，一升提阳分之邪，一升提阴分之邪。方见屡散门

归柴饮　真阴不足，外感寒邪。

当归一两　柴胡五钱　甘草八分　姜枣

一加陈皮，一加人参。

六味回阳饮　阴阳将脱等症。

人参一二两　附子二三钱　炮姜二三钱　甘草一钱，此四味回阳饮
熟地七八钱　归身二三钱，如泄泻或动血者，以冬术易之，多多益善

如肉振汗多加芪术，泄泻加乌梅、五味，郁滞加肉桂，虚阳上浮加茯苓二钱。

温胃饮　中寒呕吐，吞酸泄泻，不思饮食，及妇人脏寒呕恶，胎气不安等症。

人参二三钱或一两　白术一二钱或一两　扁豆二钱　陈皮一钱
炮姜三钱　炙甘草一钱　当归二钱，滑泄者不用

如下寒加破故纸，气滞或兼胸腹痛者，加藿香、丁香、木
香、白蔻、砂仁、白芥子之类，如兼外邪及肝肾之病者，加桂
枝、柴胡之类，脾气陷而身热者，加升麻五七分，水泛为痰而胸
腹痞满者，加茯苓，脾胃虚极大呕大吐而不能止者，倍用参术，
仍加胡椒二三分。

姜桂丸　治寒痰咳嗽。

南星洗　半夏　官桂去精皮，一两

上为末，蒸饼丸桐子大，食后，姜汤送下五十丸。

厚朴汤

厚朴姜汁炒　枳壳去心麸炒　良姜　槟榔　朴硝各七钱五分
大黄二两

上为末，每服三钱。

三拗汤　感冒风寒，咳嗽鼻塞。

麻黄不去节，发中有收　杏仁不去尖，取其发速，去皮，取其涩，
甘草生用补中有发

甘草干姜汤　脉浮自汗恶寒，小便数，心烦

甘草四两　干姜二两　加附子、葱根名四逆汤。

越婢加半夏汤　肺胀喘咳，鼻煽肩抬。

麻黄六两　石膏八两　生姜三两　甘草　半夏半升　大枣十个

华盖散　肺风痰喘

麻黄去根节　苏子炒　杏仁炒，去皮尖　桑白皮　橘红各一钱
甘草五分　姜枣

小青龙汤　心下有水气，干呕，发热而咳。

麻黄　桂枝　白芍　细辛　甘草　五味子　半夏
渴去半夏加花粉，喘去麻黄加杏仁。

不居下集卷之三终

不居下集卷之四目录

清燥汤
枇杷叶散
暑瘵方
暑咳方
六一散
玉泉散
草还丹
三黄丸
三黄汤
绿豆饮
雪梨浆
大生汤

不居下集卷之四

歙岭南吴澄师朗著辑　休阳程芝云 芝华同校刊

暑症

经旨

经曰：气盛身寒，得之伤寒；气虚身热，得之伤暑。

因于暑汗，烦则喘喝，静而多言，体若燔炭，汗出而散。

澄按：夏月阳浮于外，阴伏于内，四月纯乾，五月为姤，六月为遁，七月为否，人身之阴阳与天地相通。若饮食劳倦，多内伤中气，酷暑劳役，外伤阳气，气分受伤，故无气以动，无气以言，身倦神疲脉虚身热，或兼失血痰嗽潮热，有似虚损之症。

脉法

经曰：脉虚身热，得之伤暑。

《脉诀》曰：浮虚伤暑。

浮大而散，或弦细芤迟。

澄按：暑之与热多生夏月，症每相类。暑病脉浮，虚热病脉浮洪，暑病多无力，热病弦长，重按亦有力，脉形有似虚损之症，而与虚损之弦细数者不同。

总论

吴澄曰：炎氛扇夏，暑热郁蒸，肝肾素亏之人，当烁石流金之际，无论动暑静暑，而虚之遇之无隙可避。盖其始也令人不识，不知外之流火与内之阳气骤遇而交争，感之重者当时即发，轻者潜伏经络，暗烁真阴。人身之阳以汗而外泄，人身之阴以热而内消，阴阳两亏，变幻不测。或乍或久，似劳非劳，似损非损，咳嗽潮热，吐血衄血，盗汗自汗，神气倦怠，饮食减少，呕吐痰涎，令人肌肉渐消，有不识为何症者。

暑劳

盛暑之月，火能烁金，不禁辛酒，劳热躁攘，火动心脾，令人咳嗽气喘，骤然吐血衄血，头目不清，胸膈胀闷，烦渴不宁，即童稚老夫亦有此病。昧者以为痨瘵，不知火载血而上升，非真阴亏损而为虚劳者此也。宜四物汤去川芎，黄连解毒汤去黄柏二陈，以贝母易半夏，加苦梗以抑之，薄荷以散之，麦冬、五味以敛之，黄连香茹饮亦可。

澄按：暑邪内伏，消烁真阴，肌肉尽脱，咳嗽吐痰失血，宛类虚损。夏秋之间，人有骤然暴瘦不堪者，多有暑邪内伏之症。

伤暑吐衄

伤暑吐衄者暑伤心，心虚不能生血，不宜过用寒凉以泻心，宜清暑益气加丹皮、生地、犀角之类。盖暑伤心亦伤气，其脉必虚，以参芪补气，斯无弊也。

暑热郁闭于经络

暑热之症必面垢，口渴喜饮，乾呕腹痛或不痛，其脉必虚。若郁闭于经络而不解，随气湧泄为衄血，或清道闭塞流入胃脘，则为吐出清血，吐之不尽余血停留，致面色痿黄，宜犀角地黄汤。若暑毒攻心，呕吐鲜血，宜枇杷叶散。

澄按：以上二条，乃时令之火郁闭于内，心胞之阳不行于外，则荣卫之开阖不调，腠理闭塞，暑火内逼而吐衄见矣。若伤之甚者则非点滴可止，必大吐大衄顷刻盈盆。治之法虽曰清暑凉血为主，然必以益气为先，盖暑热伤气，血脱益气，徒用清凉，无济也。

暑症类虚损

暑湿蒸人，脾土受伤，故肌倦便溏。暑热伤气，故气促心烦，口渴便赤。浊气在上则生䐜胀，故胸满恶食。暑先入心，汗为心液，故自汗，湿甚则身热身重。暑伤气则脉虚而不足，有类乎虚损之症。

澄按：炎暑酷热，禀质瘦弱之人不任外邪，故偶感而即病，致伤心脾，宛与虚劳相类。如脉虚不足，脉类虚损也。无气以动，无气以言，状类虚损也。身热咳嗽，吐痰失血，症类虚损也。肌肉消瘦，形枯骨槁，形类虚损也。虽曰相类而于相类之中，要求其所以不类焉。如面垢不泽与两颧发赤不相类也。寒热不定体若燔炭，与骨蒸潮热不相类也。暑热失血神气倦怠，虚火失血人反精神，又不相类也。能于不类之中而察其所以类焉，又能于类之中而察其所以不类焉，则思过半矣。

暑瘵

暑热每多伤气，气虚身热脉弱，汗出口渴，有似虚损。其甚变为疟痢，或为热症，调治失宜，元气内亏，日久累成不足之症。有暑邪内伏消烁真阴，肌肉尽脱大骨枯陷，吐痰失血蒸热，全类虚损而实为暑邪所伤，谓之暑瘵。

澄按：暑本不成瘵，日久调治失宜，真阴消烁则变成瘵矣。成瘵则难治矣。虽似虚损，实因于暑，故欲治其瘵者，必先治其暑，如青蒿煎之类。

伤暑咳嗽

《三因》论伤暑咳嗽，燔热引饮口燥，或吐涎沫，声嘶咯血，用人参白虎汤。

澄按：暑毒伤人多令人吐衄，盖暑热通心火，毒刑肺也。然暑既伤心，热又伤气，其人必脉虚气怯，体倦息微，皆本真元不足，若但知为热而过用寒凉，则气必愈伤而害斯大矣。惟生脉散、人参汤之属最宜。若气虚之甚者，以人参、黄芪并用；火甚而热烦渴闷者，宜人参白虎汤、竹叶石膏汤；若气不甚虚者，宜犀角地黄汤或枇杷叶散。

疰夏症

天地五行更迭衰旺，人之脏气亦应之。四月属巳，五月属午，午为火，火太旺则金衰；六月属未，未为土，土火交旺则金水俱衰。金水两衰不能滋生，所以童男少女、虚弱之人每遇春夏之交，日长暴暖，患头眩眼黑，或头胀痛，身倦脚软，身热食少，心烦躁扰，自汗盗汗，名曰疰夏。此皆时令之火为患，宜滋化源使脾土转生肺金，肺金转生肾水，乃为根本之计，久而不治，乃为痨瘵之根。

澄按：疰夏属阴虚元气不足。夏初春末，脚软，食少体热者，是宜补中益气汤去柴胡、升麻，加炒柏、白芍；挟痰者加南星、半夏、陈皮煎服之。又或用生脉散。

煎厥

人身肾与膀胱竭绝于巳午之月，故倦怠欲睡，痿弱无力尔，时则宜补益。若或劳役犯房欲，精血内耗，阴火沸腾，致目昏耳闭，举动懒倦，失其常度，五心烦热，如火燔灼，名曰煎厥，此亦虚损之类。所以古人夏月，必独宿远酒色者，良有意也。

澄按：真元不足之人，当烁石流金之际煎熬真阴，以致软倦无力，饮食减少，内热心烦，此为内损之根。若受暑邪潜伏经络，消耗津液者，则为外损之根同一。暑为患也，而有因内因外之不同，有邪无邪之各别，不可不察也。

假火证

肚热口渴，脉虚无力，或重按全无，及神困气促者，此脾胃气虚，元阳不足，假火之症。若误用白虎等剂，其危立至。

澄按：因夏暑而致病者有之，有不因暑而症似白虎者，如元阳不足之人，脾胃气虚之辈，或大失血后，或妇人产后，壮热喘促，面赤引饮，脉虚弱，此乃血虚发热不足之症。症似白虎，误服白虎必死，须用当归补血汤则安。

暑有八症

脉虚、自汗、身热、背寒、面垢、烦渴、手足微冷、体重，俱宜调理元气为主，清利次之。

治按

项彦章治一人病甚，诸医皆以为瘵，尽愕束手。项诊之，脉细数而且实，细数者暑也，暑伤气宜虚，今不虚而反实，乃热伤血药为之也。其家问死期，项曰：何得死？为作白虎汤饮之即瘥。

生生子治侄明之，以作文过劳，痰火上逆，大吐痰沫，因而呕血，一涌数碗，昏晕汗出，奄奄而卧，各不敢动，稍动则呕吐而血随出，色鲜红，饮食汤水皆不敢入，入即吐而眩晕，血即随之。里医不效，乃速孙治。诊毕语其乃兄，曰：经云脉虚身热，得之伤暑，今右脉虚大，左脉弦大，不独作文劳心动火，且亦被怒伤肝，抑又为暑所逼，以致木火上升，眩晕作吐。经曰：诸风掉眩皆属肝木，诸呕吐逆皆属于火。又诸动属火，内为木火上卫，外为暑气所迫，故吐而汗多，血随吐出也。持以白丸子三钱，解其暑气，清其痰饮，抑其卫逆，则可止吐止气平则血自能归经。服后果哈然而睡，醒则吐止食进，眩晕寻已。继用滑石、香茹各三钱，甘草五分，黄连、扁豆各一钱五分，竹茹一钱，四贴而愈。

吴球治一人冬月偶得一症，洒洒恶寒，翕翕发热，恶食干呕，大便欲去不去，诸医皆以为虚弱痰饮治之，以涤痰汤、补心汤等药服之愈不安，以延至半月间。吴诊之其脉虚而无力，球曰：类乎伤暑，众以为不然。吴究之其妇此患因何而起，其妇曰：昨因天寒换著棉衣，令婢取棉套一壮盖之，须臾烦渴寒热，呕吐时作，延至今日。球曰：诚哉：伤暑也。汝之棉套晒之盛暑，夹热收入箱中，必有暑气尚未开泄。今人体虚遇之易入，故病如是。妇曰：然。遂合黄连香茹饮，进二取而愈。

吕沧州治一人病衄，浃旬不止，时天暑脉弱，众医以气虚不统血，日进参芪茸附滋甚，求治吕，至食未顷其所衄血已三覆器矣。及切其脉两手皆虚芤，右上部滑数而浮躁，其鼻赤渣而色白，即告之曰：此得之湎酒。酒毒暴悍而风暑乘之，热蓄上焦故血妄行而淖溢。彼曰：某当饥走赤日，已而醉酒向风卧，公所诊诚是。为制地黄汁三升许，兼用防风汤饮之即效。

一人乘盛暑往途中吐血数口，亟还则吐甚，胸拒痛体热头眩病且殆，或以为虚劳所致，与茯苓补心汤。滑伯仁至诊，其脉洪而滑。曰是大醉饱胃血壅遏，为暑逼上行，先与犀角地黄汤，继以桃仁承气汤去瘀血宿积后，治暑即安。

予在梅林时，余家桥有一妇人暑月患咳嗽身热痰血，众医皆以为瘵。予诊其脉浮弦，重按而虚，见其每咳嗽必连数十声，痰不易出，甚至作吐，先以香茹饮加干葛一剂，再以人参平肺散加减，后以嗽门风火刑肺方服之而痊。

暑症例方

香薷饮 治感冒暑气，皮肤蒸热。

香茹　扁豆　厚朴

四物加黄连，五物加赤苓、甘草除黄连，六物加木瓜，四物除扁豆即黄连香茹饮。

论曰：香薷饮乃夏用通用之药饵。常见富贵之家多有备此，令老少时常服之，用以防暑。而不知人之宜此者少，不宜此者多也。若误用之必反致疾，何也？盖香薷一物气香窜而性沉寒，惟其气窜，所以能通达上下而去菀蒸之湿热；惟其性寒，所以能解渴除烦而清搏结之火邪。然必果属阳脏，果有火邪，果脾胃气强肥甘过度，而宜寒畏热者乃足以当之，且赖其清凉，未必无益。若气本不充则服之，最能损气，火本非实而服之，乃以败阳。凡素禀阴柔及年质将半，饮食不健躯体素弱之辈，不知利害而效尤妄用者，未有不反助伏阴损伤胃气，而致为吐泻腹痛及阴寒危败等症，若加黄连其寒尤甚，厚朴破气均非所宜。

生脉散　治热伤元气，气短倦怠，口渴多汗，肺虚而咳。

人参　麦冬　五味子

一加竹叶，一去五味子换栀子，一加黄芪、甘草服之，令人气力涌出。

犀角地黄汤　治吐血、衄血、便血、嗽血、蓄血，胃火热甚，逼血妄行。

生地一两五钱　白芍一两　犀角　丹皮二钱五分

一加黄芩、栀子、柴胡。因怒吐血。

人参白虎汤　治渴欲饮水，口燥心烦，背恶寒。

石膏一斤　人参三两　知母六两　甘草二两　粳米六合

竹叶石膏汤　治伤暑发渴，脉虚。

石膏一勺　人参三两　麦冬一升　甘草二两　半夏八两　竹叶二把　加姜煎。

人参平肺汤

人参　青皮　茯苓　知母　桑白皮　麦冬　天麻　甘草　粳米　五味子　地骨皮　滑石粉

清暑益气汤　治长夏湿热炎蒸，四肢困倦，精神减少，胸满气促，身热心烦，口渴恶食，自汗身重，肢体疼痛，小便赤涩，大便溏，脉虚。

黄芪　人参　苍术　神麴　五味子　白术　青皮　陈皮　甘草　麦冬　当归　黄柏　泽泻　升麻　葛根　姜枣煎。

清燥汤　治暑伤元气，痊夏倦怠，湿热乘之。

黄芪　神麴　黄连　猪苓　柴胡　甘草　苍术　白术　麦冬　五味子　生地　陈皮　泽泻　茯苓　黄柏　人参　当归　升麻　姜枣煎。

枇杷叶散　治暑毒攻心，呕吐鲜血。

香茹　厚朴　甘草　麦冬　白茅香　陈皮　丁香　枇杷叶

暑瘵方　治见暑瘵论。

生地　当归　黄连　黄芩　栀子　陈皮　贝母　茯苓　甘草　桔梗　薄荷　麦冬　五味子

暑咳方　治肺火夜咳。

苡仁　山药　竹叶　雪梨

水二碗，煎八分服。

六一散　一名天水散。见热门。

玉泉散　治内热烦渴头痛，二便闭结，温疫斑黄，及热痰喘嗽等症。

石膏六两，生用　粉甘草一两　一加硃砂三钱

上为极细末，每服二三钱，新汲水或热汤，或人参汤调下。

草还丹又名青蒿丸

青蒿一斗五升，童便三斗，文武火熬约童便减至二斗，去青蒿再熬至一斗，入猪胆七个，再熬数沸，用甘草末收和为丸如梧桐子大，每服五十丸。

三黄丸　治丈夫妇人三焦积热，上焦有热，攻冲眼目赤肿，头项肿痛，口舌生疮。中焦有热，心膈烦躁，饮食不美。下焦有热，小便赤涩，大便闭结，五脏俱热，即生痈节疮痍。及治五般痔疾，粪门肿痛，或下鲜血。

黄连净　黄芩　大黄各十两

上为末，炼蜜丸如梧桐子大，每服三十丸，热水吞下。

视臟腑虚实加减服之，积热亦宜。

三黄汤　通治热气。

黄连七钱五分　黄柏五钱　黄芩一两　栀子五钱

上㕮咀，每服五钱，水煎去渣热服，如未效再服。

绿豆饮　凡热毒劳热，诸火热极，不能退者，用此最妙。

用绿豆不拘多寡，宽汤煮糜烂，入盐少许，或蜜亦可，待冰冷，或厚或稀或汤任意饮食之日，日或三四次不拘。此物性非苦寒，不伤脾气，且善于解毒除烦，退热止渴，大利小水，乃浅易中之最佳最捷者也。若火盛口甘不宜厚味，但各煮半熟清汤冷饮之，尤善除烦清火。

雪梨浆　解烦热退阴火，此生津止渴之妙剂也。

用清香甘美大梨，削去皮，别用大碗盛清冷甘泉，将梨薄切浸于水中，少顷水必甘美，但频饮其水，勿食其梨，退阴火极速也。

大生汤　治痊夏。

人参　天冬　麦冬　五味子　黄柏　当归　牛膝　红花　枸杞　生地

不居下集卷之四终

不居下集卷之五目录

清神益气汤

佩兰散

白术散

升阳除湿汤

导赤散

胃苓汤

白术酒

神术散

十枣汤

泽泻汤

羌活胜湿汤

防己黄芪汤

清热渗湿汤

方见各门　防己丸　猪苓分水散

不居下集卷之五

歙岭南吴澄师朗著辑　休阳程芝云 芝华同校刊

湿劳

经旨

经曰：湿气大来土之胜也，寒水受邪肾病生焉。风气大来木之胜也，土湿受邪脾病生焉。

脾恶湿　脾苦湿，急食苦以燥之。禁湿地濡衣。

谷入多而气少者，得之有所脱血，湿居下也。

天寒则腠理闭，气湿不行，水下流于膀胱则为溺，与气湿则濡泄。秋伤于湿，冬生咳嗽。

阳受风气，阴受湿气。伤于风者上先受之，伤于湿者下先受之。

脉法

浮缓而濡而小者，外湿。

迟缓为寒湿。

洪缓为湿热。

弦缓为风湿。

脉紧为寒，脉长为湿。

总论

吴澄曰：虚劳失血之症，暑热燥火固应有之，而湿亦何有类虚损也。盖六气之中皆能伤人，皆有相似，而惟湿之一症，令人难测。如阴邪，小人感之不知觉，及其既也，或兼风，或挟寒、挟暑兼之。长夏湿热用事，损伤元气，倦怠嗜卧，精神不足，烦热咳嗽，有似虚损之症。夫湿能伤脾，脾土一亏，百病根源发轫于此，岂独外损乎？

湿劳

诸湿为土，火热能生湿土，故夏热则万物润，秋凉则复干燥，湿本不自生，因乎火热怫郁，水液不能宣通，停滞而生水湿也。凡病多自热生，而热气尚多以为兼症，经云：明知标本，正行无间是也。世俗不详《内经》之旨，但执滋补之说，怫郁转加而病愈甚，当求病之所在，以平为期而已。戴人有言曰：养生与攻病不同，近世人以补剂治病，宜乎难望其效。

澄按：湿多生水肿胀满，泄泻湿痹，脾胃之症。今类虚损者以其火热怫郁，精液不能宣通，脾虚受湿，气血凝泣水谷道路，生痰上涌，不生肌肉，而为失血潮热自汗之症。

湿郁吐血

外感雨湿，郁于经络，血溢作衄，及血溢流入于胃，胃满亦吐血，宜服除湿汤。

澄按：除湿汤治冒雨吐血，理中汤治伤胃吐血，皆用干姜为君。丹溪治大吐血不止，亦用干姜一味为末，童便调服，从治之法。可见干姜亦为治吐血要药也。

挟湿吐血

卮言云：古人言诸见血非寒症，皆以血为热迫，遂至妄行，然皆复有所挟也。或挟风，或挟湿，或挟气。又有药石而发者，其本皆热。上中下治各有所宜，在上则栀子、黄芩、黄连、白芍、犀角、蒲黄，而济以生地、丹皮之类。胃血古人有胃风汤，正是以阳明火邪为风所扇而血为之动，中间有桂，取其能伐木也，若苍术、地榆、白芍之类而济。以火剂大肠血，以手阳明火邪为风为湿也，治以火剂风剂。风能胜湿也，如黄芩、黄连、白芍、柏皮、荆芥、防风、羌活之类，兼用鸡冠花则又从类之义也。

湿必相兼

湿，阴邪也。如柔媚小人善于逢迎，使人家国已移而人莫觉，其非其伤于人也。日积月累不轻发动，必兼风兼暑兼寒兼热，引而后发，洋溢上下中外，无处不到。

澄按：湿之潜伏于人身也，多在于巳午之月。其变动而出也，多在于夏秋之间。是以一岁之中，每当收肃之令，其兼风者则为风湿；其兼热者则为湿热；其兼寒者则为寒湿；有兼暑则暑湿。伤于外者，坐卧卑地，冒雨著湿；伤于内者，生冷酒麵，恣从无度，则脾胃受伤不能制湿。盖湿必兼热，热多兼湿，如长夏暑热，万物润溽，非必大雨时行后生湿也。是以秋病多于四时，皆外邪勾引相兼而出，或变时行，或为疟痢种种之症，令人难测。其初仍外感也，治之不善，累久神疲；留而不去则痰血咳嗽，潮热泄泻，则又有湿劳之症矣。

湿痰类虚损

脾具坤静之德而有乾健之运，故能使心肺之阳降而肝肾之阴升，而成天地之泰，是为平人。今也七情内伤，六淫外感，饮食失节，房劳致虚，脾土之阴受伤，转输之官失职，而成天地不交之否，清浊相混，隧道壅塞，郁而为热，热留为湿，变症不测，有类虚损。

澄按：虚损未有无痰者也。痰皆由于脾之不健运所生，脾皆由于湿之所浸淫而致。故津液既凝聚为痰，不复周润三焦而成咳嗽，潮热泄泻，饮食减少，毛发焦，精神倦，四肢软，全似虚损，而不知湿痰之为害也。

脾胃论

东垣曰：夫脾胃虚弱遇六七月间，河涨霖雨，诸物皆润，人汗沾衣，身重短气，甚则四肢痿软，行步不正，脚欹眼黑欲倒，此肾水与膀胱俱竭之状也。当急救之，滋肺气以补水之上源，又使庚大肠不受邪热，不令汗大泄也。汗泄甚则亡津液，亡津液则七神无所依。经云：津液相成，神乃自生者，庚大肠所主三伏之义，为庚金受困也。若亡津液汗大泄，湿令亢甚则清肃之气亡，燥金受囚，风木无可以制，故风湿相搏，骨节烦疼，一身尽痛。亢则害，承乃制是也。孙思邈云：五月常服五味子，是泻丙火，补庚大肠，益五脏之元气壬，膀胱之寒已绝于巳癸，肾水已绝于午。今更逢湿旺助热为邪，西方北方之寒清绝矣。圣人立法，夏月宜补者补天元之真气，非补热火也。令人夏食寒是也，为热伤元气，以人参、麦冬、五味子生脉，脉者元气也。人参之甘补元气，泻热火也。麦门冬之苦寒，补水之源而清肃燥金也。五味子之酸，以泻火补庚大肠与肺金也。

阳明病湿胜自汗论

或曰：湿之与汗，阴乎阳乎？曰：西南坤土也，脾胃也。人之汗犹天地之雨也，阴滋其湿则为雾露，为雨也。阴湿寒，下行之地气也，汗多则亡阳，阳去则阴胜也。甚则为寒中湿胜，则音声如从瓮中出云云，湿居中水也。相家亦有说，土音如居深瓮中，言其壅也，远也，不出也。其为审矣。又知此二者，一为阴寒也。《内经》云：气虚则外寒。虽见热中蒸蒸为汗，终传大寒，知始为热中，表虚亡阳，不在外寒，终传寒中，多成痹寒矣。色以候天脉以候地形者，乃候地之阴阳也。故以脉气候之，皆有形无形可见者也。宜调卫汤。

湿热成痿肺金受邪论

六七月间湿令大行，子能令母实而热旺，湿热相合而刑庚大肠，故寒凉救之。燥金受湿热之邪，绝寒水生化之源，源绝则肾亏，痿厥之病大作，腰已下痿软，瘫痪不能动，行走不正，两足欹侧，以清燥汤主之。

澄按：长夏蒸热，湿土司令，火炽之极，金伏之际而寒水绝体，为病最多。惟东垣《脾胃论》所著极详，但未言其为虚损，而其症则皆似虚损也。况真元不足之人，不自保养，快情恣欲，饮酒无度，或食煎炒煿炙之物，辛热猛烈之剂，肾水愈亏，心火益炽，暑湿交蒸。内外合邪，因而失血者有之；金受火伤，因而咳嗽者有之；肾绝生化之源，因而烦热者有之；脾为暑湿所侵，因而痰起者有之；热则伤气，因而倦怠无力者有之。有因暑湿而渐至内伤，有原内伤而再受暑湿者。虚人至此之际，亦生死之一大关头也。不可不慎。

神芎导水丸论

大无言河间订此方，治一切热症，其功不可缕述。设或久病郁热，无问瘦悴老弱并一切症者，始自十丸，每服再加十丸，可下者以利为度。常服此但除肠垢积滞，不伤和气，推陈致新，得利便快，并无药燥骚扰，亦不困倦虚损，颇遂病人心意。或热甚必须急下者，便服四五十丸，未知再服，以意消息之。常服二三十丸不利动脏腑，但有益而无损。或妇人血下恶物，加桂枝五钱。病微者常服，病重者亦取利，因而轻滞通，恶物下也。凡老弱虚人，脾胃经虚，风热燥郁，色黑齿槁，身瘦焦痿；或服辛热药过度变三消等症；或热甚于外则肢体燥搅，盛于内则神志燥动，怫郁不开，变生诸症，皆宜令服。惟脏腑滑泄，里寒脉迟，或妇人产后，下血不止及孕妇等，则不宜服。除此一切风热杂病劳倦伤，昏闷壅塞，神气不和，平人保养，常服自显其功。故戴人治法，必以此为先驱，势甚者须行舟车、禹功、濬川也。

澄按：世人治虚损，专尚滋补，一见神芎、禹功、舟车之论，必大骇惊呆。医家病家不能悟其玄妙，以为此种峻历猛悍之剂，决非病症相宜，宁死不悟。岂知前贤著方立言，必不杜撰好奇而为此也。河间、戴人主此以治湿劳，盖病根不除，病必不去，宣通气血，非此不能。药虽峻猛，似非虚者所宜。然火热怫郁，津液凝滞，大便燥结，经络闭塞，非此不通。而用之之法，亦有斟酌，看人虚实强弱，于丸数增减，或初服三五丸，再服加二三丸，是急药缓攻，病久亦不碍。经曰：有故无殒，此之谓也。

吐血治法

冒雨著湿吐血，以除湿汤。伤胃吐血，以理中汤。因啖辛热吐血，以二合灰散。血热妄行，四生丸。热毒上攻吐血，以五神散。错经逆行吐血，以四物加栀子、童便、姜汁。

治案

李东垣治枢判白文举，年六十二，素有脾胃虚损病，目疾时作，身面目睛俱黄，小便或黄或白，大便不调，饮食减少，气短上气，怠情嗜卧，四肢不收。至六月中，目疾复作，医以泻肝散，下数行而前疾增剧。李谓大黄、牵牛，虽除湿热而不能走经络，下咽不入肝经，先入胃中。大黄苦寒，重虚其胃；牵牛其味至辛，能泻气，重虚肺本，嗽大作。盖标实不去，本虚愈加，适当暑雨之际，素有黄症之人，所以增剧也。此当于脾胃肺之本脏，泻外经中之湿热。制清神益气汤主之而愈。

虞恒德治一人，年三十二岁。三月间房事后乘马渡河，遇深渊沉没，幸马健无事，连湿衣行十五里许抵家，次日憎寒壮热，肢节烦疼，似疟非疟。医作虚治，用补气血药，服月余不效。更医作瘵治，用四物加黄柏、知母、地骨皮之类，及大补阴丸倍加紫河车，服至九月，反加满闷不食，催乳妪，日止饮乳汁四五杯，米粒不入。虞诊视六脉皆洪缓，重按若牢，右手为甚，作湿郁治。用平胃散倍加苍术、白术、茯苓、川芎、香附、砂仁、防风、羌活，加姜煎。黄昏服一贴，一更时服一贴，至半夜遍身发红丹似瘾疹，片时遂没而大汗，索粥吃，与粥一碗，由是诸症皆减能食。与前方三贴后，以茯苓渗湿汤倍加白术，二十贴而安。

罗谦甫治一人，年三十余，形色默瘦，饮食倍进，食后吐酸，食饭干恶难吞，常有结痰注于胸中，不上不下，稍劳则头眩眼花，或时鼻衄，粪后去红或黑，午后至晚胸膈烦热，眉心时痛，好睡，醒来口苦舌干，盗汗梦遗脚冷，手及臂尖生脓泡疮，医以四物凉血汤，投之不效。罗诊之，左脉小弱而数，右脉散柔而数，俱近六至。曰：脉症皆属阴虚，作阴虚治之，不效何也？此必脾虚湿为热而然也，今用滋阴降火，反滋湿而生热，病何由安？宜用参芪甘温之剂，补脾去湿可也。问曰：丹溪论黑瘦者，鼻衄者，脉数者，参芪当禁。罗曰：医贵智变，不可执泥。《脉经》云：数脉所主，其邪为热，其病为虚。遂以人参二钱，黄芪一钱五分，白术、麻黄根、生地、茯苓、麦冬各一钱，当归、川芎八分，黄芩七分，麦芽、厚朴、黄柏各五分，五味子、柴胡、泽泻、栀子各七分，甘草五分，服十余贴而安。

丹溪治一女子，十七八岁，发尽脱，饮食起居如常，脉弦而涩，轻重皆同。此厚味成热，湿痰在膈间，复因多食酸梅，以致湿热之痰上升之气至于头，熏蒸发根之血，渐成枯槁，遂一时脱落。乃用补血升散之药，以防风通圣散去硝，惟大黄三度酒制炒，兼以四物酒制，合作小剂，煎以灰汤，入水频与之。两月余，诊其脉，湿热渐解，乃停药，淡味调养二年，发长如初。

予治一人。五月间湿令大行，因食过宿之饮食，腹胀痛。医以平胃、保和、香砂治之益甚，夜不能卧。一医以为虚损，用桂附温补下元之药，腰痛更剧，小便短涩，淋浊不清，食减，七昼夜不合眼。予诊之左脉浮而虚，右寸濡细，右关滑，两尺微弱。天时闷热，连旬晴雨，湿邪直入太阴，合谷饪之邪从口而入，久则中土重困，腹痛转剧，食减淋浊，脾肾失职，而又频用削伐中气之剂，不益困乎？因制佩兰散与服，不二剂痛顿止，人称神奇。方见后。

湿劳例方

神芎导水丸　治痨瘵停湿，二阳病郁热。

黄芩一两　黄连五钱　川芎五钱　滑石四两　薄荷五钱　黑牵牛四两　大黄二两

戴人每言导水丸，必用禹功散继之，舟车丸随后。

禹功散　一名大圣濬川散。

大黄一两　甘遂五钱　牵牛一两　木香三钱　芒硝二钱五分郁李仁一两　姜汤下。

舟车神祐丸

甘遂一两，醋炒　大黄二两　芫花一两，醋炒　汞粉一钱　大戟一两，醋炒　青皮　木香　槟榔　陈皮各五钱

取蛊加芜荑五钱，为末水丸。空心服。

木香槟榔丸　流湿润燥，推陈致新。

木香　槟榔　青皮　陈皮　广茂　枳壳　川连　黄柏　大黄　黑牵牛

此戴人经验四方也，善治下虚上实，抑火升水，流湿润燥，推陈致新，资阴伐阳，散郁破结，活血通经，及治肺痿喘嗽，胸膈不利，脾湿黄疸，宿食不消，一切杂症。

平胃散　停湿痰饮痞膈，宿食不消，山岚瘴气。

苍术二钱　厚朴　陈皮　甘草一钱

五苓散　通利诸湿。

猪苓　白术　泽泻十八株　茯苓一两六钱五分　桂五钱，或用桂枝

　　上为末。每服三钱。暑加硃砂灯心煎。

　　除湿汤　治冒雨著湿，郁于经络，血溢作衄，及血溢流入于胃，胃满吐血。

　　茯苓　干姜各四钱　甘草炙　白术各二钱

　　上剉，每服四钱。

　　头疼加川芎二钱。亦最止浴堂中发衄。

　　清神益气汤

　　茯苓　升麻各二分　泽泻　苍术　防风以上各二分　生姜以上六味，能走经除湿而不守，故不泻本脏，补肺与脾胃，本中气之虚弱　青皮　橘皮　生甘草　白芍　白术　人参以上六味，皆能守本而不走经者，不滋经络中邪；守者，能补脏中之元气　黄柏　麦冬　人参　五味子以上四味，去时令浮热湿蒸

　　上拌剉如麻豆大，都作一服，水二盏煎至一盏去渣。

　　佩兰散　湿邪直入太阴，腹痛淋浊。

　　茯苓　半夏　白蔻仁　杜仲　鲜荷叶　鲜稻叶　鲜佩兰叶骚云：纫秋兰以为佩，能辟秽恶之气，即避汗，醒头草是也。

　　上以佩兰叶为君，余药各等分。

　　白术散　虚热而渴。

　　人参　白术　木香　茯苓　藿香　甘草各一两　干葛二两

　　不能食而渴，倍加葛根。能食而渴，白虎加人参服之。

　　升阳除湿汤　脾胃虚弱，不思饮食，肠鸣腹痛，泄泻无度，小便黄，四肢困弱。

　　甘草　麦芽　陈皮　猪苓各三分　泽泻　益智仁　半夏　防风　神曲　升麻　柴胡　羌活　苍术各一钱

　　上哎咀，作一服。姜三片，枣二枚。

　　导赤散

生地　木通　甘草梢　淡竹叶

等分煎。

胃苓汤　五苓散合平胃散。

猪苓　茯苓　白术　泽泻　桂一方用桂枝，以上五苓散　苍术　厚朴　陈皮　甘草以上平胃散

白术酒　感湿咳嗽，身体重痛。

白术一两，泔浸一宿，土蒸切片，炒黄色

酒二钟，煎八分服。

神术散　祛各经风湿。

川芎　白芷　羌活　藁本　细辛　甘草

大无神术散，用平胃散加菖蒲、藿香。

十枣汤

芫花　甘遂　大戟　大枣有用枣肉为丸

先煮枣去核，内前药。强人服一钱，虚服五分。

泽泻汤

泽泻五两　白术二两

羌活胜湿汤

羌活　独活　藁本　防风各一钱　甘草五分　川芎二分　蔓荆子三分

防己黄芪汤　风湿自汗，身重脉浮。

防己　白术　黄芪　甘草

清热渗湿汤　湿病兼热。

黄连　赤苓　泽泻　黄柏各一钱　苍术一钱五分　白术一钱五分　甘草五分

方见各门

防己丸　猪苓分水散

不居下集卷之五终

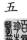

不居下集卷之六目录

当归龙荟丸

抽薪饮

徙薪饮

安胃饮

柴胡清肝散

栀子清肝散

清胃饮

栀子仁汤

小黄丸

又方

大黄汤

不居下集卷之六

歙岭南吴澄师朗著辑　休阳程芝云　芝华同校刊

积热

经旨

《经》曰：壮火食气，少火生气。

澄按：凡属热者皆壮火之病。少火之火，无物不生；壮火之火，无物不耗。

又曰：起居不节，用力过度则络脉伤，阳络伤则血外溢，阴络伤则血内溢；血外溢则衄血，血内溢则后血。肠胃之络伤则血溢于肠外，肠外有寒，汁沫与血相搏，则并合凝聚不得散，而积成矣。

澄按：寒则凝聚，热则流通，故五脏之积皆由寒而起也。然有禀质之偏，日食辛热煿炙之物，常服温烈金石丹药，损烁真液，有积热成虚损之症者。

阳络阴络，内溢外溢，论见失血门中，肠胃本无血辨。

脉法

脉浮虚数为虚热，沉实数为实热。各随其部位以断何经积热。沉数里热，沉实而数曰积热。脉浮大而长，脾有大积。脉大而数，腹痛呕涎为虫积。

总论

吴澄曰：世之治虚损者，不曰滋阴降火，则曰温补脾肾，所以有偏于黄柏、知母者，有偏于桂附、河车者，是皆以彼之病合我之药，而不知察病立方之法也。其次则平平淡淡，不寒不热，不补不消，与症绝不相干，以为神奇稳妥，若犀角、黄连、石膏之属。守真、戴人之法，则皆摇首惊畏，骇异非常，反云弄险，不敢不敢。殊不知有种积热类虚损之症，非此不除，病终不愈。有病则病当之，须知有故无殒也。盖药与病当，则巴霜、砒石亦能奏功，药不当病，则生姜、甘草亦能杀人，是在用者之何如耳？故立积热类虚损之一症。

积热成劳

丹溪曰：蒸蒸发热，积病最多，嗜欲者心中实怯，故每迎师用药喜补而惮攻，抑知积之不去，热亦不去也。多补是重闭其气，是资其邪而益其病也。初起未久胃气尚强，急当推之而后议补，则无反复之忧。若失机迁延日远，莫能为计，欲补则无成功，欲攻则胃气已坏，畏首畏尾，待死而已。

澄按：今时虚损之症，可保全者百无二三，非尽不可治也，皆人自误死耳。如东垣云：病不早治，日数久淹或困乃求医，法不及用病势已盈，岂为天命？今时则不然，死于病者半，死于医者半。死于病者轻忽，自视因循观望苟且延捱，及病已成而后药之，是犹渴而穿井，斗而铸兵也。死于医者病可图，为彼罔知治，药饵妄投，朝更暮易，将病人之真元消磨殆尽，而云难治，是何异于落井下石也耶？今时之弊，莫此为甚，欲望保全，其可得乎。

虚劳皆积热做成

虚劳皆积热做成，始健时可用子和法，日后羸败，四物加减送消积丸，使热不再作也。

澄按：子和法即舟车、禹功、神芎、导水之类，去积宣热，疏通气血。始健时元气未伤，不须畏忌，可攻可导也。倘日久羸败，则前法又不可用，而改以四物送消积丸，使热不再作，此亦不得已之法也。

又按：病有生成者，有变成者，有做成者。初起一症谓之生，再转一症谓之变，药饵妄施谓之做。生者不假人力，原自生成；变者调摄失宜，随病所化；做者纯是人力，并非本来。如丹溪云：积热做成者，此病做病耳。今时皆以药做之，如米之做饭、做粥、做酒之类，随人做之，无不成也。如偶感外邪未清，本非劳嗽也，而以天冬、百合、紫苑、兜铃之类做之，则劳嗽成矣。本无蒸热也，而以二地、二冬、丹皮、地骨皮之类做之，则蒸热成矣。本不失血也，而以龟版、元参、牛膝、童便、地黄、麦冬之类做之，则失血见矣。本不泄泻也，而以玉竹、当归、黄柏、知母之类做之，则泄泻成矣。推而广之，岂独虚劳一症哉？如妊娠分娩，本不难产也，而人皆做之。盖天生天化，顺成其道，不假施为，瓜熟蒂落，此自然之理也。医家惟恐其产之不难，而以催生药做之，产家惟恐其不难，而以惊慌恐惧做之，收生稳婆惟恐其不难，而以探胎试水勒出做之，则难产成矣。至若鸟兽苦无人做，则亦无难产之症矣。又如小儿急慢惊风，类多假搐，医者惟恐其不成，而以牛黄、紫雪、冰麝之类做之；外科痈疽本不内陷也，医者惟恐其不成，而以攻毒清凉之药做之。又如眼科未必遂瞎也，医者惟恐其不瞽，而以辛窜燥烈之剂，冰伏点眼之药做之。至于膨胀膈噎，何症不然，而岂独虚劳乎？姑录一二，以为当世戒。

积热论

酒麹煎煿，雄附峻补，皆能生热，谓之积者何哉？朝斯夕斯其所由来尚矣。夫人偏阴不可无阳，偏阳不可无阴，惟在冷暖得中而已。矫枉过正，识者忧之。

澄按：积热之症，惟嗜酒者最甚，煎炒煿炙，辛热峻药，虽能生积生热而朝斯夕斯者，不能如酒之多，亦不能如酒之频，况烧酒酷烈猛悍，饮之无度，或酒后之面，或饭后之酒，日积月深，消耗津液，有似虚劳之症。

暴热积热

暴热者病在心肺，积热者病在肝肾。暴热者宜《局方》雄黄解毒丸，积热者宜《局方》妙香散。

澄按：积热为害，在肌肉经络则为痈肿，在肠胃则为消渴，在五脏则消津液，在筋骨则骨蒸劳热。

肺热症

王海藏治皮肤如火燎，而以手重取之不甚热，肺热也。目白睛赤，烦躁引饮，单与黄芩一物汤。

积聚成劳用药

夫众疾皆起于虚，虚生百病，积者五脏之所积聚者，六腑之所聚。如斯等疾，多从旧方，不假增损虚而劳，其弊万端，宜随病加减聊复，审其冷热，记其增损之主耳。虚劳而头痛后热，加枸杞、玉竹；虚而欲吐加人参；虚而不安，亦加人参；虚而多梦纷纭加龙骨；虚而多热加生地、牡蛎、地肤子、甘草；虚而冷加当归、川芎、干姜；虚而损加钟棘刺、肉苁蓉、巴戟天；虚而大热加黄芩、天冬；虚而多忘加茯神、远志；虚而惊悸不安加龙齿、沙参、石英、小草。若冷则紫石英、小草；若热则用沙参、龙齿；不冷不热亦用之。虚而口干加麦冬；虚而吸吸加胡麻、柏子仁、覆盆子；虚而多气兼微咳加五味子、大枣；虚而身强腰脊不利加磁石、杜仲；虚而客热加地骨皮、黄芪；虚而痰后有气加生姜、半夏、枳实；虚而小肠利加桑螵蛸、龙骨、鸡肫皮。聊记增减之一隅，处方准此。

治按

丹溪治一人体长筋露，体虚而劳，头痛苦，自意不疗，脉弦大兼数，寻以人参、白术为君，川芎、陈皮为佐，服至五日余未瘥，以药力未至耳。自欲加黄芪，朱弗许，翌日头痛顿愈，但脉微盛，又膈满不饥而腹胀，审知其背加黄芪也。遂以二陈加厚朴、枳壳、黄连，以泻其卫，三贴乃安。

睦州杨寺丞女事郑迪功，有骨蒸内热之症，时发外寒，寒过内热，附骨蒸盛之时，四肢微瘦足趼踵，其病在五脏六腑之中，众医不瘥。因遇徽州吴医，看曰请为治之，只单用石膏散，服后体微凉，遂如故。其方出《外台秘要》，只用石膏研细十分似面，以新汲水和服方寸，取身无热为度。余按：此必有积热，故用之应手取效。

李时珍少时，因感冒咳嗽，既久且犯戒，遂病骨蒸发热，肤如火燎，每日吐痰碗许，暑月烦渴，寝食俱废。偶思东垣治肺热如火燎，烦渴引饮而尽盛者，气分热也。用一味黄芩汤，泻肺经之火。遂按方用黄芩一两，水二钟煎一钟炖服，次日身热尽退，而痰嗽皆愈。药中肯綮如应桴鼓，医之妙有如此哉。

予治休邑孟街富来桥吴左之女，年二十七岁，偶因感冒发热，诸医作骨蒸治不瘥。予诊之，见其痰嗽身如火燎，而以重手取之则不热，知其热在皮肤也。先以清骨散与之，热稍减。忆时珍先生有此一案腮合，照法用之，次日尽减，因叹如应桴鼓之语，非谬欺人也。

积热例方

三黄汤　积热蕴隆，三焦皆热，大小便闭。
黄连　黄芩　大黄　湿纸煨，等分
加姜三片，煎服。
洗心散　壮热烦躁，风热壅甚，大小便闭涩。
大黄　甘草　当归　白芍　麻黄各三两　白术七钱五分　荆

芥穗三两

　　加薄荷、生姜。

　　四顺清凉饮　治血热蕴结壅滞。

　　大黄　赤芍　当归　甘草等分

　　消积丸　一切积热瘀血，坚积石瘕。

　　海粉　石西兼　三棱　莪术　五灵脂　红花　香附

　　治虚劳日久，不任舟车、禹功等丸者，四物汤送下。

　　芎黄汤　肺经实邪风热相合，性急火摇，动熖而转，其脉弦而紧洪。

　　羌活　川芎　大黄　甘草

　　上㕮咀为末，每服五钱。

　　黄连解毒汤　一切火热，表里俱盛，吐血、衄血。

　　黄连　黄芩　黄柏等分

　　刘河间曰：伤寒表热极甚，身疼头痛不可忍，或眩或呕，里有微热，不可发汗吐下，拟以小柴胡、天水凉膈之类和解，恐不能退其热势之甚。或大下后，再三下后，势热尚甚，本气损虚，而脉不能实，拟更下之，恐脱而立死，不下亦热极而死，或湿热内余，小便赤涩，大便溏泄频并，少而急痛者，必欲作痢也。宜黄连解毒汤。

　　泻心汤　心气不足，吐血衄血。

　　黄芩　黄连　大黄酒浸九蒸九晒，等分

　　三黄丸　即前方蜜丸，开水下三四十丸。

　　清胃散　胃有积热。

　　生地　丹皮　黄连　当归　升麻

　　一方加石膏。

　　三承气汤

　　大黄四两　芒硝　厚朴二两　枳实三枚

　　小承气去芒硝。不宜急下，以去芒硝。

调胃承气去厚朴、枳实,加甘草。恐伤上焦,故去朴,实恐伤胃气,故加甘草。

栀子金花丸 即黄连解毒汤为丸,治中外诸热。

当归龙荟丸 治一切肝胆之火,亦治盗汗,肝移热于肺而咳嗽。

当归酒洗 龙胆草酒洗 栀子炒黑 黄连炒 黄柏炒 黄芩炒,各一两 大黄酒浸,二钱 青黛水飞,二钱 芦荟五钱 木香二钱 麝香五分

蜜丸,姜汤下。

抽薪饮 诸凡火炽盛而不宜补者。

黄芩 石斛 栀子 木通 黄柏各三钱 枳壳 泽泻一钱五分 甘草三分

徙薪饮 三焦一切火热。

陈皮八分 黄芩二钱 麦冬 白芍 黄柏 茯苓 丹皮各一钱五分

安胃饮 胃火上冲,呃逆不止。

陈皮 山楂 麦芽 木通 泽泻 黄芩 石斛

柴胡清肝散 肺胆三焦风热。

柴胡 黄芩 栀子 川芎 人参各一钱 甘草五分 连翘 桔梗各八分

栀子清肝散

柴胡 栀子 丹皮一钱 当归 川芎 白芍 茯苓各七分 牛蒡子 甘草 白术各五分

清胃散 一切风热湿痰。

石膏 栀子 黄连 黄芩 当归 生地 白芍 苍术各一钱 青皮八分 细辛 藿香 荆芥各六分 升麻 丹皮 甘草各四分

栀子仁汤 发热潮热,狂躁面赤,咽痛。

栀子 赤芍 大青 知母各一钱 升麻 柴胡 黄芩 石膏

杏仁　甘草各二钱　豆豉百粒

一方无豆豉。

小黄丸　热痰咳嗽。

黄芩　半夏　汤洗　南星汤洗，各一两

上为细末，姜汁浸，蒸饼为丸。

又方　化痰止涎，除湿和胃，胸膈不利。

黄芩　干姜　白术　半夏　泽泻　黄芪

蒸饼为丸，亦名小黄丸。

大黄汤

大黄酒浸　栀子一钱二分　黄芩一钱　升麻二钱　芒硝一钱
二分

不居下集卷之六终

不居下集卷之七目录

一柴胡饮
二柴胡饮
三柴胡饮
四柴胡饮
五柴胡饮

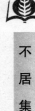

不居下集卷之七

歙岭南吴澄师朗著辑　休阳程芝云 芝华同校刊

屡散

总论

吴澄曰：外损之症，皆由客邪所伤，不行解散，偏用滋补，畏忌发表，致成虚损。今屡散不休，不知解托补托之法，走泄真元，亦成虚损，此皆一偏之见也。夫有虚当补，有邪当散，此一定之理，良工亦不能废其绳墨也。然医贵权衡，过犹不及，倘拘泥之士，偏执不可滋补之法，而专从事于发表散邪，宁无犯实实虚虚之戒乎？愈表愈亏，邪终不出，则又有屡散成劳者。

屡散成劳

新咳有痰者属外感，宜随时解散；无痰者是火热，只宜清之。久嗽有痰者燥脾化湿；无痰者清金降火。盖外感久则郁热，内伤久则火炎，俱宜开郁行气，润燥化痰。今人但知肺主皮毛，一遇外感风寒，疎散之外又行疎散，别无他法，牢不可破，总以散邪为主，殊不知邪已传里，屡散走失正气，不虚而虚，不损而损，遂成劳症而病成矣。又有一种形寒饮冷，新咳稠痰，固宜湿中散湿，若夫动气火炎，久咳无痰，当清润治之。治者不究其源，印定伤风，屡用辛温之剂，遂致发热自汗，食少咳嗽不止，而成痨瘵不救之症。

澄按：肺为娇脏，所主皮毛最易受邪，不行表散则邪留而不

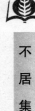

去。若以轻扬之剂投之，则腠理疏通，无复有变虚损之患矣。医者不察，误用滋阴降火之剂，未免闭门留寇在内兴灾，以致咳嗽失血吐痰之症见矣。此误补之为患也。若邪已入里，与表何干？而犹然疏之散之，宁不走泄正气，耗丧真元乎？是又误散之为患也。虽然犹有说焉，予下集中总以驱邪为急，治法中总以托散为先，至于滋阴降火之法，明辨与有外邪者不合，得无有偏于是，而蹈屡散之弊乎！不知其非也。医贵中和，不宜偏倚，无使有太过不及之虞。用药之法如将大兵，相时度势，运用一心，或散或补，各适其宜。余非不知滋阴降火之法而故违之，见今时之医用之者甚多。今时之病，死之者甚众，亟而辨之，抑亦不得已耳。概见外损之症十皆八九，而真阴真阳亏损者十中二三，皆外邪未清，做成者多。故分门别出，补散兼施，皆古人之陈法，非独剙之新奇，与外邪入内，印定伤风，屡散不休者不同。噫！后之学者，得是书而变通焉，勿执一途，以蹈斯弊，则幸甚矣！

论散法

凡一切阳虚者皆宜补中发散，一切阴虚者皆宜补阴发散。挟热者皆宜清凉发散，挟寒者皆宜温经发散，伤食者则宜消导发散。感重而体实者散之当重，宜麻黄汤之属。感轻而体虚者散之当轻，宜参苏饮之属。又东南之地不比西北，地土不同，用药迥别。其有阴虚阳虚，挟寒挟热，兼食而为病者，即按法治之。但师古人之意，不可尽泥古之方，随时随症，酌量处治可耳。

澄按：散方之制，散表邪也。风寒在表不散，邪何以出？然散之之法亦难言矣。当散而不散者谓之失汗，不当散而散者谓之误汗，当散而屡散不休者谓之过汗，当散而散之太峻者谓之亡阳。如元气虚弱之体感冒风寒，虽有表症，亦不可屡散峻散，以伤其元，祇宜和解，或兼补兼托，送邪外出。若概以表散治之，一表不已则再表，再表不已则屡屡表之，汗出淋漓，邪终不解，而津液为之亏竭，真元为之重伤矣。

柯韵伯论散

邪之所凑，其气必虚。故治风者不患无以驱之，而患无以御之，不畏风之不去，而畏风之复来。何则？发散太过，玄府不闭故也。昧者不知托表固里之法，遍试风药以驱之，去者自去，来者自来，邪气留连，终无解期矣。

澄按：人但知补之为补，而不知补之为散；人但知风邪之不去，而不知风邪之复来。运用之妙，存乎一心。古人之方，但师其意或不得其法，不以其方，不知其经，不达其变，以致邪渐入深，乘虚内陷。将欲补之，邪仍未尽，将欲散之，体弱难胜，畏首畏尾，则难两顾矣。

屡散荣卫俱伤

人之一身惟阴阳二气，而阳气犹为纲领。若体气虚弱，屡散无休，必伤荣卫，则荣者不能荣于中，卫者不能卫于外，旧感之邪未出，新感之邪复入。况且汗多亡阳，阳去而阴不能独留，则汗液既竭于外，心气必慊于内，以致阴阳两虚，而成虚劳不治之症。

澄按：物必先腐也，而后虫生之；人必先虚也，而后邪入之。虚而冒邪，是虚中夹邪也。不知解托补托，而惟散邪，是伤则过散液竭，荣卫俱伤，再误滋补，邪潜内伏变为风劳，呼天求救亦已晚矣。

内伤兼外感

东垣《脾胃论·内伤外感辨》深明饥饱、劳逸、发热等症，俱是内伤，悉类外感，切戒汗下。以为内伤多外感少，只须温补不必发散；外感多而内伤少者，温补中而少加发散，以补中益气汤为主，加减出入。如内伤兼伤寒者，以本方加麻黄，兼伤风者加桂枝，兼伤暑者本方加黄连，兼伤湿者本方加羌活，实万世无穷之利。东垣实发明阳虚发热之一门也。然世间真阴虚而发热者十之六七，亦与伤寒无异，反不论及，何哉？今之人一见发热，则曰伤寒，须用发散，发散而毙，则曰：伤寒之书，治法已穷。奈何？岂知丹溪发明之外，尚有不尽之旨，赵氏尝于阴虚发热者，见其大热面赤，口渴烦躁，与六味地黄汤，大剂一服即愈。

澄按：洁古枳术丸，东垣改为补中益气汤，以治阳气不足，虚邪外侵，加减主治，启后世无穷之悟端。赵氏改用六味地黄汤，而不用白虎承气，以治阴虚之里热，而不治阴虚之外邪。张景岳又制补阴益气煎，以治阴气不足，虚邪外侵。一以治阴，一以治阳，一治阴虚邪热，一治阴虚内热，皆以回护内伤元气为主也。

补虚法

伤寒瘟疫俱外侮之症，惟内实者能拒之，即有所感而邪不胜正，虽病无害。最畏者内虚之人，正不胜邪，邪必乘虚深入害莫大矣。故曰：伤寒偏打下虚人。且今人虚弱者多，强实者少，设遇挟虚伤寒，而不知速救根本，则百无一生。故《伤寒》曰：阳证得阴脉者死，正以阴脉即虚证也。此欲辨之，惟脉为主，而参以形证，自无失矣。盖凡遇伤寒外热等症，而脉见微弱浮空，举按无力者，即是虚症，最不易解，最不宜攻。虽欲发汗，汗亦难出，即有微汗亦不过强逼肤腠之汗，而必非荣卫通达之所化。若不顾虚实而逼之太甚，则中气竭而危亡立至矣。然治虚之法，须察虚实之微甚，若半虚者，必用补为主，而兼散其邪；若大虚者，则全然不可治邪，而单顾其本，顾本则专以保命，命得不死收元气必渐复。或于七日之后，或十四日，甚者二十日之后，元气一胜，邪将不攻自溃，大汗至而解矣。欲知其兆，亦察其脉，但得弱者渐强，小者渐大，弦者渐滑，紧者渐缓，则大汗将通，吉期近矣。凡用补之法，但当察其胸膈何如，若胸膈多滞者未可补，年壮气实者本可补。若气本不实，而胸腹无滞则放胆用之。

不居集下集卷之七

又若内无热邪，而素宜用温，其或气有难行者，则必兼暖胃而后可。盖补得暖而愈行，邪得暖而速散，切不可杂用，消耗寒凉，以分温补之力。或初感寒邪，但见脉症真虚，邪不易散等症，则人参、熟地之类，开手便当速用，愈早愈妙。若或迟疑则纵寇深入，反成难制矣。此治虚邪最善之法也。余用此法活人多矣。常闻昧者有伤寒忌补之说，不知补者所以补中，是即托里之意，亦以寒邪如盗，其来在外，元气如民，其守在中，足民即所以强中，强中正所以御外，保命玄机惟此一着，何为补住邪气，庸妄误人莫此为甚。因悉于此，用补伤寒治法之未备，渐用渐熟，方知其妙，自今而后知，必有不惑余言，而受生将无穷矣。

攻补托论

吴澄曰：古今言治外感者，不出汗、吐、下三法，三者之中，总为攻之一法，曰补曰和，共为五法矣。余于五法之中改和为托，则又约为攻、补、托三法矣。盖邪气识甚，非攻不除，在表宜汗，在上宜吐，在下宜下，随其所在而攻之，此攻之妙也。然禀质素弱，元气不充，不能攻者而攻之则殆矣。邪退宜补，补者补其不足也。阳虚者补阳，阴虚者补阴，气虚者补气，血虚者补血，此治邪于未萌，或治邪于将退，此补之善也。然倘外邪未清而概补之，宁不助纣为虐乎？邪居半表半里宜和，和者和其半表里也。邪在表则汗，邪在里则下，半表半里不可汗下，宜从中治，法当和之。然和之而有不能和者，则惟托之一法为最。凡邪在表，表可托也。凡邪在里，里可托也。邪在中焦，中可托也。邪在三阴，阴可托也。邪在三阳，阳可托也。托者回护元气也，必不以病之强弱为强弱，而总视人身之元气强弱为强弱也。故攻补之中，总寓托之一法焉。人身元气之盛衰异质，邪正强弱异势，病机之寒热异情，脏腑之虚实异症，岂可执一？故体强利用攻，体虚利用补，虚中夹邪利用托。斯法也，虽卢扁复起不易吾言矣。盖病有病之虚实，元气亦有元气之虚实，足以制病之虚实，则料病观变，操纵由我。且六淫之气何地不有，四时更变何岁不然，只顾冲和之元气以为主宰，不必以外邪之所感为重轻。苟吾身之壮旺，即所感虽重，重亦轻也。苟吾身之衰弱，即所感虽轻，轻亦重也。气煦血濡，精神完固，随其所感而应之则用攻，攻可也；用补，补亦可也；用托，托亦可也。不然，倘元气空虚，气血亏竭而欲用攻，攻可克乎？精神不足，真元无存，而欲用补，补可起乎？邪实正虚，真元枯槁，而欲用托，托可出乎？大抵攻、补、托三法，而托常居攻补之中。能托则可以补，可以无补；能托则可以攻，可以无攻。权衡在我，是三法总归之于托之一法也。而托之一法，亦兼二法焉。兼攻而托是为解托，兼补而托是为补托，是二法仍归之一法也。此所谓审元气之盛衰，察病情之虚实，而施攻、补、托之三法也。其二法十三方，见上集治法。

形气俱病

虚人伤风，屡散屡发，形气俱病，虚者当用补中益气汤，佐以和解。倘专泥发散，恐脾气益疏，邪乘虚入，病反增剧也。

治法

阳虚者，助卫内托散。阴虚者，益营内托散。阴阳两虚者，双补内托散。用心太过，宁神内托散。房劳太过，补真内托散。七情内伤，宁志内托散。劳力太过，理劳神功散。

以上补托之法。

寒重热轻，柴陈和解汤。热重寒轻，柴芩和解汤。日轻夜重，升柴拔陷汤。表实里虚，葛根解托汤。余邪不尽，宁神内托散。

以上解托之法。

治案

予在武林江干，陈尔迪因病目，医为发散太过，至春末吐血碗余，咳嗽潮热，胁痛，饮食减，肌肉消，武林诸医尽以为瘵，俱辞不治。予诊之，见其气倦神疲，脉浮弦而不细，微带数，知其表邪未清，乃以理阴煎，间以益营内托散数剂服之，帖焉而卧，饮食仍未进，以资成汤加减，又以参苓白术散调理而痊。

休邑申明亭谢氏媳，患疟不止，众医屡散不休，食少肌瘦，汗多咳嗽，大便不结，脉弦数无力，将成虚怯。予在椒冲，迎请诊之。知其疟邪未清，与以补中益气汤加秦艽、鳖甲、制首乌、白芍，二剂疟止汗少，大便仍泻，再以升补中和汤加补骨脂、何首乌、白芍，大便泻止。后以十全大补加减为丸，遂不复发。

予治虞山颜三舍，春初偶感风寒，发热咳嗽，医家以九味羌活汤、芎苏饮屡散不休，即汗出不止，昏愦发呃气促，脉三五不调，浮大无力。予知其人素有劳倦内伤也，偶感表邪，故脉大无力，初起用托散之法，可微汗而解。医乃以大剂妄汗过表，而不顾其元气之虚弱，致汗漏神昏，亡阳不足之症。予以术附汤加五味子、黄芪、枣仁，汗敛热退，后以八珍、十全、理脾益营煎调补而痊。

屡散例方

补中益气汤　虚人感冒，不任发散。

人参三分　白术五分　黄芪一钱五分　当归　甘草　陈皮　升麻　柴胡各五分

姜、枣煎服。

张景岳曰：补中益气允为东垣独得之心法，本方以升、柴助升气，以参术归芪助阳气，此意诚善矣。然补阳之义亦有宜否，如治劳倦内伤发热，为助阳也，非发汗也。然亦有不散而散之意，故于劳倦感寒，或阳虚疟疾，及脾气下陷等症最宜。若全无表邪寒热而中气亏甚者，则升柴大非所宜，盖升柴之味兼苦寒，升柴之性兼疏散，惟有邪者可因升而散之，若无邪大虚者，即纯用培补，犹恐不及，再兼疏散安望成功。凡补阳之剂无不能升，以阳主升也。寇宗奭极言五劳七伤，大忌柴胡，而李时珍以为不然。要之能散者断不能聚，能泄者断不能补，性味苦寒者断非扶阳之物。表不固而汗不敛者不可用，外无表邪而阴虚发热者不可用，阳气无根而格阳戴阳者不可用，脾肺虚甚而气促以喘者不可用，命门火衰而虚寒泄泻者不可用，水亏火降而吐血衄血者不可用，四肢厥而阳欲脱者不可用。总之，元气虚极者不可泄，阴阳下竭者不可升。人但知补中益气可补虚，不知机微关系，判于举指之间，纤微不可紊误者，正此类也。

附：东垣加减法

腹中痛者加白芍五分，炙甘草三分；恶寒冷痛者加桂心二三分；恶热喜寒而腹痛者加白芍、甘草、生黄芩各三分，如夏月腹痛而不恶热者亦然。治时热也，如天凉时恶热而痛者，更加桂；如天寒时腹痛去白芍，味酸而寒故也，加益智仁、半夏、生姜。如头痛加蔓荆子，项痛脑痛加藁本。如苦痛者加细辛，诸头痛者并用此四味足矣。如头上有热，则此不能治，别以清空膏主之。

如脐下痛者加大熟地五分，其痛立止。如不已者，乃大寒也，更加肉桂二三分。《内经》所云：少腹痛皆寒症，从复法相报中来也。经云：火胜必大，复从热病中变而作也。若伤寒厥阴之症也，用仲景抵当汤丸主之，血结下焦膀胱也。

如胸中气壅滞加青皮，气促少气者主之。如身有疼痛者湿，若身重者亦湿，加去桂五苓散一钱，如风湿相搏一身尽痛，加羌活、防风、藁本、升麻、苍术，勿用五苓。所以然者，为风药已能胜湿，故别作一服与之，病去勿再服，以诸风之药，损人元气，而益其病也。

如大便闭涩加当归尾一钱，闭涩不行者，煎成正药，先用一口玄明粉五分或一钱，得行则止，此病不宜下，下之恐变凶症也。

如久病痰嗽者去人参，初病者勿去之。冬月或春寒，或秋凉时，各宜加不去根节麻黄。

如春令大温，只加佛耳草、款冬花，夏月嗽加五味子、麦门冬。如舌上白滑胎者，是胸中有寒，勿用之。如夏月不嗽亦加人参，并五味子、麦冬各等分，救肺受火邪也。

如病人能食而心下痞，加黄连，不能食者勿加之。

如胁下痛，胁下急缩，俱加柴胡。

上一方加减，是饮食劳倦，喜怒不节，始病热中，则可用之。若末传寒中，则不可用也。盖甘酸通足以益其病尔。

玉屏风散　风邪久留不散，或自汗不止。

防风　黄芪　白术等分

柯韵伯曰：防风遍行周身，称治风之仙药，上清头面七窍，内除骨节疼痹，四肢挛急，为风药中之润剂，治风独取此味，任重功专矣。然卫气者所以温分肉①而充皮肤，肥腠理而司开阖，惟黄芪能补三焦而实卫，为玄府御风之关键，且无汗能发，有汗能止，功同桂枝。故又能治头目风热，大风癫疾，肠风下血，妇人子脏风，是补剂中之风药也。所以防风得黄芪，其功愈大耳。白术健脾胃，温分肉，培土即以宁风也。夫以防风之善驱风得黄芪以固表则外有所卫，得白术以固里，则内有所据，风邪去而不复来，当倚如屏珍如玉也。

补阴益气煎　阴气不足，虚邪外侵。

人参一钱　当归一钱　熟地一钱五分　山药一钱　甘草五分
陈皮五分　升麻三分　柴胡三分

姜、枣煎服。

此补中益气之变方也。劳倦伤阴，精不化气，或阴虚内乏，

---

①　分肉：原作"肉分"．据本方后述文义乙转。

以致外感不解，寒热痎疟，阴虚便结不通等症。凡属阴气不足而虚邪外侵者，用此升散无不神效。

金水六君煎　肺肾虚寒水泛为痰，或年迈阴虚，血气不足，外受风寒，咳嗽呕恶，多痰等症。

当归二钱　熟地三钱　陈皮一钱五分　半夏二钱　茯苓二钱
炙甘草一钱　姜三片

大便不实去当归加山药；痰盛气滞胸膈不快者加白芥子，阴寒而嗽不愈加细辛，表邪寒热者加柴胡。

参苏饮　内伤外感，发热头痛，呕逆咳嗽，痰塞中焦，眩晕嘈烦，伤风泄泻，及伤寒已汗，发热不止。

人参　紫苏　前胡　半夏　茯苓　陈皮　甘草　枳壳　桔梗
木香　姜枣

肺中有火加杏仁、桑皮，泄泻加白术、扁豆、莲肉。

理阴煎　真阴不足，素多劳倦之辈，因而忽感风寒，不能解散，此方主之。见寒。

再造散　真阳虚，不能作汗出邪，见寒。

大温中饮①

归柴饮　营虚不能作汗，及真阴不足，外感寒邪难解。

当归　柴胡　甘草　加姜三片

一加陈皮，加人参。

一柴胡饮　一为水，数从寒散也。

柴胡二钱　黄芩一钱五分　白芍二钱　生地一钱五分　陈皮一钱二分　甘草

如内热加连翘，外邪加防风，结胸痞满去生地加枳实，阳明热渴加花粉、葛根，甚者加石膏、知母。

凡感四时不正之气，或为发热，或为寒热，或因劳因怒，或

---

① 大温中饮：底本与校本均无方药组成，存疑。

妇人热入血室，或产后，经后因冒风寒，以致寒热如疟等症。但有外邪而内兼有火者，须从凉散，以此方为主也。

二柴胡饮　二为火数，从温散也。

陈皮一钱五分　半夏二钱　细辛一钱　厚朴一钱五分　生姜三五片　柴胡一二三钱　甘草八分

如邪盛者加羌活、白芷、防风、紫苏之属，头痛加川芎，阴寒胜必加麻黄，或兼桂枝。

四时外感，或其人元气充实，脏气素平无火，或时逢寒胜之令，本无内热者，不宜妄用凉药，以致寒滞不散，为害非浅。

三柴胡饮　三为木数，从肝经血分也。

柴胡　三钱　白芍一钱五分　陈皮　一钱　生姜　三片　当归二钱，溏泄者易以熟地　炙甘草一钱

微寒咳呕者加半夏。

素禀阴分不足，或肝经血少，而偶感风寒者；或感邪不深，可兼补而散者；或病后产后感冒，有不得不从解散，而血气虚弱不能外达者，以此方为主也。

四柴胡饮　四为金数，从气分也。

柴胡二钱　人参二三钱　当归二钱　生姜三五片　炙甘草一钱

胸膈滞闷者加柴胡。

元气不足，或忍饥劳倦而外感风寒，或六脉紧数细微，正不胜邪必须培助元气兼之解散，庶可保全。若但知散邪不顾根本，未有不元气先败者，当以此方为主也。

五柴胡饮　五为土数，从脾胃也。

柴胡二钱　当归二钱　熟地三五钱　白术二钱　白芍一钱五分　陈皮一钱　炙甘草酌用

寒胜无火者减白芍，加生姜，或炮姜，或再加桂枝。脾滞者减白术，气虚者加人参，腰痛者加杜仲，头痛者加川芎，劳倦伤脾，阳虚者加升麻。

脾土为五脏之本。凡中气不足，而外邪有不散者，非此不可。此与四柴胡饮相表里，但四柴胡饮止调气分，此则善培气血，以逐寒邪，尤切于时用也。

不居下集卷之七终

不居下集卷之八目录

不居下集卷之八

歙岭南吴澄师朗著辑　休阳程芝云　芝华同校刊

积痰

总论

吴澄曰：痰之为病，病之为痰，痰从何生，病从何起，有因病而生痰者，有因痰而致病者。若积痰为患，阻塞中州，饮食精华不生气血，脾胃为积痰盘踞，隔住药饵无功。若不驱逐积痰，何以为治？上集三法统要，此因病生痰者也。积痰，此因痰而致病者也。因痰而致病，则津液凝聚，三焦闭塞队道，气血日败，则又有积痰，类虚损者。

积痰成劳

劳兼痰积，其症腹胁常热，手足、头面则于寅卯时分，乍有凉时是也。若顽痰胶固难治者，必用吐法，或沉香滚痰丸、透膈丹之类下之。又甚者或倒仓法。若湿痰闭塞经脉，则太冲与冲阳寸口脉数而不相应者，极为难治。

澄按：腹胁常热，积痰盘据中宫也。脾主四肢，头为诸阳之会，寅卯二时，气血注于肺与大肠，肺与大肠金也。金能生水，肺气暂通，大肠能致其津液，故于头面手足乍有凉时。顽痰胶固积聚胸中，故腹胁常热也。非吐非下不能去其病根，时医以滋阴降火之剂退其热，是以滞益滞而痰益积也。有不成劳者乎？太冲、冲阳、寸口脉数而不相应者，经脉闭塞，因结而难解也。然痰之积，多本脾肾俱伤。丹溪云：可吐可下，去其病根，必其初起之时，元气未惫，胃气尚存，则可措手也。

积痰

痰乃败津结实之形，窒碍朝会队道，气不流畅，在方则有七十二般气，故不言痰也。津既为痰，不复合气，氤氲停留肺胃之间，自为恶物，其冷如冰。积之日久，或咳或不咳，或喘或不喘，或呕哕涎沫，或不吐痰，或面青唇黑，四肢厥逆，或恶风，或恶寒，或头疼身痛，或多汗如雨，或无汗，本因痰病，状若痨瘵。

澄按：咳嗽寒热，吐痰汗出，身痛喘呕，皆类虚损之症也。痰积日久则发为热，热涸其液则结为痰，壅塞三焦，迥薄肠胃曲折之处，闭塞经脉，津液干枯，渐变痨瘵，皆积痰之为患也。然有二种，有积痰日久，渐变虚劳者，有先患虚劳，复兼痰积者。总之虚损之痰，补之不逮，何敢妄攻？所可攻者，惟胃气尚强之积痰耳。积痰不攻，根何以除，病何以瘳？丹溪曰：胃气亦赖痰养，攻尽则虚而愈剧。此指湿痰、痰饮者而言也，非所论于积痰也。

病有百端皆痰所致

痰症古今未详，方书虽有五饮、诸饮之异，而莫知其为病之源。或头风作眩，目晕耳鸣，或口眼蠕动，眉轮耳轮痛，牙齿浮而痛痒；或嗳气吞酸，心下嘈杂；或痛或哕，或咽嗌不利，咯之不出，咽之不下，其痰似墨，有如破絮、桃胶、蚬肉之状；或心下如停冰铁，心气冷痛；或梦寐奇怪之状，或足腕酸软，腰背骨节卒痛；或四肢筋骨疼痛，难以名状，并无常处，以致手臂麻痛，状若风湿。或脊上一绺如线之寒起者；或浑身习习如卧芒刺者；或眼枯湿痒，口糜舌烂，喉痹等症；或绕项结核，状若瘰疬；或胸腹间如有二气交纽，噎息烦闷，有如烟火上冲，头烘热。或为失志癫痫；或中风瘫痪；或痨瘵荏苒之痰；或风毒脚气；或心下怔忡如畏捕；或喘嗽呕吐；或呕冰冷涎，绿水墨汁，甚为肺痈、肠毒、便脓挛跛。内外为病，百端皆痰所致，其状不同，难以尽述。盖津液既凝为痰，不复周运三焦，故口燥咽干，大便闭结，面如枯骨，毛发焦槁，妇人则因此月水不通。若能逐去败痰，自然服饵有效。王隐君礞石滚痰丸，以愈诸痰，不可胜数。

柯韵伯曰：脾为生痰之源，肺为贮痰之器，此无稽之谈也。夫脾为胃行其津液，以灌四旁，而水精又上输于肺，焉得凝结而为痰？惟肾为胃关，关门不利，故水聚而泛为痰也。则当曰肾为生痰之源，经云：受谷者浊，受气者清，清阳走五脏，浊阴归六腑。肺为手太阴，独受诸气之清，而不受有形之浊，则何可贮痰，惟胃为水谷之海，万物所归，稍失转味之职则湿热凝结为痰，依附胃中而不降，当曰胃为贮痰之器。斯义也，惟王隐君知之，故制老痰之方，不涉脾肺而责之胃肾。二黄礞石，禀中央之黄色，入通中宫者也。黄芩能理胃中无形之气；大黄能涤荡胃中有形之质。然痰之为质，虽滑而粘，善栖泊于肠胃曲折之处，而为窠穴，不肯流而顺下，仍得缘涯而升，故曰老痰。二黄以滋润之品，祗能直行而泄，欲使委曲而导之，非其所长也。故选金石以佐之，礞石之燥可以除其湿之本，而其性之悍，可以迅扫其曲折依附之处，使秽浊不得腻滞而少留，此滚痰之妙用乎。又虑夫关门不开，仍得为老痰之窠臼。沉香禀北方之色，能纳气归肾，又能疏通肠胃之滞，肾气流通，则水垢不留，而痰不再作，且使礞石不粘着于肠。二黄不伤及于胃，一举而三善备，所以功若神也。

积痰吐血

丹溪云：劳损痰积吐血者，若以血药治之，则泥膈而不行，只宜治其火，其血自止。山栀最能清胃脘之血。

澄按：大无以炮姜一味最能清胃脘之血，丹溪又以山栀一味能清胃脘之血。师弟二人一用寒，一用热，何其相反如此？但胃脘之血亦各有因，求其故而施之，二者均有神效。

禁用滋降

痰之为病最多，诸书所载不尽，有等发热昼轻夜重，或为内伤类乎？虚劳潮热往来，咳嗽吐痰，医以参芪、柴胡、五味、鳖甲、黄柏滋阴退热之品，殊不知寒补之药，极滞痰气，反延绵而愈剧也。

澄按：葛真人治痨瘵积痰，不用滋阴降火，反以峻悍之剂驱痰如神。书治痰热壅甚，用沉香消化丸，内有礞石、明矾、南星、枳实、猪牙皂角，何其峻猛，毫不顾忌，真人有见于此而然也。以为积痰不去，壅嗽不除，除得十分之痰，便可望生十分之气血，何则痰与气血不两立，如民之顺则为民，逆则为寇。今气血尽化为痰，是负固也。负固不服，可不平乎？果能平之，则向之为寇者，今皆转为良民矣。积痰一去，则饮食之精华尽皆生为气血矣。气血一复，则虚者可不虚，损者可不损矣。

停痰伏饮

痰之本水也，水入于胃，游溢精气，上输于脾，此自阳入阴也。脾气散精，上归于肺，此地气上升也。通调水道，下输膀胱，此天气下降也。水精四布，五经并行，是入于经而血已成也。若阴阳不和，清浊相干，胃气乱于中，脾气艰于升，肺气滞于降，而痰饮随作矣。痰与饮同源，而阴阳之别，阳盛阴虚则水气凝而为痰，阴盛阳虚则水气溢而为饮。除痰者降气清火是治其标，补阴利水是治其本也。涤饮者降气燥湿是治其标，温肾利水是治其本也。惟指迷茯苓丸，欲兼两者而合治。半夏燥湿，茯苓渗湿，风硝软坚，枳壳利气，别于二陈之甘缓，远于礞石之峻悍，亦平胃之剂耳。

澄按：醇酒厚味，渐渍凝结，阻塞中宫，变为顽痰。体气素实者，可用峻悍之剂，稍疏壅滞，续进他药，不可多用，以伤元气。若素虚弱者，又当攻补兼施，或驾六君于攻打之剂，则善治矣。若概以为可攻而攻之，则去生便远。

阴虚有痰此内损之痰

有种阴水不足，阴火上升，肺受火邪，不得清肃下行，由是津液凝浊，生痰而不生血，此当以润剂为主，如二冬、二地、枸杞、当归之属，滋其真阴，使上逆之火得返其宅，则痰自清矣。投以二陈，立见其殆。补阴丸。

治案

吴球治一女子瘦弱，日晡潮热，饮食全不进，大便七日一去。服清热等药不效，如此一月，人皆以为劳怯呼之。延球诊视，其脉弦而滑，右关脉伏不匀，知彼胃内有伏痰。以滚痰丸四十丸服之如常，再加至六十丸泻出湿痰升许，饮食渐进，后服枳术丸升许，倍术二陈汤等药，调理一月，其患遂安。

朱丹溪治李庆二官年三十二岁，患虚劳咳嗽，吐痰不绝。以竹沥煎紫苏，入韭汁、瓜蒌、杏仁、黄连，丸如梧桐子大，服四十丸，白汤送下。积痰非瓜蒌、青黛不除，有痰积人面青白、黄色不常，食积人面上有蟹爪路，一黄一白者是。

柳海信官，年三十六岁，患虚损，身体瘦甚，石胁下痛，四肢软弱。二陈加白芥子枳实、黄连、竹沥，八十贴而安。

张大平患虚损，一身俱是块，乃一身俱是痰。后以二陈汤加芥子研碎在药内，并姜汁炒黄连同煎服。

忽能年二十五岁，患虚损，身如鬼形，骨瘦如柴。用补中益气汤，加白芥子一钱四分。

邓高哥患虚损，痰血凝滞不行，胸次有饮，服韭菜自然汁，冷吃三四碗，必胸中烦躁不宁，无妨，服后即愈，再服抑痰丸。

张子和治隐汤刘氏一男子，年二十余岁，病劳嗽咯血，吐唾粘臭，近不可闻，秋令少缓，春夏则甚，寒热往来日晡发作，状如痰疟，寝汗如水。累服麻黄根、败蒲扇止汗，汗自若也。又服宁神散、宁肺汤止嗽，嗽自若也。戴人先以独圣散涌其痰，痰状如鸡黄汁随涌出，昏愦三日不省，时时饮以凉水，精神稍开，饮食加进。又与人参半夏丸、桂苓甘露散服之，不数日而愈。

刘诚庵乃郎十八岁，患虚劳热嗽，痰喘而赤自汗，昼夜不得倒卧，吐痰不绝口，如此旬日命在须臾，诸医不能措手。诊之六脉微数，乃似虚火动之症，令其五更服壮盛妇人乳汁一钟，重汤煮温炖服之，天明服河车地黄丸，少顷用山药、莲子、红枣、胡桃肉煮粥，间进滋阴降火汤，又进前粥加白雪糕食之，又服前药，睡则止药，如此三日，夜方得倒卧，半月病减，数月调理乃痊。

积痰例方

沉香消化丸　治痨瘵痰热壅甚。

青礞石煅金色　南星　茯苓　枳壳二两　枳实五钱　明矾火煅炼飞细　半夏　陈皮二两　薄荷一两　黄芩一两　猪牙　皂角炙，去皮弦，二两　沉香五钱

上为细末和匀，姜汁浸，神曲搅糊为丸，梧桐子大，每服一百丸，临卧饴糖拌，吞嚼嚼太平丸，二药并服，痰嗽除根。

太平丸　治痨瘵久嗽，肺痿肺痈，并皆嚼服除根。

天冬二两　知母二两　生地五钱　当归五钱　阿胶五钱　麦冬二两　贝母二两　熟地五钱　杏仁二两　款冬花二两　蒲黄一两　京墨一两　白蜜四两　薄荷一两　桔梗一两　黄连五钱　麝香少许

上为细末和匀，用银石器先下白蜜炼熟，后下诸药末搅匀，再上火入麝香二三沸，丸如弹子大。每日三食后，细嚼一丸，浓

煎薄荷汤，缓缓送下，次嚼一丸。卧时如痰盛，先服消化丸，再服此丸。

茯苓丸　治痰停中脘。

半夏曲二两　茯苓一两，乳拌　枳壳五钱，麸炒　风化硝二钱五分，如一时未易成，用硝撒竹盘中，直当风处即干，如芒硝，刮用

姜汁糊丸，姜汤下。

沉香礞石滚痰丸　治一切老痰积痰。

青礞石一两　大黄　黄芩　沉香各五钱

上四味为细末，水丸川椒大，量人大小用之，用温水一口送下，咽即便仰卧，令药徐徐而下。半日不可饮食，勿起身言语行动，待药气自胃口渐下二肠，然后再动饮食。服后喉间稠粘壅塞不行者，乃药力相攻，痰气泛上也。少顷药力到自然宁贴，服之得法，效如影响。

予六弟思泉在山东夏津时，有痨瘵吐痰不止，苦无药饵，带有滚痰丸，嫌其太猛。令彼每早以牛肉汤吞之，其痰渐少，其嗽渐止，其症渐平。归与予言，予曰：此亦攻补相兼之法也。

抑痰丸

瓜蒌仁一两　半夏二钱　贝母三钱

为细末，炊饼为丸姜汤下。

炊饼丸　退实热虚劳湿痰。

鳖甲　龟版　侧柏叶　半夏　瓜蒌仁　黄连　黄柏

炊饼丸。

四珍丸　治湿痰发热。

黄芩　黄连　香附　苍术各等分

上为末，瓜蒌穰为丸。

三坚丸　治虚劳，兀兀恶心，欲吐并喘。

半夏一两　槟榔　雄黄各二钱

姜汤下。

小陷胸丸　治痨瘵、湿痰发热，

黄连　半夏　瓜蒌仁

人参半夏丸　此大无专治虚损，一切痰症。

人参　茯苓　南星　半夏　干姜　蛤粉　白矾　藿香　薄荷
寒水石

水丸。

补阴丸　阴虚有痰，膈上不清。

龟版一两五钱　黄柏一两五钱　干姜二钱　陈皮五钱　牛膝
二两

外台仙方　虚损痰多，咳嗽不止。

芫花二两　干姜二两

共为末

五味子三两　紫苑三两　款冬花三两

三味熬膏，入前末，加蜜三升。

不居下集卷之八终

不居下集卷之九目录

不居下集卷之九

歙岭南吴澄师朗著辑　休阳程芝云 芝华同校刊

食积

经旨

经曰：饮食自倍，肠胃乃伤。

饮食不节，起居不时者阴受之，阴受之则入五脏。饮食劳倦即伤脾，形寒寒饮则伤肺。水谷之寒热，感则害人六腑。

脉法

气口紧盛伤于食。

《脉经》曰：右关浮滑或沉滑，按之有力者，宿食不消。

脉沉滑，伤冷硬物，宜温以克之。

脉洪数，伤辛熟物，宜苦以胜之。

脉缓滑，伤腥咸物，宜甘以胜之。

脉弦紧，伤酸硬物，宜辛以胜之。

脉洪滑，伤甜烂物，宜酸以胜之。

脉迟微，伤冷物，且有积聚痰涎，宜温剂和之。

脉单伏者，主食不化，且有外寒凝滞，宜辛温发之。

总论

吴澄曰：日用饮食，出纳自如，转输不息者，火土合德也。故土强则易食而易饥，火旺则随消而随化，安有所谓积滞哉？惟元气稍弱，食入难消，又与顽痰胶固，盘结中州，经年累月，气血渐衰，精枯形槁，与阴虚痨瘵无异。先圣前贤虽未明言，而历考治案，则又有食积类虚损之症者。

食积变虚损

五脏属阴，阴主闭藏之气。其积之始生，本无形之气，其气应五脏。情志有所抑郁，而生气日闭，积之既久，方始有形，有形则现病，其形一定不易，只在本位，故名曰积。此症极多，初起尚属无形之气，虽积而易散，若日久成形，根深蒂固，因积而为害，而精神亦渐减，变为虚损，或形枯气脱，而成不起之症。

澄按：饮食减少，则元气渐衰。饮食自倍，则肠胃乃伤。一有所伤，则脾胃便损，脾胃一损，则肺气先绝。肺气一绝，则各症迭出，而有类虚劳之症。

伤食

平素中气虚，虚则不易纳，纳则不易消，所以三脘痞结，不思饮食，食亦无味。肢体困倦，乍寒乍热，或泄泻腹痛，即些须之物，亦不能消，六脉微弱，举按无神有类虚损，以温补兼消之剂和之。

澄按：饮食日用，养生之所必需，何遂至于伤食？即曰伤食，亦何遂至于成劳？必其平素劳伤中气，饥饱过度，脾胃之元气先弱，苦难消化，停滞于中。若以平和清导之剂疏其其气，一伸其食，即转传送小肠，病势即减。或不知此，而妄用峻攻猛剂，则在大小肠之旧食，推荡先行，而在胃脘之新食不能消化，因下后受伤，反停滞中脘，为害不浅。所以日盛月深，痰涎固结，损伤中气，咳嗽、吐痰、潮热，而成虚劳之症作矣。

胃气为行药之主

凡治病者，必先藉胃气以为行药之主，若胃气实者攻之则去，而疾常易愈，此以胃气强而药力易行也。胃气虚者攻亦不去，此非药不去病也，以胃虚本弱，攻之则益弱，而药力愈不能行也。若久攻之，非惟药不能行，必致元气愈伤，病必愈甚，尽去其能，必于死矣。矧体质贵贱，尤有不同。凡藜藿壮夫及新暴之病，自宜消伐，惟速去为善，若以弱质弱病，而不顾虚实概施，欲速攻之，则无不危矣。

澄按：饮食入胃，全赖脾土健旺，消磨水谷。脾土旺则能旋食旋化，消磨水谷而强健；脾弱则随食随停，不能运化精微水谷，反消磨脾土，而脾益弱矣。然脾之所以能健能运，变化精微者，全赖命火上蒸，方能熟腐。所以中年之后，大病之余，积劳积损，禀受不足之辈，命火虚衰，譬如锅底无火，若不加薪，何能熟腐水谷也。

忌用消克

大凡元气完固之人多食不伤，过时不饥，若夫先天因本气不足，致令饮食有伤矣。消克之药一用，饮食虽消，但脾既已受伤，而复经此一翻，消耗愈虚。其虚明后日食复不化，犹谓前药已效，药力欠多，汤丸并进，展转相害，羸瘦日增，良可悲哉。

澄按：脾肾交通，则水谷自化。若禀受素弱，饥饱过度，脾元受伤，当预防调理，复其健运之常，则无停积之食矣。盖大饥之后则用大饱，不知已损之脾焉能消化，又挟痰涎裹结成形，经年累月或现或隐，消磨真元，损耗津液，展转相害，羸瘦日增，极似虚损。始因伤食，继用消食以伤脾，后因脾伤而食积，食积则各症百出，如丹溪辨之，面有蟹爪文路是也。

过啖煿炙

有过啖煿炙辛热等物者，上焦壅热，胸腹胀满，血出紫黑成块，用桃仁承气汤从大便导之，此釜底抽薪之法。又有嗜食煎煿，伤肺咳嗽，咽痒多吐血，喘急胸满胁痛，宜用紫苑汤。

澄按：煎炒煿炙，烧酒椒姜葱蒜，皆辛热动血之品，若喉痒咳嗽喘急者，是火热在上焦而不在肠胃也。二便必如常，内无燥结，所以用紫苑汤。若积热在肠胃，而血吐出紫黑成块者，其肠中必有黑结粪数枚，若不下之，血必不止，当与积热门参看。

饮食过度或负重急走，伤胃吐血，宜用白术散，或理中汤加葛根治之。

有痰积人，面上有黄白色，不常有食积，人面上如蟹爪文路，一黄一白是也。

治案

黄师文治一妇人，卧病三年，状若痨瘵，请医以虚损治之不瘥。黄视之，此食阴物时或遭惊也。问之妇方自省悟曰：曩日食米团时，忽人报其夫坠水，由此一惊，病延至今不愈。黄以青木香丸药，兼以利药一贴与之，须臾下一块，抉之乃痰裹米团耳。当时被惊，怏怏在下而不自觉也，自后安康无恙。

小儿陈日新形体尪瘦，尝日病热，至暮犹甚，医以阴虚治，或痨瘵治，荏苒半载，病势转危。日新谓其父曰：欲得大便通利为之一快，虽死无恨。其父从之，遂以导痰汤入硝黄煎服，自辰至申下结粪一块如核桃许，抉开视之，乃上元看灯时所食米粉饵也。因痰在外不能消化，由是致热日渐销铄耳。向使日新不自知医，则终为泉下人矣。谁谓刘张之法无补于世哉？

丹溪治一人咳嗽恶寒，胸痞口干，心微痛，脉紧数，左大于右，盖表盛里虚。闻其素嗜酒肉有积，因行房涉寒冒雨忍饥，继以饱食。先以人参四钱，麻黄根节一钱五分，与二三贴，嗽止寒除，改用厚朴、青皮、瓜蒌、半夏为丸，参汤送下而痞除。

后周姚僧垣，名医也。帝因发热，欲服大黄药。僧垣曰：大黄乃急快药，至尊年高不宜轻用。帝不从，服之遂至不起。及元帝有疾，皆谓至尊至贵，不可轻服大黄，宜用平药。僧垣曰：脉洪而实，必有宿食，不用大黄，必无瘥理。元帝从之，果下宿食乃愈。合用不合用，必心下明得谛当，然后可。

予治江阴塘市一妇人，体弱血虚，咳嗽潮热，近又为饮食所伤，不知饥饿，市医皆作阴虚治，而胸膈作胀。迎予诊治，右滑大，左软弱，先以一消一补之剂治之，然后治嗽，若为滋阴降火，不独咳嗽无功，恐脾胃转伤变或不测。盖脾胃喜温而恶凉，喜燥而恶湿，以二陈汤加白术、山楂、麦芽与之，一剂而胸膈宽，再剂而饮食进，继用桑白皮、地骨皮、甘草、陈皮、贝母、瓜蒌、马兜铃、桔梗、紫苑十贴，而咳嗽脱然矣。

丹溪治一妇人死血食积，痰饮成块，在胁动作，雷鸣嘈杂，眩晕身热，时作时止，以台芎、栀子、三棱、莪术，并醋煮桃仁去皮尖，麦皮曲各五钱，黄连一两，以吴萸炒五钱，以益智仁炒，山楂、木香各一两，萝卜子一两五钱，炊饼丸服。

又一人年近三十，因饱食牛肉豆腐患呕吐，即次饮食不节，左胁下生块，渐大如掌，痛发则见，痛止则伏。其人性急，脉弦数，块上不可按，按之愈痛，时吐酸苦水，或作肾气治。朱曰：非也，乃足太阴过食积与湿耳。遂投烧荔枝核二枚炒，炒山栀五枚去皮，炒枳实十五枚去壳，山楂九枚炒，吴茱萸九枚，人参一钱细研，急流水一盏，煎沸入生姜汁令辣，食前通酒热服。与六贴吐二贴，服四贴，与此药且止，其痛却。与消块药，用半夏末六钱，皂角六个，黄连五钱，炒石䃋①二钱另研。上以皂角水煮，取汁拌半夏末，晒干同为末，以糖球膏为丸胡椒大，每服百丸，姜汤下，数日愈。

张景岳治一上舍及三旬，因午刻食水煮面角，将至初更，及小腹下至右角间，遂停积不行，而坚突如拳，大如鹅卵，其痛之剧，莫可名状。张为之治，察其明系面积，显而无疑，然计其已入大肠，此症通则不痛之症也。乃与木香槟榔丸连下二三次，其

---

① 䃋：《康熙字典》谓"䃋"字之伪；"䃋"乃"碱"之异体字。"

痛如故，因疑药之缓犹未及病，乃更投神佑丸以泻之，又不效。余谓此必药性皆寒，故滞有不行也。因再投备急丸，虽连得大泄而坚痛毫不为减，斯时也，余计穷矣。因潜测其由不过因面，岂无所以制之，今既逐之不及，使非借气携行之不可也。且计面毒非大蒜不杀，气滞非木香不行，又其滞深道远，非精锐之响导不能达。乃用火酒摩木香，令其嚼生蒜一瓣，而以香酒送之，一服后觉痛稍减，三四服后痛渐止而食渐进，方得全愈。虽然痛止食进而小腹之块仍在，后至半年许始得消尽。由是知欲消食滞，即大黄、巴豆犹有所不能及，而惟宜行气为先也。且又知饮食下行之道。乃必由小腹下右角间而后出于广肠，此自古无人言及者，故并笔之，以广人之闻见。

食积例方

大和中饮　饮食留滞积聚等症。

陈皮一钱　枳实五分　砂仁五分　山楂一钱　麦芽一钱　厚朴一钱　泽泻一钱

胀甚者加白芥子，胃寒无火或恶心者加炮姜，疼痛者加木香、乌药、香附之类，痰多者加半夏。

小和中饮　胸膈胀闷，食滞不消。

陈皮一钱五分　山楂二钱　茯苓一钱五分　厚朴一钱五分　甘草五分　扁豆一钱　姜

如呕者加半夏，胀满气不顺者加砂仁，火郁者加栀子，寒滞者加炮姜、肉桂。

紫苑汤　治辛热煿炙伤肺，肺热咳嗽吐血。

紫苑　款冬花　杏仁　百部　贝母　蒲黄　半夏　甘草　人参　阿胶　犀角　经霜老桑叶

保和丸　治食积酒积。

山楂二两　半夏　橘红　神曲　麦芽　茯苓各二两　黄连
连翘　萝菔子各五钱

水滴丸，白汤下。

加白术名大安丸。

和中丸　治胃虚食滞，厌厌不食，大便或闭或溏。

厚朴一两　白术一两二钱　半夏一两　陈皮八钱　木香　甘草
枳实各三钱

姜汁糊丸梧桐子大，每服三四十丸。

枳实丸　消食强胃，治痞宽胸。

枳实一两　白术二两

为末，荷叶裹饭为丸，陈茶姜汤下。

大健脾丸

白术三两　陈皮一两　黄连八钱　木香七钱五分　山药一两
人参一两五钱　肉果一两　山楂一两　神曲一两　甘草七钱　砂仁
一两　谷芽一两　茯苓二两

蒸饼丸如绿豆大，陈皮汤下五十丸。

白术散　治饮食过度，负重伤胃，吐血。

白术　人参　黄芪　茯苓各二钱　炙甘草一钱　山药　百合
柴胡　前胡各六钱

分三贴，每服加姜、枣。

吐法

用萝卜子捣碎，以温汤和搅取淡汤，徐徐饮之，少顷即当吐
出。即出不尽，亦必从下行矣。

不居下集卷之九终

不居下集卷之十目录

不居下集卷之十

歙岭南吴澄师朗著辑　休阳程芝云　芝华同校刊

失血

总论

　　吴澄曰：今人一见失血，便自认为虚损，医家一见失血，亦便认为虚损，印定滋阴降火一法，以为不传之秘，此日吾徽俗之大弊也。殊不知失血之候，此虚损诸症中之一症也；滋降之法，此诸治法中之一法也。虚损亦有不失血，非谓失血必虚损也。失血亦有宜于滋降，非谓滋降专止失血也。人之禀受各有不同，脏腑阴阳亦多偏胜。古人著书立言，原为补偏救弊而作。丹溪之法为阳亢阴微，阴虚火泛者而设，盖亦补当时之偏，救当时之弊。立此一法，非谓虚损门中人人症症尽皆如是，而舍此别无他法；非谓丹溪之主治，不论何症何因而只此一法，余不他及也。后人师之而不善学之，遂致误人，非丹溪立法之不善，乃学丹溪者之不善也。天地有阴阳四时发育万物，收养生息不可缺一，若以滋降之法为可废，是有秋冬而无春夏也。乌乎！可予之。与滋阴哓哓者为学丹溪，而不善学丹溪者发也，非与丹溪为仇也。果使阴亏内热，虚火上泛，脉数失血等症，则滋降之法万不可废，其可訾乎。

失血类虚损

　　今人偶尔失血，便作虚劳医治。不知其中有伤寒伤暑，有劳力有跌扑损伤，有过服补药，有呕吐损破胃脘，有恼怒伤肝，有混塘洗浴过暖而成，有受热逼，有受损伤太过，皆非房劳、肾虚、吐血之比，若误用痨瘵寒凉之药，明非虚劳而逼为虚劳，以致损脾败胃，多不可救。

澄按：今时之人，每遇失血之症，医家病家不究原因，不辨脉症，众口一辞，群为劳怯，开手便用二地、二冬、黄柏、知母、沙参、贝母之类受逼而成。在医者犹自喜有先见之明，能预料病；病者甘受滋阴降火之害，宁死无怨，不知皆是药饵做成，本非庐山面目也。古人云：不药得中医信哉。

呕吐纯血

呕吐纯血自胃而出，亦要分阴阳虚实寒热，劳心劳力，酒色过度，怒气伤肝，三时感冒，夏月受暑，冒雨着湿等症。症虽相同，治法不一，必察其所兼何症而辨别之。若初剂一误，贻害匪轻，不可不慎也。

澄按：血有咳血、嗽血、咯血、吐血、呛血、呕血、唾血，有痰涎带血，有喷成升斗，有带血丝、血点、血块、血条之不同。又有五运六气，司天在泉，饮食煎炒，椒姜葱蒜，或误食辛窜煿炙动血之品，烟酒太过。又有好食滚热之汤饮，跌打之损伤，或食急哽破咽喉、胃脘，或误服草药食毒伤，或衣衾太过，壅热咽道，或飞丝虫鱼，误入口中。如此等因，曷能枚举，皆能令人失血，岂必印定内伤虚损，而后失血。一切杂症则无此患乎？倘内络不伤，即真虚损亦有不失血者矣。

肠胃本无血

《脏腑性鉴》云：孙思邈曰：肠胃本无血，此一句可作失血病的极妙供案。予初阅方书，失血分五脏，验症治病，井然有理，及深究内景脏腑方书之言，亦是隔靴抓痒。凡人自喉至胃及大小肠而抵直肠，何曾有血？然血周流于皮里膜外经脉间，故云肠胃本无血也。殊不知吐血等病，血从何来？予悟得有一吸一渗之道，质诸高明，一吸一渗昭然可据。偶见一戏术，空坛中用火焚片纸在内，远覆水上如龙之取水，其水实时吸进，可知肠胃本无血，内之火一盛，血即吸入，是从内吸而有血也。血虽多易治，此吸之道理以证思邈之言，信乎？格物致知，身心性命之学，医儒共贯也。又悟得一渗之说，于腊月舟次用火炉，舟人再三求免，何也？恐隔沙朽木而又水因火引，易渗于内。凡人色欲忧煎，经脉血热，渗入肠胃，是从外渗而有血也。血虽少而难治。吸与渗者在上则从口出，在下则从便出。吸则降火，渗则滋阴。降火易，滋阴难，一悟了然矣。

澄按：肠胃本无血，阳络伤则血外溢，阴络伤则血内溢。伤者内因、外因、不内外因总能伤之，非皆因火也。信如所喻，空坛覆火，炉在舟中，以明一吸一渗之理，则凡吐血者，非因于火则不吸不渗也。信如所言，一用滋阴，一用降火，则凡吐血者，舍滋阴降火之外，别无他法也。此亦一偏之见，适足以滋时人之弊耳。如专指内伤吐血而言，则古人有用血脱益气之法。炮姜吸血归经之法，理中汤最能清胃脘之血，八味丸引火归原之法。是何说也？要之主张滋降，则此喻似明，若概以失血之原推之，则拘泥而不能贯通矣。

肠胃本无血辨

吴澄曰：肠胃，多气多血之经也。孙真人云本无血者，盖自咽喉至胃及大小肠而抵直肠，其中细腻光滑，总无半点血也。其有血者，何阴阳二络溢出也。其阴阳二络若何？盖经脉十有二，络脉十有五，凡共二十七气相随上下。经者，径也。经脉流行，气血疏通，径路往来，以荣华一身者也。络者，血络也，经之支派旁出者也。人有十二经，以拘制十二络，余三络者，阴络、阳络、脾之大络也。阴络者阴跻之路也，阳络者阳跻之路也。此三络者在奇经八脉之中，不伏十二经拘束也。其不伏拘束者若何？

圣人计设沟渠，通利水道，以防不测。忽然天降猛雨，沟渠满溢，圣人不能复设计，仍从霁霖横流，譬络脉满溢，诸经不能复拘也。其溢出若何？盖邪之伤人也。因其阴伤则入阴，因其阳伤则入阳，先舍于络脉，留而不去，乃入于经。阳络者主血脉之阳，阴络者主血脉之阴，阳主上则吐衄，阴主下则便血。阳主腑，则凡血之出于六腑者阳主之；阴主脏，则凡血之出于五脏者阴主之。是阴亦吐衄，而阳亦便血也。络通乎经，经通乎脏腑，是以五脏六腑之中，肠胃四围，皮里膜外之处，有经有络，条理贯通，中含气血，循环不息，而并无血溢出者，何也？其络在三焦之中，于膈膜脂膏之内，五脏六腑之隙，水谷流化之关，全气融会于其间，熏蒸膈膜，发达皮肤肉分，运行上下四方，各随其所属部分而注其中。膈膜细衣如纸之薄，间隔肠胃之中，只通其气而运行其血，不可损伤也。一有所伤，则震动其衣而鼓破其纸，中无间隔，气不运行，血无所附而洋溢乎肠胃矣。即溢于肠胃，若有窠臼焉，盈满而后出，出而又溢，溢而又出，撮一身之血皆聚于此，如水之泛涨，朝宗于大海也。其吐有甚不甚者，由络之伤，有多有寡也。其色之有鲜黯者，由血之出有寒有热，有新有瘀也。其有喷成升斗者，此乃血随气出，无有统摄也。然此数者，皆出于肠胃，伤在六腑，犹易治也。若夫咯血、唾血、咳血、呛血，痰涎带血丝血点者，所吐虽不多，而伤则在五脏也。在五脏则难治矣。其外损吐血者，邪气深入，攻通血络也。其内损吐血者，经脉空虚，络血透进也。惟血脱者非益气不救，其余各症不补塞，其攻通之窍不止也。其补塞之法若何？血溢出膜外，在肠胃之间，得温则平，宜甘温补塞之剂，非寒凉收涩之谓也。虽然亦不可执焉，寒则温之，热则清之，瘀则消之，坚则削之。有外邪则去之，有壅滞则开之，虚则补之，实则泄之，有余者损之，不足者益之。如此则调和其气血，气煦血濡，肠胃完固，二络不伤，则光滑细腻周密如故，自无失血之症矣。

或问胃中之血溢出主吐衄，则肠中当主便血，岂亦溢出上窍乎？此说亦近似有理。若如此分辨，则阳络专主胃，阴络专主肠矣。殊不知阴跷之脉起于然骨，至内踝直上阴股，入阴间上循胸，入缺盆，过出人迎，入頄眦，合于太阳阳跷和，此《灵枢》脉度如此也。观其上循胸出人迎，与胃经相会，惟脉络有以相通，故血得从斯而至。

挣破胃系失血

劳力太过，喘且汗出，忽心口痛，口鼻出血，此伤及内膜并肺胃，系伤损挣破也。倘用凉药黑药愈止愈出，卒至胃损咳嗽而死。急用人参末、飞罗面、童便调下最佳，或用调理脾肺药，加人参、阿胶以猪肝煮熟，蘸白芨末食之，或白芨末、童便调下亦可。盖白芨能填注损处故也。

饮食伤胃吐血

杨仁齐云：饮食伤胃，胃虚不能传化，其气上逆，亦能吐衄，宜木香理中汤、甘草干姜汤通用。

御制《金鉴》治失血法

失血症治

伤于腑者　则血渗入肠胃浊道，在上从咽出，在下从二便出。

伤于脏者　则血溢出胸中清道，在上从喉出，在下从精窍出。

夫血藏于脏，内行于脉中，躯壳之中并不可得而见也。非有损伤不能为病，而损之道有三：

一曰热伤：热则逼血而妄行，犀角地黄汤。

二曰劳伤：劳则气耗而不摄，救肺饮、养荣汤。

三曰努伤：努则击破血络，芎归饮。

热伤主方

犀角地黄汤

犀角　地黄　白芍　甘草

热甚加黄芩、黄连，因怒呕吐加柴胡、栀子，唾血加元参、黄柏、知母，咯血加天冬、麦冬，嗽血加知母、贝母，痰涎壅上，气促阵阵急嗽，玉金丸。

劳伤主方

救肺饮

人参七分　胡麻仁一钱，研　真阿胶八分　桑叶三钱　麦冬一钱二分　杏仁七分　枇杷叶　甘草一钱　石膏一钱五分　加玉金末

气虚不见火象，人参养荣加麦冬，痰多加贝母、瓜蒌仁，血枯加生地，热甚加犀角、羚羊角。

努伤主方

芎归饮　努伤脉络，持重伤力及呕血，跌打损伤，令人大吐者主之。

当归　川芎

有积瘀加大黄，或桃仁、红花、玉金、黄酒。

热伤吐血不已，则热已随血减，然气亦随血亡，当益气摄血。气虚当倍用人参，血虚当倍用熟地。

精窍出血

精窍出血因忍精不泄，提气采战，或年老竭欲，诸药不效，或溺之后，血成块塞窍，茎中塞痛欲死，用木通浓煎汤，服珀珠丸。

珀珠丸

琥珀一钱　朱砂五分　真珠五分　滑石面六钱　甘草一钱

溺窍出血

小便热用导赤散，生地、木通、甘草、竹叶，加牛膝、玉金；便结用八正散，木通、车前子、扁蓄、大黄、滑石、栀子、瞿麦、甘草，稍加牛膝、玉金。

三种吐血

孙真人《千金》云：吐血有三种，有内衄，有肺疽，有伤胃。

内衄者，出血如鼻衄，但不从鼻孔出，是近从心肺间津液出，还流入胃中，或如羹汁，或如切血敢，血凝停胃中，因即满闷便吐，或至数斗至一石者是也。得之于劳倦饮食过常也。

肺疽者，或饮酒之后，毒满闷吐之时，血从吐后出，或一合、一升、半升是也。

伤胃者，因饮食大饱之后，胃中冷不能消化，便烦闷强呕吐，使所食之物与气共上冲蹙，因伤裂胃口，胃口吐血色鲜正赤，腹亦绞痛，自汗出，其脉紧而数者，为难治也。

或问：胃中三种内衄，皆从胃中而出，与经络无涉也。予曰：若不损破血络膈膜，则血何由至胃中？三种内衄，皆从阴阳二络而来也。

论治吐血三要

宜降气不宜降火

气有余便是火，气降则火降，火降则气不上升，血随气行，无溢出上窍之患矣。降火必用寒凉之剂，反伤胃气，胃气伤则脾不能统血，血愈不归经矣。今之疗吐血者大患有二，一则专用寒凉之味，如芩、连、栀子、青黛、柿饼灰，四物汤，黄柏、知母之类，往往伤脾作泻，以致不救。一则专用人参，肺热还伤肺，咳逆愈甚，亦有用参而愈者，此是气虚喘嗽。气属阳，不由阴虚火炽所致，然亦百不一二也。宜用：

白芍　炙甘草以上制肝　苡仁　山药以上养脾　麦冬　薄荷　橘红　枇杷叶　贝母以上清肺　苏子　降香　韭菜汁以上下气　银柴胡　地骨皮　丹皮以上补阴清热　山萸肉　牛膝　枸杞子以上补肾

宜行血不宜止血

血不循经络者，气上逆也。夫血得热则行，得寒则凝。故降气行血则血循经络，不求其止而自止矣。止之则血凝，血凝必发热恶食，胸胁痛，病日沉痼矣。

宜补肝不宜伐肝

经曰：五脏者，藏精气而不泻者也。肝为将军之官，主藏血，吐血，肝失其职也。养肝则肾气平而有所归，伐之则肝不能藏血，愈不止矣。

以上累试辄验之方，然阴无骤补之功，非服久不效，病家欲速其功，医者张皇无主，百药难试，以致殒命，覆辙相寻而不悟，悲夫！

治吐血三方

初方　视病强弱，递为加减，不可轻用十灰散止血等药。盖血犹水也，水不宜阻遏，若早阻之是防川也。邪火内烁，必致更甚，切宜禁戒。有用釜底抽薪之法。

玉竹一两　牛膝五钱　白芍三钱　丹皮一钱　苏子一钱　大黄一钱五分，九制　玄明粉一钱　藕汁一钟　桃仁一钱　生地汁一钟

次方　理脾保肺，以固本元。

山药　百合　苡仁　茯苓　枇杷叶　白芍　丹参　扁豆

四君子汤、补中益气参用。

三方　温补肾元，引火归原，血得温和则知所归矣。

地黄　山药　山萸肉　泽泻　丹皮　茯苓　附子　肉桂

论治吐血三法用药

血虚宜补之，补血药选用：

熟地　白芍　牛膝　甘草　枣仁　龙眼肉　肉苁蓉　枸杞子　甘菊花　人乳等类

血热宜清之，凉血药选用：

童便　丹皮　赤芍　生地　黄芩　犀角　地榆　大小　蓟茜草　黄连　栀子　青黛　天冬　玄参　荆芥

血瘀宜通之，通瘀药选用：

归尾　桃仁　红花　苏木　玉金　肉桂　元胡索　五灵脂花蕊石　韭汁　童便　牡蛎　芒硝　蒲黄

附统止诸血方

桃枭烧存性　蒲黄　棕灰　朱砂　京墨

上为末，童便调下。治吐血如神，以小便解下渐白为度。诸方见上集血症全书。

治案

李士材治上海邑尊高道泉大醉大饱，吐血二十余碗，服滋阴止血等剂不应，微治于李。见其两颊俱赤，六脉洪大，按之有力，时当仲春，尚衣重裘，且登火坑。李曰：此因形体过暖，为有余之症，法当凉之。以生地、白芍、栀子、川连、蔻仁、橘红、甘草十剂而血止，更以清胃汤料为丸，服之而安。

吴荩山治一人，初冬天冷，又适新婚，饮酒劳碌，忽病腰痛，渐渐恶寒，数日作微咳，又数日大吐红。其父时医也，以初婚疑之，命其各居，即用地黄汤加杜仲、牛膝，服之转甚，调治月余，渐次危笃，因邀吴诊治。见其色黯伛偻，背曲腰湾，咳声如从瓮中出，两手如冰，因谓其父曰：此阴寒症也，必得汗出乃解。值此隆冬大寒，之剂非麻黄汤不足以发其汗，其父大骇，犹疑不决，复调补数日则更危笃，不得已再邀吴视之。持论如前，且曰：迟则不救矣。其父计穷，勉强用之，果得汗而安。其父问曰：感寒恶寒似矣，何不见头疼发热等症？吴曰：寒气初入，未得发出，因滋阴药愈不能出，故不发热耳。头为诸阳之会，今寒聚阴分，故不作痛，此症缘初婚腰痛，令人可疑，况咳嗽吐血，原宜滋补，但少年阴虚火动，吐红面必颊赤，或乍红乍白，兼挟阳症。今色黯手冷，皆属阴分，故决其为阴寒也。又当冬令，天正严寒，寒伤可知，正所谓疑难之症，最宜辨别，毫厘千里，可不慎欤！

陈斗嵓治薛上舍高沙，人素无恙，骤血半缶。陈诊之曰：脉弦急，此薄厥也。病得之大怒气逆，阴阳奔并。群医不然，检《素问通天论》篇示之乃服，饮六郁汤而愈。

予治百家冲陈嘉生者，其人冒暑，中途劳力太过，血如涌泉，二便俱流血不止，里医以清凉止血之剂投之弗应，求救于予。俾至未及其门，闻哭声甚哀，亟问其故，其母拭泪出而答曰：我儿无福，不能待救矣。问死去几时？曰：片刻。予细思之，此必失血太多，气随血脱，非真死耳。盍往视之，其母曰：纸已盖面，欲掀之耶，人已无气将就木，即活佛活神仙亦难救疗，视之何益，不过好索药金耳。旁人叱其母退，引入视之，予以手探其胸乳下微动，再揭其纸视其面，见口鼻血水似有流动之状，再诊其脉两尺若有若无，诊其足脉、太冲、冲阳仍可按，乃启其牙关挑以茶水，视之缓缓能咽下。予馈以人参数钱，乃令为末，用飞罗面、陈京墨，调童便灌下，至子时始知人事，能翻身索粥饮。次日予往视之，其母捧香一把，迎跪道旁，叩头谢罪曰：此真活佛活神仙下降也。吾儿已死而活之，吾家无人参而送之，吾何以报，惟念佛颂长生功德耳。乃改用六味加生脉数剂，再以理脾和平之药调理而痊。后嘉生起，感激倍加，恒德于予，予亦为之喜。

吴球治一少年患吐血，来如涌泉，诸药不效，虚羸瘦削，病危急。脉之沉弦细濡，其脉为顺，血积而又来，寒而又积，疑血不归源故也。尝闻血导血归未试也，遂用病者吐出之血，瓦器盛之，俟凝入铜锅炒血黑色，以纸盛放地上出火毒，细研为末，每服五分，麦门冬汤下，进二三服，其血自止。后频服茯苓补心汤数十贴，以杜将来，保养复旧。

不居下集卷之十终

不居下集卷之十一目录

茜蓟汤
丹参滑石汤
瓜贝去瘀汤
栀子玉金汤
加味归芎汤

不居下集卷之十一

歙岭南吴澄师朗著辑　休阳程芝云 芝华同校刊

积瘀

总论

吴澄曰：今人一见失血，遽求刼药止之为快，医家不察，便以寒凉阻之为奇，虽然暂快于一时，久必为患于异日。内损既立有血症全书，又有八法扼要，下集既立有失血类虚损一门，而又有积瘀，非重叠也。欲人知此中真谛，详审精密，据脉以求因，不随症转，因循以治疗，彻见理原，则纲维在手，超乎世法矣。

积瘀类虚损

血妄行上出于口鼻，皆气逆也。况血得寒则凝，得热则行，迹此观之，治血不先之调气，而纯以寒凉是施，则血不归经而为寒凉所凝滞，血虽暂止而复来也。且脾统血而凉寒伤脾，脾虚犹不能约束，诸血变症，其可胜言哉。

澄按：瘀血内凝，多因初起寒凉所至，日久结积又非温药可行。盖由病家求效太急，医家遽用刼止，以解目前之围，而不顾贻害于异日也。然血以下行者为顺，初起之时，苟非脾虚泄泻，羸瘦不禁者，皆当以大黄醋制和生地黄汁，及桃仁泥、丹皮之属引入血分，使血下行以转逆为顺，此妙法也。不知此而日从事于芩连知柏之属，辅四物而行之，使气血俱伤，脾胃两败。今医治血症，百岂有一生者耶？

虚劳积瘀

仲景云：五劳羸瘦不能饮食，食伤、忧伤、饮伤、房室伤、饥伤、劳力伤、经络荣卫气伤，内有干血，肌肤甲错，两目黯黑，缓中补虚，大黄䗪虫丸主之。

注曰：五劳气血肉骨筋，各有虚劳病也。然必至脾胃受伤而虚乃难复，故虚极而羸瘦，大肉欲脱也。腹满脾气不行，不能饮食，胃气不运化，其受病之源，则因食、因忧、因房室、因饥、因劳伤、因经络荣卫之气不同，皆可以渐而至极。若其人内有血，在伤时溢出于迥薄之间，干而不去，故使病留连其外症，必肌肤甲错，甲错者如鳞也。肝主血主目，干血之气内乘于肝，故上熏于目而黑黯，是必拔其病根，而外症乃退。

劳伤之症，未有无瘀血者也。瘀之日久则发为热，热涸其液则干枯于经络之间，愈干愈热，愈热愈干，而新血皆枯。人之充养百骸，光华润泽者藉此血耳。血伤则无以浃其肌肤，故甲错也。目得血而能视，荣气不贯于空窍，故黑黯也。仲景洞见此症，补之不可，凉之不可，而立大黄䗪虫丸。经曰：血主濡之，故以地黄为君；坚者削之，故以大黄为臣；统血者脾也，脾欲缓，急食甘以缓之；又酸苦涌泄为阴，故以甘草、桃仁为佐；咸走血，若胜血，故以干漆之苦，四虫之咸为使。

吴氏曰：浊阴不降则清阳不升，瘀血不去则新血不生。今人一遇痨症，便用滋补，服之不效，坐以待毙，岂知术只此耶？

血忌凉折

三焦出血，色紫不鲜，此重沓寒湿，化毒凝泣水谷道路，浸积而成。若见血症，不详本源便用凉折，变乃生矣。

澄按：积瘀之症，近日用苦寒凉折者甚多，以致瘀血积于胸中，凝泣水谷道路，初时不觉，日久热郁，胸胁刺痛，或吐酸水，气胀应背，夜不能卧，干烧吐痰不止。肌肉尽脱，与虚损无二。予治一族弟，用复元活血汤应手取效。

瘀血咳嗽

咳嗽痰多，胁下一点刺痛，或吐酸水，气胀应背，干烧太冲，与冲阳脉不应。

澄按：积瘀痰血渐成痨瘵者，其咳嗽必连顿不住，若太冲与冲阳脉不应者，宜以补阴药，吞当归龙荟丸。

瘀血挟痰

肺胀痰多，胁下一点刺痛，或吐酸水，气胀应背干烧，或左或右不得眠，此痰挟瘀血凝气而病，宜养血以流动乎气，降火以清乎痰。

澄按：左不得眠肝胀，右不得眠肺胀，此内损之候，不治之症也。惟是痰挟瘀血，壅塞气道，肝木不疏，多有此症。用舒肝理气，消痰逐瘀往往取效。若以滋补治之，凝结益甚，木气不升而愈不得眠矣。

瘀血

凡有瘀血不先消散，而加补剂则成实实之祸，设无瘀血而妄行攻利，则致虚虚之祸。故凡治此症，须察所患轻重，有无瘀血及元气虚实，不可概行攻下，致成败症。

跌打损伤

凡损伤不问老弱，及有无瘀血停积，俱宜服热童便，以酒佐之，推陈致新，其功甚大。

证按：积瘀凝滞不问何经，总属于肝，盖肝主血也。故凡败血积聚，从其所属必归于肝，故见胁肋小腹胀痛者，皆肝经之道也。内有积瘀停久不行，必痰涎壅塞，凝泣水谷道路，故见咳嗽，喘不能卧也。瘀之日久，津液渐枯，与痰涎交结为患，故见吐痰发热，有似虚劳外损也。但脉牢大有形实症，犹可措手，倘见沉涩，既不能自行其血，又难施峻猛之剂，安望其速愈邪。

证治要法

上盛下虚，血随气上，法当顺气，气降则血归经矣。

脉来微软，精神困倦，是气虚不能摄血。

脉洪有力，精神不倦，胸中满痛，或吐血块，用生地、赤芍、当归、丹皮、丹参、桃仁、大黄之属从大便导之。血以上出为逆，下出为顺，苟非大虚，此釜底抽薪之妙。

若吐血已多，困倦虚乏者，不可行也。吐多而急欲止之，生地、当归、丹皮、赤芍煎汤，入藕汁童便各一钟，血余灰三钱，墨灰五分，调均热服。

怒气伤肝者，丹皮、芍药、木通之属。

劳心者，莲肉、糯米、柏子仁、远志、枣仁、茯神之属。

伤酒者，干葛、茅花、侧柏、荆芥之属。

饮食伤胃者，白术、陈皮、甘草、谷芽之属。

吐血色暗，脉迟而寒者，理中汤。劳力者，苏子降气汤。

治案

葛可久善武艺，一日见莫徭桑弓，可久挽之，而觳归而下血，亟命其子煎大黄四两饮之，其子恶多，减其半不下，问其故，子以实对。可久曰：少耳，亦无伤也。来年当死，今则未也。再服二两愈，明年果卒。

李士材治张鸣之吐血两载，面色萎黄，潮热咳嗽，膈有微痛，或与滋肾，或与补中，靡药弗尝而病苦转甚，后征治于李。诊其脉沉而数，且搏指，其痛不可按而甚于夜分，是有坚血积蓄，非大下不能已也。鸣之以久病，未敢峻攻，乃与玉金、降香、归地、山甲、蓬术、人参投之半剂，有血如漆者下数次而痛遂减，至冬稍痛复作，又来求治，李曰：病重药轻，但得小效而无全功也。乃以大黄、干漆、蓬术、玉金、山甲、桃仁、归尾、肉桂、䗪虫为丸与之，每日必服参芪之剂，午后方进丸药钱许，不十日而积血大下者数次，其痛全除，神气顿旺，失血与烦热顿减。

生生子治茅鹿门公女病便血，日二三下，腹不疼，诸医诊治者三年不效。孙诊之左脉沉涩，漏出关外，诊不应病。窃谓血既久下，且当益其气而升提之，以探其症，乃用补中益气汤加阿胶、地榆、侧柏叶，服八剂血不下者半月，彼自喜病愈矣。偶因劳而血下，复因索前药。孙曰：夫人之病，必有瘀血积于经隧，前药因右脉漏关难凭，故以升提兼补兼涩者，以探虚实耳。今得病情，法当下而除其根也。龙山公曰：三年间便血虽一日二三下，而月汛之期不爽，每行且五日，如此尚有瘀血停蓄耶？孙曰：此予因其日下月至，而知其必有瘀血停蓄也。经云：不塞不流，不行不止。今之瘀实由塞之行也，不可再塞。古人治痢，必先下之，亦此意。公曰：明日试卜之。曰：卜以诀疑，不疑何卜。公随以语夫人，夫人曰：孙先生非误人者，识见往往出寻常，宜惟命。盖夫人读书能文，聪明谋断不啻丈夫，故言下便能了悟。即用桃仁承气汤加丹参、五灵脂、荷叶蒂水煎，夜服之，五更下黑瘀血半桶，其日血竟不来，令人索下药。孙曰：姑以理脾药养之，病根已动，俟五日而再下未晚也。至期复用下剂，又下瘀如前者半，继以补中益气汤参苓白木散调理全愈。

予治族弟九尧，劳力吐血，误服栀子、黄芩、知、柏寒凉之剂，咳嗽吐痰发热，两胁胀痛，不能帖席而眠，夜则咳嗽不止，每晚吐白稠痰一铜盆，肌肉消瘦，厌厌待毙。予甚悯之，乃自造其门，请以诊之，见其发热，虽类外感，而不头疼口渴，天明少间，日午复剧，头汗至颈而还，与以复元活血汤二剂，解下积瘀甚多，痰嗽减半，再以参苓白术散叠为加减而痊。

又治淳安进贤埠方天祺兄，吐血头眩咳嗽，腰膝乏力。诸医皆用滋降之剂，服数十贴饮食减少，精神渐疲，予适至，恳而治之。按其脉乃上部有余，下部虚弱，据其症乃痰挟瘀血也。宜仿生生之法治之，当先清上焦化去瘀血宿痰，再以补阴药收功。以贝母、枳壳、桑皮以清肺化痰，再以滑石、桃仁、丹皮、小蓟消除瘀血，栀子、甘草、白芍养血以除余热。三贴红渐止，前后心痛渐除，仍痰嗽不止，大便燥结，去滑石、桃仁，加瓜蒌、黄芩、紫苑，调理而安。

李士材治大宗伯董玄宰少妾，吐血蒸嗽，先用清火，继用补中，俱不见效。李诊两尺沉实，少腹按之必痛，询之果然。此怒后蓄血，经年弗效，乃为蒸热，热甚而吐血，阴伤之甚也。乃与四物汤加郁金、桃仁、穿山甲、大黄少许，下黑血升余，少腹痛仍在，更以前药加大黄三钱煎服，又下黑血块，及如桃胶、蚬肉者三四升，腹痛乃止，虚倦异常，与独参饮之三日，而热减六七，服十全大补汤百余日而康复如常。

积瘀例方

大黄䗪虫丸

大黄十两　黄芩一两　甘草三两　桃仁一升　杏仁一升　白芍四两　地黄一两　干漆一两　蝱虫一升　水蛭 一百个　蛴螬一升　䗪虫一升半

蜜丸小豆大，每服五丸，日三服。

代抵当丸

大黄四两　芒硝一两，玄明粉亦可　桃仁六十粒，去皮尖　生地归尾各一两　肉桂三五钱　穿山甲一两，蛤粉炒

蜜丸梧桐子大。

蓄血在上焦，丸如芥子大，临卧去枕仰卧，以津液咽之，令停留喉下，搜逐上膈。

中焦食远，下焦空心，百劳水送下。

用归地者，欲下血而不损血耳。且引诸药至血分，诸药皆犷悍而欲和之也。如血老成积，此药攻之不动，宜去归地加莪术一两，醋浸透焙干，肉桂一两。古人治血积每用䗪虫、水蛭，以其善吮血耳。然其性毒，人多患之，改用夜明砂者，以其食蚊而化者也。蚊之吮血，不减蛭䗪，本草称其能下死胎，则其能攻蓄血矣。前用四虫之方，可以此代之。

黑神散 治损伤吐血，或有时吐二三口随即无事，过数日又发，经年累月不愈者。

熟地　当归　肉桂　白芍　甘草　炮姜　蒲黄　黑料豆

童便酒煎。

复元活血汤 虚劳积瘀，咳嗽痰多，夜不能卧。

柴胡五钱　花粉二钱　当归二钱　桃仁五十粒　穿山甲二钱

红花二钱　大黄一两　甘草二钱酒煎服。

七伤散 肺热甚效。

黄药子　赤芍　玉金　乳香　玄胡　白药子　知母　当归

没药　血竭

茶汤下。

通真丸 血实之症。

大黄　桃仁　干漆　天水散　杜牛膝各等分

醋丸梧桐子大，每下六七十丸。

百劳丸 治一切痨瘵积滞，疾不经药坏症者，宜服此陈大夫传张仲景方。

当归　乳香　没药　人参各一钱　大黄四钱　䗪虫十四枚，去头足　水蛭十四枚，制

上为细末，炼蜜丸如梧桐子大，都作一服可百丸，五更百劳水下，取恶物为度。服白粥十日，百劳水用杓扬汤百遍，仲景甘烂水是也。

活血饮 治怒气积血在胸胁，咳嗽年久不愈，每咳则隐隐而

痛。

滑石　桃仁　桔梗　甘草　丹皮　茜根　贝母　柴胡　香附
曲　瓜蒌仁

水煎。体厚者加大黄、穿山甲，或作末，韭菜汁拌为丸服。

清肃汤　老痰积瘀在上焦，法当先使清肃上宫，俾新痰不生，宿瘀易去，可获万全。若误用滋阴降火，则以滞益滞，而热无由去，瘀无由消，而痰日益增矣。

青皮　枳壳　陈皮三味快气疏滞　贝母　桑皮消痰止嗽　丹皮
滑石　桃仁消瘀　山栀开郁清热　白芍平肝　甘草调中

桃仁滑石汤　去痰消瘀。

栀子　丹皮　归尾　赤芍　五灵脂　滑石　桃仁

蓟苑汤　治咳嗽吐红，痰挟瘀血，上盛下虚，法当先清上，化痰去瘀，然后用养阴药收功。

小蓟　紫苑　丹皮　桃仁　滑石消瘀　贝母　桑皮　枳壳清肺化痰　甘草　栀子　白芍养阴除热

茜蓟汤　治胸背作胀，咳嗽吐红，如烂猪肺状，血随气逆，上积胸臆，必吐出而胀斯宽。法当消瘀行气化痰，气调瘀消则新血始得归经，大本端而病根可除矣。

茜根　小蓟　滑石　甘草　桃仁　贝母　归尾　香附　栀子
枳壳　桑皮

丹参滑石汤　咳嗽吐红，胃中有痰火，下焦有阴火。

丹参　滑石　白芍　桃仁　贝母　紫苑　丹皮　当归　甘草

瓜贝去瘀汤　咳嗽吐红，痰挟瘀血。

瓜蒌　贝母　当归　紫苑　栀子　丹皮　青皮　穿山甲　前
胡　甘草

栀子玉金汤　虚损积痰积瘀。

栀子　玉金　贝母　丹皮　苏子　黄连　橘红　茯苓　红曲
茜根　香附

益元散冲服。

加味归芎汤 打扑损伤，败血流入胃脘，呕吐黑血如豆汁。

川芎　当归　白芍　百合　荆芥各等分

剉散，每服四钱，酒煎服。

心胃积血，用千叶藕粉酒服寸匕，日三服。

不居下集卷之十一终

不居下集卷之十二目录

葛花解醒汤

四苓散加滑石

白龙丸

酒嗽方

伤酒吐痰失血方

礞石丸

益脾丸

独参汤

鸡距子汤

槟榔丸

不
居
集

不居下集卷之十二

歙岭南吴澄师朗著辑　休阳程芝云 芝华同校刊

酒伤

总论

吴澄曰：麴糵之戒多矣。而人终日饮酒，肠胃熏蒸，真元暗损，人习以为常而不察耳。盖人之所赖以生者，气血也。气血有真元以统御之，真元者人性命之根本也。人之云性命则知重，而不知纵饮则暗损真元，损真元一分即暗损性命一分，不可轻视也。余少年时亦喜豪饮，后究岐轩之书，猛加警戒，先少饮、节饮，渐至不饮，而今已数十年于兹矣。追思曩日畅饮，诸友同席欢娱厌厌，夜饮不醉无休，曾几何时，而今十无一二人矣。虽曰人之寿命，修短自有定数，而未必非狂药之为害也。

纵酒成劳

少年纵酒，多成劳损。夫酒本狂药，大损真阴，惟少饮之未必无益，多饮之难免无伤，而躭饮之，则受其害者十之八九矣。且凡人之禀赋，藏有阴阳，而酒之性质，亦有阴阳，盖酒成于酿，其性则热，汁化为水，其质则寒，人纵饮之，为患匪浅也。

阴虚者纵饮之，则质不足以滋阴，而性偏动火，故热者愈热。而病为吐血、衄血、便血、尿血、喘嗽、烦躁、狂悖等症，此酒性伤阴而然也。

阳虚者纵饮之，则性不足以扶阳，而质留为水，故寒者愈寒，而病为膨胀、泄泻、腹痛，吞酸食少，亡阳暴脱等症，此酒质伤阳而然也。

凡纵酒者既能伤阴，尤能损阳，害有如此，人果知否？矧酒能乱性，每致因酒妄为，则凡伤精竭力，动气失机，及遇病不胜等事，无所不至，而阴受其损，多罔觉也。夫纵酒之时，固不虑其害之若此，及病至沉危，犹不知为酒困之若此，故详明于此，以为纵酒者之先觉云。

澄按：人之禀受脏腑阴阳各有偏胜，有能大饮者，有不能饮者，有涓滴不入口者，各有其量，不能勉强。究其为物米汁化成，原不害人，但酿法多有麴料酷头，做成毒烈峻猛之药，化米成浆，服之顷刻能通十二经络，移情易性。少饮之则宣和气血，壮神御寒，多饮之则损神耗血，腐胃烁精，沉湎不歇，毒流肠胃，暗损天年，潜消元气，多变虚损。

酒困成百病

有困于酒者但知米汁之味甘，安知曲糵之性烈能潜移祸福，而令人难避也，能大损寿元而人不知也。及其为病也，或血败为水，而肌肉为其浸溃，则臌胀是也。或湿邪侵土，而清浊苦于不分，则泄痢是也。或湿邪入血不能养筋，而弛纵拘挛，甚至眩晕卒倒，则中风是也。或水泛为涎而满闷不食，甚至脾败呕喘，则痰饮是也。躭而不节则精髓枯，久醉阴血日以散亡，未及中年多见病变百出，而危于此者，不知其几何人矣。

澄按：物糟既久，色变为赤，味亦变便是糟物，色人饮不节便终日醺醺，沦肤溃髓则成糟人矣。人糟既久，惟曲药用事，并非本来面目，神昏形倦，大则荡家殒命，小则多病生非。嗜饮者虽云陶情遣兴，知己合欢，而不知其失时误事，皆酒之为害也。

纵酒泄泻

饮酒泄泻之症人多有之，但酒有阴阳二性，人有阴阳二脏，而人多不能辨也。夫酒性本热，酒质则寒，人但知酒有湿热，而不知酒有寒湿也。故凡因酒而生湿热者，因其性也。以蘖汁不滋阴，而悍气生热也。因酒而生寒湿者，因其质也。以性去质不去而水留为寒也。何以辨之？常见人阳强气充而善饮者，亦每多泄泻，若一日不泻反云热闷。盖其随饮随泄，则虽泄不致伤气，而得泄反以去湿，此其先天禀厚，胃气过人，如此治宜去湿清利四苓散、酒蒸黄连丸之类，去其湿热病自愈。

阳虚之人，脾虚不能胜湿，而湿胜则能生寒，阳气因寒所以日败，胃气因湿所以日虚，其症则形容渐羸，饮食渐减，或脉见弦细，或口体常怯寒，或脐腹常有隐痛，或眩晕常多困倦，或不安于五鼓，或加甚于秋冬，但无热症可据而常多飧泄者，总属虚寒也。若不速培阳气，必致渐衰而日以危矣。

酒臌

少年纵酒无节多成酒臌。盖酒为水谷之液，血亦水谷之液，酒入中焦必求同类，故直走血分。经曰：饮酒者卫气先行皮肤，先充络脉，此之谓也。然血者神气也，血属阴而性和；酒者淫气也，酒属阳而性悍。凡酒入血分，血欲静而酒动之，血欲藏而酒逐之，故饮酒者身面皆赤，此入血之徵，亦散血之徵也。扰乱一番而血气能无耗损者，未之有也。第年当少壮则旋耗旋生，固无所觉，及乎血渐衰，则所生不偿所耗，而且积伤并至，病斯见矣。或致败血不养筋，则为中风；或致伤脾，则为痰饮泻痢；或湿热上浮，则为喘汗鼻渊；或流于筋骨，则为瘫痪疼痛；或致动血伤精，则为劳损吐衄；或致伤肌腐肉，则为烂疮痔漏。其有积渐日久而成酒臌者，则尤多也。盖酒性本湿，壮者气行则已，酒即血也；怯者着而成病，酒即水也。不惟以酒为水，而血气既衰，亦皆随酒悉化为水矣。所以凡治水臌者，必当以血气为主，而养阴利湿，是诚善矣。然奈无知少年初不知畏，而惟酒是躭，此其浸渍已非一日，致令血气天真败极，至此又岂能以旦夕挽回者哉！

酒伤各经

酒循经络，留着为病。入肺则多嚏多痰，入心则多笑多言，入肝则喜怒有力，入脾则思睡，入肾则思淫。及其日久伤肺则咳嗽消渴，伤心则变怔忡不寐，伤脾则变痞满疸胀，伤肝则变胁痛吐血，伤肾则变腰软黄瘦，此五脏之受病也。又酒后汗多者胃受之，酒后面青者脾受之，酒后多溺者膀胱受之，溺赤者小肠受之，酒后积利者大肠受之，此数者皆能成病。惟胃与膀胱受酒者汗多从表而泻，溺多从小便而解，所以善饮不醉，变病亦少也。

酒伤肺经

肺如华盖，其气轻清，既不受寒，又不受热。然酒性本热，多饮则肺受火邪，熏蒸日久，以致郁遏不清，胀大不敛，或喘或咳，渐至声哑，骨蒸寒热，皮毛枯槁，如之何其可救也。

酒性移人

大醉酒脉必洪而数，气高身热，面目俱赤，此其常也。及言其变各有不同，有醉后妄言妄动，醒后全然不知，有虽沉醉而神思终不乱者。有醉后应面赤而反刮白者，应委弱而反刚强者，应壮热而反恶寒战栗者，有易醉而易醒者，有发呵欠及喷嚏者，有头旋眼花及头疼者，有喜笑歌唱痛哭不休者，有持刀杀人不畏尊长王法者，有自言自语发泻心中隐情而不自知者。此皆气血虚实之不同，脏腑禀赋之各异，更兼酒之浓淡，饮之多寡，虽各各不同，而沉湎无度，伤人则一也。

酒毒伤肺成痈有类虚损

酒毒留于肺者，缘肺为清虚之脏，酒多则损其清虚之体。由是稠痰浊火熏灼其间，肺叶受伤，发为咳嗽、潮热、失血之症，极有似乎虚损。惟云门、中府二穴弔痛，咳唾脓血，痰出腥秽，肺痈溃烂，与此不同，好酒之人多有此症矣。

酒毒伤胆有类虚损

胆府号曰清净，绿酒性清冽，不随浊秽下行，惟喜渗入，从胃至胆，胆为清净之府，故同气相求也。其次虽入小肠、膀胱化溺而出，然酷烈之性一入胆经，面青气壮不避凶险，内火燔灼煎熬真阴，少阳之生气日竭，而酒湿之邪热郁经隧，则为痰为嗽为失血而似虚劳之症。

酒湿类虚劳

好酒之人湿热内积，生痰动火损伤肺气，发为咳嗽稠痰潮热，气喘泄泻，有似阴亏不足之症。

酒风

有病身热解堕，汗出如浴，恶风少气，此为何病？岐伯曰：病名酒风。帝曰：治之奈何？岐伯曰：以泽泻、术各十分，麋衔五分，合以三指撮为后饭。

澄按：沉湎者阳气必盛，腠理易开，风邪易入，汗多内虚，热熏于肺而咳嗽、潮热，甚则失血、恶风、少气也。盖酒之湿热郁蒸于脾，上攻于肺，而药用苍术、泽泻、麋衔健脾利湿，专治脾而不治肺，此治本之要也。

饮酒太过成肺疽吐血

饮酒太过之后，闷吐之时，血从吐后出，或因热而得吐血之症，名曰肺疽，宜大蓟散。古方用红枣烧存性，百药煎煅，等分为末，米饮调服一钱。

戴元礼云：饮酒太过伤胃吐血，用理中汤加青皮、栀子、干葛、川芎，有加金钩子、干葛、茅花。

饮酒过多而吐血者，宜徙薪饮、清化饮、葛花解酲汤加黄连、丹皮主之。

酒癖

余历治见虚劳之症，咳嗽失血，潮热吐痰。有种酒癖者，其人沉缅无度，饭食不思，以为可有可无，惟酒则一时难缺，以致脾胃为湿所浸淫，失其健运之常，积聚痰涎，咳嗽发热，失血气喘乏力，面黄肌瘦，口吐痰涎不休，形枯骨立，行动艰难，犹然自朝至暮仍喜频饮数口，却又不多，终日酒气熏蒸，至死不歇，此真酒癖。

烧酒

烧酒非古法也，自元朝始创，其法猛烈纯阳，与火无异。更有好事之人，又以辛热香窜之药浸成药烧，其消冷积，去寒湿气，止心腹冷痛，其功诚不可泯。然其灼肺动火，开通经络，损血耗气，更有甚于他酒。今人喜饮之，真阴不足之人，而五脏六腑之中又加以猛火煅炼煎熬，能不焦枯乎。

夜饮

人知戒早饮而不知夜饮更甚，醉饱就床，热壅三焦，伤心损目。夜气收敛，酒以发之，乱其清明，劳其脾胃，停湿动火，因而致病者多矣。

饮酒易成风劳

过饮则相火昌炽，肺金受烁，易生痰嗽，善变风劳。

澄按：好饮者阳气盛而腠理疏，腠理疏则风邪易入，阳气盛则玄府易开，玄府开则气易外泄，风邪乘虚而入，与酒之湿热，内外相因而为病。故见蒸热咳嗽声哑，失血之症，而为风劳之疾。

新增数门有酒伤而无色伤者，何也？盖酒色财气，四者皆致病之大端，而惟色为尤甚。人之所赖以生者，惟精气神耳。嗜色之人精去则气消，气去则神亡，无论内损外损，即百病皆从而起，为疾患之根。全书上下二集，皆以此为主，详着风劳门中，故不复他及也。

治法

丹溪曰：因伤于酒，每晨起必泻者，宜理中汤加干葛，或吞酒蒸黄连丸。

王节斋曰：饮酒便泻者，此酒积热泻也，宜加茵陈、干姜、黄连、木香之属。

薛立斋曰：若酒湿未散，脾气未虚，宜用此药，分利湿热。若湿热已去，中气被伤，宜六君调补中气。又曰：酒性大热，乃无形之物，无形元气受伤，当用葛花解醒汤，分消其湿。

景岳曰：凡服前法不效，或再用理中、八味不效，非峻补命门，终无益也。

澄按：各家治法，俱见酒伤，未变虚劳而将变虚劳，治其标也。若已变虚劳则又当从本治，仍当痛戒不饮，以杜其源，缓缓调理，方可得痊。

余论

吴澄曰：五谷者种之美者也，最能养人。惟糯米性粘，滞气生痰，壅闭经络又难消化。则是未经酝酿之先，已不能如五谷之充和，而又加以曲蘖之药，岂甘与日用常行之粥饭同论乎？况曲蘖之料是郁遏所造，酒又为郁遏所成，是郁而又郁也。夫人之气郁而不伸者必病，物之气郁而不伸者必毒，况酒为重郁之下，更兼糯米粘滞之性，本不善乎。诸家言其能变虚劳各病，盖有自也。然今时之人喜饮者极多，宴嘉宾，娱亲友，冠婚喜庆，无不以酒为先，而未见其为害，若是之甚也。又有以酒为生，自朝至暮而起居如常，至老不衰者，亦不乏人也。又有喜饮之人，未至日暮，心中思索如有所失，食不甘寝不安，必欲觅而饮之，则心中顿释，就枕易睡者，比比皆是也。所以杜康之流忽尔不饮，可预知其病之将至，忽尔思饮，可预知其病之将痊。此亦如嗜烟之人，朝夕熏蒸，脾胃习之日久，与此相投相合，胃气不能自主，反为烟酒所化。如痰之在胃中，人赖此以养胃，而不可尽攻者，即此也。故不得志之人，心中忿闷，抑郁不舒，消愁遣兴，解恼除烦，借此陶情，万不可缺，家无隔宿而犹，必以此为先务也。信如所言，则此辈皆为酒困，何无病苦而强健自如，何也？稽之于古则无徵，考之于人则不验。豪饮者必以为大谬不然，妄生谤议云，尽信书不如无书也。虽然有说焉，盖酒之性太热，天寒凝冻，惟酒不冰，然能和血行气，壮神御寒，辟邪逐秽。人间之美禄，原不可少，惟节饮之，未必无益而无如。今时之人则不然，以酒为浆，以妄为常，醉以入房，以欲竭其精，以耗散其真。于是胃因酒而呕吐，脾因酒而困怠，心因酒而昏狂，肝因酒而善怒，胆因酒而忘惧，肾因酒而精枯，以致变病不测，或虚劳吐血之症岂有穷乎！但不可一概论耳。天之生人脏腑阴阳各有不同，虚实寒热各有偏胜，定有限量，无者不可使而有，少者不可使而多也。故有能胜酒者，有不能胜酒者。能饮者量能受纳，元气足以胜之也；不能饮者湿热太甚，不能相容，酒反足以胜元气也。俗云：酒不醉人，人尽自醉也。孟子曰：恶醉而强酒，病之端也。孔圣惟酒无量不及，乱饮之节也。人能恒存十分之限量，而只饮其六七，斯饮之善者也。然多饮不如少饮，少饮不如不饮，此更善之善者也。而举世之人，果能如是乎？然量之浅深，脏腑之寒热，禀受之偏胜，则多饮少饮，能饮不饮，亦惟人之自揣何如耳，余又何哓哓焉。

张本斯五湖漫闻云：余尝于太仆坐上，见张翁一百十三岁，普福寺见王瀛洲一百三十岁，毛闲翁一百三岁，杨南峰八十九岁，沈石田八十四岁，吴白楼八十五岁，毛砺庵八十二岁，诸公至老，精敏丕衰，升降如仪。问之皆不饮酒，若文衡翁、施东冈、叶如岩辈耄耄，动静与壮年不异，亦不饮酒，此见酒之不可以沉湎也。

附：烟论

吴澄曰：今时之烟，为患更甚于酒。酒虽沉湎，不能携瓶随身啜饮不歇，而烟则终日燻灼，无分昼夜，无论富贵贫贱，男妇老幼，皆有烟具随身，频频喷吸。一口吸入，顷刻周身通体畅快，习以消闲。故客至用以代茶代酒，独坐则解闷解愁。虽赤贫之辈，困苦之时，日给犹可暂缺，而惟烟之一事，不可须臾离也。按烟之性辛温有毒，其治风寒湿痹，冷积寒痰，山岚瘴气，其功诚不泯。盖有病则病当之，若无病之人，亦频频燻灼，津涸液枯，暗损天年，亦相习成风，举世皆然，殊不之觉耳。所以虚损之人，最宜戒此，然其性与烧酒相类。古时之人，无此二物，皆度上寿。今时之人度百岁者少，未必非此二物之为暗害也。烧酒创自元朝，烟则盛行于今日，二物并行，贪嗜无厌，脏腑不为之焦坏乎？养生者当细思之。近日奸徒，烟中则用信石拌制，烧酒则用信石烧烟熏缸，所以一口入口，锁喉难吞，以为烟酒力猛，而不知其药之毒也。

服之头疼心烦，眩晕口渴难禁，是有信石之烟酒也。有病者不可不慎。

近日闻有桐树叶杂入烟叶做成服之，顶喉发呃，损人更甚，嗜烟者不可不审。

治案

江应宿治周三者祁门人也，年近三十，潮热咳嗽声哑。诊之六脉弦数，问其故以酒豪，先年因醉后呕血，是年又复呕血数斗，遂咳不止，百药不应，肌肉消瘦，饮食递减。予与以四物汤换生地，加贝母、丹皮、麦冬、阿胶、五味煎服，加甘蔗汁一小杯，姜汁少许，嗽渐止，食少，再加白术、人参食渐进，夜噙太平丸，晨服六味丸加枸杞、人参、麦冬、五味子而愈。

生生子治汪松岗原伤于酒，夜分有热，咳嗽咯血，不思饮食，左胁气不调，左寸脉芤，关涩尺弱，右寸短关滑，此胃痰火正旺，气血俱虚，宜先清胃保肺，然后大补。以麦冬、知母、寒水石、甘草、紫苑、人参、丹皮、白芍、当归、贝母、桑皮，煎服一贴红仍未止，加侧柏叶、茅根四贴而红止。过后四月，又为怒气所伤血又动，左不能睡，桃仁、滑石、红花、当归、人参、贝母、栀子、甘草、香附、丹皮、青皮，煎服而安。

又治孙显兄，每辛苦及酒多，则咯血数口，脉两手皆短弱，关尺洪数，此胃中有痰火而下焦有阴火，由壮年酒色所伤故耳。以丹参、滑石各三钱，白芍、麦冬、贝母、桃仁、紫苑、丹皮、当归、甘草，煎服而安。

予治竹林汪云衢兄，饮酒过度，致伤脾肺，咳嗽不止，吐痰不休，或时带血。予戒以少饮，彼云：若要我戒，死而后已。予先以白龙丸，早服降其痰，以白矾、杏仁二味止其嗽，或饮酒太多，不时仍吐痰咯血，乃以葛花解醒汤加丹皮，倍加黄连，使之上下分消，后酒少痰血亦少，咳嗽亦减矣。

又治孙惟功饮酒太过，伤胃吐血。予思理中汤最能清胃脘之血，加以青皮、栀子、川芎、干葛，数剂而痊。

赵以德治酒病房劳病热者，加葛根于补气血药中，一贴微汗，反懈怠，热如故，知气血虚不禁葛根之散也，必得枳椇方可，偶得乾者加入，即愈。

《东坡集》云：揭颖臣病消渴，日饮水数斗，饭亦倍进，小便频数，服消渴药日甚。张肱诊之，笑曰：君几误死。取麝香当门子，以酒濡作十许丸，棘枸子煎汤吞之，遂愈。问其故，肱曰：消渴消中，皆脾弱肾败，土不制水而成。今颖臣脾胀极热，肾脉不衰，当由酒菓过度积热在脾，所以多食多饮，饮多溲不得不多也。非消渴症，麝香、坏菓、棘枸能胜酒，故假二物以去其酒菓之毒也。

《名医录》云：一人自幼好酒，片时无酒叫呼不绝，全不进食，日渐羸瘦如瘵，或执其手缚柱上，将酒与看而不与饮，即吐出一物如猪肝，入酒内即消，其人遂恶酒。

有一士人嗜酒，日尝数斗至午夜，饮兴一发则不可遏。一夕大醉，吐出一物如舌，视无痕窍，至欲饮时眼偏其上，蠢然而起，家人沃之以酒立尽。至常日所饮之数而止，遂投之猛火，急爆烈为十数片，士人由是恶酒。

子和云：一人素好饮酒成病，一医用酒癥丸热服后，目觌天地但见红色，遂成龙火不救。

予曾见数人大病，眼光出火如金龙，自言见龙乃垂危之象，不得其解。复读此案，乃知龙火脱离，将绝之征，故不救。

齐州士曹席进孺，招所亲张彬秀才馆舍，彬嗜酒，每夜必寘数升于床，偶一夕忘设焉，夜半大渴，求之不可得，忿闷呼躁，俄顷呕吐一物于地，旦起视之，见床下块肉如肝而黄，上如蜂窠犹微动，取酒沃之，唧唧有声。始悟平生酒病根本，亟投诸火中，后遂不饮。

汪石山治一人年四十余，患咳嗽咯血而不能伏枕，医用参苏饮、清肺饮治之俱不效。诊之脉浮而近驶，曰：此酒热伤肺也。令嚼太平丸六七粒而安。

酒伤例方

葛花解醒汤　饮酒过多，伤胃吐血，用从汗解。

葛花　砂仁　荳蔻仁　木香　茯苓　白术　人参　神曲　青皮　干姜　猪苓　泽泻

西苓散加滑石　伤酒既醒，热去湿留，宜利小便。

白术　泽泻　猪苓　赤苓

益元散冲服。

白龙丸　酒积吐痰咳嗽。

半夏　滑石　茯苓　枯矾

神曲糊为丸。

饮酒过多，蕴热胸膈，以致吐血。

黄连二两　葛花二两

上为末，以大黄末熬膏为丸，每服百丸。

酒嗽方　治伤酒，咳嗽不止。

杏仁　白矾

二味等分，为丸服。

伤酒吐痰失血方

当归　人参　黄芪　白芍　白术　川芎　木通　黄芩　厚朴
甘草

煎好，吞礞石丸。方补大蓟散　准绳

礞石丸　见痰门

益脾丸　服之饮酒不醉。

葛花　绿豆花　木香　草豆蔻　赤小豆花

蜜丸，津咽下五粒。

独参汤　脾气虚衰色欲伤肾，饮酒不消，精神潦倒，呕泄不
食，以人参浓煎呷之。

鸡距子汤　治饮酒发热。

屋外枳椇树，屋内酿酒多不佳，其解酒之功可见矣。葛根解
酒兼散，故不如鸡距子妙。其叶入酒，酒化为水。

槟榔丸　治酒食过度，胸膈膨胀，口吐清水，一切积聚。

槟榔一两，切小块　砂仁　白蔻仁　丁香各一两　橘皮　生姜
各半觔　盐一两

上用河水二碗浸一宿，次日用慢火焙干为末，收贮，每服用
一撮细嚼，酒下或开水调下亦可。

不居下集卷之十二终

不居下集卷之十三目录

肺痈方

金鲤汤

内补黄芪汤

知母茯苓汤

桔梗汤

合欢饮

葶苈散

方见各门

黄连解毒汤　栀子汤　补中益气汤　六味丸　八味丸　八珍汤　肾气丸　麦冬清肺饮　紫苑汤　桔梗汤　消风散　大小青龙汤　金液戊土丹　蜡矾丸　太乙膏

不居下集卷之十三

歙岭南吴澄师朗著辑　休阳程芝云 芝华同校刊

肺痈肺痿

总论

吴澄曰：肺者五脏之华盖也。凡人外感风寒，内伤思虑，形寒饮冷，变为痈痿，何也？盖金性本清润，润则生水以滋脏腑，若本体一燥则水源先竭，火无所制，金被火伤则喉干声哑，咳吐稠痰，脓血腥臭，肌肤枯索，形神虚萎，有似虚劳之症。

肺痈类虚损

久咳不已，浊吐腥臭，咳则胸中隐隐弔痛，口中辟辟燥咳，脉实滑数，大小便涩，数振寒吐沫，胸胁拒按，为肺痈之病。因风寒内郁，痰火上凑，邪气结聚，蓄蕴成痈。

澄按：肺主皮毛，风寒伤人，先客皮毛，故肺先受之，则为咳嗽，久咳不已，则成肺痈。虽五脏六腑皆有咳嗽，不独肺也，而风所入，必先皮毛，留而不去，蕴蓄成痈，与本脏自亏，津液枯槁，致成肺痈者不同。

肺痿类虚损

久嗽肺虚，往来寒热，皮毛枯烁，声音不清，或嗽血线，口中有浊唾涎沫，因津液重亡，火炎金燥，如草木亢旱而枝叶萎落也。脉数而虚，为肺痿之症。

澄按：肺痿之症，有先病肺痈，而后变肺痿者，有津液重亡，火烁金伤，而成肺痿者。凡人肢体五脏，虚则皆可称萎，不独肺也。若金失润泽之性，而精津血液一概消耗竭绝，则肺叶虚痿，声嘶声哑，干咳气粗，面白神衰，内热自汗，肌肤燥裂，而成肺痿不足之症。

论咳为肺痿

《金匮方论》曰：热在上焦者，因咳为肺痿得之，或从汗出，或从呕吐，或从消渴小便利数，或从便难，又被快药下利，重亡津液者，为肺痿之病。若口中辟辟燥咳，即胸中隐隐痛，脉反滑数，此为肺痈。咳唾脓血，脉虚数者为肺痿，数实者为肺痈。

《玉机微义》云：此言肺痿属热，如咳久肺瘾声哑声嘶咯血，此属阴虚火热甚是也。本论治肺痿，吐涎沫而不咳者，其人不渴，必遗尿小便数，以上虚不能制下故也。此为肺中冷，必眩多涎唾，用炙甘草、干姜，此属寒也。肺痿涎唾多，心中温液者，用炙甘草汤，此补虚劳也。亦与补阴虚火热不同，皆宜分治，故肺痿亦有寒热之异也。

肺痿肺痈辨

肺者五脏之华盖也，处于胸中主于气，候于皮毛。劳伤血气，腠理虚而风邪乘之，内感于肺也。故汗出恶风，咳嗽短气，鼻塞项强，胸胁胀满，久久不瘥，已成肺痿也。

风中于卫，呼气不入，热至于营，则吸而不出，所以风伤皮毛，热伤血脉，风热相搏，气血稽留，蕴结于肺，变为疮疽。

脉法

诊其脉候，寸口脉数而虚者，肺痿也。数而实者，肺痈也。若欲知其有脓，但脉见微紧而数者，未有脓也；紧甚而数者，已有脓也。

六脉沉涩而数，或虚弦而急疾，或细数不清，肺痿者死。

六脉空大急数，或弦急无伦，肺痈者死。

六脉平缓，性情恬静，痰色清而洁，饮食照常者可治。

薛氏曰：凡劳伤血气，腠理不密，外邪所乘，内感于肺；或入房过度，肾水亏损，虚火上炎；或醇酒炙煿，辛辣厚味，熏蒸于肺；或咳唾痰涎，汗下过度，重亡津液，皆能致之。其候恶风咳嗽，鼻塞项强，胸胁胀满，呼吸不利，咽燥作渴，甚则四肢微肿，咳吐脓血。若吐痰臭浊，脓血腥秽，胸中隐隐微痛，右手寸口脉数而实者，为肺疽。若唾涎沫而无脓，脉数而虚者，为肺痿也。

大抵劳伤气血，则腠理不密，风邪乘肺，风热相搏，蕴结不散，必致咳嗽，若误用汗下过度，则津液重亡，遂成斯症。

此证有因脾土亏损，不能生肺金，肺金不能生肾水，故始成则可救，脓成则多死。苟能补脾肺滋肾水，庶有生者，若专用攻其疮，则脾胃益虚，鲜有不误者矣。

肺痿之症

其候久嗽不已，汗出过度，重亡津液，便如烂瓜，下如豕膏，小便数而不得，得者自愈，欲饮者将瘥。此由肺多唾涎，而无脓血者，肺痿也。

肺痈之症

其候口干喘满，咽燥而渴，甚则四肢微肿，咳唾脓血，或腥臭浊沫，隐隐微痛者，肺痈也。候始萌则可救，脓成则多死。

治法大要

肺痈者，先因感风寒，未经发越，停留肺中，其候初则毛耸恶寒，咳嗽声重，膈臆隐痛，项不能转侧，是其真候也。久则鼻流清涕，咳吐脓痰，黄色腥秽，甚则胸膈胀满，呼吸不利，饮食减少，脉洪自汗，当以清金甘桔汤主之，麦冬清肺饮调之。又久劳伤吐痰血，寒热往来，形体消削，咯吐瘀脓，声哑咽痛，其候转为肺痿，如此者百死一生之病也。宜知母茯苓汤主之，人参五味子汤调之。又有七情、饥饱、劳役伤损脾肺者，麦冬平肺汤主之，紫苑汤调之。又有房欲劳伤，丹石补药消烁肾水者，宜肾气丸主之，金液戊土丹调之。又有劳倦内伤，迎风叫喊，外寒侵入，未经解散，致生肺痈者，初起脉浮微数，胸热气粗，寒热往来，咳嗽生痰者，当以小青龙汤主之，麦冬清肺饮调之，通用金鲤汤蜡矾丸、太乙膏，相间服之亦效。如反掌皮粗，六脉洪数，气急颊红，污脓白血，呕哕灌水，鼻煽不餐饮食者，俱为不治。此症以身凉，脓血交粘，痰色鲜明，饮食知味，脓血渐止者，俱为无妨，反此者死。

肺痈治法

治法要略，先以小青龙汤一贴，以解其风寒邪气，然后以葶苈大枣泻肝汤、苇茎汤，随症用之以取脓，此治肿疡之例也。终以内补黄芪汤，以托里之阴气，此治溃疡之例也。

肺痈已破，入风者不治，或用太乙膏丸服，以搜风汤吐之。若吐脓血，状如肺痈口臭，他方不应者，宜消风散入男子发灰，清米饮调下，两服可除。

薛氏治法

喘嗽气急胸满者表散之，咳嗽发热者和解之。咳而胸膈隐痛，吐痰腥臭者宜排脓散。喘急恍惚痰甚者，宜平肺。唾脓脉短濇者，宜补之。

咳吐脓腥者桔梗汤。咳喘短气，或小便短少者，佐以参芪补肺汤。体倦食少者，佐以参术补脾汤。咳吐痰壅者，肾虚水泛也，六味地黄丸。口干咽燥者，虚火上炎也，加减八味丸。

风邪内结者小青龙汤，火邪内灼者二冬汤，痰火郁结者葶苈大枣汤。溃后收敛疮口，用团参饮子。若觉胸膺有窍，口中所咳脓血与窍相应而出者，当大补气血，佐以排脓之品。

吴澄曰：肺痈肺痿，皆因久咳乃成也。其久咳若何？盖风寒停留肺中，不得发越，未经传变，肺叶遏塞而成也。其不传变若何？盖外邪直入于内，传变各经则为风劳，不传变只留滞本经，发为肺痈、肺痿，则痈、痿亦不过风劳中之一症耳。所以气血未亏，元气未惫者，呕吐脓血，脓尽自愈。其自愈者风寒从肺而入，呕吐脓血则亦从肺而出，是有出路而无侵入之患也。若日久月深，气血已虚，元气已惫，不能化毒成脓，邪将陷入，亦与风劳同耳。故亦不治。

大抵此症，脾肾亏虚，金不生水，以致肺金自燥而成者，此亦虚劳之类耳。虽有补土生金、滋肾生水，以保肺金之法，恐亦难痊。惟风寒蕴结，致肺枯爆不能生津润液，此属外因。元气未衰者，则循法可治。

治案

武阳仇天祥之子，病发寒热，诸医作骨蒸劳治之，半年病甚。戴人曰：肺痈也。问其乳媪曾有痛处否？乳媪曰：无。戴令儿去衣，举其两手，观其两胁下，右胁稍高，戴人以手侧按之，儿移身避之，按其左侧则不避。戴人曰：此肺部有痈，已吐脓矣。所以知者，脉尺寸皆潮于关，关脉独大也。

薛氏治一男子患肺痿，咳嗽喘急，吐痰腥臭，胸满咽干，脉洪数。用人参平肺散六剂及饮童便，诸症即退，更以紫苑茸汤而愈。童便虽云专治虚火，常治疮疡焮肿，疼痛发热作渴，及肺痿肺痈，发热口渴者尤效。

一儒者患肺痈，鼻流清涕，咳吐脓血，胸膈作痛，此风邪外伤也。先用消风散加发灰，二服而鼻利，又用四君加芎、归及桔梗汤而愈。后劳役咳嗽吐脓，小便滴沥，面色黄白，此脾土不生金，金不生水。用补中益气、六味地黄丸而愈。

一男子咳嗽喘急，发热烦躁，面赤咽痛，脉洪大。用黄连解毒汤二剂少退，更以栀子汤四剂而安。

一男子生平好饮，口干作渴，致肺壅热成痈，咳嗽吐脓血，喘满难卧，以葶苈散二服而喘定，又易以紫苑茸汤加干葛、花粉，十余服而脓痰渐少，早以加减八味丸，午用清金宁肺丸，间服两月而愈。

项彦章治一人病膈胸壅满，昏不知人。项以杏仁薏苡之剂灌之立苏，继以升麻、黄芪、桔梗服之，逾月而瘳。项所以知其病者，以阳明脉浮滑，阴脉不足也。浮为风而滑为血聚，始由风伤肺，故结聚客于肺，阴脉之不足则过于宣逐也。诸气本乎肺，肺气治则易菀陈除，放行其肺气而病自已。

汪石山治一儒者素善饮，咳痰项强，皮肤不泽，先用桔梗汤以治肺，后用八珍汤、补肺以补脾土，生肺金而痊。

生生子治一人，年近五十患咳嗽，吐痰脓血一日夜一碗余，发热昼轻夜重，肌肉大瘦，六脉浮而洪滑且数，人皆谓吐血，身热脉大，法在不治。予曰：此非吐血比也。此系酿酒伤肺，又为怒气所触，瘀血浊痰滞于肺之气窍，无从而出，久之化为脓，成肺痈也。治宜开肺窍化痰活血，使脓尽当自愈也。诸人治之二年不效，予教以白芨、苡仁各三钱，丹皮、桔梗、茜根、栀子、贝母、白芍各一钱，甘草、葶苈子各五分，三十贴全愈。

罗谦甫治华严寺何上座，年未四十，四月间因澡浴大汗出，还寺剃头伤风寒，四肢困倦，就市中赎取通圣散服之，又发汗，头痛少减，再日复作，又以前药发之汗数次，四肢添劳，重喘自汗恶风，咳而有血，懒于言语，饮食减少，求医治之。与药又多以生姜为引，至六月间精神愈困，饮食减少，形体羸瘦，或咳或吐红血极多，请予治之，具说前由。诊其脉浮数七八至，按之无力。予曰：不救矣。或曰：何为不救？予曰：血之与汗异名同类，夺汗者无血，夺血者无汗。《金匮要略》云：肺痿之病从何得之？师曰：或从汗出，或从快药下利，重亡津液，故得之。今肺气已虚，又以辛药泻之，重虚其肺，不死何待？《藏气法时论》云：肺欲收，急食酸以收之，以酸补之，以辛泻之，盖不知《内经》之旨。仲景云：医术浅狭，懵然不知病源为治，乃误发汗吐下之相反，其祸至速，世人但务彼翕习之荣，而莫见此倾危之习，惟明者居然能护其本。近取诸身，夫何远之有焉！其僧不数日果亡。

肺痈肺痿例方

二冬汤　咳嗽火盛水亏，痰涎腥秽，将成痈痿。

天冬　麦冬　生地　熟地　款冬花　桔梗　贝母　紫苑　茯苓　甘草　沙参　瓜蒌仁

团参饮子　久嗽肺虚成痈痿。

紫团参　紫苑茸　款冬花　乌梅

参术补脾汤　治肺疽，脾气亏损，久咳脓血，或中满不食，必服此药，补脾土以生肺金，否则不治。

人参　白术各二钱　黄芪二钱五分　茯苓　当归　陈皮各一钱　北五味四分　桔梗六分　炙甘草五分　麦冬七分　姜、枣煎服

参芪补肺汤　治肺肾不足，虚火上炎，痰壅或吐脓血。

人参　黄芪　白术　当归　陈皮　茯苓各一钱　山药　山萸各二钱　五味子　炙甘草　熟地各一钱五分　麦冬丹皮各八分　姜、枣煎。

麦冬平肺饮　治肺痈初起，咳嗽气急，胸中隐痛，呕吐脓痰。

人参　麦冬　赤芍　槟榔　赤苓　陈皮　桔梗各一钱　甘草五分

人参五味子汤　治气血劳伤，咳脓咯血，寒热往来，夜出盗汗，羸瘦困乏，一切虚损之症。

人参　五味子　前胡　陈皮　白术　桔梗　当归　茯苓　熟地　甘草各一钱　黄芪　地骨皮　枳壳　柴胡　桑白皮各五分

紫苑茸汤　治膏粱厚味饮食过度，或煎炒法酒，致伤肺气，咳嗽咽干，吐痰唾血，喘急胁痛，不得安卧。

紫苑茸　犀角　炙甘草　人参各五分　桑叶用经霜者佳　款冬花　百合　杏仁　阿胶　贝母　半夏　蒲黄生，各八分

清金宁肺丸　治肺痈咳嗽，日久浓痰不尽，身热虚羸，渐成痨瘵。

陈皮　茯苓　桔梗　贝母　人参　黄芩各五分　麦冬　川芎　地骨皮　银柴胡　胡连各六分　当归　五味子　天冬　生地酒浸捣膏　熟地捣膏　白术各一两　甘草

上为细末，炼蜜丸如桐子大，每服七十丸。

肺痈方　治肺痈未成即消，已成即溃，已溃即愈。

桔梗　金银花　黄芪　白芨各一钱　陈皮　甘草各一钱二分　苡仁五钱　贝母　甜葶苈各八分　姜煎服。

初起加防风去黄芪，溃后加人参，久不敛加合欢皮。

金鲤汤　治肺痈已成未成，胸中隐痛，咯吐脓血。

金色活鲤鱼一尾，约四两重　贝母一钱

先将鲤鱼连鳞割去肚肠，勿经水气，用贝母细末掺在鱼肚内，线扎之，用上白童子小便半大碗，将鱼浸童便内，重汤炖煮，鱼眼突出为度，浸入童便内炖热，肉与童便作二三次一日食尽，一服其功甚捷。

内补黄芪汤　治痈毒内虚，毒不起化，及溃后诸虚迭见。

黄芪　麦冬各一两　人参　熟地　茯苓　甘草各七分　白芍　当归　川芎　远志　官桂各五分　姜、枣煎。

知母茯苓汤　治肺痿喘嗽吐痰涎，或自汗盗汗，往来寒热。

茯苓　黄芩各一钱　知母　甘草　桔梗　薄荷　人参　五味子　柴胡　半夏　川芎　欸冬花　白术　阿胶　麦冬各六分

水二钟，姜三片，煎八分，加童便一杯，食后温服。

桔梗汤　治咳唾脓痰中有血，胸膈两胁作痛，烦闷作渴，或出臭浊，已成肺痈。

桔梗　贝母　当归　瓜蒌　枳壳　苡仁　桑皮　百合　五味子　知母　地骨皮　甜葶苈炒　甘草节　防已　黄芪　杏仁

合欢饮　治肺痈久不敛口。

合欢皮　白敛二味同煎服。

合欢皮，即夜合树皮也。开花如蒲公英、小蓟之类。

葶苈散　治过食炙煿，或饮酒过度，致肺热气壅，喘急不卧，及肺痈浊脓吐臭，胸膈胀满不食者，并服之。

甜葶苈　桔梗　瓜蒌仁　升麻　苡仁　桑白皮　葛根各一钱　炙甘草五分　姜

黄连解毒汤　栀子汤以上见积热　补中益气汤见东垣治法　六味丸　八味丸　八珍汤以上见秦越人治法　肾气丸见张仲景治法　麦冬清肺饮　紫苑汤　桔梗汤以上见嗽　消风散　大小青龙汤以上见风热　金液戊土丹　蜡矾丸　太乙膏以上见外科书未录

不居下集卷之十三终

不居下集卷之十四目录

不
居
集

不居下集卷之十四

歙岭南吴澄师朗著辑　休阳程芝云 芝华同校刊

瘰疬

总论

吴澄曰：瘰疬，虚损之外候也。凡人肝肾亏损则水不能养木，木气不舒筋无血养，则枯燥急结而发为瘰疬。其在颈项胸侧者，由厥阴脉属肝络胆，上贯膈布于胁肋，循喉咙故也。壮实之辈，或感外因而起，故易治之，惟体虚之人，原非高粱之变，不可与外科同治，当益气养营，缓调自复。若以暴悍之剂，误用刀针、药线溃烂取子等法刧之，鲜有能生者矣。

瘰疬变痨瘵

瘰疬之病属三焦，肝胆等经风热血燥，或肝肾二经精血亏损，虚火内动；或恚怒忧思，气逆于肝胆二经。二经常多气少血，故怒伤肝则木火动而血燥，肾阴虚则水不生木而血燥，血燥则筋病，肝主筋也，故累累然结若贯珠。其候多生于耳前后，连及颐颌，下至缺盆及胸腋之侧，又谓之马刀。其初起如豆粒，渐如梅李核，或一粒或三五粒，按之则动而微痛不甚热，久之则日以益盛，或颈项强痛，或午后微热，或夜间口干，饮食少思，四肢倦怠，或坚而不溃，或溃而不合，皆由气血不足，故往往变为痨瘵。

澄按：瘰疬者，虚损之征兆也。肾水先亏，相火内炽，熏迫津液，凝聚于皮肤之下，肌肉之上似痨非痨不红不肿，不甚痛苦，日久乃溃，人多忽之。不知此等症候，缘因肝肾虚热则生，不系高粱、丹毒火热之变，故其为症，寒热似疟，形容渐悴，肌肉渐消，咳嗽失血，潮热、盗汗、遗精诸症蜂集，宜以益气养荣之法调治自消。若不问虚实，概以劫药追蚀，攻下流气治痨之法治之，致气血愈亏，祸不旋踵。

气郁成瘰疬

有种不系膏粱之变，丹石之毒，因虚劳气郁所致者，宜补形气，调经脉，则未成者自消，已成者自溃。若不详审经络，气血多少，脉症受病之源，卒用牵牛、斑蝥①及流气饮、十宣散之属，则气血已损而复坏之，能无实实虚虚之患乎！

澄按：虚劳瘰疬，初起原因，迥与疮疡、痈毒不同，倘误治之必犯实实虚虚之戒矣。盖其症始于真阴之亏竭，相火之炎灼，焆烁津液，拂结凝聚，日积月累乃成。非暴起红肿，痛苦难熬者之比。久而不溃，此虚症也。初时气血未乏，形体如故，调气开结，降火消痰核，散结聚则已，再以益气养荣调补自愈。若犹豫忽怠，致诸核遍溃，形体消瘦，潮汗蒸热，咳嗽失血，诸症蜂起之时，此阴虚之极，相火益炎，所以孤阳愈急，即微亦自难逐。故气散血聚，以致结核遍溃，或无完肤者有之，当以清金益水为君，益阳敛阴为佐，开结降火为使，必使水升火降，津液流通，溃者敛而结者散，庶几则害，承乃制，五脏气平，是犹寒谷一枝而回春有日矣。若以峻猛之剂攻之，是犹渴饮鸩毒，宁不毙乎？

瘰疬皆毒风热变成

丹溪曰：瘰疬必起于足少阳，一经不守禁忌，延及足阳明经，食味之厚，郁气之久，曰毒曰风曰热，皆此三端。拓引变

---

① 斑蝥：原作"班猫"，系"斑蝥"之俗写。今改。下同。

换，须分虚实，实者易治，虚者可虑。此经主决断有相火，且气多血少，妇人见此，若月水不调，寒热变生，稍久转为潮热，自非断欲食淡，神医不能疗也。

瘰疬必瘰瘰

有寡妇、尼僧、鳏夫、庶妾、志不得发，思不得遂，积想在心，过伤精力，此劳中所得者往往有之，最为难治。宜先养心血，次开郁结，益智安神，疏肝快膈，如归脾汤、益气养营汤、畅郁汤之类，或加香附、青皮、贝母、木香、栀子。

又男人不宜有青筋，潮热咳嗽，自汗盗汗；女人不宜眼内有红丝，经闭骨蒸，五心烦热。男妇有此，必变瘰瘰。

澄按：男子多因恚怒，亏损肝经之血，阴火内作，或不慎起居，耗损肾水不能生肝木；女子多因恚怒伤肝，火动血燥，或郁结伤脾，火动血耗，或患于胸乳之间。总之水不养木，肝无血养，遒劲急结，致生此患。情伤志郁，治宜培本，时发寒热，眼内有赤脉贯瞳人者不治。

妇人瘰疬

妇人瘰疬，多因忧思郁怒胎产经行，肝胆脾肾受伤所致。盖肝伤则血燥，血燥则筋挛累累如贯珠，多生耳前后胸胁间。

又结核皆因郁怒伤肝，或胎产经行失于调养，或因暴怒触动胆火，结于项侧耳前后，或胸胁肋痛。

澄按：瘰疬多生于少阳部分，七情所伤，抑郁不伸，日积月累，渐变虚损。外因六气所伤，自有外科治法，内因七情郁结所致者，宜遵薛氏治法。

薛氏治法

脉涩者补血为主，脉弱者补气为主，肿硬不溃者补气血为主。抑郁所致者解郁结，调气血，溃后不敛者属气血俱虚，宜大补。虚劳所致者补之，因有核而不敛者腐而补之，脉实而不敛或不消者攻之，燃肿脉沉数者邪气实也，宜泄之。肿痛增寒发热，或拘急者邪在表也，宜用发散。因怒结核或肿痛或发热者，宜疏肝行气。肿痛脉浮数者，祛风清热。

寒热燃痛，此肝火风热而致病也。用小柴胡汤以清肺火，并服四物汤以养肝血。

若寒热既止，而核不消散者，此肝经火燥而血病也。用加味逍遥散以清肺火，六味地黄丸以生肾水。

肿高而稍软，面色痿黄，皮肤壮热，脓已成也。可用针以决之，及服托里之剂。

经久不愈或愈后复发，脓水淋漓，肌肉羸瘦者，必纯补之剂，庶可收敛，否则变成九瘘。《内经》曰：陷脉为瘘，留连肉腠，即此病也。外用豆豉饼、琥珀膏以驱散寒邪，补接阳气，内服补中益气汤、六味丸以滋肾水，培肝木，健脾土，亦有可愈者。

大抵此症原属虚损，若不审虚实，而犯经禁病禁则鲜有不误者矣。

此症以气血为主，气血俱虚，又不慎起居，不节饮食，不谨七情者不治。若气血壮实者，不用追蚀之剂，彼亦能自腐，但取去之亦使易于收敛。若气血俱虚者，不先用补剂，而数用追蚀之药，适足以败之矣。

又治法

初起肿痛，憎寒壮热，四肢拘急，项强头眩者表散之。肿硬发热，便秘口干，胸膈不利，恶心脉实者宜利之。膏粱厚味，醇酒积热，湿痰凝结者化痰降火清中。忧思过度，郁怒伤肝，筋缩结核者宜养血开郁疏肝。房欲劳伤，阴虚晡热，自汗咳嗽，形消瘦者滋肾健脾。失利忘名，怀抱郁结，积想在心，所顾不得，乖隔阴阳，虚嗽岁月，所得此者精血俱伤。先养正气，次治标病。

坚而不溃，腐而溃之；溃而不敛，补而敛之。

治案

一男子患面肿硬久不消，亦不作胀，服散坚败毒药不应，令灸肩尖、肘尖二穴，更服益气养荣汤，月余而愈。

一妇人久溃发热，月经每过期且少，用逍遥散兼前胡两月余，气血复而疮亦愈，但一口不收，敷针头散，更灸前穴而痊。常治二三年不愈者，连灸三次，兼用托里药必愈。

一妇人因怒结核肿痛，察其气血俱实，先以必效散下之，更以益气养荣汤，待其气血稍充，乃用必效散取去其毒，仍进前药，无不效者。

田氏妇年踰三十，瘰疬已溃不愈，与八珍汤加柴胡、地骨皮、夏枯草、香附、贝母五十余剂，形气渐转，更与必效散，二服疮口遂合。惟气血未平，再与前药三十余贴而愈。后田生执此方，不问虚实，概以治人，殊不知散中斑蝥性毒，虽治瘰疬，多服则损元气，若气血实者，先用此下之，而投补剂或可愈，若虚而用下药，或用追蚀药，瘀肉虽去而疮口不合，反致难治。

以上薛氏治案，今人执一单方以自负，治瘰疬神奇而或奏功，或致败者，不解其故。同是一样病，药是一样用，而人之虚实各有不同，观田氏之案，亦大概可知矣。

一妇人孀居六载，子幼未立，忧郁成核半年，又兼经水不调，寒热交作，形体消瘦，脉亦弦数，此劳伤气血，肝火妄动而成期疾也。所谓损者益之，不可用追蚀之药，损而复损。先用逍遥散加香附、丹皮、贝母和其血脉，平其肝气，使寒热尽退；次用益气养荣汤，服至月余，气血渐复，经事渐调，元气渐醒。外用火针，核上点破四孔，用黄线药插入五六次，候至孔大，换用冰蛳散，搽于核上封之，至十三日外，其核自落，外搽红膏生肌收敛，内换人参养荣汤加香附、木香三十余服，其口自完。

一室女年十七，因父择婿不遂，耽至二旬，怀抱日久，项生数核，坚硬如石，此肝经凝结，筋缩之病也。又兼经水断绝，寒热如疟，咳嗽脉数，惟不颧红，此阴虚火动，已成痨瘵症也，非药能愈。视其形状喜无败色，予曰：欲治此病，先治其心犹可。父问曰：何药治心？予曰：非药也。《易》云：天地氤氲，万物化醇，男女媾精，万物化生。天地男女，生成化育之道也。斯病独起于孤阴寡阳，不生不化，所谓逆理之病。此女大失配，谓当至而不至，渐成失度之疾，其病不生而自生，非己作也，由时变也。故药不能挽回，必得阴阳和而雨泽降，夫妇和而家道成，斯时之后，用药方可。彼父始悟，随即择嫁，三月后复请视之，前症稍定。先用逍遥散加香附、青皮、栀子、丹皮、贝母十余剂开郁疏肝，寒热渐止；次以人参养荣汤加丹皮、红花通其血脉，使心血易生，容颜稍泽；又用益气养荣汤倍参术培助脾胃，增进饮食；间用归脾汤加麦冬、五味子、远志、沙参收敛神气，宽慰性情；又制参术地黄膏，服至半年，精神顿复，经事亦通，惟核不能全退；用火针点破一大核，琥珀膏贴之，渐腐为脓，又两月而得收敛，余肿三核渐针渐溃渐敛。首尾纯用补脾开郁药调理一年，始得全愈。

瘰疬例方

益气养荣汤 治抑郁，或劳伤气血，或四肢颈项筋缩，结成累累如贯珠者，谓之筋疬。此患皆由思虑太过，神气受伤，乃劳中所得也。不问软硬、赤白、肿痛，或日晡发热，或溃而不敛。

人参　茯苓　陈皮　贝母　香附　当归　川芎　黄芪　熟地　白芍各一钱　甘草　桔梗各五分　白术二钱

姜三片，枣二枚，水二钟，煎八分，食远服。

如胸膈痞闷加枳壳、木香；饮食不甘，暂加厚朴、苍术；往来寒热加柴胡、地骨皮；脓溃作渴倍参、芪、归、术；口干加五味子、麦门冬；脓清加人参、黄芪；脓多倍当归、川芎；脓不止加参、芪、当归；肌肉生迟加白蔹、肉桂；胁痛或痞加青皮、木香；痰多加半夏、橘红；发热加柴胡、黄芩；渴不止加知母、赤小豆；溃后反痛加熟附子、沉香；虚烦不睡者倍人参、熟地、远志、枣仁。

必效散　治久患瘰疬不效，服此药取效如神。

南硼砂二钱五分　轻粉一钱　麝香五分　斑猫四十个，去头尾巴豆五个，去皮心膜　白槟榔

上同匀极细末，取鸡子二个去黄，调药匀，却倾在鸡子壳内，湿纸数重糊定，无令透气，坐饭甑内，与饭一处蒸饭熟取药，曝干研极细末，用时相度虚实。虚人每服五分，实人每服一钱，并用炒生姜酒下。五更初服药至平明取了恶物，如觉小腹内疼痛，便用蓖麻子烧灰，入没药等分同研细，用茶调下一钱，便入大肠，其取下恶物如烂肉老鼠，及新成卵内雀儿是效。妇人有胎不可服。

紫参丸　治热毒、瘰疬、肿毒未成者，内消已溃者行脓止痛，散肿毒。

麝香另研　腻粉各三钱　紫参　苦参各一两　丹参一两五钱连翘二两　滑石二两五钱

上为末，别用玄参一斤捣碎，以酒三碗浸三日，揉取汁去粗，用皂角子三百个煨熟为末，用玄参、酒熬皂角子末成膏，和前药丸如梧桐子大，每服一丸，以黄芪汤下。一日加一丸，至患人岁数即住，如四十则二十，每日减一丸，其疮自干，已结者内消也。服此药大有神效。

补阴八珍汤　治瘰疬等疮，足三阴虚者。

人参　白术　茯苓　甘草　当归　川芎　熟地　白芍　黄柏酒炒　知母酒炒，各七分

清肝益营汤　治肝胆小肠经风热，血燥筋挛结核，或耳项胸

乳胁胁作痛，并一切肝火之症。

　　栀子　当归　木瓜　茯苓各一钱　柴胡　白芍　川芎各七分
白术二钱　熟地一钱五分　炙甘草五分　龙胆草八分

　　六味丸　四物汤　八珍汤　人参养荣汤以上见秦越人治法　补
中益气汤见东垣治法　小柴胡汤见风热　逍遥散见郁　归脾汤见血
畅郁汤见师朗治法

不居下集卷之十四终

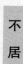
不
居
集

不居下集卷之十五目录

不居下集卷之十五

歙岭南吴澄师朗著辑　休阳程芝云 芝华同校刊

赌劳

总论

吴澄曰：赌者，贪妄之心胜也。凡人贪得无厌，则日从事于赌，妄心一起，罔惜身命。既起妄心则惊其神，既惊其神则著万物，既著万物则生贪求，既生贪求只是烦恼，烦恼妄想，忧苦身心，便遭浊辱，流浪生死，常沉苦海。由斯言之，岂但成劳而已哉？倾家丧命，人命盗贼，皆由斯起也。所以律令严禁，首重赌钱，而贪痴不改，妄作依然。假云借此陶情，而实则欲遂其贪妄之心也。

好赌成虚劳

凡虚损之候，非七情内伤，即六淫外感。窃见近日多有好赌成劳者，诸书俱未明言，先贤亦未论及，为患最深，为祸最速，其故何也？盖其精神眷注，惟利是贪，撮一身之精华而施于一掷之中，则其劳心之极；更有甚于酒色这徒，竭一己之心思，贯注数十张之内，则其劳力之苦；又更甚于农夫之辈，终朝不食不饥，彻夜不眠不倦，烟则频熏，茶常时饮，以致肾水不能上升，一心燥热如火，心火不能下降，两脚湿冷如冰，此子午不交之明徵也。论四时则寒暑不知，论饮食则酸苦莫辨，蚊蝇纵其饱唼，蚤虱任其恣叮，君主之官，神明不出方寸之内，暗伤暗损不问而可知也。叹反本之维艰钱财不再，欲思归之无策道路徘徊，辗转焦思，愁肠莫解，脾肺受伤，肌肉削瘦，病有必致，理固然也。又或虚火上炎，肝无血养，喜于动怒，场中厮打，忿不顾身，此其肝肾之损，又不待言而可知也。予以坎离丸、养心汤、八味丸交通心肾，以逍遥散、六郁汤舒其肝郁，以寿脾汤、归脾汤、参苓白术散补土生金，安脾保肺，以滋肾生肝饮、六味丸补其肝肾。劳心者以节斋补气汤，劳力者以节斋补血汤，心力俱劳气血俱伤，则用双和散。予不觉喟然叹曰：此皆无情之草木，何能治此贪嗔之真病乎！增此一门，以为好赌不惜命者戒。

外因

风寒暑湿燥火六气，外因也。而好赌者终朝废食，彻夜忘眠，夏日炎炎，罔知其暑，严风凛凛，莫觉其寒，坐场不择地之卑污，倦卧不顾地之秽恶，一心从事于赌，而甘受六淫之感者，此兼外因而成虚劳也。

内因

喜怒忧思悲恐惊七情，内因也。而好赌者一时得胜，如游仙岛，喜从心生，偶尔失利，如坠地狱，怒从肝起。赌债日深，恐索逋之追迫官司，紧急畏捕，捉之难逃，昼则神魂之飘荡，夜则梦寐之倒颠，恐则伤肾，此虚损之根原也。

不内外因

跌扑闪朒伤重蓄瘀者，不内外因也。而好赌者凶暴性成，肝火易炽，或数目之争差，遂成反面，或分文之计较，动手挥拳，重伤积瘀而莫觉，跌扑闪朒而罔知，此不内外因而成虚劳者更多也。

胁痛吐血

窃见赌钱成劳者，多胸胁胀痛，吐出瘀血者，此皆因临场角赌，偶有不合，暴怒伤肝，以致肝叶胀大，肝气上逆，令人呕血，胸胁胀痛也。

咳嗽失血

好赌之人多易咳嗽，形寒饮冷甘受饥寒，内易动火，故多见咳嗽也。其失血者，一点精神皆上提升起，肾水不足，虚火亦从而上升，最易失血也。

靠勒损伤

有日夜将胸胁靠勒棹弦，一心嬉戏，自夜待旦，旦复至夜，尽力倚靠，罔知痛苦，当时不觉，日久则痛，此乃棹弦靠伤，死血作痛也。不去其瘀，痛必不止。瓜贝去瘀汤、丹参滑石汤、清肃汤、茜蓟饮选而用之。或以当归龙荟丸加穿山甲、红花、川芎、桃仁之属，煎服吞之，或加童便、韭汁和匀，温服更妙。

上饿下胀

凡人饮食多寡，脾胃所容，多有限量。嬉戏之辈，寸阴是惜，惟恐饥食不能就食，饮食不辨精粗美恶，勉力加餐，殊不知饮食自倍，肠胃乃伤。脾胃一伤，肺气先败，日久月深，安有不成虚劳者乎？及其临场焚膏继晷，不忍释手，受饥受饿，面赤头悬，茶水频饮，小解必多，膀胱急胀，坐立不宁，犹欲苟延片刻方勉起溺，急不待完又复如是，以致上焦饿，下焦胀，中则火炎，搅乱气血，水火不交。体实者或可无虞，弱者必成虚损。

治案

予治休邑四都鲍子抡三，嬉戏太过，吐血盈盆，胸胁胀痛，饮食减少，神疲气馁，咳嗽吐痰。予知其嬉戏太过，胸靠棹弦，勒伤积瘀，以致积血，清元散服之，再以白芍、枳壳、前胡、桃仁、红花、丹皮、栀子、贝母、萝卜汁调益元散，胀痛顿除，痰血顿止，后亦不复发。

程惟上歙东常镇人也，好事嬉戏，上焦潮热咳嗽，有时失血，下焦尿管胀痛，小便不通。余察其故，知其忍饥不食，虚火上炎，以致面赤发热失血；一心嬉戏，溺急不溲，以致气道不通，淋滴胀痛。喜其年壮，先以蓟苑汤去其瘀，后以滑石桃仁汤四剂，嗽止血除热退，再以调理而痊。

　　余姪理存，向在六安州客中嬉戏，彻夜不眠，如是者数次。胸胁胀痛，痰涎上壅，每日吐血三四次，每吐大碗许，心慌眩晕，汗出不止。诸医皆滋阴、降火、止血之剂，其吐益甚，后异归。予察其胸胁痛，乃赌伤积有宿瘀也。宿瘀不去，新血不生，以致血不生，以致血不归经，越出不止，先以清化散童便调服，再蓟苑汤消瘀除痰止嗽，后以调理气血出入加减，病除十之六七。彼见病转，肆欲不谨，以致殒命，后生一遗腹女。书此以为纵欲不惜身命者戒。

　　予在虞山，有张圣先者大东门外人也，以赌为事。咳嗽吐痰，胁痛不可忍。予知其有积瘀也，乃以丹参滑石汤加韭汁调，加大黄三钱服之，下黑色血甚多，胁痛遂减；再以桃仁滑石汤，嗽止痰除，后以调理胃之剂，缓治之获痊。

赌劳例方

　　节斋补气方　　治劳倦辛苦，用力过多。

　　人参一钱　五味子二十粒　麦冬一钱　黄芪一钱五分　白术一钱　陈皮一钱　茯神八分　甘草七分

　　姜、枣煎服。劳倦甚者，加熟附子四分。

　　节斋补血方　　治劳伤思虑，伤损精神。

　　人参一钱　五味子十二粒　麦冬一钱　当归一钱　白芍一钱　陈皮五分　茯神一钱　枣仁一钱　生地一钱　川芎四分　甘草五分　栀子五分

节斋双和散　治心力俱劳，气血俱伤。

熟地一钱　白芍一钱五分　当归一钱　川芎一钱　黄芪一钱
甘草七分　肉桂七分

坎离丸见朱丹溪治法　八味丸　六味丸　养心汤以上见秦越人
治法　归脾汤见血　当归龙荟丸见积热　逍遥散见郁　寿脾煎见下血
益元散　六郁汤　参苓白术散见饮食不甘　蓟苑汤　丹参滑石
汤　桃仁滑石汤以上见积瘀

不居下集卷之十五终

不居下集卷之十六目录

疑生百病

疑病不独虚劳也。经云：心乱则百病生，心宁则万邦息。百病之中，多有疑结而成者。

不居下集卷之十六

歙岭南吴澄归朗著辑　休阳程芝云 芝华同校刊

疑虑

总论

吴澄曰：过虑成虚劳者，病人心志不定，疑虑交加，择医靡所适从，服药每多疑忌，畏首畏尾，朝暮纷更，其故何也？盖未病之先，素性岂无嗜欲？既病之后，耿耿实怯于衷，故每喜补而惮攻。又讳人言虚劳二字，性情偏拗，喜用降火而滋阴，此病人之疑虑也。医家见无一定，真伪不分，满口胡猜，意随病转，或云虚而未损，或云恐变成劳，每顺病者之情，药多迎合其意，以致因循不救，病日益深，朝暮更医，主持不定，此皆疑虑之过也。盖偶尔感冒亦属寻常，痰嗽失血亦非奇病，何以遂至于成劳，亦何以遂至于不起？盖缘医家多疑，所见不确，汤药乱施，病家多疑，择医不明，将症试药，胃气日伤，真元日损，以假病做成真病，不变虚劳不已也。

疑生暗鬼

疑生暗鬼之症者，亦因群疑满腹，变幻百失，病本无祟，心实疑之，或见其形，或闻其声，忧虑焦思，百计莫解。倘病家之前有患劳怯者，后非此症，与前者绝无干涉，亦必多疑多虑。或以为有虫传染，而遂以为传染之症；或以为鬼作祟，而遂以为神鬼之害，疑甚生虑，虑甚生疑，凝结意想不虑成痨瘵不止。

无中生有

疑症往往多于无中生有，气结以成，或遇原有可疑之境，而心不之觉，则亦安然无事。如买衣服、器皿，或住房、帏帐、被褥之类，皆不祥不洁之物甚多，眼不见，心不知者，衣之服之，居之用之，不见其传染，无疑之故也。一或知觉，想见其当日形容，思其死时惨景，心惊胆怯，疑虑即生，病即成矣。有曰：疑从境生，疑从境灭，不信然乎。

疑与病相因

有因病而致疑者，亦有因疑而致病者。因病致疑，病痊疑释。因疑致病，必先释其疑，然后可以治病。

多痰多疑

凡多痰之人必多疑惑，盖痰涎壅塞，气道不清，神明之府为痰固蔽，上不能通，下不能达，别有意想，疑病乃生。

心小易疑

经云：心小则安，邪不能伤，易伤于忧；心大则忧弗能伤，易伤于邪。盖心者君之主，神明之舍也。心多忧虑则所见不明，所见不明则疑症百出。

疑病难治

经曰：凡治病必察其下，适其脉，观其志意与其病也。夫脾藏意，肾藏志。意者心之所发谓之意，意之所存谓之志，因志而存变谓之思，因思而远慕谓之虑，因虑而处物谓之智，两精相搏谓之神，神之所藏在心。心病则多疑，疑境从心生，意之所藏在脾，脾主思虑，思虑太过，则私意起而反惑矣。志之所藏在肾，志者专意而不移者也。受五脏六腑之精，元气之本，生成之根。故察其下而知其肾中之盛衰，适其脉而知其神气之虚实，观其志意则知神明不乱，根本未摇，子午相通，天地交泰，必无所谓疑惑而动于其中也。故拘于鬼神者不可与言至德，恶于针石者不可与言至巧。病不许治者病必不治，治之无功皆疑之为患也。

疑虑由于心主不明

经曰：心者君主之官也，神明出焉。肺者相传之官，治节出焉。肝者将军之官，谋虑出焉。胆者中正之官，决断出焉。膻中者臣使之官，喜乐出焉。脾胃者仓廪之官，五味出焉。大肠者传道之官，变化出焉。小肠者受盛之官，化物出焉。肾者作强之官，伎巧出焉。三焦者决渎之官，水道出焉。膀胱者州都之官，津液藏焉，气化则能出矣。凡此十二官者，不得相失也。故主明则下安，以此养生则寿。殁世不殆，以为天下则大昌，主不明则十二官危，使道闭塞而不通，形乃大伤，以此养生则殃，以为天下者其宗大危，戒之戒之！据经文所言，十二脏相使之贵贱，而其贵则重归于心者，盖心为神明之主。疑虑，心主不明也。虽云肝主谋虑，而其所以谋虑者，不在肝也，胆主决断，而其所以决断者，不在胆也。故主明则心无疑贰，无疑贰则察安危，察安危则病无夭死，以之养生则寿。殁世不殆，施之君主天下大昌，而况疾病乎？若主不明则群疑起，群疑起则损益不分，损益不分则动之凶咎，陷身于羸瘠，以之养生则殃，形乃大伤，施之于邦国则宗庙倾危，而况于一身之疾病乎？所以疑病多由于主不明，而为虚损之恶候也。

附：非食疑食论

凡人偶病，多有非食而疑食者，曰某日曾食某物，或肉或面，其日即病。医者不论虚实，但闻此言，且见胃口不开，必先治食。夫未病之人谁有不食者，岂必预为停食而待病至者，斯信其无食乎？及其病也，则或劳倦，或因风寒，或因七情，病发不测而且无胀无滞，与食何干？药不对病而妄行剥削，必反增病，此斯道中之莫须有也。由此推之，则凡无据无证而妄指胡猜者，皆其类也，良可慨矣。

治案

何解元陈留人也，一日会饮于赵修武宅，酒至数杯，忽见盏底有似一小蛇，咽入口亦不觉有物，但每每思而疑之，日久觉心痛，自思小蛇长大食其五脏。明年又因旧会赵宅，恰才执杯又见小蛇，乃放下盏细看，时赵宅屋梁上挂一张弓，却是弓稍影在盏中，因此解疑，其心疾遂无，乃是致疑而成病也。

王中阳治一妇，疑其夫有外好，因病失心狂惑，昼夜言语相续不绝，举家围绕捉拿不定。王投滚痰丸八十丸，即便佯睡，是夜不语，次夜再进一服，前后两次遂下恶物，患人觉知，羞赧，遂饮食起坐如常，五七日能针指，终是意不快。王虑其复作，阴冷一人于其前，对旁人曰：可怜某妇人中暑暴死。患者忻然问曰：汝何以知之？说者曰：我适见其夫备后事也。患者有喜色，由是遂痊。

吴球治一士人，因亲贺寿，过饮甚醉，送宿花轩，半夜酒歇欲茶，门户深闭，无可奈何，遂将口哺石槽中喫水碗许，天明起视槽中俱是小红虫蛆，心陡然惊，郁郁不散，心中如有蛆物，胃脘便觉闭塞，日想月疑渐成痿膈，遍请诸医，调治不愈。一日延吴诊治，闻病者备告，吴悟彼是疑心。遂生意用红绒线分开，碎翦如红蛆形状，用巴豆三粒，同饭捣烂，入线丸十数粒，令病人暗室服之，置宿桶内放水，须臾欲便，令病者坐桶上，泻出物荡漾如蛆，然后开窗，使病者观视，其疑从此而解，调理半月全安矣。

予文公舍内姪媳，江氏元配也，张氏续弦也。先江氏以痿瘵死，未满百日即娶张氏，张氏至未弥月而病生，食减肌瘦，有时发热，有时吐血，宛类痿瘵，迎予诊之，知其病生于疑也。盖江死未逾百日，众口哓哓，张氏闻之，不啻亲睹其状，弓杯蛇影，顿起疑团，若江氏为祟，神昏气馁，如见鬼形，凛凛可畏。旁人见之，咸以为奇。予曰：欲治其疾，必先去其疑，释疑之法非药可除。因出定心丸一粒，号为斩鬼丹，对张氏曰：此丹一服，百祟潜形，妖魔尽减。张氏喜，欣然服之，先茶水俱不能过膈，此丸豁然吞下，神清气爽，未几饮食如常，诸病顿减，不日而痊。

桂溪项非石世叔，乃媳黄备张氏三续弦也。前二媳皆夭亡，张氏新婚，未及两月，若见前二者为祟，医药无功，敬神不减，乍沉乍愈，商治于予。予曰：此病与交公舍吾内姪媳相类也。因疑而致，盍不仿前法以治之乎。世叔听信吾言，亦遂愈。

疑虑例方

定心丸 出登坛必究。

人参一两　麦冬一两　茯神三两　石菖蒲五钱　甘草五钱　辰砂五钱　麝香一钱

上为末，和匀麝香为丸，辰砂为衣，黄连灯心汤吞下三五丸。

斩鬼丹 李子豫八毒赤丸。又名杀鬼杖子。

雄黄　矾石　附子　炮藜芦　丹皮　巴豆各一两　蜈蚣一条　朱砂一两

上八味为末，蜜丸如小豆大，每服五七丸冷水送下。无时。

此药合时，必斋戒、沐浴，净室澄心修合，实有神验。

千金斩鬼丹

雄黄一两　巴豆一两　甘草　麦冬　细辛一作藁本　桔梗　皂角　附子　蜀椒　人参五钱

蜜丸，每服五丸，如前法。

不居下集卷之十六终

不居下集卷之十七目录

不居下集卷之十七

歙岭南吴澄师朗著辑　休阳程芝云 芝华同校刊

外虫

总论

吴澄曰：人言痨瘵有虫传染，旁人畏之如虎，此乃传尸痨瘵之症，而非谓虚损之人尽皆如是也。详论见上集十法中。若乃一种奇虫症，原非因病而生虫，实乃因虫而致病，此外入之虫与虚损毫不相关系，而外症形状宛与虚损无二，故新增外虫一门，使人易晓也。

论虫

关尹子曰：人之一身，内包蛲蛔，外蒸虮虱，万物有依。人身以为生者，是吾身一小天地也。蛲蛔为人身所常有之虫，倘寒侵火迫则不能安其位，亦能为病。若饮食不慎，气血虚衰，又能变生诸虫，不可名状。如发瘕、鳖瘕、痨瘵、传尸之类，至于杀身灭门，虫之为患，若斯其酷也，是以先贤以法杀之。苟人不能杀虫，则虫必且杀人矣。

澄按：人之一身，三尸九虫，蛲蛔、虮虱，种类极多，皆由脏腑虚衰，饮食不节，起居不时，气蒸血郁，变化而成。在人身中自生自育，并非外至也。不谓壮盛之人，无病之辈，不由内生，虫自外入祸及生民，状类痨瘵者，不可不辨。

腹中生蛇

凡人饮食菜果，或炎天口渴，饮山泽中冷水，多误感蛇毒，腹中变生小蛇，害人最毒。有此症者，以身上辨之，必干涸如柴，似有鳞甲之状者是也。用白芷一味为丸，每日米饮下即愈，每服五钱。

腹生蜈蚣

人食生菜，有蜈蚣在叶上不知而误食之，乃生蜈蚣于胃口之中，上下不定，入胃则胃痛，入喉则喉痛，饥则痛甚。用鸡一只煮熟，五香调治，芬馥之气逼人，乘其熟睡，将鸡列在病人口边，则蜈蚣自然外走。倘有蜈蚣走出之时拿住，不许其仍进口中，或一条或数条，出尽自愈。

辨症之法，腹有蜈蚣，喉中似有物行动，身上皮肤开裂有水流出，目红肿而痛，足如斗大而又可行，此皆毒气熏蒸，盘踞之验也。

腹中生小鸡

李道念以公事至郡，褚澄遥见谓曰：汝有奇疾。道念曰：某得冷疾五年矣。澄诊其脉曰：非冷也，由多食鸡子所致，可煮苏一斗服之，即吐物如升许，涎裹之动抉涎出视，乃一鸡雏，翅距已具而能走。澄曰未也。盍服其药，从之。凡吐十三枚，疾乃瘳。

按：史苏作蒜，斗作升为是。

腹中生蛟龙

有黄门奉使交广回周顾谓曰：此人腹中有蛟龙。上惊问，黄门曰：卿有疾病否？曰：臣驰马大庾岭，时当大热困且渴，遂饮水，觉腹中坚痞如石。周遂以硝石及雄黄煮服之，立吐一物长数寸，大如指，视之鳞甲具，投之水中，俄顷长数尺，复以苦酒沃之如故，以器覆之，明日已生一龙矣。上甚讶之。

腹中蛲瘕

临蓄女子薄吾甚病，众医皆以为寒热，笃当死。臣意诊其脉曰：蛲瘕为病腹大，上肤粗黄，循之戚戚焉。臣意饮以芫花一撮，即出蛲可数升病已，三十日如故。病蛲得之于寒湿，寒湿气郁笃不发，化为虫。臣意所以知薄吾病者，切其脉循其尺，其尺索刺粗，而毛美奉发是虫气也。其色泽者中脏，无邪气及重病。

腹中生鳖

腹中生鳖，有因食鳖，触冷不消而生者，亦有食诸物，肉得冷变化而成者，皆由脾胃气虚弱，而遇食不能克消，所以生瘕。瘕言假也，谓有其形而推移也。昔曾有主人共奴俱患鳖瘕，奴在前死，破其腹得一白鳖，鳖仍活，有人乘白马来看视，白马遂尿随落鳖上，即缩头，乃遂以白马尿灌之，即化为水。其主曰：吾将瘥矣。即服之，果如其言得瘥。

腹生发虫

《唐书》曰：甄权弟立言善医，时有尼明律年六十余，患心腹膨胀，身体羸瘦，已经二年。诊其脉曰：腹内有虫，当是误食发为之耳。因令服雄黄，须臾吐一蛇如人手指，小烧之犹有发气，其疾乃愈。

腹生米虫类虚损

乾德中江浙间有慎道恭者，肌瘦如痨好食米，到口中清水出，情似忧思食米，顿便如常，众医不辨。后遇蜀僧道广处方，以鸡屎及白米各半合，共炒如米，以水一钟盏调燉服，良久病者吐出虫如米形，遂瘥。

腹生水蛭类虚损

吴少师在关外常得疾，数月肌肉消瘦，每日饮食下咽，少时腹如万虫攒攻，且痒且痛，众皆以为瘵也。张锐是时在成都，吴遣驿骑招至到元兴，既切脉，戒云：明日早且忍饥勿啖一物，候锐来为之计，旦而往，天方明剧暑，曰：请选一键卒趋往十里外，取行路黄土一银盂，即令厨人旋治面，将午乃得食，才放筯取土适至，于是用温酒二升投土搅其内，出药百粒进于吴。饮之觉心胃掣痛几不能堪，急登涸。锐密遣使别坎一穴，便掖吴以行，须臾暴下如倾，秽恶斗许，有马蝗千余，宛转盘结，其半已困死。吴亦惫甚，扶憩竹榻上，移时方食粥一次，三日而平。始言去年正以夏夜出师，中途燥渴，命步卒持马盂挹涧水，甫入口似有物焉，未暇吐之，径入喉矣，自此遂得病。张曰：虫入人肝脾里，势须滋生，常日遇食时，则聚丹田，吮咂精血饱则散处四肢，苟能知杀之而不能尽扫，故无益也。锐是以请公枵腹以诱之，此虫喜酒，又久不得土味，乘饥毕集，故一药能洗空之耳。吴大喜，厚以金帛，送之归。

腹生水蛭羸瘦如瘵

宁国卫承务者惟一子，忽得疾羸瘦如瘵，医以为瘵疾，治疗无益。刘大用问其因，故曰：尝以六月饮娼家，醉卧棹上，醒渴饮之，自是疾作。刘密喜，遣仆掘田间淤泥，以水灌取清汁两碗置几上，令随意饮。卫子素厌秽，若不以为嫌一饮而尽。俄肠间觉转搅痛痒，久之始定，续投以丸药百粒，随即洞下水蛭约六十余条，便觉襟抱豁然。刘曰：此水蛭盆中所集，误吞之也。蛭入人腹，常藉膏血滋养，蓄育种类，每黏贴五脏，牢不可脱，然久去污渠，思其所嗜，非以物致之不能尽也。然尪羸别以补药调理乃痊。

饮蛇交水

陈斋郎湖州吉安人，因步春渴掬涧水两勺，饮之数日觉心腹微痛，日久痛甚，药罔效。医诊之云：心脾受毒，令心脉损甚。

斋郎曰：去年春间渴饮涧水得此。医云：斋郎饮却蛇交水，蛇在涧边遗下不净，在涧水内蛇已成形，在斋郎腹中囓其心而痛也。遂以水调雄黄服，果下赤蛇数条能走矣。

腹生蝦蟆

汾州王氏得病，右胁有声如蝦蟆，常欲手按之，不则有声声相接，群医莫能辨。闻留阳山人赵峦善诊，赵曰：此因惊气入于脏腑，不治而成疾，故常作声。王氏曰：因边水行次有大蝦蟆躍高数尺，蓦作一声忽惊叫，便觉右胁牵痛，自后作声，尚似蝦蟆也，久未瘥。峦乃诊，王氏脉右关伏结，积病也，故正作积治，用六神丹泄下青涎蝦蟆衣之类，遂瘥。

蛟龙病

昔有患者饮食如故，发则如颠，面色青黄，小腹胀满，状如孕娠。医诊其脉，与症皆异而难明主疗。忽有一山叟曰：闻开皇六年灞桥有患此病，盖因三月八日水边食芹菜得之，有识者曰此蛟龙病，遂以寒食饧，每剂五合服之。数剂吐出一物，形虽小而状似蛟龙，且有两头，获愈。

附：骨鲠类虚损

张扩歙县人，治当涂郭详正子患咳嗽，众医不效，肌肉消瘦，皆以为瘵。扩曰：不足忧，就坐饮以药，忽大吐，使视涎沫中得鱼骨宿痰包裹，遂愈。

好饮油

一人饮油五升方快意，此乃发入胃，裹血化为虫也。雄黄五钱，水调服。

应声虫

一人腹中有物作声，随人言语，名应声虫，服雷丸而愈。

694

头面发光

一人头面发热有光色，他人手近如火炙，用蒜汁五钱酒调下，吐出一物如蛇，遂安。

吞水蛭

一人夜醉误吞水蛭，腹痛黄瘦，不进饮食，用小死鱼三四个，猪脂煎溶搅匀入巴豆十粒研烂，和田中干泥，丸如菉豆大，以田中冷水吞下一丸，泄下为度。

虫咬心

一妇六十余岁得饥疾，每作时如虫咬，得食方解。如是三四年来，夏热纳凉，有一猫甚爱，适猫遝叫，取鹿脯自嚼啖，猫至于再嚼，觉一物上触喉间，引手探得之，如母指大坠地，以火照之其物头尖而匾，类塌沙鱼形身如虾，破腹有八子，其病即愈。

蛇瘕治法

一人患蛇瘕，乃蛇精及液沾菜上，人误食之腹内成蛇，或食蛇人常饥，食之即吐，用赤头蜈蚣一条炙末，分二服酒下。

蛟龙瘕治法

一人患蛟龙瘕，用寒水石饭三升，每食五合，日三服，吐出蛟龙而愈。

鳖瘕治法

鳖瘕痛有来止，或食鳖即痛，用鸡屎一升炒黄，投酒中浸一宿，焙为末，仍用元浸酒下。

血鳖气鳖酒鳖

平时酷酒，血入于酒则为酒鳖；平时任气，血凝于气，则为气鳖；虚劳痼冷，败血化生则为血鳖。摇头掉尾如虫之行，上侵人之喉，下蚀人之肛，或附于背胁，或隐于胸腹，其大则如鳖，其小则如钱，良可怪也。治法用芜荑炒焦为妙，或生硫黄为末，老酒调下，二者可以杀其毒，嗣此则以理中汤、沉香降气汤各半，温胃益血，常常服饵，以消胜之。

不居下集卷之十七终

不居下集卷之十八目录

诸漏例方

空青散

狸骨散

茬子桔梗丸

雄黄黄芩散

矾石防风散

矾石白术散

地胆甘草散

雌黄芍药丸

斑猫白芷丸

杨梅痈漏方

内消痔漏丸

土萆薢汤

内塞散

湿痰流注

备用方见各门　补中益气汤　右归丸饮　左归丸饮　大营煎　十全大补汤　六味汤丸　八味汤丸　四君子汤　四物汤　八珍汤　益气养荣汤　四神丸　坎离丸　六君子汤

不居下集卷之十八

歙岭南吴澄师朗著辑　休阳程芝云　芝华同校刊

诸漏

总论

吴澄曰：人身之气血循环不息，内外相通，有内之症而或及乎外者，有外之症而连及乎内者，总以气血之强弱为虚实也。尝见疮疡门中不顾根本，而以追蚀攻毒为事，以致溃脓不止，日久成漏，变为虚劳者有之。夫劳损内症也，疮疡外症也。日久成瘘是外之症而连及乎内矣。经曰：陷脉为瘘，留连肉腠是也。夫毒气流注经络，或误为刀针所伤，艾火所灸，故陷脉而气血漏泄，或生于颈项、四肢及腰背、胸胁之处。其本体实而素强，为外因所得者治之易愈，若本体素弱精血不足之人，缠绵日久，淹滞岁月，脓水无休，最为可虑。盖荣卫循环周流无间，脉有所陷不行，必侵入内极至骨髓，渗泄人之精血，走漏人之真气，虽曰外疾，其实痨瘵之候也。

九漏

一曰狼漏　始发于颈肿，无头有根，起于缺盆之上，廷连耳根肿大。此得之忧患，气上不得下，其根在肝一作肺，空青主之，商陆为之佐。

二曰鼠漏　始发于颈，无头尾如鼷鼠，使人寒热脱肉。此得之食有鼠毒不去，其根在胃，狸骨主之，知母为之佐。

三曰蝼蛄漏 始发于颈项状如肿，此得之食瓜菓实毒不去，其根在大肠，茈子主之，桔梗为之佐。

四曰蛊漏 始发于颈，瘰疬三四处，俱相连已溃，此得之饮，流水中有风毒不去，其根在脾，雄黄主之，黄芩为之佐。又名蜂漏。

五曰蚍蜉漏 始发于颈，初得如伤寒，此得之食中有蚍蜉毒不去，其根在肾，矾石主之，防风为之使。

六曰蛴螬漏 始发于项下，无头尾如枣，核块累累生皮中，使人寒热心满。此得之因喜怒哭泣，其根在心，矾石主之，白术为之佐。

七曰浮沮漏 始发于颈，如两指，使人寒热欲卧。此得之因思虑忧愁，其根在胆，地胆主之，甘草为之佐。

八曰瘰疬漏 始发颈，有根，初痛若令人寒热。此得之因新沐湿结髮，汗流于颈所致，其根在肾，雌黄主之，芍药为之佐。

九曰转脉漏 始发于颈，濯濯脉转若惊惕，身振寒热。此得之因惊卧失枕，其根在小肠一作心，斑蝥主之，白芷为之佐。

论曰：夫九漏之为病者，寒热瘰疬在于颈腋者，何气使生？此皆鼠瘘寒热之毒气也。堤留于脉而不去者也，鼠瘘①之本，根皆在脏，其末上出于颈腋之下，其浮于脉中而未着于肌肤。而外为脓血者易去，去之奈何？曰：请从其末引其本，可使衰去而绝其寒热，审按其道以予之，徐往来以去之。其小如麦者一刺，知三刺已决其死生，奈何？曰：反其目视其中有赤脉，从上下贯瞳子。见一脉一岁死，见一脉半一岁半死，见二脉二岁死，见二脉半二岁半死，见三脉三岁死，赤脉不下贯瞳子，可治也。

附：骨疽漏变成虚损

有因劳伤筋骨而残损其脉者，有恃酒力入房而困烁其阴者，

---

① 瘘：原作"瘘"，按前后文义改。

有忧思郁怒而留结其气者，有风邪寒湿而膑滞其经者。凡人于环跳穴处无故酸痛，久而不愈者，便恐附骨生疽，速当因症调治，不可迟也。盖其初起不过少阳经一点逆滞，遏而不散则以渐而壅，壅则肿，肿则溃，至其延漫，则三阴三阳无不连及而全腿俱溃。然此症无非元气大亏，不能运行，故致留滞而不散而后至决裂，诚危症也。若溃后脉和，虽见困弱之甚，只以大补气血为主，皆可保全。若溃后脉反洪芤而烦躁不宁，发热口渴则必不可治。

薛氏云：大抵此症，虽肿有浅深，感有轻重，其所受皆因真气虚弱，邪气得以深袭，若真气壮实，邪气焉能为患也。故附骨疽及鹤膝风症，惟肾虚者多患之，前人用附子以温补肾气，而又能行药势散寒邪也。

澄按：凡病皆以真气为主，素禀强壮，身体健旺，偶有所感，元气足以胜邪，自无容身之地，无论内外各症，药易奏效，治易收功也。惟肾虚之人真气不足，每遇一症缠绵，药难奏功，日久月深，脓水清稀，而内则咳嗽吐痰潮热，食少泄泻，终归虚劳之症结局矣。

鹤膝风变漏

鹤膝风乃调摄失宜，亏损足三阴经，风邪乘虚而入，以致肌肉日瘦，内热减食，膝大腿细，经久不消则极阴生阳，溃而出水，或为漏证，宜服内塞散及附子饼灸之，或脉大，或发渴者俱不治，以其真气虚而邪气实也。

多骨疽

多骨疽者，由疮疡久溃，气血不能营于患处，邪气陷袭，久则烂筋腐骨而脱出，属足三阴经亏损之症也，用补中益气汤以固根本。若阴火发热者，佐以六味，壮水之主，以镇阳光；阳气虚寒者，佐以八味丸，益火之源，以消阴翳。外以附子饼、葱熨法祛散寒邪，补接阳气则骨自脱，疮自敛也。若肾气亏损，其骨渐肿，荏苒岁月，溃而出骨，亦用前法，若投以克伐之剂，复伤真气，鲜有不误者矣。

广疮

此症必由淫毒传染而生。盖此淫秽之毒，由精泄之后，气从精道乘虚直透命门，以灌冲脉，所以外而皮毛内而骨髓。凡冲脉所到之处，则无处不到，此其为害最深最恶。设初起时去毒不净，或治失其宜而随至败烂殒命者，盖不少矣。或至二三十年之后，犹然发为疯毒，或至烂头，或至烂鼻，或四肢幽隐之处臭烂不可收拾，或遗毒儿女致患终身，其恶如此，静而思之则有见此恶道而不为寒心，知避者其愚亦甚矣。

今人每遭此患，或畏人知，或畏毒甚，而大用攻击峻利等药，多致毒邪未除而元气先败，或成痨瘵，或即殒命，或愈久愈甚，以致败坏不能收敛，皆元气先败之故也。故凡被此病者，切不可惊慌，亦不可专肆攻击，但按法渐解其毒，使元气毫无损伤则正能胜邪，虽毒无害。若正不胜邪则微毒亦能杀人，此其要也，不可不察。

一毒久蓄发为痈漏溃烂不收，最为恶候。

痔漏

薛氏云：痔属肝脾肾三经。凡阴经亏损者难治，多成漏症，若肺与大肠二经风热湿热者，热退自愈，若不守禁忌者亦成漏症。此因醉饱入房，筋脉横解，精气脱泄，热邪乘虚流注。或淫极强固其精，以致木乘火势而侮金，或炙煿厚味过多，或劳伤元气，阴虚火炽，皆成斯疾。若破而不愈即成漏。

经云：因而饱食，筋脉横解，肠澼为痔，其属肝脾肾也明矣。若有患痔而兼疝，患疝而兼下疳，皆属肝肾不足之变症，但用地黄丸、益气汤以滋化源为善，若专用寒凉治火者，无不致祸。

治法

气血虚而为寒凉伤损者，宜调养脾胃，滋补阴精。痔漏下血，服凉血药不应者，必因中气虚不能摄血，非补中升阳之药不能愈。凡成漏者，养元气补阴精为主。

澄按：痔疮之患病者，亦甚多矣。凡感风寒暑湿火热之气，痔疮一发，外邪从此而解，亦有痔久成漏，竟有数十年而他故者，此皆有余之痔也。若不足之人而再兼痔漏之症，为祸甚速。盖痔不能泄其阴火而反走失其真元，盖肺与大肠相为表里，虚劳久嗽，火盛刑金，势必下陷，阴火乘之则粪门生漏，渐变声哑，此不治之候也。

悬痈

立斋曰：悬痈谓疮，生于玉根之后，谷道之前，属足三阴亏损之症。轻则为漏，沥尽气血而亡；重则内溃而即殒。大抵此症，原属阴虚肝肾不足之人，故多患之。虽一于补，犹恐不治，况脓成而又克伐，不死何俟？即寒凉之剂亦不可过用，恐伤胃气，惟制甘草一药不损血气，不动脏腑，其功甚捷，最宜用之，不可忽也。

陈良甫曰：治谷道前后生痈，用粉草一两截断，以涧水浸润，炙令透，内细剉，用无灰酒煎服。有人患此已破，服两剂疮口即合。

澄按：悬痈一名海底漏，其症甚恶。然亦有二种，如发热焮肿作痛，小便赤涩，暴起即甚者，此不过肝经湿热下坠，可用外科治法，如龙胆泻肝汤、消肿解毒之法俱可。若肝肾不足，三阴亏损，初起不觉，日久渐甚，或已溃而脓清不敛者，必须大补气血，如八珍、十全、六味、四物、四君、补中、益气之类，并用炙甘草法。若用寒凉解毒外科之法，则误矣。

心漏

时康祖大夫患心漏二十年，当胸数窍血液长流，医皆莫能治。或云窍多则愈损，闭则虑穴他岐，当存其一二犹为上策。此形神困瘁，又积若腰痛，行则伛偻，不饮酒，鸡鱼虾蟹之属皆不入口。淳熙间通判温州郡守韩子温见而怜之，为检《圣惠方》载腰痛一门，冷热二症视之。便自择康祖曰：某年老久羸，安敢以为热，始作寒症治疗，取一方用鹿茸者服之，踰旬痛减，更觉气宇和畅，遂一意专服，悉摒他药。泊月余腰屈复伸，无复呼痛，心漏亦愈，以告医者，皆莫能测其所以然。后九年，康祖自镇江通判满秩造，朝访子温则精力倍，昔饮啖无所忌。云漏愈之后，日胜一日。子温书吏吴弼亦苦是疾，照方服之，浃旬而愈。其方本治腰痛，用鹿茸去毛，酥炙微黄，附子炮去皮脐，皆二两，盐花三分，为末，枣肉丸三十丸，空心酒下。

鳝漏

有一人脚肚上生一疮，久遂成漏，经二年百药不效，自度必死。一村人见之云：此鳝漏耳。但以石灰二三升，白沸汤泡熏洗，如觉疮痒即是也。如其言用灰汤淋洗，果痒三两次遂干。

蚁漏

一妇项下忽生一块肿，渐缘至妳①上肿起，莫知何病，偶用刀刺破出清水一碗，日久疮不合。有道人见之曰：此蚁漏耳。缘用饭误食蚁得此耳。询之果然。道人云：此易治，但用穿山甲数片烧灰存性，灰为末敷疮上遂愈。盖穿山甲，蚁畏之也。

流注

流注之症所因不一，皆因真气不足邪得乘之，故气血凝聚为

---

① 妳：俗谓女性称呼，此处谓"奶"的异体字。

患也。然此症或生于四肢关节，或生于胸腹腰臀，或结块或漫肿，或痛或不痛，急宜用葱熨法及益气养营汤固其元气，则未成者自消，已成者自溃，可全愈也。若不补气血及节饮食，慎起居，戒七情而专用寒凉克伐者，俱不治。

若久而不敛疮口无阳者，宜豆豉饼或附子饼灸之，以祛散寒邪接补阳气，或外用琥珀膏贴之。

若内有脓管或生瘀肉而不敛者，用针头散腐之自愈。锭子尤效。

澄按：流注变虚劳者多矣。疮溃不敛，起管生瘀，脓水淋漓，走泄津液，消耗真元，一人之气血能几何，而堪此频频之耗散。急宜培补，否则黄河穿于蚁穴，而况于人乎？

余论

吴澄曰：疮疡变漏而成虚劳者，皆真元不足之人也。倘本体充实元气壮健，诸邪何由侵入？即偶有所袭，虽痈疽发背大毒，元气足以拒之，亦易化脓成脓，长肉生肌，无大害也。惟真元不足，气血虚馁，三阴亏损，一有所患淹滞难痊，起管生瘀清脓，黄水淋漓无休，真精元气日渐消磨不至，成虚劳不止。盖江河日下，久漏枯髓，疮疡门中自有全书，曷能尽录，暑摘数条以为外损者知所自云耳。故薛氏论疮疡等症，若肾经火气亢盛，致阴水不能生化而患阴虚发热者，宜用坎离丸，取其苦寒能化水中之火，令火气衰而水自生。若阳气衰弱致阴水不能生化，而患阴虚发热者，宜用六味丸，取其酸温能生火中之水，使阳气旺而阴自化。况此症属肾经，精气亏损者十有八九，属肾经阳气亢盛者十无二三。然江南之人患此者，多属脾经阴血亏损，元气下陷，须用补中益气汤以培脾肺之气，使阳生而阴长。若嗜欲过多亏损真阴者，宜用六味丸补肾经元气，以生精血，仍用补中益气汤以培脾肺之生气而滋肾水。经云：阴虚者脾虚也。但多误认为肾经火症，用黄柏、知母之类复伤脾肺，绝其化源，反致不起。惜哉！

治案

附骨疽治案

一男子腿根近环跳穴患痛彻骨，外皮如故，脉数而带滑，此附骨疽也。脓将成，用托里六剂，肿起作痛，脉滑数，其脓已成，针之出碗许，更加补剂，月余而瘳。

一男子陈姓者午近三旬，素不节欲，忽见环跳酸痛月余不愈。予曰：此最可畏，恐生痈毒之患。彼不信，又谋之一庸医，反被其诟。曰：此等胡说，真可笑也。筋骨之痛亦常事耳，不过风热使然，何言痈毒，遂用散风清火等剂，药至半年后果见微肿，复来求治。予曰：速用托里补剂以救根本，尚不迟也。彼又不信，而谋之疡医曰：岂有肿疡未溃而遽可温补耶？复用清火消毒之剂，及其大溃危而再延余视，则脉症俱败，方信余言而痛悔前失，已无及矣。

鹤膝风治案

张上舍患鹤膝风症，伏枕半载，流脓三月。彼云：初服大防风汤去附子，将溃服十宣散，今用十全大补汤而去肉桂，俱不应。视其脉症甚弱，余以十全大补汤，每贴加热附子一钱，服三十余剂少愈，乃去附子五分，又服三十余剂将愈，却全去附子更三十余剂而痊。

多骨疽治案

一男子自十四岁闪足肿痛，服流气饮，外敷寒凉腐溃而至十六。疮口开张，足背漫肿，黯骨黑露出，形体消瘦，盗汗不止，发热口渴，天真已丧，用十全大补汤、六味地黄丸各五十余剂，元气渐复，患处渐赤，脱落骨一块，又各五十余剂服愈。

广疮治案

一男子患杨梅疮，后两腿一臂各溃二寸许，一穴脓水淋漓，少食无睡，久而不愈。以八珍汤加茯神、枣仁炒服，每日以蒜捣烂涂患处，灸良久，随贴膏药数日，少可却用豆豉饼灸之，更服十全大补汤而愈。

陈萤寮患黴漏，用炉甘石煅，以黄连水淬七日，水银各三钱，大枫子油三钱，肉须用六钱，萆麻子油二钱，肉三钱，二物各研如泥，用白柏油四两，入铜锅熬化。先入炉甘石、水银煎数沸，再大枫、萆麻煎数沸，以真韶粉六钱收之，油纸摊贴患处。先以葱椒水洗净，贴药再不可洗，任其臭秽，三日一换，以好为度。

江会川云：家僮患杨梅疮，结毒屡年，块肿遍体，得方士煮酒药服之愈。当归、牛膝各一钱，杜仲、川芎各二钱，真桑寄生、地蕨、金银花各一两，茯苓四两，取头生酒十五斤入药，悬胎煮三炷香，置泥上三日后任服。

痔漏治案

一儒者脓血淋漓，口干作渴，晡热便血，自汗盗汗，余谓此肝肾阴虚也。不信，仍服四物芩连知柏之类，食少泻呕。余先用补中益气汤加茯苓、半夏、炮姜，脾胃渐醒，后用六味丸，朝夕服两月，余诸症悉愈。

一男子患此服寒凉之剂，侵晨去后不实，食少体倦，口干作渴，小腹重坠。余用补中益气汤而下坠顿止，用四神丸而食进，更用地黄丸而疮寻愈。

悬痈治案

一儒者患悬痈，服坎离丸及四物汤，黄柏、知母之类不应，脉浮洪，按之微细。余以为足三阴之虚，用托里散及补阴八珍汤渐愈，又用六味丸、补中益气汤调补化源，半载而痊。

流注治案

一男子肩胛患流注微肿，形劳气弱，以益气养荣汤服黑丸子，及木香、生地黄作饼覆患处熨之，月余脓成针之，仍服前药而愈。

一男子臂肿筋挛骨痛，年余方溃，不饮。诊其脉更虚，以内塞散一料少愈，以十全大补汤及附子饼灸之而愈。《精要》云：留积经久，极阴生阳，寒化为热，以此溃多成瘘，宜早服内塞散排之。

一男子臂患，出腐骨三块尚不敛，发热作渴，脉浮大而涩，乃气血俱损，须多服生气血之药，庶可保全，彼惑于火尚未尽，仍用凉药内服外敷几危，始求治。其形甚瘁，其脉愈虚，先以六君子汤加芎归月余，饮食渐进，以八珍汤加肉桂三十余剂，疮色乃赤，更以十全大补汤，外以附子饼灸之，仅年而瘥。

诸漏例方

空青散　治狼漏。

空青　猬脑各二分　猬肝一具，轧　川芎半分　独活　黄芩
鳖甲　妇人蓐草　商陆　斑蝥　干姜　地胆　当归　茴香　矾石
各二两　蜀椒三十粒

上十六味，治下筛，酒下方寸，日三服，十五日服之。

狸骨散　治鼠漏。

狸骨　知母　桂心　穿山甲　龟版　甘草　雄黄各等分
干姜

上八味，治下筛，酒饮服方寸匕，日三。仍以蜜和内疮中，无不瘥。先灸作疮，后以药敷之，已作疮不用灸。

茊子桔梗丸　治蝼蛄瘘。

荏子苏子　龙骨各五钱　川附一两　蜀椒一百粒　桂心　桔梗
干姜　矾石　独活　川芎各一分

上十味为末，以枣二十枚合捣，醋浆和丸如大豆，温浆下五
丸，加至十丸。

雄黄黄芩散　治蛊漏，即蜂漏。

雄黄　黄芩各一两　蜂房一具　茴香　吴茱萸　干姜各五钱
蜀椒二百粒　鳖甲五钱

上八味，治下筛，傅疮口上，日一度，十日止。

矾石防风散　治蚍蜉漏。

矾石　防风　知母　雌黄　桃白皮　地黄　独活　青黛　斑
蝥　白芷　松脂　白芍　海藻　当归各三分　白术　猬皮各四分
蜀椒一百粒

上十七味，治下筛，饮服一钱匕，日三。

矾石白术散　治蛴螬漏。

矾石　白术　空青　当归各二分　细辛一两　猬皮　斑蝥
枸杞　地胆各一分　干乌脑二七豆许

上十味，治下筛，以醋浆服方寸匕，日三。病在上侧轮卧，
在下高枕卧，使药流下。

地胆甘草散　治浮沮漏。

地胆　雄黄　干姜　续断　石决明　庵䕡根　龙胆各三分
细辛二分　大黄半分　甘草一分

上十味，治下筛，傅疮口四五度。

雌黄芍药丸　治瘰疬漏。

雌黄　白芍　茯苓　续断　地黄　空青　矾石　干姜　桔梗
蜀椒　恒山　虎肾　狸肉　乌脑　斑蝥　矾石各一分　附子
一两

上十七味，为末，蜜丸如豆大，酒服十丸，日二。

班蝥白芷丸　治转脉漏。

斑蝥　白芷　绿青　大黄各一分　升麻　钟乳　甘草　防风　地胆　续断　麝香　矾石各二分　人参　当归　桂心各二分　白术　麦冬各二两

上十七味为末，蜜丸如大豆，酒服十丸，日二。勿食菜，慎房室。

杨梅痛漏方　不问年深者并效。

土茯苓五两　金银花　皂角刺　花椒　牛旁子　郁金　当归各五分

黑铅二两镕化，入水银五钱，乘热捣为粉，分五分听临，后另入煎药用。

上咀，分作五贴，用水二钟，入葱一根，煎至一钟去粗，再入铅粉一分，煎至八分，食远服。

上铅粉煎后仍可取起，盖杨梅、痛漏多因服轻粉积毒而成，此以水银、花椒、黑铅仍收引轻粉之毒，从类而出也。

此药每以五贴为一料，初服一贴要取微汗。取汗法，先以金银花一两，或忍冬藤叶尤妙，防风、荆芥、花椒各五钱，煎汤二斗，于不透风处先熏后洗，自然汗出即患. 二三十年者，只用此四料四汗之，无不全愈。忌牛肉、烧酒，真妙方也。世人珍秘不传，徐春甫得之用以治人——获效，故详载之以济世人也。

内消痔漏丸

鱼膘四两　黄蜡四两　明矾二两，研末　朱砂五钱，立法　珍珠五钱，研末　象牙五钱，研

先将鱼膘煮极烂，杵如膏，入蜡化尽离火，入矾并朱砂牙末和匀，丸如桐子大，每服三十丸，酒下。

土萆薢汤　治杨梅及瘰疬，咽喉恶疮，痛漏溃烂，筋骨拘挛疼痛皆效。

即土茯苓二三两，以水三钟煎二钟，不拘时，徐服之。若患久或服攻击之剂，致伤脾胃气血等症，以此一味为主，外加对症

之药，无不神效。

内塞散　治阴虚阳邪凑袭患肿，或溃而不敛，或风寒袭于患处，血气皆不能运行，久不能愈，遂成漏症。

附子炮　肉桂去皮　赤小豆　炙甘草　黄芪盐水炒　当归酒拌　茯苓　防风　白芷　桔梗　川芎　人参　远志去心　厚朴制，各一两

上为末，每服二钱，空心温酒下。或糊丸盐汤下，或炼蜜为丸亦可。

湿痰流注　并治浮肿。

乳香　儿茶　当归　甘草各五分　瓜蒌半个　陈粘米一撮

水二碗，煎至一碗，二次酒半碗水半碗，三次酒一碗煎半碗，四次汤一碗①煎半碗，少要说话，出汗为度。倘肿不消，白松香二两，葱半斤捣碎，何处疼敷何处，如破头收口，用牛牙齿、阴阳瓦炙碾成末，吹上即愈。

澄按：以上数方，皆外科之治法，非欲成虚劳者可用之药也。即欲成劳，岂可仍攻毒追蚀取管之法乎？故另选备用方，以便采择。

备用方见各门

补中益气汤见东垣治法　右归丸饮　左归丸饮　大营煎以上见景岳治法　十全大补汤　六味汤丸　八味汤丸　四君子汤　四物汤　八珍汤以上见秦越人治法　益气养荣汤见瘰疬　四神丸见泄　坎离丸见丹溪治法　六君子汤

不居下集卷之十八终

---

① 一碗：原"一碗"前衍"碗"字，今删。

不居下集卷之十九目录

不居下集卷之十九

歙岭南吴澄师朗著辑　休阳程芝云 芝华同校刊

病后调治

总论

吴澄曰：百病皆能变虚损，非初起之时即变也。多因病后失调，不守禁忌，纵肆口欲，斫丧真元，缠绵日久，有以致之耳。盖物必先腐也，而后虫生之；人必先虚也，而后病随之，大病之后是虚而又虚者也。气血未充，真元未复而不遵禁戒，能无变虚损之患乎？

原病

人不幸而有病，犹之乎不幸而有讼也，当局善于解纷，化大事为小事为无事，则涣然冰释矣。倘当局者迷，操必胜之癖，每每小事酿成大事，便不可解耳。古云：天下本无事，庸人自忧之，信不诬也。又曰：与其病后能服药，不如病前能自防，凡事豫则立，则又何病之有哉？若能保养于平日，自然获勿药之喜。夫治未病者上也，治已病次也。若既已病而不能治，纵偏僻之情，任傍人之意，而不于病上加病也，难矣。

偏僻之情

五脏各有所偏，七情各有所胜。阳脏者宜凉，阴脏者宜热，耐毒者缓剂无功，不耐毒者峻剂有害，此脏气之偏也。动静各有欣厌，饮食各有爱憎，性好吉者危言见非意，多忧者慰安云伪，未信者忠告难行，善疑者深言则忌，此好恶之偏也。富者多任性而禁戒不遵，贵者多自尊而骄肆悖理，贫者衣食不周况乎药饵？贱者焦劳不适怀抱可知，此境遇之偏也。有良言甫信谬说，更新多歧亡羊，终成画饼，此无主之偏也。有最畏出奇惟求稳当，车薪杯水难免败亡，此过慎之偏也。有境缘不偶营求未遂，深情牵挂良药难医，此得失之偏也。有急性遭迟病，更医而致杂投，有性缓急病濡滞而成难挽，此缓急之偏也。有参术沾唇惧补心先痞塞，硝黄入口畏攻神即飘荡，此成心之偏也。有讳疾不言有隐情难告，甚而故隐病状，试医以脉，不知自古神圣未有舍望闻问而独凭切脉者。且如气口脉盛则知伤食，至于何日受伤，所伤何物，岂能以脉知哉？此知诈之偏也。病人若不知偏僻之情而改之，则安能免于病上加病乎？

傍人之情

自无主持，专听旁人之意，或执有据之论，而病情未必相符。或兴无本之言，而医理何曾梦见。或操是非之柄，同我者是之，异我者非之，而真是真非莫辨。或执肤浅之见，头痛者救头，脚痛者救脚，而孰标孰本谁知。或尊贵执言难抗，或密戚偏见难回。又若荐医动关生死，有意气之私厚，而荐者有庸浅之偶效，而荐者有贪其酬报。而荐者甚至熏莸不辨，妄肆品题，誉之则跖可为舜，毁之则凤可作鸮，使怀奇之士拂衣而去，致深危之疾坐以待亡等，此傍人之意见不可不察也。倘偏任之误事不浅，病中加病，又不可胜言矣。

明者察之，昧者迷之，苟能调理于平时，静养于病时，居恒相与高明之医，临病勿信旁人之言。返观内照，自知病因于七情，则须察其由而消释之，若执偏僻之情而不解，虽日进卢扁在堂，无有裨也。外感六淫者不知禁忌，伤寒重冒于寒，伤食重伤于食，徒怨草木无灵，朝钱暮李，非徒无益也。如此者必病上加病，胡不自省也。

病有十失

病在骄恣背理，不遵医戒，一失也。轻身重财，治疗不早，诊视不勤，二失也。听从师巫，广行杀戮，不信医药，三失也。忧思想慕，怨天尤人，广生懊恼，四失也。忌医讳疾，言不由中，药不合症，五失也。不能择医或信佞言，或凭龟卜，六失也。室家不和，处事乖戾，尽成荆棘，七失也。不明药理，旦暮更医，杂剂妄投，八失也。但索速写方，药材恶滥，妄为加减，九失也。奉侍匪人，煎丸失法，怠不精详，十失也。

病中十则

心如木石，观四大假合，一也。烦恼现前，以死譬之，二也。常将不如我者比巧，自宽慰，三也。造物劳我以生，遇病却闲，反生庆幸，四也。痛苦不痛，宿业难逃，惟欢喜领受，五也。室家和睦，无交谪之言，六也众生各有病根，常自观克治，七也。风露严防，嗜欲淡薄，八也。饮食宁少毋多，起居务适毋强，九也与良朋讲开怀出世之谈，十也。

病家十要

一择明医，于病有裨，不可不慎，生死相随。二肯服药，诸病可却，有等愚人，自家担搁。三宜早治，始则容易，履霜不谨，坚冰即至。四绝房室，自然无疾，倘若犯之，神医无术。五戒恼怒，必须省悟，怒则火起，难以救护。六息妄想，必须静养，念虑一除，精神自爽。七节饮食，调理有则，过则伤神，太饱难克。八慎起居，交际当祛，稍若劳役，元气愈虚。九莫信邪，信之则差，异端诳诱，惑乱人家。十勿惜费，惜之何谓，请问君家，命财孰贵。

以上病者当作座右铭。

失于调理多成虚损

疾病误治，及病后失于调理者，多成虚损。盖病有虚实，治有补泻，必补泻得宜，斯为上工。世俗之医，固不知神理为何物，而且并邪正缓急，俱不知之，故每致伐人元气败人生机，而随药随毙者已无从诉。其有幸而得免而受其残剥，以致病后多成虚损而不能复振者，此何以故也。故凡医有未明，万无轻率，是诚仁人积德之一端也。至若失于调治，致不能起，则俗云：小孔不补，大孔叫冤，苦亦自作之而自受之耳，又何尤焉。

病后变虚损

凡大病之后或伤寒时疫，或疟痢痈疽，并妇人产后，多有变虚损之症者，细究其因有三。盖病后气血俱虚，饮食不节，起居不时，调理失宜，真元未复，渐成虚损者，此乃病久必虚，虚久乃损也。又有病气血俱虚，不慎房劳，荣卫空疏，腠理不密，外邪乘之，渐变虚损者，此乃邪之所入，其气必虚，虚中夹邪之症也。又有病后气血俱虚，汤药妄投，前入之邪未经祛尽，后入之邪又夹杂不清，以致真元耗散，肌肉焦枯而成虚劳之症者，此余邪未清，缠绵不已之故也。三者皆因病后而成，不可不慎。

病后调理

凡一切病后将愈，表里气血耗于外，脏腑精神损于内，气血虚弱，倦怠无力，是其常也。最宜安心静养，调和脾胃为要，毋妄想，毋起居，俱风寒，戒恼怒，节饮食，慎房劳，是为切要，若再犯之即成虚损，虽有良药亦难十全矣。勿以身命若浮蜉，如灯蛾之扑焰，自损其身哉。戒诸谨诸。

凡大病初愈，宜适寒温，大热则生虚热，心烦燥渴，大寒则风邪乘空易袭。

凡伤寒时疫，身凉脉缓，宜进清菜汤疏通余邪，如觉腹中宽爽，再进陈仓米清饮以开胃中谷气，一二日许进糜粥钟许，日三四次或五六次为度，慎毋太过。或用陈豆豉，或清爽之物过口，或清水煮淡白齑，醋点极妙，再渐进活鲫鱼汤调理百日，方无食复劳复等症。

食后得发热，宜断谷即愈。服调脾胃之剂，忌用骤补大热等药从复医治，能收全功。

凡病症忌食猪油、湿面、鸡、羊，腻滞、煎炒、烧煿等物，犯之复发难治。

凡病后切忌房劳，犯之舌出数寸死。

凡中风后忌服辛散香燥等药，及猪、羊、鹅、鱼腥、荞面、蛋、芋滞气发病等物。

凡劳嗽发热，水肿喘急，宜淡食，忌咸物。

凡疟痢后忌饱食诸血、香甜等物，及滑利之物。梨瓜生冷，切禁勿用。

痈疽发背，忌同伤寒。

虚损喘嗽骨蒸，忌用大热温补等药，宜服补阴药养益真元，庶几可也。

产后切禁寒凉药物，虽在酷暑之日。亦不宜施，世多误用，以致伤生，特为拈出。

痘疹后不善调摄，多致危殆，因其忽略保护故也。

凡大病之后，如水浸泥墙已干之后最怕重复冲击，再犯之不救。以上出《寿世青编》

凡大病之后宜慎口腹，口腹不谨，肠胃生灾，最难复原，恐成弱症。

凡大病之后切戒豪饮，火热上蒸，脾肺伤损，咳嗽吐痰，潮热失血。未病之先尚宜节饮，何况病后不自猛省。

凡大病之后最戒嗔怒，气血未平，肝火易动，忿不顾身，病为之助，最易失血，渐成不足。

凡大病之后宜惜精神，勿多言以耗气，勿嬉戏以劳心，勿经营以汲汲，勿名利以关心，勿穷思以郁郁，勿极视以伤神，勿纵欲以快乐，勿暴躁以不宁。至于亲族交接，朋友应酬，真元未复，岂能周旋？一概绝谢，返观静养，自受不遵禁戒，虚劳易成。

　　凡大病之后最戒劳力，岂必贫人肩挑步役，行动太早，起居用力，或御或沐，所劳甚微，为患极大，夜必发热，精神疲败，不知节爱，必成痨瘵。以上五条自增

饮食宜忌

　　饮食者口腹之欲，神明之累也。尝有药已中病而病不应，有病已应而又难收功，此皆饮食有相宜不相宜故也。经云：谷菜菓兽为充养，助益饮食之有功于人亦甚大矣。但得其养，饮食即可以为药，失其养，饮食即所以为病，苟非斟酌尽善，则因病成病更多。兹择其饮食之与病宜忌者，概录于后，俾病者知所选择，不致以口腹之欲，贻身命之忧也。幸甚！

五脏病

　　肝病宜食小豆、犬肉、李、韭。心病宜食小麦、羊肉、杏、薤。

　　脾病宜食粳米、葵、枣。肺病宜食黄黍米、鸡肉、桃、葱。

　　肾病宜食大豆、豕肉、粟、藿、胡桃。

　　有风病者勿食胡桃，有暗风者勿食樱桃。

　　时行病后，勿食鱼脍蛏鳝并鲤鱼，再发必死。

　　伤寒、时气病后，百日之内忌食猪羊肉并肠血、肥腻、鱼腥、诸糟物，犯者必再发。痢疾犹甚。

　　下痢后，五十日内，忌炙面，及胡荽、蒜、韭、薤、生虾、蟹等物，多致内伤，后发难治。

　　疟疾勿食羊肉，恐发热致重，愈后勿食诸鱼，恐复发。

眼疾：忌胡椒、蒜、犬肉，禁冷水冷物，不遵禁忌，必害不已。

齿病：勿食枣并糖。

心痛及心恙：忌食獐。

脚气：忌甜瓜、瓠子、鲫鱼，食之永不愈。

黄疸：忌湿面、鱼、鹅、羊、胡椒、韭、蒜、炙煿、醋醋。犯之不愈。

咯血吐血：忌炙面、蒜、烧酒、煎煿、腌醋、海味硬冷难化之物。

痼疾：忌王瓜、面筋、驴、马、麂、雉肉，犯者必发。

痈疖：忌鸡、姜。癞风：忌鲤鱼，犯之不愈。

瘦弱人：勿食主枣。病新瘥：忌薄荷，误食虚汗不止。

伤寒汗后，不可饮酒，恐复引邪入经络。

凡久病，勿食杏、李，加重不愈。

胎前：忌食蟹、兔肉。

产后：忌食一切生冷、肥浓、滞硬难化之物。惟藕不忌，以其能破血也。

病后进食

大人小儿诸病瘥后，饭食且须旋进，常若不足，毋使食气伤胃，其病复来。大热方退，尤不可饱食，小儿伤乳，热复则同。

勿药须知

《大藏经》曰：救灾解难，不如防之为易，疗疾治病，不如避之为吉。今人见左，不务防之而务救之，不务避之而务药之，譬之有国者不能励治以求安，有身者不能保养以全寿，是以圣人求福于未兆，绝祸于未萌。人能静坐持照察病，有无心病，心医治以心药，奚卢扁以瘳厥疾，若使病积于中，倾溃莫遏，萧墙祸起，恐非金石草木可攻也。

服药须知

夫病之所由来，因放逸其心，逆于生乐，以精神狥智巧，以忧虑狥得失，以劳苦狥礼节，以身世狥财利，四狥不置，心为之病矣。极力劳神，强暴气逆，当风饮酒，食嗜辛咸，肝为之病矣。饮食失节，温凉失度，久坐久卧，大饱大饥，脾为之病矣。呼叫过常，辨争陪答，冒犯寒暄，恣食酸咸，肺为之病矣。久坐湿地，强力远陟，纵欲劳神，三田漏溢，肾为之病矣。五病既作，故未老而羸，未羸而病，病至则重，重则必毙，是皆弗思而自取之也。今既病矣，而后药之，得非临渴掘井乎？然必以慎起居，戒暴怒，简言语，清心寡欲，轻得失，收视听，节饮食，忌肥浓炙煿、生冷。凡食不欲顿而多，任可少而数食；不欲急，急则伤脾。法当熟嚼令细，勿太热，勿太冷，又不欲杂，杂则物性不相佯合，而又伤脾胃。能如是，庶使药力运行脏腑，损其有余，补其不足，宣通气血，病斯谢矣。仍或率性任情，罔守戒治，不惟药之功未彰，其疾反剧矣。岂可不慎？

凡病之初生，未必死于必死之病，多死于必死之人耳，何也？若人有病无论新久，视为必死之症，早访明医，究问病症的确，然后自家静养调摄，志诚服药，不为庸医所误，可获全生。但今之病者，不惟轻忽不肯调摄，妄投医药，以病试药，即轻病之变重，重者必死，临危求生晚矣。医治之法先宜潜心静养，谢绝世情，顺其性而调和饮食，以后方从容调理。如是百日，未有不生者也。

治案

《推蓬寤语》云：人生类以眠卧为晏息，饮食为颐养，不知睡卧，最不可嗜。禅家以为六欲之首，嗜卧则损神气，饮食不可过多，多能抑塞，阳气不能上升，将以养生，实以残生也。君子夙兴夜寐，常使清明在躬，淡餐少食，常使肠胃清虚，则神气周流，阴阳得位，此最养生之大要。

《家语》曰：人有三死，而非其命也，己自取也。夫寝处不时，饮食不节，逸劳过度者，疾苦杀之。

《庄子》云：夫畏途者十杀一人，则父子兄弟相戒必盛，卒徒而后敢出焉，不亦智乎。故人之所畏者，衽席之上，饮食之间，而不知戒者，过也。

柳公权度年八十九，或问之。曰：吾不以脾胃暖冷物，熟生物，不以元气佐喜怒，气常温耳。

薛氏治一男子，素不善调摄，吐痰口干，饮食不美，服化痰行气之剂，胸满腹胀，痰涎愈甚；服导痰理脾之剂，肚腹膨胀，二便不便；服分气利水之剂，腹大脚痛，不能睡卧；服破血消导之剂，两足皆肿，脉浮大不及于寸口。朝用金匮加减肾气丸，夕用补中益气汤煎送前丸，月余诸症渐退，饮食渐进。再用八味丸、补中益气汤，月余能转侧，又两月而能步履，却服大补汤、还少丹，又半载而康。后若稍失调，其症如前，仍用前药治之亦即愈。

不居下集卷之十九终

不居下集卷之二十

不居下集卷之二十

歙岭南吴澄师朗著辑　休阳程芝云　芝华同校刊

丸药误治

总论

吴澄曰：今人好饵丸药，以为补益根本，调和气血，百病不生，此最善之策也。而不知病多生于丸药之中，其间虚实失宜，阴阳误治，寒热误施，病不合症者，固无论矣。即药与症合，日服相宜者，犹有议焉。盖丸药治疾，非一朝一夕之间，必经年累月，乃奏厥功。其间难免风寒之侵，暑湿之感，或冒外邪便当暂止，抑又何害？昧者不知，日服如故，风寒得补闭邪在内，渐入渐深如油入麵，遏之既久，潮热咳嗽，吐痰失血，而成风劳之症，如是死者丸药误害之耳。虽然丸药非不可服也，贵见机耳。有外感而停之，外感清而又服，知其变识其宜，则尽善矣。

卫生种子

好服温热之人多讲采补之说，近见时下名医，专讲此术以媚富贵，美其名曰卫生、曰种子。不过为淫秽之方技，结欢于内外，以售其不通之医。医虽不善，亦见亲狎，乃出耀于闾里，则必盛行矣。而害道戕生，可胜诛耶。

服药长生

世人服丸药以图长生，固已惑矣。甚者恃服补药以纵其欲，则惑之甚者也。真人曰：可惜可惜真可惜！世间有宝人不识，真精喷与粉骷髅，却在街头买秋石。

宝换草

精是宝，药是草。恃服丸药而纵欲者，是以宝换草也。盖数钱之丸所补能有几何，而肆其无厌之欲，故真人名之曰宝换草，以警醒世人耳。

壁里安鼠

近世谓无病服药，为壁里安柱，《宝鉴》云：世俗谓壁里安柱为安鼠，安鼠则必致穿坏墙壁矣。此无病服药，致无事生事，斯为近理，亦必古人之深诚也。后世俗因为柱字之语讹耳，不然则固有所化之矣。

偏寒偏热

凡偏寒偏热之药不可久服，中病即止，不可太过。太热则消烁真阴，元阳上亢；太寒则伤脾败胃，胃少泄泻，皆能致虚劳之症。

峻厉猛药

方士惯用峻厉丸药或草头药，不顾人之体质能任不能任，总以霸剂取效于目前，图一时之快，不知剥削真元，损伤根本，气血日坏，渐渐虚劳之症。

病轻药重

丸者缓也，难奏赫赫之功，或病轻而药重，攻之太急，补之太骤。初服一月半月，精神倍加，饮食倍进，痛苦顿减，累奏奇功。人以为喜，吾恐其进锐者其退速，不克终剂而有他变也。何则？人之有疾，譬如屋歪斜将欲牮之，必须缓缓用力，中立牮止，不可太过。若急欲正之，只知一面用力猛勇，一往无前，屋东坍亦必西塌矣。服丸药者，何以异于是。

意贵圆通

丸者缓也，圆也。丸方之制，意要圆通，不可执滞。视其脏腑，调其阴阳，圆会变通，自有一定不易之理。若心无主宰，杂乱繁多，补泻兼施，寒热互用，自以为处方得宜，用意周密，殊不知不揣其本，见症医症诚恐，诛无过伐有功，不虚而虚，不损而损矣。

药当退火

凡修合丸药，必须炮制精工，退火之后方可服饵。倘火气未退急欲服之，或面赤发火，或耳肿齿痛，口舌生疮，或咳嗽带红，口干咽燥，必疑丸药之不合症，而不知其火气之未退也。当识此意，勿更弃之。

古方无妄用

鄱阳周顺医有十全之功，云：古方不可妄用，如《圣惠》、《千金》、《外台秘要》所论病原脉症，及针灸皆不可废。然处方分剂与今大异，不深究其旨者谨勿妄用。有人得目疾，用古方治之目遂突出；又有妇人产病，用《外台秘要》坐导方，其后反得恶露之疾，终身不瘥。曾有一士人得脚弱病，方书罗列积药如山而疾益甚，余令摒去，但用杉木为桶濯足，及令排樟脑于两股间，以脚棚定，月余而安健如故。南方多有此疾，不可不知。顺固名医，语必不妄，故书以为诚。

草药不可妄用

绍兴十九年三月，英州僧希赐往州南三十里洸口扫塔，有客船自番禺至，舟中士人携一仆，仆病脚弱不能行，舟师悯之曰：吾有一药，治此病如神，饵之而瘥者不可胜计，当以相与。既赛庙毕，饮胙颇醉，乃入山求得药渍酒，授病者令天未明服之。如其言药入口即呻吟云：肠胃极痛，如刀割截，迟明而死，土人以咎舟师。舟师恚曰：何有此？即取昨夕所余药，自渍酒服之，不逾时亦死。盖山多断肠草，人食之辄死。而舟师所取药，为根蔓所缠结，醉不暇择，径投酒中，是以反为祸。则知草药不可妄服也。

病生于和气不须深治

凡人三部脉，大小浮沉迟疾，三部同等，不越至数均和者，虽病有寒热不解，此为阴阳和平之脉，纵病必愈。此乃感小邪之气，不可深治，大攻吐泻发汗，若药势过多，反致危损，切禁之。脉应四时，气候平均者，虽有小邪寒热，此乃无妄之疾，勿药有喜，不可拘以日数次第，强为攻发，必别致大患。

治案

东垣治郑仲本年二十三岁，因心痛误服丹附等药，得上气病，膈两胁迫胀触不快，便时咳嗽咯出血，病形渐瘦，大便燥难，脉弦数，夜略热，食减。因与灯笼草和节麻黄细末，以白术、桔梗、木通、甘草汤调下，十余服病减半，又与通圣散去石膏为丸，以桃仁汤下之。

吴球治一人，少年时患虚损，素好服补剂。一日事不遂意，头目眩晕，精神短少，诸医调治，遂以前症告之，谓常服人参养荣、补中益气等汤，每贴用人参三五钱，其效甚速，若少可服之茶汤耳。医者不察，遂用前方人参、熟地弗效，都以为年高气血两虚，当合固本丸与汤丸并进，可以速效。服之数剂，反加气急。吴诊其脉大力薄，问有病情，因得之曰：先生休归意切，当道欲留，岂无抑郁而致者乎？况公有年，气之所郁，医者不审同病异名，同脉异经之说，概行补药，所以病日加也。病者叹曰：斯言深中余病。遂用四七汤数服稍宽，气血和平，浃旬而愈。

歙西虬邨黄文度　星田写镌　不居下集卷之二十终

后序

　　俊读越人书而知治损之责，重脾胃也；读仲景书而知治损之责，重阴阳也；读汉以后诸贤书而知治损之责，重气血也。经曰：劳者温之，损者益之，其诸君之所本乎。今时则不然，专尚滋阴，务求降火。夫滋阴则少阳生发之气滞而不升，太阴运化之机泥而中止。降火则炎上之性不遂，而海水沸腾，重离之跃无权而阴霾日甚，是以愈滋愈咳，愈降愈热，不极之毙不已。且滋降之法创自丹溪，当进以治燎原乃救偏之剂，后人不察以为常用之方，贻害靡已，适为丹溪之罪人矣。盖取法乎上，仅得其中，丹溪治杂证优入圣域，而治损则未尽其长，故其论治诸书，犹是六淫外干自外损内之旨，与全属虚损者亦微有别，乃一生精力有所独注，非今人之涉躐者比也。汉以后治损首推东垣，东垣之学沉潜于《灵》、《素》、《难经》、《伤寒》、《金匮》而从；悟入者也，培补后天脾胃，乃万千占不易之定法。盖以胃为十二经之海，而脾为之行津液，心肝肺肾诸经，资其荣养。经曰：安谷者昌，又曰：纳谷为宝，正谓此也。有生而后，先天强弱已定，无从补助，所恃者后天脾胃而已。越人治损，虽有论无方，而调饮食适寒温，乃益精气调营卫，缓中之本。故自上损下者不得过胃，自下损上者不得过脾，诚郑重乎。其言之也，仲景有论有方，其要在行阳固阴。阳者胃也，阴者脾也。如小建中汤、黄芪建中汤、桂枝加龙骨牡蛎汤，皆脾胃之剂，至薯蓣丸、酸枣仁汤，亦皆汇集甘温、甘平之品，以顾脾胃，即大黄䗪虫丸而犹冠以缓中补虚，从可识矣。俊生也，挽日从事，故纸堆中搜求义蕴，觉与时贤之道，每有扞不相入之处，又不敢恃一隙之明，以贻误斯世至虚损一证，膈噎于胸中者，历有年所矣。欲崇秦张东垣之学而群叱为奇，欲从滋阴降火之说而适深人病。今读吴子不居二集，窃喜有先得我心者，一再寻绎，义味盎然。其源清，其派的，其切摘。时弊也，阐道而不顾人之惊疑，其反复推求也，明道而不厌辞之繁琐，是书一出而虚损无坏证矣。吴子歙之岭南人，其书湮没将数十载，程子昆季校而刊之，而属俊为之序。俊何敢序，昔贤之书唯于斯道，有蓄疑未析者，得是书而涣然冰释也。不诚大快事哉。因缀数言，以附卷末，志私淑云。

　　道光十六年岁次丙申仲夏月休阳汪俊瑞臣甫跋

出版说明

　　中医古籍文献是中医药学继承、发展、创新的源泉,然而,中医古籍文献的整理研究工作,特别是对珍本古医籍全面系统的挖掘、整理研究工作一直较为薄弱。所以,《中医药事业发展"十一五"规划》明确提出:"系统开展文献整理研究,重点对 500 种中医药古籍文献进行整理与研究。"基于此,我社策划了"100 种珍本古医籍校注集成"项目,重点筛选出学术价值、文献价值、版本价值较高的 100 种亟待抢救的濒危版本、珍稀版本以及中医古籍中未经整理排印的有价值的,或者有过流传但未经整理或现在已难买到的版本,进行点、校、注的工作,进而集成出版。

　　珍本古医籍整理出版是中医药继承创新的基础,是行业发展的必需。对中医古籍文献的整理出版工作既可以保存珍贵的中医典籍,又可以使前人丰富的知识财富得以充分的研究与利用,广泛流传,服务于现代临床、科研及教学工作。为了给读者呈献最优秀的中医古籍整理作品,我社组织权威的中医文献专家组成专家委员会,选编拟定出版书目;遴选文献整理者对所选古籍进行精心校勘注释;成立编辑委员会对书稿认真编辑加工、校对。希望我们辛勤的工作能够给您带来满意的古籍整理作品。

　　"100 种珍本古医籍校注集成"项目得到了国家中医药管理局、中国中医科学院有关领导和全国各地的古籍文献整理者的大力支持，并被列入"十二五"国家重点图书出版规划项目。该项目历时两年，所整理古医籍即将陆续与读者见面。在这套集成付梓之际，我社全体工作人员对给予项目关心、支持和帮助的所有领导、专家、学者表示最真诚的谢意。

中医古籍出版社

2012 年 3 月